弧刃针疗法

王学昌　著

清华大学出版社

北京

内 容 简 介

弧刃针由王学昌医师发明，是手术刀、针刀、注射针、针灸针创造性的结合，同时具有手术刀、针刀、注射针、针灸针等多种器械的功能。弧刃针疗法被誉为"传统外科手术、针刀疗法、注射疗法、针灸医学、微创技术的又一次革命"。

本书重点阐述了软组织损伤疼痛的特色理论和临床实践经验，详细介绍了弧刃针疗法、弧刃针疗法操作标准、弧刃针疗法的软组织损伤理论、灶点理论、灶点手法等创新成果，并对临床常见、疑难的三十余种疾病重点论述，通过40个临床实例视频完整再现了弧刃针疗法操作流程的各个细节和实际诊疗效果。

本书凝聚了作者二十多年来的临床实践经验，注重临床实用性和疗效，对骨科（骨伤科）、疼痛科、康复科、针灸科、内科、外科等医师提升临床疼痛诊疗能力有重要参考意义。

图书在版编目（CIP）数据

弧刃针疗法 / 王学昌著 . — 北京：清华大学出版社，2022.2（2024.4 重印）
ISBN 978-7-302-59960-9

Ⅰ . ①弧…　Ⅱ . ①王…　Ⅲ . ①针灸疗法　Ⅳ . R245

中国版本图书馆 CIP 数据核字（2022）第 019844 号

责任编辑： 肖　军
封面设计： 何凤霞
责任校对： 李建庄
责任印制： 沈　露

出版发行： 清华大学出版社
　　　　　　网　　址： https://www.tup.com.cn, https://www.wqxuetang.com
　　　　　　地　　址： 北京清华大学学研大厦 A 座　　　**邮　　编：** 100084
　　　　　　社 总 机： 010-83470000　　　　　　　　**邮　　购：** 010-62786544
　　　　　　投稿与读者服务： 010-62776969, c-service@tup.tsinghua.edu.cn
　　　　　　质量反馈： 010-62772015, zhiliang@tup.tsinghua.edu.cn

印 刷 者： 北京博海升彩色印刷有限公司
经　　销： 全国新华书店
开　　本： 210mm×285mm　　　**印　　张：** 25.5　　　**字　　数：** 718 千字
版　　次： 2022 年 4 月第 1 版　　　　　　　　　　**印　　次：** 2024 年 4 月第 4 次印刷
定　　价： 268.00 元

产品编号：092895-01

　　王学昌，弧刃针发明人，主任中医师，硕士生导师，郑州市青年科技专家，《中医学报》等期刊同行评议专家。

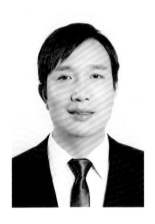

　　历任：中国中西医结合学会疼痛学专业委员会中医微创专家委员会副主任委员，中华中医药学会脊柱微创专家委员会常务委员、微创针法学组副组长，中华医学会疼痛学分会微创疼痛学组委员、康复与传统疗法学组委员，中华中医药学会针刀医学分会委员，中国康复医学会疼痛康复专业委员会委员，世界中医药学会联合会康复专业委员会常务委员，郑州市软组织病研究会常务副理事长等。

　　学术专长

　　1. 疼痛　　各种"头面痛、颈肩腰腿痛、胸背痛、神经病理性疼痛"的微创和神经阻滞治疗，尤擅"弧刃针"和"灶点手法"治疗。

　　2. 骨伤　　脊柱四肢"各种骨折、脱位、伤筋"的微创及手术治疗，擅长寰枢椎半脱位和四肢骨折的手法整复、夹板及塑型石膏固定。

　　3. 疑难杂病　　头晕、头昏、头沉；不明原因的胸痛、背痛、腹痛；带状疱疹后神经痛；股骨头坏死等。

在建设世界科技强国的号角声中，中国疼痛医学如何建设成为世界一流学科？中国的疼痛科如何建设成为世界一流专科？近年来，我一直在思考这样的问题，思考的初步结果是：将西医的长处、中医的优势结合起来，不断创新发展——这应该是一条创建中国特色、世界一流疼痛学科、疼痛专科的必由之路。而中国疼痛医学学科的建立，事实上也正源于20世纪60年代针刺麻醉的兴起以及对针灸镇痛原理的研究。

很多年前就关注王学昌教授和他发明的弧刃针疗法，他将西医的注射针、手术刀，中医的针灸针、小针刀，创造性地结合发明成为弧刃针，这是一个创举。而他在《黄帝内经》和孙思邈《千金要方》"以痛为腧"阿是穴理论，宣蛰人教授压痛点理论等基础上提出新阿是穴——灶点理论（灶点、灶线、灶环、灶面、灶囊等理论），提出弧刃针疗法的软组织损伤理论，并进一步提出一整套的弧刃针操作标准，以及针对不同疼痛疾病不同的病理性质，选取合适的适应证，采用"标准操作""一点一针""一病一治"的"标准化治疗方案"，又是一种难得的创新。

中国疼痛医学的创新发展，无疑迫切需要不断涌现更多的类似弧刃针疗法这样的创新和创造，这不仅源于中国疼痛医学建设世界一流学科、世界一流专科的需要，也是建设"健康中国"的迫切需要。

詹启敏院士在2017年庆祝中国疼痛科成立10周年大会上就曾特别指出："疼痛是和人类生活最密切的一种病痛，也是在人类各种疾病当中反映最突出、最广泛、最常见的一种症状。疼痛给家庭、个人和社会都带来巨大的负担，甚至让一个人失去生活的信念，失去生活的信心和乐趣。要想解决这个问题，就要把疼痛放在学科发展的一个制高点，我想，这对今后我们实现'健康中国2030'这个伟大目标就显得特别重要。"

把疼痛放在医学发展的制高点，为健康中国事业不断作出新的更大的贡献，就需要疼痛医学不断创新发展，需要中国疼痛医学"骆驼队"特别是其中的"中骆驼""小骆驼"们继续发扬不忘初心、始终不渝、团结拼搏、接力奋斗、创新创造、埋头苦干、为民除痛、普济众生的"骆驼队精神"。

中国疼痛医学学科的建立和不断发展，可以说正是这种精神引领的产物。在阅读《弧刃针疗法》书稿的过程中，我不止一次回想起当年韩济生院士等老一辈疼痛学家率领"骆驼队"为开创中国疼痛学科奋力拼搏的情景，也忍不住多次回想起自己当年"半张桌子开门诊"的艰辛岁月。如今的物质经济条件早已经远非往昔可比，但建设世界一流疼痛学科的新征程新任务，对年轻一辈"除痛人"可以说更加艰巨，也更是挑战。

弧刃针和《弧刃针疗法》是我国不断创新发展的疼痛医学，在创新发展的历程中，为中国医学、世界医学贡献的又一重要成果，可喜可贺，衷心地希望大家支持将这一成果更快更好地在国内外普及应用，衷心地希望大家支持疼痛学科更快更好地发展，也衷心地期待疼痛学科自身能不断涌现更多的创新创造，早日实现我国的疼痛学科、疼痛专科成为世界一流。

王学昌教授虽然年轻，但我们也早已认识多年，欣然命笔，是以为序。

樊碧发

2021年10月11日于北京

2007年7月16日，国家卫生部发布227号文件，通知在全国二级以上医疗机构成立临床一级诊疗科目——疼痛科。疼痛科建科十几年来，我国的疼痛学科发展取得了巨大的进步，开设疼痛科的医院越来越多，规模不断扩大，水平不断提高，技术不断进步，创新和服务能力也明显提升，特别是近年来，在"健康中国"战略指引下，在中华医学会疼痛学分会进一步推动下，中国疼痛诊疗规范不断推出，在全国疼痛病诊疗专项能力培训项目和县域疼痛专科建设等方面取得了显著进步，中国疼痛学事业进入更加繁荣发展的新时代。

目前，国家医疗改革正在深入进行，健康中国战略正在深度实施，人民群众对于美好生活的追求、健康保障的要求日益提升，特别是慢性病的防治方面，政府和人民越来越重视。疼痛科作为防治慢性疼痛的主力军，站在了祛病除痛、保障人民群众健康的第一线，肩负着义不容辞、责无旁贷的重要使命。习近平总书记指出："人类同疾病较量最有力的武器就是科学技术。"衷心期待我们中国"除痛人"勇于担当，努力创新，抓住时代机遇，产出更多科技成果，不断开拓疼痛学科未来，在助力"健康中国"战略实施的关键时期，为科技进步和人类健康作出新的更大的贡献。

王学昌教授研发的弧刃针和弧刃针疗法正是这一时代背景下中西医结合和疼痛学科领域的一个难得的创新成果，可喜可贺！

王学昌教授是我国疼痛、骨伤和针刀界的青年才俊，二十余年来，始终活跃在医、教、研第一线。他在汲取先贤针具和经验的同时，发明创造出了弧刃针，还创新了灶点理论和弧刃针疗法。弧刃针疗法，是针灸医学、外科学、针刀医学、注射疗法、微创技术的创新成果，是中国古老的针灸疗法在当代的重要继承和创新。弧刃针是手术刀、针刀、注射针、针灸针创造性地结合，因其具有传统手术刀和针刀的切割、松解功能，具有传统注射针的注射、抽液功能，具有传统针灸针的刺激功能，所以弧刃针可以说是手术刀、针刀、注射针及针灸针的完美结合。弧刃针在慢性肌肉骨骼疼痛治疗领域实现了"以针代刀""由刀变针"并集多种功能于一身，是一种新发明，是由中国疼痛科医生原创的临床新型治疗器具。这一创新技术的推广应用，不仅解决了广大慢性疼痛病患者的病痛、为临床上常见的颈肩腰腿痛病患者带来了福音，更是为国内培养了大批治疗疼痛病的弧刃针专业人才。他在繁忙的临床工作中，积累了大量的临床资料，也提出了一些新理论、新观点，将之整理出书，对于推动疼痛科、骨伤科、针灸科学术的发展有很重要的意义。

在《弧刃针疗法》专著即将付梓之际，欣然命笔，乐以为序。

刘延青

2021年12月于北京

　　王学昌教授《弧刃针疗法》专著的问世，在治疗疼痛疾病尤其是软组织损伤的百花园中，又增添了一道独树一帜的风景，为临床医师治疗疼痛或软组织损伤疾病，提供了有益帮助，特此作序，以表祝贺。

　　弧刃针由王学昌教授发明，是手术刀、针刀、注射针、针灸针创造性的结合，是中国古老的针灸疗法在当代的重要继承和创新。

　　针对不同疼痛疾病不同的病理性质，弧刃针疗法选取合适的适应证，采用"标准操作""一点一针""一病一治"的"标准化治疗方案"，既体现了中医的辨证施治原则，又采用了现代的诊治思路，实现了中西医的结合，极具推广价值。

　　本书特色明显，重点介绍了弧刃针疗法软组织损伤的系列新理论，灶点、灶线、灶环等特色理论，以及用弧刃针治疗各种疼痛疾病（特别是软组织疾病、颈肩腰腿痛疾病）的诊疗方案，其中，有不少新观念、新观点。

　　相信该书的出版，对于推动疼痛学、针灸学、骨伤科学的发展，必然发挥重要作用。

宋文阁

2021年12月于济南

我与王学昌主任相识多年，他博学多识，学贯中西，临床经验丰富。王主任创立的弧刃针疗法，是在中医理论的指导下，吸收现代科学技术的新成果。

同为中医骨伤科医师，我们深知，中医药学是中华民族的瑰宝，凝聚着深邃的哲学智慧和中华民族几千年的健康养生理念及实践经验。党中央、国务院《关于促进中医药传承创新发展的意见》中明确指出传承创新发展中医药是新时代中国特色社会主义事业的重要内容、是中华民族伟大复兴的大事，要求我们既要历史传承，又要开拓创新，更要处理好两者的辩证关系，在批判中继承，在传承中发展，在发展中创新，在创新中超越，王学昌主任正是这一时代背景下的坚定践行者。

纵览《弧刃针疗法》一书，弧刃针相应的新方法、新思路、新理论，跃然纸上。弧刃针疗法的软组织损伤理论、灶点理论（新阿是穴理论）、弧刃针标准化治疗方案及操作标准等这些基于临床实践、临床需求和临床研究的创新成果，对于新时代的针灸、针刀、骨伤科和疼痛科，乃至整个中医药学，都具有重要的学术价值。

工欲善其事，必先利其器。若是没有良好的操作工具，要想提高治疗效果是不可想象的。王主任深耕临床几十年，在针刀领域积累了丰富的经验，秉持着"让人类不再疼痛"的理想和信念，在繁忙的临床工作中，废寝忘食、呕心沥血，设计发明了新颖、灵巧、兼有多项功能的新型弧刃针，为临床治疗提供了精良的工具，是对当下针具创新改良的珍品，也是对我国宝贵的医学遗产的继承和发展，是中西医结合领域的一个难得的创新成果，可喜可贺！衷心地希望能将这一成果更快更好地在临床应用，让中医药这一中华文明瑰宝焕发新的光彩，为增进人民健康福祉作出新的贡献。值此王学昌教授的鸿篇大作《弧刃针疗法》一书出版之际，欣然命笔作序。

南方医科大学二级教授、岐黄学者

李义凯

2022年1月于广州

自21世纪以来，随着经济和社会的迅速发展，人口老龄化的到来，人们生活方式、工作方式的显著改变，慢性疼痛问题显得尤为突出，其发病率不断上升，给家庭、个人和社会带来巨大负担，甚至让一些患者失去了生活的信念和乐趣，严重威胁着人类的生命健康。

在韩济生院士、宋文阁教授等老一辈疼痛医学家的不懈努力推动下，2007年7月16日，卫生部发文（227号文件）在全国二级以上医院成立一级临床科室"疼痛科"，专治慢性疼痛，这是中国在世界医学界的创举。疼痛科如雨后春笋般涌现，方便了疼痛患者就医，凝聚了疼痛专业医师队伍，也极大促进了疼痛诊疗技术的创新发展。弧刃针疗法，正是诞生于这样的时代背景，诞生于我们这个伟大的时代。

我从事骨科临床，特别是疼痛疾病诊疗二十多年来，经过不断的学习、临床、探索、回顾、研究、总结，钻研各种针具、疗法和理论，同时在20余万临床病例的基础上，发明了具有手术刀、针刀、注射针、针灸针4种功能的弧刃针，提出了灶点理论、弧刃针疗法的软组织损伤理论等，在此基础上，进一步创建了一套弧刃针标准化治疗方案及操作标准。出版本书，一方面向以韩济生院士为代表的老一辈疼痛医学家、以已故的朱汉章教授为代表的针刀医学家、针灸界和骨伤界的同仁们致敬，另一方面希冀更多的医道同仁能够掌握并进一步发展弧刃针疗法，只为一个梦想："让人类不再疼痛！"

本书共13章，在紧密结合解剖的基础上，重点介绍了笔者所发明的弧刃针疗法、弧刃针疗法的软组织损伤理论、灶点理论、灶点手法等，以及20多年来临床实践经验所凝聚的对疼痛疾病（特别是软组织损伤疾病、头面痛、胸背痛、颈肩腰腿痛）和骨科疾病等的一些新认识和新见解。在一些内科杂病、康复、美容等方面，虽然弧刃针也有意想不到的疗效，但由于还需要进一步探索、总结和完善，书中仅略有提及。弧刃针疗法，适合于疼痛科、骨伤科、针灸科、推拿科、颈肩腰腿痛科、软组织科、康复科等同道临床应用；对于部分疾病，也可供内科、儿科、皮肤科、整形美容科等同道借鉴和临床应用；还可用于预防保健。

弧刃针疗法既属于中医，又属于西医，更属于中国医学、世界医学的一部分。由于医学在不断地飞速发展，人体疾病本身繁多且多复杂难治，作者才疏学浅，对一些问题的认识和研究还不够深入，在撰写的过程中，难免会出现一些不足，敬请同道批评指正，以待在今后的工作中进一步完善。

王学昌

2021年5月于郑州

第一章　弧刃针疗法基础 ·· 1
　　第一节　弧刃针概述 ··· 1
　　第二节　弧刃针的工作原理 ·· 6
　　第三节　弧刃针疗法的适应证、禁忌证和注意事项 ··· 10
　　第四节　臭氧、肌骨超声、红外热成像在弧刃针疗法中的临床应用 ································ 13
第二章　弧刃针疗法作用机理探讨 ··· 18
第三章　弧刃针疗法操作标准 ··· 33
第四章　弧刃针疗法的软组织损伤理论 ·· 46
　　第一节　软组织损伤基础 ··· 46
　　第二节　软组织损伤的两大病理基础及其治疗原则 ·· 48
　　第三节　软组织损伤的相关病变机制 ··· 51
　　第四节　软组织损伤的五个治疗原则 ··· 59
第五章　灶点理论 ··· 64
　　第一节　关于"起止点" ··· 64
　　第二节　灶点的基础理论 ··· 66
　　第三节　灶点理论的历史渊源 ··· 70
　　第四节　灶点与"阿是穴"的联系和区别 ··· 74
　　第五节　灶点与"肌筋膜激痛点"的区别和联系 ··· 77
　　第六节　压痛灶点与"压痛点"的区别 ·· 81
　　第七节　灶线理论 ··· 81
　　第八节　临床常用的灶点、灶线、病灶区 ··· 83
　　第九节　灶环理论 ··· 90
　　第十节　灶点手法在慢性软组织损伤疾病中的临床应用介绍 ··· 92
第六章　疼痛基础 ··· 98
　　第一节　疼痛概述 ··· 98
　　第二节　疼痛的测量和评估 ·· 102
　　第三节　疼痛病的精准诊断——九步诊断法 ·· 104
　　第四节　原位痛、根性痛、干性痛、丛性痛、反射痛、牵涉痛、肌肉牵拉痛、末梢
　　　　　　神经痛的诊断、区别、联系和治疗 ··· 117
第七章　颈胸背部疾病 ··· 125
　　第一节　颈椎病的"六型14亚型" ··· 125

第二节　落枕 ………………………………………………………………… 153

第三节　神经根椎间孔型颈椎病 …………………………………………… 155

第四节　中斜角肌综合征 …………………………………………………… 162

第五节　胸小肌综合征 ……………………………………………………… 166

第六节　肩胛背神经嵌压综合征 …………………………………………… 169

第七节　下后锯肌损伤 ……………………………………………………… 173

第八章　腰骶部疾病 ……………………………………………………………… 178

第一节　腰骶部软组织损伤 ………………………………………………… 178

第二节　棘上韧带炎、棘间韧带炎 ………………………………………… 186

第三节　第三腰椎横突综合征 ……………………………………………… 190

第四节　腰椎间盘突出症 …………………………………………………… 195

第五节　腰椎管狭窄症 ……………………………………………………… 211

第九章　上肢疾病 ………………………………………………………………… 218

第一节　肩周炎 ……………………………………………………………… 218

第二节　肩袖损伤 …………………………………………………………… 228

第三节　肱骨外上髁炎 ……………………………………………………… 234

第四节　肱骨内上髁炎 ……………………………………………………… 239

第五节　腱鞘炎 ……………………………………………………………… 243

第六节　腕管综合征 ………………………………………………………… 250

第七节　第1腕掌关节骨关节炎 …………………………………………… 256

第十章　下肢疾病 ………………………………………………………………… 261

第一节　股骨头坏死 ………………………………………………………… 261

第二节　膝关节周围多发软组织损伤 ……………………………………… 277

第三节　半月板损伤 ………………………………………………………… 291

第四节　髌骨软化症 ………………………………………………………… 297

第五节　髌股外侧关节高压综合征 ………………………………………… 304

第六节　新膝骨关节炎 ……………………………………………………… 311

第七节　踝管综合征 ………………………………………………………… 326

第八节　跟痛症 ……………………………………………………………… 331

第十一章　周围神经嵌压综合征 ·· 337

第十二章　滑膜炎病 ·· 345

第十三章　带状疱疹后神经痛 ·· 355

参考文献 ··· 360

附录 ··· 363

　　附录1　弧刃针的研发历程 ·· 363

　　附录2　"硬化"一词的由来 ·· 365

　　附录3　火灸疗法 ·· 365

　　附录4　线针刀疗法 ·· 367

　　附录5　有创诊疗操作知情同意书 ·· 372

　　附录6　医师诊前疼痛问卷 ·· 374

　　附录7　颈椎病的14种分型表 ·· 377

　　附录8　弧刃针的过去、现在、未来 ·· 378

　　附录9　王学昌教授的成就、贡献和学术思想之浅探 ························ 384

后记 ··· 388

第一章

弧刃针疗法基础

第一节　弧刃针概述

一、弧刃针介绍

弧刃针（Arc-edge needle，AEN），形如注射针，针体中空，远端为V形弧刃结构，由王学昌医师发明并命名。弧刃针，又名弧刃针刀（Arc-edge needle-scalpel，AENS）、微型弧刃手术刀（简称"微刀"Micro arc-edge scalpel，MAES）、弧刃注射针和弧刃针灸针（Arc-edge acupuncture needle，AEAN），是传统的手术刀、针刀、注射针和针灸针创造性的结合，是外科学、针刀医学、注射疗法、针灸医学、微创技术的创新成果，是中国古老的针灸疗法在当代的重要继承和创新。

有学者指出：弧刃针，是将"西医的注射针、手术刀，中医的小针刀、针灸针"创造性地结合发明而成，同时具有手术刀、针刀、注射针、针灸针等多种器械的功能。

弧刃针有多种形状、结构、规格，市场现常用的传统弧刃针形如注射针，针体中空，其远端的刀刃为"V形"及"弧刃"复合结构。与注射针的核心区别在针尖：传统注射针通常为近似"三角"结构，而弧刃针为"V"形及"弧刃"复合结构；与针刀和可注射针刀（注射孔所在斜面的背侧又有一斜面，和传统针刀一样，刀刃皆呈"一"字形或楔型）的核心区别在于刀刃（弧刃针的刀刃为"V"型及"弧刃"

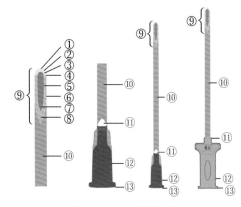

图1-1　弧刃针结构图
①刃口；②弧刃；③斜面；④刀口线；⑤内壁；⑥外壁；⑦空心；⑧V形；⑨刀头长度；⑩空心针体；⑪结合部；⑫针栓/针柄；⑬针栓底面

复合结构），且其操作手法、基础理论、目标靶点、松解方式等也与之皆不相同。新型弧刃针和其针柄（针栓）形状与传统弧刃针近似，两者皆具有手术刀、针刀、注射针、针灸针4种功能，结构图1-1。

二、弧刃针与传统的手术刀、针刀、注射针、针灸针之比较

（一）弧刃针在刀、针系列医疗器械中的坐标示意图

图1-2中间的竖线为"刀与针"分界线，传统手术刀、针刀为"刀"，位于分界线的左侧，其中手术刀位于左端。传统注射针、针灸针为"针"，位于分界线的右侧，其中针灸针位于右端。弧刃针，显然属于"针"，位于"刀与针分界线"的右侧，且在传统手术刀、针刀与注射针、针灸针之间。

很早就有学者认为：针刀是介于手术刀和针灸针之间的一种新型器械。而有专家则指出：弧刃针，

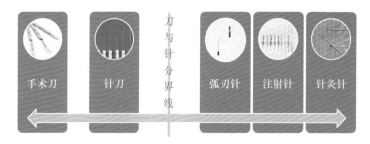

图1-2 弧刃针在刀、针系列医疗器械中的坐标示意图

是介于传统手术刀、针刀和传统注射针、针灸针之间的一种新型器械，而且既可以说弧刃针是一种新型的手术刀、一种新型的针刀、一种新型的注射针、一种新型的针灸针，还可以说弧刃针是与传统手术刀、针刀、注射针和针灸针相互并列的一种新型器械。对上述观点的理解，结合图1-2，可以更加清晰明了。

（二）传统的手术刀、针刀、注射针、针灸针概况

表1-1 传统的手术刀、针刀、注射针、针灸针概况一览表

序号	医疗器械名称	核心工作原理或作用机理	临床应用	局限性
1	传统手术刀	通过对病变软组织进行切割治疗疾病	外科手术	（1）虽能减张、切除病灶，但损伤较大，容易造成大的瘢痕粘连，临床风险大 （2）不能用于注射
2	传统针刀	通过"一字形"的刀刃，实现对病变软组织的切割松解	针刀疗法	（1）仍为"刀"而非"针" （2）治疗时患者损伤和痛苦相对大 （3）治疗时通常需要先行麻醉，带来较多问题和风险（直径较细的针刀虽可能不需要麻醉，但松解力度减弱） （4）"咔"声响和针感相对不明显 （5）针刀的安全操作对医师经验的要求很高 （6）临床风险相对较大 （7）针刀疗效显著，优点众多，但其非直视下松解操作和对血管、神经等存在的风险，使其至今仍没能在医疗器械安全性要求较高的美国和欧洲主要国家应用推广
3	传统注射针	配套一次性使用无菌注射器，通过"非弧刃结构"的针尖，刺入人体，实现其注射或抽液功能	注射疗法、神经阻滞等	（1）传统注射针过于锐利而医师缺乏手感，肌肉骨骼慢性疼痛治疗时，需要凭医师的经验盲穿，有一定的危险性 （2）虽能注射药物但不能松解
4	传统针灸针	针灸针效应，具体机理仍有待进一步深入研究	针刺等	（1）传统针灸针只能刺激而不能松解 （2）不能注射

（三）弧刃针与传统的手术刀、针刀、注射针、针灸针的关键区别

传统手术刀、针刀均属于"刀"，它们具有切割松解软组织的功能。传统的注射针、针灸针属于"针"，损伤小，更安全，却不具有软组织的切割松解功能。弧刃针是介于"传统的手术刀、针刀"和"传统的注射针、针灸针"之间的一种创新型医疗器械，它属于"针"，但其创新的V形弧刃复合结构的特殊设计，使其实现了既具有"针"的作用，又具有"刀"的松解功能。

弧刃针，将手术刀和针刀的切割松解功能、注射针的注射功能、针灸针的针灸针效应（刺激功能）

集于一身，在肌肉骨骼慢性疼痛治疗领域，不仅实现了"以针代刀""由刀变针"的创新性改进，还进一步解决了四大问题（弥补了传统的手术刀、针刀、注射针、针灸针四种器械的不足）。

（1）解决了肌肉骨骼慢性疼痛治疗中传统手术刀虽能减张、切除病灶，但损伤较大，容易造成大的瘢痕粘连，也不能用于注射的问题。

（2）解决了传统"一字型"针刀虽能切割松解，但临床风险相对大、治疗时患者损伤和痛苦相对也大且多需要麻醉、"咔"声和针感相对不明显问题，而且，弧刃针"扎小针"的方式，比"刀"更容易被患者接受，且针体中空可以注射。

（3）解决了肌肉骨骼慢性疼痛治疗中传统注射针过于锐利而医师缺乏手感、仅能靠临床经验盲穿、风险较高，且虽能注射药物但不能松解的问题，增加了精准性、安全性、有效性。

（4）解决了传统针灸针只能针灸针效应（经穴刺激等）而不能松解、不能注射的问题。

需要特别指出的是，弧刃针临床使用时，既可根据患者情况单独使用其软组织松解或注射功能，还可同时进行松解、注射操作，实现松解、注射一次性完成。

三、弧刃针的优点

微创针具有4个评价指标：损伤程度、疼痛程度、松解力度、针灸针效应。一般来说，粗的针具松解力度和针灸针效应大，但相应的损伤程度和疼痛程度也高，细的针具损伤程度和疼痛程度小，但相应的松解力度和针灸针效应也小。为了减少疼痛，目前临床应用的微创针具越来越细，有细化的趋势，而细到极端就是针灸针，没有了软组织切开、减张、松解的效果。弧刃针能够同时具备"损伤程度小、疼痛程度低、松解力度大、针灸针效应高"的优势，是上述4个评价指标创新性的有机结合，合理优化。

以0.7mm直径的弧刃针为例，弧刃针在其结构、功能、操作、声音、针感、安全性、有效性、适应证、患者接受程度、基础理论10个方面，主要有以下30个优点。

（一）结构方面

1. 以针代刀　肌肉骨骼慢性疼痛的治疗，需要手术切割松解功能时，过去通常由"一字形"刀刃（类似"平头锹"）的手术刀或针刀方能完成，而弧刃针特别的"V形"及"弧刃"复合结构针尖设计（类似"尖头锹"），能够以"针"的形状结构微创完成"刀"的切割松解功能，从而实现"以针代刀"。

2. 由刀变针　弧刃针特别的"V形"及"弧刃"的复合结构针尖设计，使得针对肌肉骨骼慢性疼痛的软组织松解手术，由过去必须采用"一字形"刀刃的手术刀或针刀，变成了"点"状的针也可微创松解，而刀口也相应变成了针孔，损伤小，痛苦少，更安全。

3. 刃口锋利　直径0.7mm的弧刃针，刃口却只有0.2mm，这使得在进入人体深部时，阻力小，更为锋利。

4. 空心结构　兼具注射、抽液作用，还可以相对最大限度减压（降低病变组织内压力）。

5. 弧刃设计　可以相对最大限度减张（降低病变组织张力）。

6. 针体材质　材质硬韧，便于穿刺、松解、刺扫和扫散。

7. 长度设计　科学、合理、安全，不易损伤内脏。

（二）功能方面

1. 疼痛程度低　弧刃针刃口只有0.2mm，可产生类似仅有0.2mm针灸针治疗时的微痛（视频1），一般不需要麻醉。

2. 松解力度大　能够以相对更小的组织创伤达到更大的松解效果。和远端为"一"

视频1
弧刃针不痛

字刀刃"平面松解"的针具不同,弧刃针的刃实际为"V形"及"弧刃"的复合结构,其刃长相对较大(1.099mm),故可以0.2mm的刃口、0.7mm的损伤、达到1.099mm的松解效果。

3. 针灸针效应高 能够以相对更小的疼痛达到更大的针灸针效应,针体直径为0.7mm弧刃针,其刃口仅有0.2mm,故可以0.2mm针灸针样的微痛、达到0.7mm的针灸针效应。

4. 立体松解 和传统"一"字中医微创刀具的平面松解不同,弧刃针为弧面的立体松解,其松解力度更大。

5. 减少粘连 由于弧刃针所松解组织不在一条直线上,故可相对减少组织之间的粘连;另一方面,如果血液从中空的针管尾部流出而不是淤积在局部,也可以减少局部组织的粘连。

6. 预警作用 弧刃针针体中空,医师可以从弧刃针尾部是否有血液渗出而判断是否已经损伤血管,根据需要可决定是否立即拔针。

7. 多种功能 具有针灸针效应、微创手术松解、注射、抽液、刺扫或扫散、神经刺激等多种功能。

(三)操作方面

1. 针法简单 由于"弧"刃的结构特点,和刃口为"一"字的传统针刀相比,使用传统针刀刀法中的"十"字和"米"字切割松解,彻底简化为弧刃针的"一"字松解,减少了组织损伤、患者痛苦和医生操作治疗的时间,缩短了患者康复时间,降低了感染风险。

2. 操作简便 不提插、不捻转、不摇摆、不留针、不铲磨削平、不剥离、不达骨膜、不沿骨膜推进,不达骨面、不行"十"字或"米"字切割、不做起止点、不寻找"跳"的感觉、仅仅处理灶点即可。

3. 标准化操作 从准备打开弧刃针的外包装开始,一直到操作结束后将其置入利器盒等为止,全程操作规范化、标准化,易掌握,易普及。

4. 关节腔注射更精准 关节腔穿刺时,针感(医师手下的顶触感、阻力感、落空感和层次感等,又称针感)和"咔"声响明显,由于不是毫无手感和毫无依据的盲穿,有助于医师判定弧刃针是否进入关节腔内,使得关节腔注射更精准,可有效避免药物注入关节腔外。

5. 飞针更简单。

(四)声音方面

"咔"声响更明显 进行弧刃针松解操作时,刺穿单层病变组织会出现"咔"声响,连续刺穿多层病变组织时(如颈椎旁)会出现"咔咔"声响,相较各种实心针具,弧刃针的"咔"声响更明显。这是因为:弧刃针针体中空的结构,更有利于声波的传输,其整体"一头小、一头大"的结构像"小喇叭"一样,能够相对地放大声音。其意义在于:医师和患者都能够从声音的大小来判断病情轻重、判断疗效预后。一般来讲,声音越大,意味着病变组织硬化越明显、病情越久、程度越重,但治疗效果越佳。

(五)针感方面

1. 针感明显,操作评价客观 弧刃针松解过程中,对于钝厚、质硬组织(如病变的深筋膜、腱鞘、硬结、瘢痕等),针感(医师手下的顶触感、阻力感、落空感和层次感等,又称手感)明显、客观,犹如内镜"可视化",有助于医师判定弧刃针刃口所到达的组织层次,是评价判定组织层次、病变组织、松解完全与否和治疗效果的客观依据。由于不是毫无手感和毫无依据地盲穿,增加了精准性、安全性和有效性。

2. 层次感清晰 通过针感及进针深度,能够判断刃口已经通过一定层次的组织,容易辨识操作时针尖(刃口)所到达的组织。

（六）安全性方面

1. 操作时不易损伤血管神经，安全性更高　①和现有刀头类似"方头铁锹"形状的"一"字带刃针具相比，弧刃针就像工地所用的"尖头铁锹"，血管神经可以顺着弧刃两侧躲避（图1-3），最大限度减少了对血管神经的损伤。②和需要先麻醉再行松解的其他针刺疗法相比，因注射后的神经血管被麻醉而无法正常地产生痛麻等针感，因而容易增加医源性损伤的风险。——而弧刃针疗法，因其特殊的结构设计，松解力度大但疼痛感轻微，一般不需要麻醉，完全可以避免以上不足。

2. 不易折断　弧刃针壁厚、材质特殊、韧性十足、空心结构、不易折断，更安全。

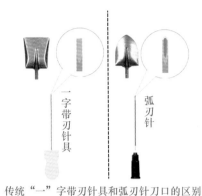

传统"一"字带刃针具和弧刃针刀口的区别

图1-3　传统"一"字带刃针具和弧刃针"刀口"的区别

视频2
弧刃针疗效

（七）有效性方面

1. 有效性更高　人体内不同组织的密度和韧性等物理特性不同，且相对健康组织的疏松而言，病变组织多因为纤维化和瘢痕化等硬化改变而往往变的致密钝厚。而弧刃针"弧"刃及"V形"刃复合结构的设计，因阻力相对稍大且恰当合理，使得在处理病变组织时医师的手感明显，但处理健康组织时医师的手感却不明显（多呈"虚无感"），相对容易辨识致密钝厚的病变组织，并对其针对性的松解，因而有效性更高（视频2）。

2. 即刻判定疗效　传统注射疗法或需要先麻醉再行松解的其他针刺疗法，有较多不足，如：①如果疼痛症状改善或消失了，是真实的、确切的治疗效果？还是麻醉药物的作用？医师往往无法即刻判断，无法根据需要及时调整治疗方案。②如果出现神经功能障碍，真实原因是麻醉？还是损伤？医师往往不能即刻判断，不能在第一时间做出正确处理。——而弧刃针疗法，因其特殊的结构设计，松解力度大但疼痛感轻微，一般不需要麻醉，能够立竿见影，即刻判定疗效，完全可以避免以上不足。

（八）适应证方面

弧刃针的适应证广泛，这是因为：弧刃针是将"西医的注射针、手术刀，中医的针灸针、小针刀"创造性地结合发明而成，同时具有注射针、手术刀、针灸针、针刀等多种器械功能，因此，针灸针、针刀、注射针的适应证，以及部分外科手术的适应证，皆可作为弧刃针的适应证。

（九）患者接受程度方面

弧刃针更易被患者接受。与做针刀、扎粗针、打封闭或做手术相比，弧刃针"扎小针"的方式显然更容易被患者接受。

（十）基础理论方面

1. 理论创新　与经络穴位、压痛点、阿是穴、激痛点等不同，在临床实践的基础上，创新的"灶点理论"和"弧刃针疗法软组织损伤理论"，作为弧刃针疗法的重要理论基础，有助于精准治疗，更加符合临床实践，更科学。

2. 理论更易掌握　新的灶点理论，不需要记经络，不需要记穴位，不需要寻找跳的感觉，只需要有一定的手感和熟悉解剖即可；而弧刃针疗法的软组织损伤理论（特别是其中的软组织疾病的四大病理变化、五定原则等理论）源于临床，高于临床，也更适合指导临床，简单易学，相对更易掌握。

大量的病例证明：弧刃针学习容易，使用方便，操作简单，安全有效，深得医师的喜爱。

四、弧刃针疗法的定义

弧刃针疗法（Arc-edge needle therapy），源于《黄帝内经》九针之说，是在结合针灸疗法、外科手术、针刀疗法、注射疗法等的基础上，以弧刃针针灸针效应、微创手术、注射、抽液、皮下刺扫或扫散、神经刺激等为内在治疗机理，将传统医学与现代医学相结合的一种新型微创特色疗法，是中国古老的针灸疗法在当代的重要继承和创新。

五、弧刃针标准化治疗方案的定义

弧刃针标准化治疗方案，又称弧刃针标准疗法，是以弧刃针疗法相关理论，特别是"五定"原则、灶点理论等为基础，以弧刃针为主要治疗工具，根据患者具体病情，综合运用药酒、臭氧、膏药、药物、艾灸及体操等方法，个体化、流程化、标准化治疗疾病的一种综合疗法。

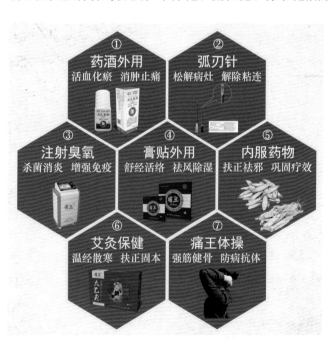

图1-4　弧刃针标准疗法

根据作者的经验，目前制定的弧刃针标准化治疗方案，流程主要有7步（图1-4）依次如下：①药酒外用（可以配合理疗）、②弧刃针松解、③（拔针前）注射臭氧（等）、④（拔针后）膏贴外用、⑤药物应用、⑥艾灸保健、⑦体操锻炼。

对于某种疾病，如果适合弧刃针疗法，我们就采用该种疾病的弧刃针标准化治疗方案，如颈椎病的弧刃针标准化治疗方案/颈椎病的弧刃针标准疗法、带状疱疹后神经痛的弧刃针标准化治疗方案/带状疱疹后神经痛的弧刃针标准疗法、糖尿病的弧刃针标准化治疗方案/糖尿病的弧刃针标准疗法等。

对于某类疾病，如果适合弧刃针疗法，我们就采用该类疾病的弧刃针标准化治疗方案，如颈肩腰腿痛的弧刃针标准化治疗方案/颈肩腰腿痛的弧刃针标准疗法、疼痛的弧刃针标准化治疗方案/疼痛的弧刃针标准疗法、脊柱相关病的弧刃针标准化治疗方案/脊柱相关病的弧刃针标准疗法、皮肤病的弧刃针标准化治疗方案/皮肤病的弧刃针标准疗法、男科病的弧刃针标准化治疗方案/男科病的弧刃针标准疗法等。

上述标准化治疗方案的7步，各步骤相互配合，以弧刃针松解作为基础，疗效令人满意。

第二节　弧刃针的工作原理

作为传统手术刀、针刀、注射针、针灸针4种医疗器械创新性的结合，弧刃针将针灸针的刺激功能

（针灸针效应）、注射针的注射功能、传统手术刀和针刀的切割松解功能集于一身，工作原理较为复杂，简单地说，同时具有传统手术刀、针刀、注射针和针灸针的工作原理，本节不再赘述。但需要指出的是：

一、弧刃针创新性的结构设计，解决了四种传统治疗工具的四大问题

1. 解决了肌肉骨骼慢性疼痛治疗中传统手术刀虽能减张、切除病灶，但出血较多、损伤较大、容易造成大的瘢痕粘连，也不能用于注射的问题。

2. 解决了传统"一字型"的针刀虽能松解，但临床风险相对大、治疗时患者损伤和痛苦相对也大且多需要麻醉、"咔"声和针感相对不明显的问题，而且，弧刃针"扎小针"的方式，比"刀"更容易被患者接受，且针体中空可以注射。

传统的"一字型"针刀疗效显著，优点众多，但其本质仍为"刀"而非"针"，其非直视下闭合性松解术操作和对血管、神经等存在的风险，使其至今仍没能在医疗器械安全性要求较高的美国、欧洲主要国家得以合法应用推广。王晶和王令习在《对针刀医学安全问题的思考》一文中指出：事实上，针刀医学安全问题也是"自针刀医学发明至今，一直饱受争议的问题"，"是自针刀发明至今一直伴随针刀发展的关键问题。""无论从社会大环境还是针刀自身的要求，安全问题将成为针刀发展的瓶颈问题，会影响针刀的医疗准入、教育准入等政策决策，从而影响到每个针刀从业者和患者的切身利益。"

针对针刀的安全性问题，国内众多权威专家也很早就指出针刀应在方法和器械方面进行改善。2006年2月，香山科学会议以"针刀医学发展与中医现代化"为论题召开了第272次会议，王雪苔教授、石学敏院士、刘德培院士、李振吉教授、陈君长教授、吴咸中院士、郭应禄院士等40多位与会专家认为"针刀医学是近年来中医界出现的、有中国特色的并有自主知识产权的成果，它具有优越的疗效，其理论和技术都属原创性的，是中医范围内的新学科；针刀医学已经产生了很大的经济效益和社会效益，是中医现代化的成功范例之一，并且具有广阔的发展前景。"与会专家同时指出针刀应在方法和器械方面进行改善："应对针刀器械进行更进一步的改良，与现代科学的检查方法相结合。使闭合性手术通过高科技手段由盲视变为可视，只有这样才能更好地解决安全性问题。"

弧刃针为"针"，损伤性较"刀"有显著改进，且具有创新的、独特的"V形"及"弧刃"复合结构针尖设计，整体又为小喇叭形的中空结构，能像小喇叭一样放大声音，使得其在进行病变钝厚软组织松解操作时，"咔"声和医师的手感（医师手下所能感触到的顶触感、阻力感、落空感、层次感等，又称针感）更加明显、客观，犹如内镜"可视化"，使得医师更容易辨识致密钝厚的病变组织，更容易判定所到达的组织层次，是操作者判定组织层次、病变组织、松解完全与否的客观依据，大大减少了误伤血管、神经和内脏的风险，增加了精准性、安全性和有效性，有助于实现中国当代疼痛创新医疗器械在欧美的合法应用和在世界的推广普及。

弧刃针进行软组织松解时，疼痛轻微，通常不需要麻醉，由此也解决了传统"一字形"针刀治疗时通常需要先行麻醉相应带来的弊端和风险。

就弧刃针在传统针刀方面的改进，《实用针刀临床实践》给予高度评价："弧刃针刀疗法"，又称"弧刃针疗法"，源于《内经》九针之说，是在结合外科手术、注射技术及针刀疗法的基础上，以传统中医理论为基础，现代医学理论为框架，以现代诊疗理念为指导，同时具有"针灸、针刀、注射、手术刀"4种功能的"弧刃针刀"为工具，以"精确定位定点'引起病变的软组织灶点'的微创松解、减张、减压"为内在治疗机制的传统医学与现代医学相结合的一种新型中医微创特色疗法。弧刃针刀疗法是传统针灸、针刀疗法、注射疗法、外科手术的又一次革命。如针灸只能得气而不能松解、不能减张；针刀虽能松解、减张、减压，但不能防止再粘连、不具有药物消炎作用；注射虽能将药物直接作用于患处消炎，但不能松解；外科手术虽能减张、切除病灶，但损伤较大，容易造成大范围的瘢痕

粘连。实际上弧刃针刀疗法就是一种综合疗法，能够解决千变万化的颈肩腰腿痛、脊柱相关疾病等疾患。由于该疗法将多种疗法融为一体，疗效确切，整个过程一次性完成。适用于各级医院、个体门诊应用，内科、外科、针灸科、康复科大夫均可操作。"弧刃针疗法"的诞生，标志着微创治疗技术、针刀技术又迈向了一个新的时代。

3. 解决了传统注射针过于锐利而医师缺乏手感、仅能靠临床经验盲穿、风险较高，且虽能注射药物但不能松解的问题，增加了精准性、安全性、有效性。

传统注射针由于针尖过于锋利尖锐，对于软组织损伤或肌肉骨骼慢性疼痛的治疗，穿刺时医师手下几乎没有手感，需要凭医师的经验盲穿，有一定的危险性。为了避免损伤人体深层组织中重要的血管、神经和内脏，为了精准神经阻滞或注射，临床目前有采用超声或X线等影像引导的方式，以增加安全性。但因影像引导穿刺技术对医师要求较高，且其设备昂贵、操作繁琐耗时等不足，影响其在临床应用。

多中心研究表明：弧刃针不仅在传统注射针注射功能的基础上新增了针刀松解功能，而且其创新的、独特的"V形"及"弧刃"复合结构针尖设计，使得其在对病变组织（多有纤维化、质硬、钝厚）穿刺治疗时，医师的手感（医师手下所能感触到的顶触感、阻力感、落空感、层次感等，又称针感）非常明显、客观，犹如内镜"可视化"，使得医师较容易判定针尖所到达的组织层次，是操作者判定组织层次和是否为病变组织的客观依据，由于不是毫无手感毫无依据地盲穿，减少了误伤血管、神经和内脏的风险，增加了精准性、安全性和有效性。

临床中，软组织损伤或肌肉骨骼慢性疼痛的注射疗法和神经阻滞，推荐采用弧刃针，更精准、更安全、更有效。

4. 解决了肌肉骨骼慢性疼痛治疗中传统针灸针只能经穴刺激（针灸针效应）而不能松解、不能注射的问题。

不仅解决了传统针灸针不能松解、不能注射的问题，在"针灸针效应"方面，弧刃针还可以具有更强的效应。这不仅来自于其为"针"，比传统针灸针的针尖大、针体粗，而且其创新的、独特的"V形"及"弧刃"复合结构针尖设计所具有的松解作用，也可以被看作是一种对机体的强烈刺激，同样包含着针的作用。

弧刃针具有针灸针效应这一点应该是明确的，但与传统一字形针刀一样，其针灸针效应的具体机理，还有待进一步的研究。

二、关于弧刃针松解的工作原理简述

在肌肉骨骼慢性疼痛治疗领域，弧刃针的一个主要的工作原理是松解，但松解也被认为是手术刀、针刀、银质针和手法的工作原理，鉴于其理论依据、使用工具、松解的目标靶点、松解的方式和特点、操作方法等，皆完全不同，关于松解的内涵和理解肯定也相应不同。关于弧刃针松解的工作原理简述如下。

（一）以"针"的方式切割松解

弧刃针松解的关键工作原理，主要是基于灶点理论，通过特殊设计的注射针（针尖为特别设计的"V型"及"弧刃"复合结构），以"针"的方式，以针代刀（能够以"针的形状、针的结构"，微创完成"刀的切割松解功能"），对灶点进行闭合性的切割松解以治疗疾病，其刀口线是"虚拟的"（为"V形"和"弧刃"所在的两个斜面相交的"虚拟的弦"，即"V形"的两个顶点的连线），松解时，操作方法和传统针刀相反，为"刀口线垂直肌肉和韧带纤维走行方向"，不达骨面，不铲磨削平、不剥离、不纵疏横剥、不行"十"字或"米"字切割。

而传统针刀和手术刀，其刀口线是"现实的"。其中，传统针刀（包括部分可注射针刀，刀口皆为一字形刀刃）关键的工作原理，侧重于肌肉起止点理论，以"刀"的方式，对骨骼肌起止点进行切割松解以治疗疾病，其操作方法一般为"刀口线平行肌肉和韧带纤维走行方向"，多要求针刀直达骨面，纵疏横剥；而手术刀开放性手术的大松解方式，出血较多、创伤巨大。

需要指出的是，针身较粗且针头为尖的粗针"银质针"，没有刀刃，不具有刀的切割作用，虽其机理也被称作是"以针代刀"松解，但和弧刃针的"以针代刀"的切割松解相比，两者在理论依据、使用工具、目标靶点、操作方法、松解方式和理念方面明显不同。譬如弧刃针远端为弧刃，故能够"以针代刀"完成刀的切割松解功能，不处理起止点，而是通过对病变组织的灶点处理以解除病痛，对于重症腱鞘炎、腕管综合征等骨纤维管卡压类疾病以及肌肉骨骼疼痛疾病疗效明显。

当然，弧刃针的切割松解，和手法"松解"的内涵也不同。弧刃针的松解，是深入体内，通过远端的"弧刃"对病变硬化粘连组织的切割完成的；而手法的松解，是在体表，主要通过手的施力，使力经过皮肤传导对深在的肌肉组织刺激完成的，不具有切割作用。当然，暴力也有可能会使骨骼肌撕裂，但绝不是切割松解。

更多不同，详见本书相关章节：弧刃针疗法作用机理探讨、灶点理论等。

（二）新型结构设计，实现了"以针代刀""由刀变针"的创新型改进

弧刃针远端"V型"和"弧刃"的新型结构设计，实现了"以针代刀"和"由刀变针"的创新性改进。

1. 以针代刀　软组织损伤或肌肉骨骼慢性疼痛的治疗，需要手术切割松解功能时，过去通常由"一字形"刀刃（类似"平头锨"）的针刀或手术刀方能完成，而弧刃针远端特别的"V形"及"弧刃"复合结构针尖设计（类似"尖头锨"），却能够以"针"的形状和"针"的结构，微创完成"刀"的切割松解功能，从而实现"以针代刀"。

2. 由刀变针　弧刃针特别的"V形"及"弧刃"复合结构针尖设计，使得针对肌肉骨骼慢性疼痛的软组织切割松解手术，由过去必须采用的"一字形"针刀或手术刀，变成了"点状"的针也可微创松解，而刀口也相应变成了针孔，损伤小，疼痛轻微，更安全。

（三）能够实现松解和注射一次完成

不仅实现了"由刀变针"和"以针代刀"的根本性改进，相对于传统针刀，弧刃针还将针刀的切割松解功能和注射针的注射功能集于一身，实现了1+1>2的集成化效果。弧刃针临床使用时，既可根据患者情况单独使用其注射或松解功能，还可同时进行松解、注射操作，实现松解、注射一次性完成。

顾明红在《针刀与神经阻滞的结合》中明确指出："（针刀与神经阻滞结合进行治疗时）我们建议采用弧刃针刀，既有针刀切割的刃，又在斜口刃中留有注射药液时所需的针孔，这种设计可以使针刀在C形臂透视引导下完成颈椎椎旁神经阻滞后，不用将它拔出体外，而直接可以在体内更改注射角度和方向。用弧刃针刀的刃松解颈椎后侧小关节突及横突周围的软组织粘连、挛缩，从而使整个治疗一气呵成，不用像以往传统那样先用注射器和7号针头行颈椎椎旁神经阻滞后拔出针头，再重新定位、透视引导插入针刀进行松解。这样既简化了操作步骤，又减少了C形臂的射线量，当然这样也就同时减少了治疗的风险和意外的发生率。"

（四）其他

第三节　弧刃针疗法的适应证、禁忌证和注意事项

一、适应证

弧刃针是手术刀、针刀、注射针、针灸针创造性地结合，是外科学、针刀医学、注射疗法、针灸医学和微创技术的创新成果，同时拥有针灸针效应、微创手术松解、注射、抽液、皮下刺扫、皮下扫散、神经刺激等多种功能或作用。因此，弧刃针疗法适应证较为复杂，根据作用机理分类，适应证主要体现在以下方面：

（一）微创手术松解的适应证

各种软组织损伤类疾病，包括各种慢性软组织损伤、部分的急性软组织损伤、慢性软组织损伤的急性发作。常见疾病如下：

1. 颈肩腰腿疼痛　①各种软组织急、慢性疼痛：落枕、急慢性腰扭伤、腰肌劳损、棘上或棘间韧带炎、腰背肌筋膜炎、梨状肌综合征、纤维肌痛综合征、滑膜炎、滑囊炎、腱鞘囊肿、腱鞘炎、肩周炎、肩袖损伤、网球肘、各种软组织损伤等。②脊柱及骨关节性疼痛：颈椎病、颈椎间盘突出症、腰椎间盘突出症、盘源性腰痛、腰椎小关节紊乱、腰椎脊神经后支嵌压综合征、腰椎管狭窄症、膝关节骨关节炎、踝关节骨关节炎、股骨头坏死、足跟痛、创伤性关节炎等。

2. 头面部疾病　头痛、面痛、头晕、头昏、头沉、头不清醒。

3. 骨纤维管嵌压综合征（肌腱、血管或神经嵌压综合征）　腱鞘炎、胸小肌综合征、腕管综合征、踝管综合征、股外侧皮神经嵌压综合征等卡压类疾病。（注：需要处理的不是肌腱、血管和神经，而是缩窄肥厚的腱鞘、胸小肌腱、腕横韧带、分裂韧带、腹股沟韧带等。）

4. 部分风湿性疾病　强直性脊柱炎、类风湿关节炎等。

5. 非疼痛性疾病　顽固性呃逆（打嗝）、急性面神经炎（面瘫）、面肌痉挛、颞颌关节紊乱综合征、腱鞘囊肿、自主神经功能紊乱等。

6. 部分内科、骨科、妇科、儿科、肛肠科、皮肤科、美容科等疾病。

7. 非疾病类　瘦脸、含胸、部分关节矫形（如膝关节早期的非特异性轻度屈曲挛缩）等。

8. 其他。

（二）注射疗法的适应证

1. 传统注射疗法或神经阻滞的适应证　适合软组织注射、腔隙注射（关节腔、腱鞘内、硬膜外腔、侧隐窝、椎间孔、骨纤维管）以及神经阻滞（在神经干、丛、节的周围注射局部麻醉药等，阻滞其冲动传导，使所支配的区域产生麻醉作用，称神经阻滞）者，皆可采用弧刃针注射。

2. 穴位注射　凡是针灸的适应证，大多可以采用腧穴（分为经穴、经外奇穴、阿是穴和耳穴四类）弧刃针注射。

需要指出的是：肌肉骨骼疼痛的注射疗法，包括软组织注射、腔隙注射（关节腔注射、骶管注射、侧隐窝注射等）和神经阻滞，推荐采用弧刃针（而不是注射针），更精准更安全。

人体从体表到骨骼或内脏深层，有很多组织层次，比如：皮下组织、固有筋膜、浅中深层不同的骨骼肌、血管神经等，上述不同的组织密度和韧性等物理特性不同，且相对健康组织的疏松而言，病变组织多因为纤维化和瘢痕化改变而往往变得致密钝厚。

对于传统注射针，因追求微痛而其远端设计为针尖，虽微小锋利，减少了疼痛，但却因穿刺时的阻力过小而导致医师手下缺乏手感，不能有效辨别病变组织或组织层次，需要凭医生的经验盲穿，有一定的危险性；为了避免损伤人体深层组织中重要的血管神经和内脏，为了精准神经阻滞或注射，临床目前多采用超声或X线等影像引导的方式，以增加安全性，但影像引导穿刺技术因对医生要求较高、设备昂贵且操作繁琐，影响其在临床应用。

研究表明，弧刃针远端"V形"及"弧刃"刃复合结构的创新设计，因阻力稍大且恰当合理，使得在处理病变组织时医师的手感明显，但处理健康组织时医师的手感却不明显。对于钝厚、质硬的病变组织（如病变的深筋膜、骨骼肌、腱鞘、硬结、瘢痕等），因为刀头部创新性的"V形"和"弧刃"的结构设计，在应用弧刃针疼痛治疗操作时，"咔"声响和医师的手感明显、客观，犹如内镜"可视化"，有助于医师判定弧刃针刀口所到达的组织层次，是评价判定组织层次、病变组织、松解完全与否和治疗效果的客观依据。增加了精准性、安全性和有效性。

（三）抽液的适应证

1. 关节腔积液。
2. 囊肿。
3. 其他。

和注射疗法一样，肌肉骨骼疼痛抽液术时，建议采用弧刃针而不是普通注射针。

（四）皮下刺扫、皮下扫散的适应证

适合于大部分的颈椎病、腰椎间盘突出症、腰肌劳损、网球肘、膝关节疼痛等各种颈肩腰腿痛，以及软组织损伤引起的内科疾病（如部分头疼、头晕、咳嗽、2型糖尿病、原发性高血压、胃痛等），其他杂病如带状疱疹后神经痛、神经性皮炎、原发性痛经、男科疾病、呃逆等。

（五）关节腔冲洗的适应证

关节腔冲洗术，实质为注射和抽液的结合，常用于骨关节炎和滑膜炎病，也适用于痛风、类风湿、关节扭挫伤、关节感染等。

（六）神经刺激的适应证

弧刃针神经刺激术主要通过刺激周围神经治疗相关病症，并和电针或脉冲射频相结合进行周围神经调控术、神经干刺激术、颈神经根椎间孔内刺激术、颈丛刺激术和臂丛刺激术。

（七）针灸针效应的适应证

根据弧刃针疗法作用机理探讨中针灸针效应所述，由于弧刃针是手术刀、针刀、针灸针和注射针创造性的结合，那么依据定义，弧刃针治疗疾病的机理就必然可以有针灸针针刺的机理；当然，部分针灸的适应证，应该也可以是弧刃针的适应证。

而针灸适应证相对广泛，世界卫生组织1979年发布了针灸疗法的适宜病种（病症）43种，1996年扩至64种，2002年又将107个病种（病症）分4个等级向公众推荐针灸治疗；而实际临床中，几乎涵盖了所有病种，有学者介绍，到1994年针灸治疗的病种已达千种。

需要注意的是：

第一，由于传统针灸针相对较细，针体实心，材质、规格、弹性、使用寿命、针尖的结构、锐利度、针刺效应大小等与弧刃针皆不尽相同，因此，应该根据具体不同的病情，选择相应规格的弧刃针。

第二，由于专科专业的原因，采用弧刃针依据传统经穴理论治疗疾病所产生的效应，尚需要更多的研究。

结合临床应用，将弧刃针的适应证也可归纳如下。

1．凡是针灸、针刀或注射疗法的适应证，就是弧刃针疗法的适应证，就可以采用弧刃针治疗。

2．对于部分针灸、针刀或注射疗法单一治疗效果不佳者，也可能是弧刃针疗法的适应证，也可以用弧刃针治疗。如膝骨关节炎伴滑膜炎关节积液、颈椎病或腰椎间盘突出症引起的神经根炎等疾病，弧刃针可以在病变软组织微创松解的同时，给予抽吸关节积液、关节腔注射或神经根注射阻滞等治疗，效果满意；再如带状疱疹后神经痛等，弧刃针皮下刺扫效果满意。

二、禁忌证

弧刃针的禁忌证，主要有4个方面。

（一）全身禁忌证

1．血友病、血小板减少等有严重出血倾向者。

2．精神心理疾病患者。

3．发热、体温升高的患者。

4．一切危重且危及生命情况下的内科疾病发作期（如冠心病，心肌梗死、心功能衰竭、肺肝胆胰肾等疾病的急性期）患者。

5．某些传染病患者。

6．血压、血糖等过高或过低且不稳定者。

7．内脏功能严重不全，年老体弱者。

8．诊断不明者。

9．恶性肿瘤患者。

10．对治疗结果期望值过高者。

11．孕妇。

12．血常规及CRP等检查提示有细菌感染者。

其中，第4为绝对禁忌证；其他为相对禁忌证，可根据情况慎用。

（二）局部禁忌证

1．施术部位局部红、肿、热、痛、窦道、毛囊炎、脓肿、感染等。

2．施术部位皮肤破损者。

3．局部可疑肿瘤者。

上述皆为相对禁忌证，可根据情况慎用。

（三）传统中医"六不治"

1．不求医者。

2．不信医者（自以为是者）。

3．病入膏肓者。

4．饮食无节者。

5．体弱食药不进者。

6．要钱不要命者。

（四）黄帝内经"刺禁论篇"

无刺大醉，令人气乱。无刺大怒，令人气逆。无刺大劳人，无刺新饱人，无刺大饥人，无刺大渴人，无刺在惊人。

（译）：不要针刺饮酒大醉的人，否则会使气血紊乱。不要针刺正值勃然大怒的人，否则会使气机上逆。此外，对过度疲劳，刚刚饱食，过分饥饿，极度口渴，方受极大惊吓的人，皆不可以针刺。

三、注意事项

1．弧刃针操作，一定要"一点一针"。

"一点一针"是弧刃针疗法的临床操作基本常规，是指每支针一次性使用，每个治疗点操作时要求分别用一支不同的针。为了减少感染的发生，对于弧刃针、针灸针、针刀、注射针、射频针等各种医疗针具，推荐采用一次性使用产品，推荐"一点一针"操作，而不建议采用"一针多点"或"一人一针"。

（"一针多点"，是指一支针反复多次使用，用一支针来治疗一个患者的多个治疗部位。"一人一针"是指一个患者的所有治疗点，都用一支针来治疗）。

"一点一针"的优点：

（1）减少疼痛：弧刃针的刃口仅有0.2mm，反复使用可能会使刃口变钝，降低锋利度，增加疼痛程度。

（2）减少血管、神经损伤风险：极薄的针刃在多次使用后刃口有可能会卷曲，增加钩挂血管、神经的风险。

（3）避免感染：反复地一针多点应用，有增加细菌感染的风险。

（4）避免堵塞针体中空的通道：弧刃针中空的针体不仅具有抽液、注射、减压的功能，而且还可以用尾端是否渗血来检验是否损伤到血管。如果多次使用，可能会造成肌纤维、脂肪等人体组织或凝血块堵塞中空的针体，使其丧失抽液、减压、引流、预警是否损伤血管的功能，从而影响疗效。

（5）增加疗效："一点一针"能够减少疼痛、减少血管神经损伤、减少感染、避免针体中空的通道堵塞，在保证了弧刃针优点的同时，能够增加疗效，缩短康复用时。在提高患者的依从性、增加疗效的同时，让患者更放心，提升患者满意度。

2．必须明确诊断（弧刃针的诊断明确，必须包含定部位、定组织、定灶点、定性质、定方法）。

3．必须系统学习，掌握翔实的解剖知识，掌握弧刃针理论体系，经过专业培训，能够规范化操作。

4．严格掌握适应证、禁忌证。

5．必须严格无菌操作，掌握各部位操作的技巧。

6．密切观察患者治疗时的感觉及症状变化。

7．为提高疗效，加速康复，根据软组织病的综合治疗原则，可以适当、合理配合应用其他治疗方法，推荐采用弧刃针标准疗法。

第四节　臭氧、肌骨超声、红外热成像在弧刃针疗法中的临床应用

临床上，X线、CT等既可以作为影像诊断使用，又可以作为介入性治疗的操作引导，"可视化"

操作有助于达到提高穿刺和弧刃针精准松解的成功率和提高疗效的目的，由于其被广大医师熟悉，在此不多叙述。而超声以及近年来逐渐兴起的红外热成像和臭氧，在软组织疾病为主的疼痛专科临床诊治中意义重大，简述如下。

一、臭氧在弧刃针疗法中的临床应用

（一）臭氧的作用机制

臭氧治疗是目前临床发展较迅速的技术之一。

早在第一次世界大战期间，德国人就用臭氧治疗厌氧菌感染所致的气性坏疽。20世纪70年代，随着医学基础理论研究的深入，臭氧正在被神经内科、骨科、疼痛科、皮肤科、风湿科、妇科等应用，其治疗疾病的作用机制也渐趋明了。

（1）臭氧能够氧化椎间盘髓核的蛋白多糖，导致水分子脱失和细胞基质的降解，减少髓核体积，使髓核部分消融，减少对神经根的压迫。

（2）臭氧可以激活人体免疫系统，参与机体的防御反应。

（3）臭氧能够氧化胆固醇，降血脂作用明显。

（4）臭氧可以改变动脉粥样硬化患者的凝血功能，改善微循环。臭氧的自血疗法，能够使血小板凝聚性减少、纤维蛋白原浓度降低、促凝血酶原激酶时间延长及纤溶活性增强，这些都有利于改善动脉粥样硬化患者的高凝状态，促进毛细血管灌流。

（5）臭氧（局部注射或自血疗法等）可产生氧气并增加氧气在组织中的释放，提高血氧饱和度，快速改变机体组织的缺氧状态。

（6）臭氧对细菌、病毒等微生物有直接杀灭作用，并能激活非特异性免疫活性，使T细胞免疫功能增强。

（7）臭氧还具有消炎镇痛的作用：可抑制无髓的伤害感受器纤维、激活机体的抗损伤系统，并通过刺激抑制性神经元释放脑啡肽而起镇痛作用。还可以抑制前列腺素合成和缓释肽及致痛复合物的释放，并且能够增加炎症抑制因子的合成与释放，扩张血管，改善静脉回流，减轻组织水肿、粘连，从而达到消炎镇痛的目的。

（8）其他。

（二）臭氧和弧刃针是一对黄金搭档

疼痛科临床中，弧刃针治疗的主要是软组织损伤类疾病（包括骨关节疾病）。而臭氧和弧刃针是一对黄金搭档，在弧刃针松解后，通常需要注射臭氧，这是因为：

（1）对于关节腔外的软组织疾病，注射臭氧可以在抗菌消炎，减少感染的同时，辅助增加疗效。

对于关节腔外的软组织疾病，通过弧刃针对其灶点的精准松解，调整挛缩肌肉尽可能恢复至生理长度。在恢复重建关节周围软组织力学平衡、改善关节功能的同时，也降低了病变的软组织张力及其内压，改善了微循环；在促进了炎症物质的吸收、消散的同时，也减少了疼痛、活动受限等临床症状。

如果此时局部辅助注射臭氧，则可以在"抗菌消炎，减少感染"的同时，增加局部组织的血氧饱和度，改善供氧，减少乏氧代谢所产生的酸性产物，减少疼痛。

（2）对于混合型骨关节疼痛，关节腔内外同时治疗，效果更佳。

通过弧刃针，可以对关节腔外周围软组织灶点精准松解加臭氧注射。除了上述的作用以外，还可以抽吸关节积液，进一步降低关节腔内的压力，改善微循环，在促进关节积液等炎症物质的吸收、消散的同时，也减少了对关节滑膜的刺激，部分缓解甚至消除疼痛、肿胀、活动受限等临床症状。

再者，关节疼痛患者很多，多伴有不同程度的滑膜炎、关节积液，如果此时关节腔内注射臭氧，直接与膝关节滑膜积液接触，效果更佳，其机理在于臭氧与关节滑液中的生化分子（如蛋白等）发生一系列免疫生化反应，引起如下作用：①灭活或抑制蛋白水解酶和炎性细胞因子，减轻炎症。②诱导抗氧化酶—超氧化物歧化酶、谷胱甘肽超氧化物酶的产生，使间质细胞和关节软骨合成增多，刺激软骨和纤维原细胞增殖，起到一定的修复作用。③抑制缓激肽的释放和抑制炎性介质 PGs 的合成，可以减轻疼痛（刺激细胞因子释放来中和局部的炎性介质，如 IL-1、IL-12、IL-15、TNF 减轻炎症）。④促进免疫抑制因子的释放（如 TGF-β1、IL-10），抑制免疫性反应。⑤具有氧化蛋白多糖的作用，蛋白多糖带正电荷可吸引负电荷，有增加正电荷的特性。⑥杀菌、抗感染。⑦镇痛作用，注射后直接作用于神经末梢并抑制中间神经元释放脑啡肽等物质，从而达到镇痛的作用。

（3）对于单纯关节腔内滑膜炎性病变，臭氧注射优势明显。

和注射针相比，由于远端弧形刃口的特殊设计，顶触感、阻力感、落空感、层次感等针感明显，使得术者可以像超声可视化一样，更好地凭触觉了解到弧刃针在穿刺时所在组织的动态层次，更好地判定是否进入关节腔。

对于滑膜炎等关节疼痛患者，当关节腔注射臭氧（物理疗法，低浓度时无明显副作用，效果佳）时，可溶解在关节液中，在杀菌、抗感染的同时，还会与游离蛋白、酶类、蛋白聚糖和软骨细胞反应，可以引起一系列免疫生化反应，使致痛物质减少或消失、基质和关节软骨合成增加，从而抑制膝关节滑膜的炎症和渗出，可以更快速地消除膝关节积液，促进关节腔内炎症物质的吸收，减轻关节腔内的炎症反应，抑制、延缓病变发展成不可逆的关节滑膜增生肥厚、软骨和骨质破坏，尽可能保护骨关节的功能。

二、肌骨超声在弧刃针疗法中的临床应用

肌骨超声（musculoskeletal ultrasound，MSKUS）是指应用于肌肉骨骼系统的超声诊断技术。除了某些部位因骨皮质反射阻挡使超声波无法到达，MSKUS 可对肌骨系统大部分组织成像，包括肌肉、肌腱、韧带、筋膜、关节、神经和软骨等，并能准确显示这些组织的解剖位置、毗邻关系、形态大小、结构纹理、血流分布以及运动状态，还能对发生于这些组织器官的解剖变异、炎症、退行性变、创伤以及肿瘤等病变进行准确评价，如果再结合相关病史及临床症状，大部分病例可得到准确具体的超声诊断。现已成为与 X 线、CT 和 MRI 并列的肌肉骨骼系统主要临床影像诊断技术之一，目前广泛应用于疼痛科、骨关节外科、风湿科、康复科、颈肩腰腿痛科、神经外科等专业领域。

相对于其他影像学检查，肌骨超声的优势如下：

（1）实时动态显像。在检查中配合被动和主动运动，有助于发现和观测只有在运动或特殊体位时才出现的异常或病变（如肌腱和神经脱位、肩峰撞击综合征等）。

（2）操作简便，重复性强，检查时间短，能即刻获得结果。

（3）无明确禁忌证，无辐射损害，无须特殊准备。

（4）超声仪器（特别是便携机）可到床旁、手术室、急诊室及灾害现场检查，应用广泛。

（5）检查费用相对低廉，无痛苦，易被患者接受。

（6）介入性操作引导，达到"可视化"操作，能够提高穿刺和治疗的成功率，达到提高疗效的目的。

实际上，在颈肩腰腿痛的临床中，肌骨超声的应用：不仅在诊断方面优势明显，在判定病位、靶点、灶点、进针点方面非常重要；还可以引导介入性操作，达到"可视化"操作，提高弧刃针疗效。

弧刃针操作简便、效果明显，很多医院开展了超声引导下弧刃针的软组织松解，由于其"可视化"操作、相对客观、操作精准，具有提高疗效、减少并发症和提高患者满意度等优点，已成为当下国内

临床和科研的热点。

三、红外热成像在弧刃针疗法中的临床应用

正常人体的温度分布具有一定的稳定性和特征性，由于机体各部位温度不同，就形成了不同的热场。从物理学的角度来看，人体就是一个自然的生物红外辐射源，它不断地向周围空间散发红外辐射能量。当人体某处发生疾病或生理状况发生改变时，全身或局部的热平衡就会受到破坏或影响，临床上就会表现为该处血流量相应地发生变化，导致局部温度改变：有的温度升高，如炎症、肿瘤等；有的温度降低，如动脉硬化、腰椎间盘突出症、神经卡压症（如肘管综合征等）、末梢神经炎等。

红外热成像是运用光电技术将人体热辐射的红外线特定波段信号转为电子视频信号，经过计算机处理后，形成可在彩色监视器上显示的被测人体红外热像图，这种图像，同时可送入计算机进行相应的数据处理，进一步计算出温度值，并打印成彩色照片，由此，医师可以直接看到人体表面的温度分布状况。热图上面的不同颜色代表被测人体各部位的不同温度，白色和红色代表高温，显示炎症、充血状态；绿色黑色等多代表低温，显示神经卡压、缺血状态。

为说明红外热成像的临床意义，在此简单介绍两个典型病例的红外热成像图（图1-5，图1-6）。

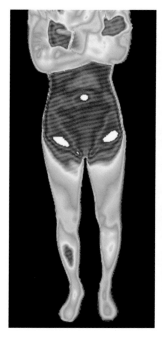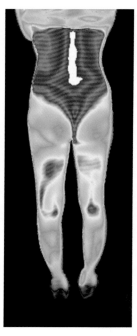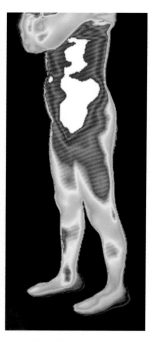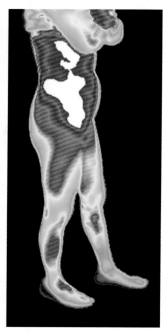

图1-5 椎间盘突出症的红外热成像

图1-5患者张某，女，55岁，左小腿外侧间断疼痛1年余，劳累加重，休息减轻。红外热成像左小腿前外侧低温热图，提示神经嵌压；再查左直腿抬高试验阳性同平时，考虑腰4-5椎间盘突出症。

图1-6为患者李某，女，46岁，左手写字、用筷子无力，并第4指尺侧及第5指麻木两月余。红外热成像提示左手小指低温热图，左肘后内侧尺神经沟高温热图，提示左肘管综合征；查体：爪形手，手内在肌萎缩、尺侧腕屈肌及环指、小指指深屈肌力弱，Froment征及夹纸试验阳性，证实左肘管综合征。

红外热成像探测的是人体自身辐射出的红外线，检查时既无创伤，又无不适，快速方便。由于是根据人体温度的异常发现疾病，因此能够在机体没有明显体征情况下解读出潜在的隐患，更早发现问题。

红外热成像技术使人类超越了视觉障碍，让医师可以无损、实时、清晰、准确、及时地发现人体

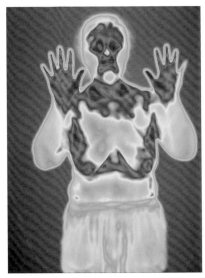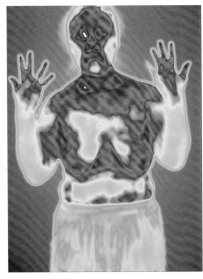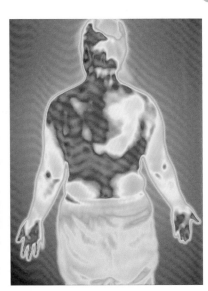

图1-6　肘管综合征的红外热成像

由于不同原因而引起的微小的温度变化，经专业医师对热图分析，判断出人体病灶的部位、疾病的性质和病变的程度，为临床诊断及疗效判定提供可靠依据。

弧刃针疗法治疗前后，临床上皆可以采用红外热成像检查，对患者做出适时精准的评估。并且，通过两次评估能够做出客观的对比，可以判断疼痛性质和病因是否消除，症状是否缓解，实现疼痛可视化及疼痛客观性分析；还可以更客观地判定临床疗效，为临床医师提供临床和科研的依据。如图1-7所示。

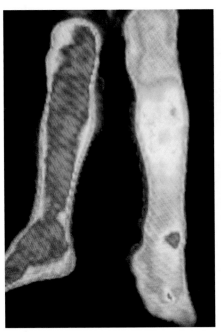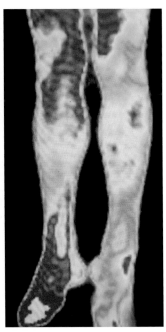

图1-7　腰椎间盘突出症患者双下肢的红外热成像（术前术后对比）

图1-7说明：患者吴某，男，68岁，腰4-5椎间盘突出症椎间孔镜术后1个月，左下肢凉疼麻木且踝关节背伸困难，2018年4月4日，弧刃针治疗前后红外热图对比可见：和健侧小腿相比，术前左小腿温差较大且呈低温，而弧刃针治疗后虽然足踝部温差变化不大，但两侧小腿中上部温差已接近相同；患者也自诉"（10分的疼痛）好了8分，满意"。

第二章

弧刃针疗法作用机理探讨

彭增福教授认为：凡是将针刺入皮肤，以防治疾病为目的的治疗方法都属于针灸学中的针刺方法。

朱汉章教授认为：凡是以针的理念刺入人体，在人体内又能发挥刀治疗作用的医疗器械，都可称为针刀。针刀是针灸针和手术刀的融合，其形状类似于针灸针，稍粗，直径1mm。

凡是具有"切割"作用的"刃"的医疗器械，皆属于手术刀。目前，外科手术用"刀"品类较多，大小不同（大的如手术刀、取皮刀，小的如显微外科手术用的血管刀、内镜用刀、微型弧刃手术刀等），形状各异（如传统手术刀、骨刀、鼻窦切割刀、血管刀、内镜用刀、环切器等），其组成部分差异较大，有的由传统刀柄和刀片组成，有的由头部（头部为一刃口片）、杆部和手柄组成（如内镜用刀），有的无刀柄亦无刀片（如包皮环切器），但无论组成如何，必定包含具有"切割"作用的"刃"（刀口或刃口）。

根据上述3个定义及弧刃针的外形结构，可以得出结论：①弧刃针既属于针灸针，又属于针刀，也属于手术刀，还属于注射针。②弧刃针是手术刀、针刀、注射针、针灸针创造性的结合。或者说弧刃针是将西医的注射针、手术刀，和中医针灸针、小针刀创新性地有机结合。③弧刃针是手术刀、针刀、注射针、针灸针4种工具的融合，因而具备手术刀、针刀、注射针、针灸针4种工具相应的功能。④弧刃针疗法既属于微创外科手术，又属于针刀疗法，也属于注射疗法，还属于针灸疗法；因此，弧刃针疗法治疗疾病的作用机理，简单地说就是手术刀、针刀、注射针、针灸针4种工具治疗机理的叠加，分别具有手术刀和针刀的作用：微创手术（软组织的微创闭合松解术）等；注射针的作用：注射、抽液等；针灸针的作用：针灸针效应等；如果改变上述4种工具操作的传统理念和方法，还可以有其他的作用，如皮下刺扫、扫散、神经刺激的作用等。

鉴于其功能较多，机理复杂，临床应用时，应根据不同疾病所依据治疗机理的不同，分别采用相应的治疗方式，具体如下：①对于神经根型颈椎病、腰椎间盘突出症、腰椎管狭窄症、周围神经嵌压综合征、带状疱疹后神经痛等神经刺激或卡压类疾病，需要依据的是微创手术的机理对病变神经调控或松解，可记录以椎间孔减压术、脊神经根减压术、椎管减压术、周围神经嵌压松解术、神经松解术、胸腔出口综合征减压术、胸小肌（部分）切断术、选择性脊神经射频术等。②对于腱鞘炎、筋膜间室综合征等骨纤维管卡压类疾病，需要依据的也是微创手术的机理对缩窄的腱鞘或筋膜间室的切开松解，应记录为缩窄性腱鞘切开松解术、肌肉筋膜切开减压术等。③对于颈型颈椎病、肩周炎、腰骶部软组织损伤、股骨头坏死、膝关节周围软组织损伤等软组织损伤或骨关节类疾病，需要依据的是微创手术或针刀的机理以调整病变组织结构、调整软组织的动静态平衡、降低关节内压等，可记录为骨骼肌松解术（肌肉松解术、肌肉部分切断术）、肌腱延长术、肌肉粘连松解术、肌腱粘连松解术、筋膜或骨骼肌挛缩松解术、软组织闭合松解术、针刀松解术或带刃针疗法等。④对于需要采用注射针注射机理的，如踝管综合征、滑膜炎病、网球肘、颈丛神经炎等，可记录为神经阻滞、关节腔注射、局部注射、治疗性药物局部注射、治疗性药物注入、脊神经丛阻滞术等。⑤对于采用经络腧穴理论为内在治疗机理的疾病，可按照传统针灸记录。具体来讲，关于弧刃针疗法的作用机理，相对复杂，主要体现在以下几个方面。

一、微创手术

（一）微创手术的特征

和较大切口的传统手术相比，微创手术的最主要特征是对人体的创口、创伤微小化，追求以最小的组织损伤、最小的生理和心理的干扰，最大限度地促进患者早日康复、减少手术后遗症，达到最佳疗效的一种外科手术方法，是现代医学外科手术治疗发展的方向。

微创概念的形成是因为整个医学模式的改变，微创手术更注重患者的心理、社会、生理（疼痛）、精神状态、生活质量的改善与康复，最大限度体贴患者，减轻患者的痛苦。微创手术大多无须开刀，患者不留瘢痕或有较小瘢痕、轻微疼痛感，只需数小时，甚至1分钟便可完成治疗全过程。降低了传统手术对人体的伤害，减少了疾病给患者带来的不便和痛苦。

（二）微创手术的种类

微创手术的种类较多，早期微创手术，是指通过腹腔镜、胸腔镜等内镜或显微镜对人体病变组织施行手术的一种新技术，或小切口的颈椎前路骨科内固定手术等。随着医学科学技术的发展，"微创"这一概念已深入外科手术的各种领域，监控系统也不仅限于内镜或显微镜，更多是采用介入的方式，如只需要一个针孔的射频、等离子、胶原酶等技术在骨科、疼痛科等科室被广泛应用。弧刃针微创手术属于近年新兴的一种微创手术，由于和针灸一样没有切口，是在切开性手术方法的基础上形成的，疗效确切，损伤小；已广泛应用于神经性头痛、神经根型颈椎病、腰椎间盘突出症、腰椎管狭窄症、周围神经嵌压综合征、带状疱疹后神经痛等神经刺激或卡压类疾病，腱鞘炎、肩周炎、腰骶部软组织损伤、膝关节疼痛等肌肉骨骼疼痛疾病，部分头晕、胸痛、腹痛等软组织损伤性内科病等。

（三）了解中医微创技术

2013年1月，中国国家中医药管理局中医医疗技术协作组发布《中医医疗技术手册》（2013普及版），其中第七篇为"中医微创技术"，内容包括：

1. 微创松解术　适用于颈、肩、腰、臀、四肢关节的痹证和痛证，慢性劳损性疾病造成的局部组织增生肥厚或非特异性炎症产生的局部粘连性病变；相对于肢体轴线而言，有垂直和平行2种松解术式。

2. 微创减张术　适用于外伤、劳倦或风寒湿邪导致的软组织局部高张力性疾病，长期高应力刺激造成的局部筋膜高张力状态形成的痛点、条索、结节或包块。根据针具的不同结构特点，有自外向内刺入和自内向外挑钩2种术式。

3. 微创减压术　适用于外伤、劳损、炎症造成的有腔器官内高压病变，如筋膜间室高压、骨髓腔水肿、骨髓腔内压增高等。根据作用的组织不同，分为软组织减压术和骨减压术。

4. 微创矫形术　适用于一些姿势性、发育性畸形矫正，主要通过动力均衡和静力均衡2种方式实现。

5. 微创剥离术　适用于骨折、筋伤导致的深层软组织的粘连性疾病。

6. 微创分离术　适用于皮部经筋等浅层组织的粘连性疾病，如外伤出血后的瘢痕形成，手术后的切口局部粘连，根据针具端部结构分为锐性分离和钝性分离2种术式。

7. 微创触及术　适用于神经肌肉组织功能障碍所致的痉证和痿证。用针具在不同的组织表面进行触及而不侵入组织内部，包括脊神经触激术、周围神经触激术、肌肉触激术。

8. 微创刺激术　适用于系统调节的疾病治疗，比如通过刺激足太阳膀胱经的背部腧穴治疗颈性眩晕、脊柱源性消化不良、脊柱源性肠易激综合征等体表内脏相关性疾病，包括经络穴位刺激术、皮肤刺激术、筋膜刺激术、肌肉刺激术、骨膜刺激术。

上述8种分类方法，只是面对不同病变组织的特点，而采取的不同操作技巧，虽然分类太过繁杂，却也相对精细具体。总体来讲，所采用的器械无非是各种各样的"针"，或各种各样直径较细的针头为"刀"的刀，通过其各种各样的闭合性操作，以达到"一个针孔"的"微创"治疗。

需要指出的是：①无论何种粘连形式的粘连组织，必然质硬（和纤维化、瘢痕、挛缩等一样，被作者简称为"硬化"），必然会影响肌肉的生理长度，张力必然增加，皆需像弧刃针一样针头为"刀"的刀，对硬化的病变组织横向切割以降低组织张力，即"减张松解"，故微创松解术、微创减张术、微创剥离术、微创分离术四者完全可以合并，简化为微创松解术。②只要有软组织减张松解，必然有减压。不仅可以降低硬化、挛缩或炎症水肿组织等灶点的内压，对于灶点所在的普通软组织或弧刃针穿行所经过的软组织也可以直接减压，同时还可以间接或直接降低关节内压、骨内压、椎管内压，甚至可以间接降低部分颅压，从而改善微循环，消除炎症疼痛。③无论减张，还是减压，都必然可以增加被牵张组织（张力增加组织）、硬化组织或痉挛组织内的血管管径，扩大血供，使其所支配的细胞或组织内的血供得以改善，扩大灌注甚至再灌注，不仅能够减少因组织缺血缺氧和乏氧代谢产生的炎症介质和组织崩解产物等所造成的局部无菌性炎症反应和疼痛，减少因疼痛而继发的肌痉挛及两者互为因果所造成的恶性循环，避免组织损伤和疼痛进一步加重，还能够增加血运甚至改变局部缺血状态，促进损伤组织的修复，更能够促进局部炎症介质等的吸收和消散，缓解疼痛，并全面改善微循环。④弧刃针等亦可以针体或远端的刃作为工具，在不同部位、不同层次对病变组织施以不同规格、不同方式的刺激，达到各种微创的触激术和刺激术。

（四）弧刃针微创手术的核心和实质

弧刃针是手术刀、针刀、注射针、针灸针创造性地有机结合，其结构设计具有手术刀"由刀变针"的创新。从形状来讲：由于其针具很细，一般直径仅为0.7mm左右，实际上就是一个"针"；从疼痛程度来说，常用弧刃针的直径为0.7mm，但由于其特殊的设计，刃口仅有0.2mm，实际扎针时的疼痛程度和针灸针差不多，一般不需要麻醉。但从结构和功能上来说：弧刃针远端有很小的"刀"，能够发挥"刀"的微创松解治疗作用，实际上又是一个"刀"。

弧刃针疗法不仅符合传统微创手术的主要特征，也完全符合中医微创技术的特征，对于中医微创技术的8种松解手段，具有多种不同规格的弧刃针大多也皆可以实施。但需要指出的是，弧刃针微创手术的核心是对软组织的切割"减张松解"，特别是针对硬化挛缩组织的"减张松解"；故弧刃针微创手术的实质是软组织微创闭合（切割减张）松解术。

弧刃针微创手术时，弧刃针实际是"以针代刀"，发挥的是刀的作用，此时，将其称为"微型弧刃手术刀"（MAES）更合适。相应地，病历记录时，也可以将其记录为微型弧刃手术刀，治疗名称则根据实际的操作记录，如对于神经卡压综合征、神经根型颈椎病、腰椎间盘突出症等神经刺激卡压类疾病和腱鞘炎等，则可以相应记录为周围神经嵌压松解术、脊神经根减压术、椎管减压术、胸廓出口综合征减压术、胸小肌（部分）切断术、椎间孔减压术、缩窄性腱鞘切开松解术等。

（五）关于"松解"

松解，汉语词典中的解释为：犹解开。明·绍莘《九回肠·闺词》曲："鬆解了团花的带，宽褪了弓字的鞋"，此处的"鬆解"，同"松解"。

而医学的"松解"一词，多来源或借鉴于外科手术（如用于救治粘连性肠梗阻患者的松解手术），特别是与我们软组织疾病密切相关的骨科手术（神经卡压松解术、骨关节强直关节粘连松解术、肘关节屈曲挛缩松解术、臀肌挛缩带切除术、臀肌挛缩带切断术加臀大肌止点松解术等）。

但由于目前对软组织"松解"的理解有较多认识，导致目前国内外很多治疗方法的机理皆自称松解，但其操作的方式方法却有较大的不同，在诸多自称以松解为主的方法中，宣蛰人教授指出，治疗工具不外乎像银质针那样针身较粗和针头尖而不锐的针刺盲针与针头"以针带刀"的手术盲刀（小针刀等）两大类，而推拿的松解效果目前也被很多同道所热衷，并有较多文献报道。

（六）宣蛰人教授对"松解"的理解

作为软组织外科学的奠基人，宣蛰人教授对"松解"的理解和要求较高且严格：

在其所著的《宣蛰人软组织外科学》最终版第175页中明确指出：软组织手术的松解内容包含切痕、切开、切断、分离、剥离和游离六个方面操作，所以它只能通过开放性手术才能实现。微创疗法的单一盲刀切割操作或单一盲针刺入操作包括密集型银质针在内，均不可能取代上述六个的全部手术操作。所以这两类盲性刀、针操作只能视为对病变软组织中神经末梢起到部分破坏作用，而不是对整个病变软组织"起松解作用"，为此必须纠偏。

在175页原文指出："银质针虽属盲针，但针头尖而不锐，刺入人体各层软组织纯属钝性分离而无锐性切割损伤作用。"而174页则原文指出："密集型压痛点银质针针刺，简称'以针代刀'银质针疗法。也就是说松解的手术刀开到哪里，则银质针也要刺到哪里以达到与定型手术骨面的松解范围完全一样的要求。必须把符合病变部位治疗需用针量中的每支银质针——刺入原发部位骨面附着的病变软组织，仔细找寻、正确刺准最强烈的压痛点群，做到全面和彻底。必须指出针头刺准最为敏感的痛点，正是针法正确的重要标志。"

而在第464页则明确指出了手术疗法、强刺激推拿、密集型银质针疗法的治疗原理和治疗作用："有关椎管外软组织松解手术的治疗原理与创新的压痛点强刺激推拿非手术疗法或密集型压痛点银质针微创疗法一样，仍是'去痛致松'和'以松治痛'的指导原则。归纳这种手术疗法的治疗作用大概可以分为下列4点：①通过肌肉、筋膜、韧带、关节囊、滑膜、脂肪垫等病变软组织骨骼附着处以及血管和神经鞘膜等周围脂肪结缔组织的切痕、切开、切断、分离、剥离或游离，松解了无菌性炎症病变的软组织、阻断了该处的神经末梢对无菌性炎症的化学性刺激之后，达到无痛。②通过阻断疼痛的传导，打断了恶性循环，改善了局部新陈代谢情况，促使软组织的无菌性炎症迅速消退，也就是被身体很快吸收掉。③通过肌肉、筋膜等骨骼附着处的切痕、剥离等松解，解除了密集型压痛点银质针针刺疗法难以治愈的晚期继发因素的后期肌挛缩。④病变软组织在手术松解以后，不论肌肉筋膜或脂肪垫等，均在合理调整的松弛位置上通过瘢痕组织重新附着长牢，从而改善机体的动力性平衡。"

（七）作者对"松解"的理解

作者对"松解"的要求大幅降低，却仍然严格，也更为简单合理：

1. 根据慢性软组织损伤的病理基础主要为"硬化"、而硬化必然伴有挛缩的特点，如果要最大限度减缓疼痛恢复其功能，就需要针对性地对硬化组织减张松解，尽可能地恢复其生理长度。

2. 如果要达到治痛、治病的效果，无数的临床案例和经验证实，无须切痕、切开、切断、分离、剥离和游离6个方面缺一不可地操作，只要能达到软组织减张的效果，即可称为"软组织松解"。这是因为骨骼肌的解剖结构决定的。

众所周知，整块肌肉的外围都由结缔组织构成的肌外膜包裹，它向肌肉两端延续的部分称为肌腱。每一块骨骼肌都有肌腹和肌腱两部分，其中肌腱由致密结缔组织构成，较肌肉坚韧而体积小，虽没有收缩能力，但具有很强的韧性、张力和很大的抵抗力，不易疲劳。构成肌腱的胶原纤维束彼此是近乎平行的，但每个胶原纤维束都是互相交织的，所以，一方面肌纤维的拉力传布到整个肌腱而不是单根腱束，因此肌腱相对不容易损伤；另一方面，当采用弧刃针等横向垂直切割肌腱（即减张松解）时，即使只是简单的腱纤维间断的部分切断，也可达到较大部分骨骼肌肌束的减张效果，甚至是达到整个骨骼肌的减张效果，持久地相对恢复"肌肉的生理长度"，对肌挛缩和肌痉挛有相对持久的"松弛作用"，达到治痛、治病的效果。

3. 软组织松解的核心是"减张"。但对于针身较粗和针头尖而不锐的针，与针头为"刃"的刀相比，因其形状结构明显不同，微创减张松解的机理必然也不相同。

对于针头为刃的弧刃针等针具，因刃具有切割作用，可以通过横向切断病变处（肌腹、肌腱、腱附着点、深筋膜等灶点）部分紧张、痉挛、挛缩的高张力的肌纤维、腱纤维、筋膜等，或切开、分离粘连的病变组织等方式达到减张的目的，往往使症状立刻缓解，甚至对于某些姿势性的或发育性的畸形也可能有一定的矫正作用；并且在减张松解且相对恢复肌肉的生理长度的同时，也自然达到了减压的目的，不仅是降低硬化、挛缩或炎症水肿组织等灶点的内压，对于灶点所在的普通软组织或弧刃针穿行所经过的软组织也可以直接减压，同时还可以间接或直接降低关节内压、椎管内压，甚至可以间接降低部分颅压，从而改善微循环，消除炎症疼痛。

对于针头为尖的针具，因其无"刃"，且其针头尖而不锐，刺入人体各层软组织纯属钝性分离作用而无锐性切割的损伤作用，无法直接达到减张的效果，因此要想"减张"，只能采用两种方式：

（1）增加针具的直径或密刺：针具越粗则打孔的孔径越大，打孔越密集则"打孔作用"越显著，皆可使得骨骼肌减张幅度增加，"以针代刀"的作用也就越明显，但钝性损害也越明显。当针径相同时，在一定范围内针刺间距较小的局部组织的打孔较密集，因而此时的打孔作用较强，组织张力改变幅度较大。

（2）借鉴骨科软组织手术经验，借鉴手术刀的"切痕、切开、切断、分离、剥离和游离"6个操作步骤。但因肌腹血运较多，横截面积又大，直接处理损伤太大，因此多借鉴骨科手术的骨膜剥离器操作经验，对病变软组织的起止点特别是骨膜（肌肉或肌腱的附着点），在刺入的同时采用剥离和游离甚至划拉、搅动的暴力方式，以求达到"减张"的目标。但是，由于工具自身设计的先天不足，一般无法达到像骨膜剥离器那样在骨面上的剥离操作或手术刀强大的切割减张力度。

4. 上述两大类微创针具，由于针头或刀头均较小（一般多小于1mm），虽然有能够体现"微创"的优点，但这也恰好是其最大的不足：松解的力度有限，无法达到手术刀强大的松解力度；因此，两者虽可以有限微创松解，但均无法大松解，作者经验：临床上大多数的慢性颈肩腰腿痛等软组织损伤疾病，采用弧刃针"微创"松解的方式即可缓解甚至消除病痛，一般无须手术大松解。

5. 针头为刃的弧刃针等松解的机理和手术刀一样，都是锐性松解；针头为尖的较粗针具应该是钝性松解。众所周知，同样直径的针具，达到同样松解力度的情况下，锐性松解对软组织的创伤要远远小于钝性松解带来的创伤。因此对于硬化挛缩不严重的软组织疾病或简单的粘连等，建议多采用锐性松解的方法；而对于较大面积且程度较重者，则需要系统、足疗程、足量的弧刃针松解，严重者甚或需要手术刀等外科手术类方法解决。

6. 对于腱鞘炎、腕管综合征、胸小肌综合征、踝管综合征、股外侧皮神经卡压综合征等肌腱或神经卡压类疾病，需要处理的不是肌腱和神经，而是缩窄肥厚的腱鞘、腕横韧带、胸小肌腱、分裂韧带、腹股沟韧带等，此时采用针头为尖的针具难以对其直接切割减张松解；但采用弧刃针微创松解，却大多效果立竿见影，很多患者一次即可解除病患。

7. 有针头为刃的针具，明确要求松解操作时刀口线必须平行肌肉或韧带走行的方向，患者也往往有效，其原因有二：①骨骼肌的解剖：不仅仅只是骨骼肌，还有构成骨骼肌的肌纤维、肌束，其外层都包被有一层结缔组织外膜（肌内膜、肌束膜、肌外膜），使其相互间横向连接；另一方面，虽然构成肌腱的胶原纤维束彼此是近乎平行的，但每个胶原纤维束都是互相交织的，所以肌纤维的拉力是到整个肌束或肌腱而不是单根腱束。刀口线平行骨骼肌走行方向的切割，虽然不能够对肌束横向切断，但可以对肌纤维或肌束之间的结缔组织部分切开、切断，从而在一定程度上也能起到使肌肉减张的作用。只是这种减张作用，和弧刃针疗法要求的垂直肌肉走行方向的切割减张松解相比，在同样的刺激量或同样的损伤条件下，松解力度明显较小而已；因此，为了增加松解力度，该种带刃的针具往往会要求纵疏横剥、"十"字或"米"字切割松解，这虽然可以提高疗效，但无疑增加了损伤、增加了疼痛、增加了恢复需要的时间。并且，刀口线平行骨骼肌走行方向的切割，不仅不能恢复硬化挛缩组织的生理长度，后期局部的瘢痕组织有可能加重局部的硬化挛缩，从而影响患者的长期疗效。②减压：平行肌肉走行的方向切割，主要的作用是"减压"，可以降低硬化、挛缩组织的内压，从而改善微循环，改善或消除局部炎症造成的疼痛。需要指出的是，采用毫针针刺的方法也可减压，且损伤会更小，但却没有了减张的作用，不能有效改变骨骼肌的长度，对于以硬化为主要病理改变的慢性肌骨疼痛患者而言，疗效往往短暂或有限。

目前，鉴于弧刃针的诸多优点，弧刃针已经广泛应用在骨科、疼痛科、康复科、针灸理疗科、皮肤科、内科、外科、五官科等涉及的软组织疾病（如绝大多数的颈肩腰腿痛、大部分的神经卡压综合征、部分的原发性高血压、头晕、2型糖尿病、头痛、胸腹痛等），传统外科切开手术、内固定、人工关节术后疼痛综合征或残余疼痛，面瘫及部分神经病理性疼痛（如部分三叉神经痛、带状疱疹后神经痛等）的临床治疗中（视频3、视频4）。

视频3　面瘫　　　视频4
三叉神经痛

（八）弧刃针微创手术的优点

弧刃针疗法，实际为一种微创手术，更具体地来说，主要为软组织微创闭合松解术。弧刃针微创手术具有以下优点：

1. 创口小　常用的弧刃针直径为0.7mm，但由于其特殊的设计，刃口仅有0.2mm，以"点状的圆"形式刺入，创口极小。

2. 创伤小　在灶点理论等指导下，仅对病变组织采用弧刃针标准化闭合性松解，较少损伤健康组织，不损伤骨膜，创伤极其轻微，很多疾病一个"针孔"即可解决。

3. 出血少　出血极少，很多时候往往不出血。

4. 痛苦少　从疼痛程度来说，常用弧刃针的直径为0.7mm，但由于其特殊的设计，刃口仅有0.2mm，其所造成的疼痛相对仅有针灸针引起的微痛，一般不需要麻醉。

5. 感染少　由于采用闭合式松解，深部组织没有暴露，创口、创伤和出血又极小，因此感染的可能性大幅降低。

6. 瘢痕小　由于弧刃针直径多在0.2～1mm之间，一般体表不留瘢痕。

7. 恢复快　由于闭合性的微创松解，创口小，创伤小，减少了对健康组织的干扰，术后恢复极快，住院时间较短，不需要住院。

8. 多种功能　微创手术、注射、刺扫、针灸针效应、神经刺激等。

9. 针法简单　标准化操作，不提插、不捻转、不摇摆、不留针、一般不打麻药、不铲磨削平、不疏通剥离、不达骨膜、不沿骨面骨膜下步步推进、不再"十"字、"米"字切割等，相对更简单。

10. 全程简便　就像注射、输液、针灸一样，在严格无菌操作的前提下，大部分疾病，不需要大面积消毒铺巾。

11. 操作快捷　操作极为简单，一般数分钟即可完成治疗；灶点少的疾病，治疗时间甚至不到1分钟。

12. 立竿见影　疗效大多立竿见影，能够即刻判定。

二、注射、抽液、关节腔冲洗

（一）注射

1. 注射疗法介绍　注射，指的是借助注射器一类的医疗器械将无菌药液、气体、患者自身血液等注入人体，以达到诊断、治疗、预防疾病的目的。与口服药物不一样，通过注射方式，药物等可迅速到达血液或病患处并产生作用。

注射有多种途径和多种方式，如静脉注射、动脉注射、皮内注射、皮下注射、肌肉注射、自血疗法等，而与疼痛、颈肩腰腿痛密切相关的注射方式，还有穴位注射、鞘内注射、筋膜间室注射、关节腔注射、囊内注射、硬膜外注射、骶管注射、侧隐窝注射、臭氧注射、颈丛阻滞、臂丛阻滞、神经干阻滞、星状神经节阻滞、皮内感受器阻滞、痛点阻滞、混合气体疗法、椎旁阻滞等。

骨科、疼痛科、颈肩腰腿痛科等涉及软组织疾病的临床中，注射疗法常采用如下药物：①糖皮质激素类：如泼尼松龙、曲安奈德、利美达松、倍他米松、地塞米松等；②局部麻醉药：利多卡因、布比卡因等；③维生素类：维生素 B_{12}、维生素 B_1 等；④生理盐水等；⑤玻璃酸钠等；⑥臭氧；⑦中药针剂：如红花注射液等；⑧其他：如亚甲蓝等。

2. 作用机理　药物经局部注射入人体后，经过毛细血管壁，以扩散和过滤的方式被病变局部直接吸收而发挥治疗作用，又通过氧化、还原、水解和结合 4 种途径转化代谢后，形成水溶性代谢物，最后经肾随尿等排出；注射疗法和口服药物、肌内注射、静脉输液、皮下注射等相比，具有直达病所、药量少、见效快、疗程短、治愈率高、副作用少等优点。

虽然弧刃针疗法不能直接消除无菌性炎症，但基于软组织损伤的病理基础，对于无菌性炎症为主要病理改变者，无论是浅层的皮肤筋膜，中深层的肌肉肌腱、韧带、腱鞘、脂肪垫、滑膜囊关节腔、椎间孔、椎管，还是神经干、神经节、神经根、神经丛，都可以采用空心的弧刃针借助药物等注射的方式以消炎镇痛。如急性腱鞘炎、网球肘、滑膜炎病、神经根炎等，单纯采用弧刃针注射即可。

3. 采用弧刃针注射的优点　对于软组织注射、腔隙注射（关节腔、腱鞘内、硬膜外腔、侧隐窝、椎间孔、骨纤维管）以及神经阻滞（在神经干、丛、节的周围注射局部麻醉药等，阻滞其冲动传导，使所支配的区域产生麻醉作用，称神经阻滞）等，建议采用弧刃针而不是普通注射针。

和普通注射针相比，在穿刺过程中，弧刃针对于钝厚、质硬组织（如病变的深筋膜、腱鞘、硬结、瘢痕等）、关节囊和黄韧带等，针感（顶触感、阻力感、"咔"声响、落空感和层次感等）明显，操作全程相对客观，可作为相对的客观依据，有助于医师判定解剖层次、是否在腔隙内、是否为灶点，犹如内镜"可视化"一样，为成功穿刺、适度松解、保证疗效提供客观支持，从而减少风险。

4. 临床应用　临床中，以慢性软组织损伤更为多见。由于慢性疼痛患者的病理性质以"硬化"为主，大多还同时伴有局部炎症水肿甚或错位等，灶点多为硬化灶点或混合性灶点，此种情况下，必要时，可以采用松解结合注射的方法。因为如果只是采用传统的注射疗法，只能消炎镇痛但却不能有效减张和松解硬化挛缩组织，就必然会影响治疗效果；如果只是松解，虽能减张减压、通过改善微循环而改善炎症水肿，但局部松解也会带来一定的损伤，对于一些炎症水肿明显的患者、需要较大刺激量松解的患者和疼痛敏感的患者，往往会产生明显疼痛，而使患者心理恐惧，无法接受足程治疗，甚至中途停止治疗。

鉴于此，临床一般采用以下两种方法。

（1）先注射，再松解：目前，多数医师习惯于先注射（一般都是局部麻醉药，或局部麻醉药＋糖皮质激素等，多深达骨膜），再用其他带刀针具或粗针针刺（如银质针等）的方法松解。

但是这种习惯，可能出现以下不足：①注射后，神经血管因被阻滞麻醉而无法正常产生痛麻等针感，因而容易增加医源性损伤的风险。②如果出现神经功能障碍，真实原因是麻醉还是损伤，医师往往不能即时判断。③如果疼痛改善或消失了，是真实的、确切的治疗效果，还是麻醉药物的作用？医师往往无法即刻判断，无法根据需要及时调整治疗方案。④注射后，局部组织呈"注水肉"状态，松解时针感（顶触感、阻力感、咔声响、落空感和层次感等）会不明显，治疗效果可能受到影响。⑤容易产生局部麻醉药过敏、注射药物过敏、甚至高敏反应等风险。⑥如果先注射再松解，则较为繁琐，还会增加损伤、增加治疗时间。⑦如果先麻醉、再循原针道插入针具松解或者直接松解后再次用注射器循原针道注射的方法，则临床多见有药液外溢，从而增加感染风险。

（2）不注射，细针松解：为了减少疼痛、为了减少损伤程度，目前临床上的微创针具应用有越来越细化的趋势，如0.2mm、0.4mm、0.5mm直径的各种细针刀；而细到极端就是没有"刃口"的针灸针，只有减压和针灸针效应的作用，对软组织减张松解作用极为有限，从而影响治疗效果。

5. 作者临床应用

（1）不注射，仅松解：由于弧刃针很细，实际上就是一个"针"。但从功能上来说：弧刃针远端有很小的"刃"，能够发挥"刀"的微创松解治疗作用。从穿刺疼痛程度来说：常用弧刃针的直径为0.7mm，但由于其特殊的设计，刃口仅有0.2mm，实际上也是一个"针"，疼痛程度和针灸针差不多，一般不需要麻醉。从松解力度来看，能够以相对最小的组织创伤达到最大的松解效果：弧刃针的刃实际为"弧"刃及"V"形刃的复合结构，其刃长相对较大（1.099mm），故可以0.2mm的刃口、0.7mm的损伤、达到1.099mm的松解效果。

另一方面，弧刃针操作简单，标准化操作，不提插、不捻转、不摇摆、不留针、一般不打麻醉药、不铲磨削平、不剥离、不达骨膜、不沿骨面骨膜下步步推进、不用行"十"字"米"字切割等，和其他疗法不同，在灶点理论等指导下，仅对病变组织采用弧刃针微创手术闭合性松解，较少损伤健康组织，不损伤骨膜，创伤极其轻微，很多疾病用一个针孔即可缓解甚至临床治愈，创伤小，出血少，疼痛轻微，因而一般不需要注射。

在病变软组织硬化的灶点松解后，其张力、组织内压力多有不同程度改善，甚至恢复正常，从而改善微循环，促进炎症水肿的吸收和消散，不需要注射，即可缓解或消除疼痛。

需要注意的是，微创闭合松解时，要掌握好弧刃针的操作技巧，刺激量要掌握好"度"，就可以在取得良好疗效的同时，减少损伤、减少术中及术后疼痛，缩短康复时间。

对于神经受到卡压的神经根椎间孔型颈椎病（卡压型）、腕管综合征、踝管综合征等，弧刃针微创手术松解后，无须注射，麻木症状多可缓解甚或消除。

（2）仅注射，不松解：对于炎症水肿相对明显的压痛灶点或病灶区，多需要借助消炎镇痛液等注射。对于膝关节滑膜炎，则采用臭氧注射。通过注射的方式，阻断了无菌性炎症对神经末梢的化学性刺激之后，疼痛多可立即消除或缓解，有助于疾病的康复。

（3）先注射，后松解：适用于疼痛敏感者或疼痛较为敏感的部位（如腱鞘炎、跟痛症等）。如重症腱鞘炎：弧刃针直接穿刺，鞘内注射后，无须拔出，直接继续松解即可（详见本书中腱鞘炎章节）；再如鹅足炎。

（4）先松解，再注射：神经根椎间孔型颈椎病（混合型），宜先用弧刃针穿刺松解，咔声响，并诱发复制症状后，方给予注射；面神经炎或腕管综合征，先对乳突尖下深筋膜及脂肪结缔组织或腕横韧带松解后，再行神经干周围的激素注射或神经阻滞；顽固性网球肘，采用弧刃针松解后，再次诱发试验，疼痛完全消失则无需注射；如果疼痛明显缓解，但仍有不适，顽固性者可再予局部注射以消炎。

（5）无论哪一种情况，松解后，都可以适量注射臭氧。

如果在松解后，弧刃针退针之前，局部给予臭氧注射，就会在增加局部的血氧饱和度、减少乏氧代谢，提高疗效的同时，杀菌消炎、减少感染。

（二）抽液

关节滑液是由关节的滑膜分泌的，含有类似黏蛋白物质的透明黏质润滑液，有润滑的作用，是人体器官组织的正常分泌物，起着营养关节软骨、润滑关节、减少关节活动时的摩擦的作用，因关节大小不同，各个关节正常滑液的量也有不同，膝关节滑液量一般为2mL左右。

滑液的主要成分是水和营养物质，在关节活动时关节液不断循环更新。中老年后，关节滑液随年龄增大而减少，若滑液减少到一定程度，或滑液变得黏稠，就会使代谢产物不易排出而潴留于体内，关节就会加速磨损而产生髌骨软化、软骨剥脱等退行性关节炎病变，甚至还会造成骨坏死。

当关节产生病变、损伤或出现某些全身性疾病时，关节滑膜就会产生炎症，导致关节滑液增多而形成关节积液，同时也会引起关节内压升高，刺激滑膜引起关节疼痛不适、肿胀、功能障碍。

关节积液较多时容易查出，超声技术对此具有独特的优越性：①正常人双膝关节腔内积液无回声区一般小于0.2cm，超过0.3cm即可认为有膝关节积液存在。②类风湿关节炎患者膝关节积液发生率较高，其积液量的变化与血沉相关，可作为病情变化的观察指标之一。

膝关节积液多者，一般需要：①明确是否感染，判断是感染性还是非感染性。②对于反复出现关节积液者，需做关节积液检查，明确病因，对因治疗。③关节积液较多者，一般不能自行吸收，需要早期抽液引流，以减少对关节滑膜的刺激，降低关节腔内的压力，改善滑膜的微循环。④必要时注射药物或臭氧等直接作用于关节腔，快速消除炎症。

由于弧刃针是"空心"且呈"V"形弧刃的特殊结构，对于关节积液的治疗，无论是抽吸、注射，还是对合并有关节周围软组织损伤的患者，相对实心的各种针具或者普通的注射针，弧刃针都有着无可比拟的优势。对于关节腔穿刺，如果采用弧刃针而不是普通注射针，在弧刃针穿刺过程中，对于松软的正常组织、钝厚质硬的病变组织（如病变的膝关节脂肪垫、灶点、硬结、瘢痕等）、关节囊等，针感（虚无感、顶触感、阻力感、落空感和层次感等）各不相同，有助于医师在盲视下判定弧刃针刃口所在的组织层次，全程相对客观，是操作者判定病变组织、松解完全与否、解剖层次、是否在关节腔/硬膜外腔内、是否为灶点的客观依据，犹如内镜"可视化"一样，为"成功穿刺、适度松解、保证疗效"提供客观支持；穿刺成功后，即可连接注射器引流抽吸积液，之后还可再注射臭氧或药物，完成治疗。

而普通的注射针，虽然优点为"针尖锐利、阻力小、损伤小、疼痛轻微"，但在软组织损伤疾病中，缺点却也很明显：针感差、层次感弱、无"咔"声响、无法在盲视下判定及辨别组织层次、不具有刃口的减张松解作用；在关节腔注射玻璃酸钠时，如果采用传统注射针注射，容易被注射关节腔外产生疼痛，而采用弧刃针时，关节囊层次针感先有顶触感，再有阻力感、突破感、落空感，极易分辨弧刃针是否在关节腔内。

通过关节腔的抽液，既可以减少积液中炎症介质对滑膜的刺激，从而减轻疼痛、减少滑膜的增生肥厚等病理改变、减少再分泌积液；又可以降低关节内压、减少应力对滑膜和骨关节的刺激，减少疼痛；同时对于骨关节炎软骨损伤软骨下骨裸露者，也可以减少其对软骨下骨的刺激，减少软骨下骨损伤，减少疼痛；三者一起，共同减少功能障碍的发生。

（三）关节腔冲洗术

关节腔冲洗术是指采用生理盐水、臭氧等药物，以注射或切开等方式进入关节腔，对关节腔内的滑膜组织等给予冲洗。

关节腔冲洗术的适应证，常用于骨关节炎和滑膜炎病，也适用于痛风、类风湿、关节扭挫伤、关节感染等；临床上，不仅适用于膝关节的病痛，对于全身其他的关节也可应用，如：肘关节、肩关节、腕关节、指间关节、髋关节、踝关节、第一跖趾关节、颞下颌关节等。

关节腔冲洗术，可将关节腔内脱落的部分软骨碎屑、关节异物（譬如早期轻度痛风结石）、关节积液、积血等致炎物质或炎症物质冲出关节腔，降低关节腔内压，恢复关节腔内环境的平衡，从而减少对软骨面的磨损伤害，减少对滑膜组织的刺激等所形成的炎症疼痛。

弧刃针疗法，通常采用臭氧或生理盐水等药物注射的方式进入关节腔做"关节腔冲洗术"。具体有两种方法：单一弧刃针先注射后再抽液，也可如此反复进行关节腔的冲洗；两支或多支弧刃针关节腔穿刺，其中一支或多支为注入针，其他为引流导出针，以较多的液体对关节腔冲洗或灌洗。

弧刃针关节腔冲洗术的要点是无菌操作，精准的关节腔穿刺、足量的冲洗（视频5）。　视频5　痛风

三、皮下刺扫、皮下扫散

弧刃针皮下刺扫和皮下扫散技术，也是弧刃针技术的特色之一，不仅适合于大部分的颈椎病、腰突症、腰肌劳损、网球肘、膝关节疼痛等各种颈肩腰腿痛，也适合于软组织损伤引起的相关的内科疾病，如部分的头疼、头晕、咳嗽、2型糖尿病、原发性高血压、胃痛等疾病，还适合于一些杂病，如带状疱疹后神经痛、神经性皮炎、原发性痛经、男科疾病、银屑病等。如图2-1所示。

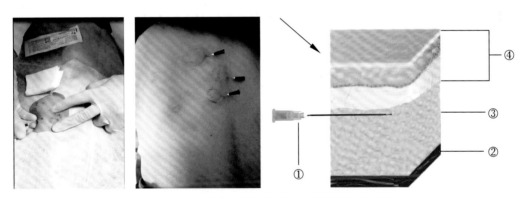

图2-1　弧刃针皮下刺扫及弧刃针所在层次示意图
①弧刃针；②肌肉组织；③浅筋膜；④皮肤层

皮下刺扫和皮下扫散的机理较为复杂，鉴于和浮针、拨针、皮内针操作方法的相似性，弧刃针疗法的机理应该与之有一定的相同之处。

上述3种针具针头为"尖"且针体为实心，而弧刃针针头带"刃"且针体中空，且弧刃针针体硬度和直径又与之不同，因此，临床上，适应证、疼痛程度、损伤程度又和上述三者不尽相同。并且，由于弧刃针针体中空，对于皮下出血可以抽吸引流，还可以在操作的同时给予麻药或臭氧等注射，功能相对较多，颇受临床医师喜爱。

如果只是简单地从其治疗的解剖层次角度看，其机理应该具有筋膜松解、筋膜减压、刺激肌肉筋膜、破坏神经末梢、经络皮部刺激、神经体液调节等作用。

四、神经刺激

弧刃针缓慢逐层深入，以直接接触或间接接触的方式，轻柔地直接刺激周围神经（包括神经节、神经干、神经丛及神经终末装置等），称为神经刺激术。

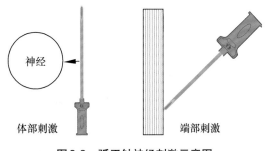

图2-2   弧刃针神经刺激示意图

弧刃针神经刺激术，主要有两种：直接刺激和间接刺激（图2-2）。但临床上，除本节内容外，如果没有特别说明的，一般指的是直接刺激。

1. 直接刺激　又分为端部刺激和体部刺激两种。

（1）端部刺激：又称为接触刺激，是指以弧刃针刀口部轻柔地直接刺激周围神经（周围神经包括神经节、神经干、神经丛及神经终末装置等，但弧刃针神经刺激术一般刺激的只是神经干、神经丛、神经节的外膜）。

（2）体部刺激：又称为摆动刺激，是指以针体的横向摆动（刀口线平行神经走行方向刺入，弧刃针针体与神经走行方向垂直，弧刃针到达合适位置合适深度后，以针体横向摆动撞击神经，一般以神经出现酸麻或电击感为宜，刺激一次即可）对周围神经直接刺激。

2. 间接刺激　又称为设备刺激。临床上，作为单纯的弧刃针疗法的补充和创新，通过利用现代神经刺激设备仪器和弧刃针相结合，在神经损伤康复治疗方面，弧刃针也发挥出越来越多的作用。如结合脉冲射频和热刺激技术的射频弧刃针所进行的神经刺激术，与电子针疗仪相结合的弧刃针神经刺激术等，目前也已经开始在临床小规模应用，如各种周围神经损伤、神经根型颈椎病、腰椎间盘突出症、三叉神经痛、面肌痉挛、面瘫等疾病（图2-3，图2-4，图2-5，视频6）。

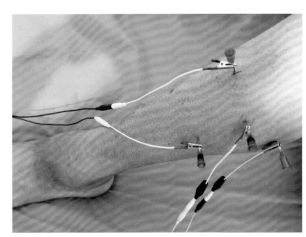
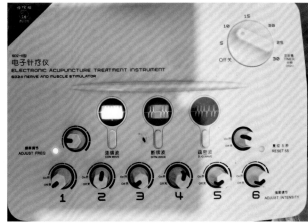

图2-3   弧刃针和电子针疗仪相结合治疗全足麻木

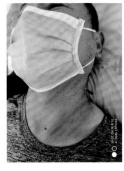
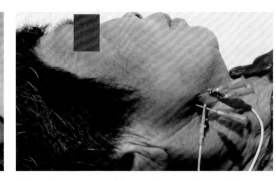

图2-4   脑卒中后遗症的颈上神经节弧刃针刺激松解术

图2-5   三叉神经痛微血管减压术后再发疼痛患者的弧刃针结合电针仪治疗

视频6   弧刃针结合电针治疗

目前，弧刃针与电针或脉冲射频结合的周围神经调控术、神经干刺激术、颈神经根椎间孔内刺激术、颈上神经节刺激术、颈丛刺激术和臂丛刺激术等，临床应用较多。

（二）弧刃针神经刺激术的机理

弧刃针神经刺激术的机理较为复杂，现在只能简单地认为：通过对周围神经精准和直接地"良性应激"刺激，一方面，可以双向调节人体的神经-体液-免疫调节网络系统，使细胞膜的通透性发生变化，在改善局部血液循环、促进炎症致痛因子吸收的同时，还能减少炎症致痛因子的释放，更能通过局部释放内源性吗啡样物质等产生镇痛效应，从而减缓疼痛（甚或使疼痛消失），并且还能改善恢复神经功能，调控全身各器官功能状态，促使机体康复，保持机体稳态；另一方面，还可产生超常的神经冲动（沿着神经纤维传导的兴奋或动作电位），不仅能向神经末梢方向传导，甚至还有可能向着中枢神经的方向传导，不仅能够直接刺激诱发产生冲动促使机体做出不自主的"逃避"动作（如临床经常能够见到患肢幅度不一的抖动或肌肉的抽搐），同时还可能在应激性提高神经"痛阈"的同时，相对抑制伤害感受器向中枢方向传入，从而减缓疼痛，改善恢复神经功能。

以上机理，作者简单地概括为"神经刺激"，部分类似于"神经调控"，但还有待于进一步深入研究探讨。

五、针灸针效应

弧刃针是手术刀、针刀、注射针和针灸针创造性的结合。弧刃针治疗疾病的机理就必然有针灸针刺的机理。

（一）传统的中医理论认为，针灸有三大治疗作用

1. 疏通经络　经络是经脉和络脉的总称，是人体运行气血，联络脏腑肢节，沟通上下内外的通道。

经络学说认为人体除了脏腑外，还有许多经络，分经脉和络脉，其中主要有十二经脉、奇经八脉、十五别络，以及从十二经脉分出的十二经别。经是经脉，犹如途径，是经络系统的主干，其特点是纵行分布，位置较深；络是络脉，犹如网络，是经脉的分支，其特点是纵横交错，遍布全身。《灵枢·脉度》说："经脉为里，支而横者为络，络之别者为孙。"每一经络又与内在脏腑相联属，人体通过这些经络把内外各部组织器官联系起来，构成一个整体。体外之邪可以循经络内传脏腑，脏腑病变亦可循经络反映到体表，二者相互影响，无论病发于经络还是脏腑，都会在另一方表现出来，不同脏腑、不同经络的病变又可引发不同的症状与疾病。

经络阻塞，即经络不通。若经络不通，则气血必然运行不畅，联络脏腑肢节和沟通上下内外通道的功能必然受到影响，《灵枢·经脉》："经脉者，所以能决死生，处百病，调虚实，不可不通"，这里的不可不通，即是强调人体之经脉必须畅通，原因是经脉能决生死，处百病，调虚实。《灵枢·刺节真邪》："一经上实下虚而不通者，此必有横络盛加于大经，令之不通。视而泻之，通而决之，是谓解结"，上述"解结"，即是解除"横络"对经脉的卡压和阻塞，即疏通经络。

而针灸即运用这一机理，对人体经络的腧穴部位进行针法或灸法，以疏通经络，畅达气血，调整躯干、肢体和脏腑的功能。

2. 调和阴阳　阴阳的对立统一是天地万物运动变化的总规律，《素问·阴阳应象大论》："阴阳者，天地之道也，万物之纲纪，变化之父母，生杀之本始"。不论是空间还是时间，从宇宙间天地的回旋到万物的产生和消失，都是阴阳作用的结果。凡属相互关联的事物或现象，或同一事物的内部，都可以

用阴阳来概括，分析其各自的属性。

阴阳学说是中国古代人民创造的朴素的辩证哲学思想。古代医学家借用阴阳学说，以自然界运动变化的现象和规律来探讨人体的生理功能和病理变化，从而说明人体的机能活动、组织结构及其相互关系，并用来解释人体生理、病理的各种现象，指导疾病的诊断和治疗，这就逐渐形成了以阴阳学说为基础的祖国医学理论体系。

人体与外界环境的统一和机体内在环境的平衡协调，是人体赖以生存的基础。机体阴阳平衡是健康的标志，平衡的破坏意味着生病。疾病的发生，就是这种平衡协调遭到破坏的结果。阴阳的平衡协调关系一旦受到破坏而失去平衡，便会产生疾病。因此，阴阳失调是疾病发生的基础。

阴阳失调，又有阴阳偏盛、阴阳偏衰、阴阳互损、阴阳格拒和阴阳亡失等病理变化。阴阳失调之说，首见于《内经》，如《素问·阴阳应象大论》说的"阴胜则阳病，阳胜则阴病。阳胜则热，阴胜则寒"和《素问·调经论》说的"阳虚则外实、阴虚则内热；阳盛则外热、阴盛则内寒"等。而《素问·生气通天论》中记载："阴平阳秘，精神乃治"，意为人体维持在一个阴阳平衡的状态下，即"阴平阳秘"的状态，人体就会健康；反过来，如果不平衡，人体就会生病。

而针灸就是根据具体的病情，通过经穴配伍和一些针刺手法等来调和阴阳，平衡阴阳，以达到"阴平阳秘"或"阴阳平衡"。

3. 扶正祛邪　《素问遗篇·刺法论》说："正气存内，邪不可干"。《素问·评热病论》说："邪之所凑，其气必虚。"《灵枢·口问》说："故邪之所在，皆为不足。"

其意为疾病的发生发展取决于两方面的因素：一是邪气，就是各种致病因素的总称，又分阴邪（如寒邪、湿邪）和阳邪（如六淫中的风邪、火邪）；二是正气，泛指人体的机能活动，常与邪气对应，又有阴精和阳气之别。

疾病的发生发展过程其实就是邪正斗争的过程。邪正斗争中，如果邪气强于正气，就会导致疾病缠绵不愈、转化为慢性，甚至加重；如果正气战胜邪气，则病情会向好的方向转化，甚至治愈。

而针灸就是根据具体的病情，通过经穴配伍和一些针刺手法等来疏通经络、畅达气血、平衡阴阳，以帮扶"正气"，祛除人体内造成疾病的"邪气"，从而达到治愈疾病的目的。

（二）现代医学对针灸作用机理的认识

针灸作用的原理是什么？针灸循经感传效应的物质基础是什么？虽然目前已获得较大成果，在蛋白质、基因、分子、细胞、组织、系统、行为的研究方面，以及分子生物学、生物化学、病理学、药理学等方面皆有一些成果，但仍需要进一步研究加以明确，并进一步转化。

潘卫星在《针灸的神经生物学机理》中指出："针刺感受处，疾病反应所，治疗作用点"是腧穴的三大功能，也是理解针灸作用原理的基本点。现代研究表明：①穴位针感现象的实质是神经感受。针刺可刺激不同类型的神经而产生针感。不同针法（刺激形式和刺激量）可刺激不同类型和数量的外周神经，从而引起性质、范围、时间上各异的调节效应。阻断支配穴区的神经可取消针感和针效，而刺激外周神经可模拟针效，表明神经系统是介导针效的充分必要条件。因而穴位是相对的，体表可以施针的位点与数量不限于经典穴。②穴位应病现象的机制是脊髓同节段和脊神经节同神经元支配的内脏-躯体相关的神经性炎症敏化过程。对于内脏病症，体表敏化点是可供选择的靶向精准的活化穴。③针疗作用的三个基本特点是：针灸的作用性质属机能调节，通过激励自愈力而获效；穴位作用范围具有选择性调节和泛调节双重效应，分别通过局部微创、轴突反射、脊髓节段支配、脑内整合及脑输出等五级效应途径实现；针灸的调节方式呈双向性调衡效应，以机体稳态自动控制和适应性调节为基础。大量生物学实验已为揭开这些针灸之谜提供了多层次多角度的考察与阐释，并为提高临床疗效提供了新的途径和启示。

（三）关于"干针"

西方特别是美国，近年来兴起一种叫"干针"（Dry Needling）的治疗方法，拒不承认自己是针灸（Acupuncture），主要理由是其基础理论不是经络理论而是激痛点理论，对此观点，国际、国内争论激烈。

鉴于此，2017年6月《中国针灸》杂志，彭增福等《论干针是针灸的一部分》明确指出：凡是将针刺入皮肤，以防治疾病为目的的治疗方法都属于针灸学中的针刺方法。经络腧穴理论虽然是传统针刺的重要理论基础，但在其发展过程中，现代医学的解剖、生理等，已经是现代针灸学的重要组成部分，而"干针"则只限于激痛点理论。针刺部位方面，传统针刺以穴位为主，但涉及皮肤、肌肉、肌腱、血管与神经等多个层次，而"干针"主要集中于肌肉。从针刺方法上看，传统针刺疗法的针刺工具有长短粗细之别，针刺方法也非常丰富，既有传统手法，也有借助于现代科技研究成果的电针疗法等，而"干针"针具单一、手法简单。正因为如此，传统针刺的适应证更广，而"干针"主要用于肌筋膜疼痛及其相关病症。从知识结构来看，传统针灸医师不仅需要学习中医知识，还需要学习西医基础，而目前"干针"从业者的培训有不足之处。基于以上理由，我们认为，"干针"只是针灸学中针刺疗法的一部分，是传统针灸现代发展的一种表现。

为了声援美国针灸界同仁，为了捍卫我国中医针灸科技和文化，2018年12月23日北京，"2018中国针灸创新论坛暨新针灸运动峰会"向全世界发出了自己的声音——《关于"干针"（Dry Needling）属于针灸的大会声明》，全文如下：

鉴于西方特别是美国近年来兴起的一种叫"干针"（Dry Needling）的针灸，拒不承认自己是针灸（Acupuncture），认为自己"与中国文化无关，与中医针灸无关"，企图去中医化、去针灸化的情况，经大会全体参会人员表决通过，大会秘书处特做如下大会声明：

（1）针灸（Acupuncture）是指主要用针或针状物刺激皮肤或刺过皮肤以治疗疾病或促进健康（特别说明：这里的针灸概念为狭义的针灸概念，主要指针刺疗法。广义的针灸概念，为针法和灸法的统称）。凡是属于该范畴的，不管基于何种理论、何种技术指导，均属于针灸。

（2）大会坚定而明确地认为：美国等国家出现的主要用于治疗痛症的"干针"，其使用的针具、实施部位并没有超越针灸范围，其属于针灸，是针灸的组成部分，且其疗效和先进性，也并没有超越中国人原创的平衡针、浮针、小针刀、弧刃针等针灸新技术。

（3）"干针"也并非近年出现的新名词，在中国众多地方，"干针"早就是针灸的俗称。

（4）中医中药和针灸是中国传统文化的重要组成部分，是祖先留给中华民族的宝贵财富和科技、文化遗产，在全球化的浪潮中，我们看到针灸科技和针灸文化在海内外获得广泛的继承、发展和发扬光大，但是，我们不能容忍违背基本事实，故意割裂与中国文化和中医针灸的相关性的行为，不能容忍明明是针灸，却拒不承认属于针灸的行为。

以上论述，作者皆表示赞同，并且认为：西方"干针"技术只是针刺理论和针刺手法的创新，虽在一定程度上冲击着理论和操作相对复杂的中国传统针灸，以经络腧穴为核心的传统针灸理论及其有效性受到空前质疑；但在中国，我们不仅也有理论和针刺手法创新的针灸新技术，我们更有创新的新针灸针具，如弧刃针，即是传统手术刀、针刀、注射针、针灸针四者创新性结合，也同时具有手术刀、针刀、注射针、针灸针4种针具的多种功能。

综上所述，传统中医理论认为的针灸三大作用机理虽然明晰，但现代医学却难以完全理解和认同，由于针灸作用原理较为复杂，至今尚不完全明确，新理论、新方法、新理念更是层出不穷，难以一言以蔽之；其机理作者过去曾概括为"经络刺激强度""经穴刺激强度"，但因不能完全覆盖新理论、新理念、新方法，涵盖内容偏窄，似乎不太恰切；后来作者又将其概括为"针刺效应"，但由于弧刃针、针刀、拨针等与传统针灸针的针具及操作方法、操作理念、作用机理等明显不同，故又觉"针刺效应"涵盖内容过于宽泛；在目前，考虑到无论中医还是西医、无论中国还是国外、无论医师还是患者，只要一说针灸针，一般多指毫针，而不是其他针具，因此，作者简单将其针刺的机理概括为："针灸针效应"。

如果按照针灸的理论，采用较细的针灸针（如0.2mm或0.35mm直径的毫针），或者采用普通的弧刃针（0.5mm或0.7mm直径的弧刃针，刺激量大，针感更明显）给患者行经穴刺激术治疗，当然也可以起到疏通经络、畅达气血、调整脏腑肢节等功能，如通过刺激足太阳膀胱经的背部腧穴治疗腰腿痛、脊柱源性肠激惹综合征、2型糖尿病等。

需要指出的是：目前对针灸作用原理的基础研究，在诸多以针刺为特征的针灸门类中，研究对象主要集中在传统针灸针（一般指的都是毫针，针体较细，远端为尖，不为刃），且以经络腧穴等为基础和研究方向居多，而对于其他的新针灸（如远端为刃的弧刃针、小针刀、粗针针刺的银质针等）研究甚少。

六、其他作用机理

目前，射频弧刃针、弧刃针神经刺激术、弧刃针矫形、整形美容等，已在临床小规模研究应用。相信在不久的将来，关于弧刃针会有更多的临床应用和机理的研究（图2-6　图2-7　图2-8）。

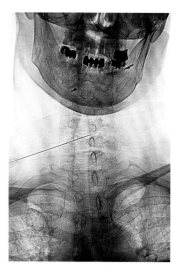
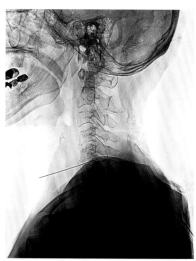

图2-6　颈5-6椎间盘突出症的（射频弧刃针）髓核射频热凝术治疗

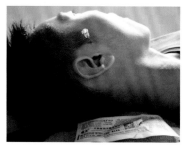
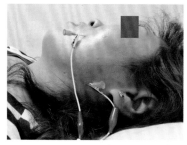

图2-7　颞下颌关节紊乱的　　　图2-8　面肌痉挛的弧刃针结合
　　　　弧刃针治疗　　　　　　　　　　电针"面神经调控术"

第三章
弧刃针疗法操作标准

弧刃针疗法操作标准，主要包括定点、持针、定向、进针、深入、层次与针感、针法（操作）、方向、刺激量、注意事项等，精准、标准的弧刃针无菌操作是疗效的保证。

一、标记

根据"五定"原则，判定灶点及其所在组织和层次，并在相应体位的体表标记，以之为进针点。

二、消毒

严格根据所使用消毒剂的说明书要求，进行常规皮肤消毒；根据临床需要决定是否戴手套和铺无菌孔巾。

三、持针

一般左手为押手，右手为刺手，支撑持针法。

（1）单手支撑持针法：适合于短弧刃针（对于针体长度在60mm以下者）。右手拇、示指指腹端捏持针柄（针栓），注意不接触针体，不遮盖针柄底面，中、环指始终支撑抵触皮肤，并给皮肤一定的压力和张力，以控制进针深度。由于50mm长度以内的弧刃针已适合于治疗绝大多数病变，故在后面的章节、学术交流或论文中，如无特别提示，都指的是本持针法（图3-1）。

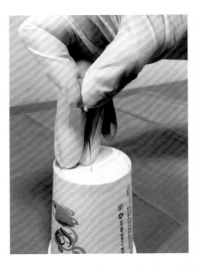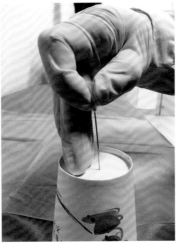

图3-1 短弧刃针持针的正位及侧位图

（2）双手支撑持针法：适合于长弧刃针（对于针体长度在80～150mm以上者，如射频弧刃针），右手拇、示指指腹端捏持针柄（针栓）在上，注意不接触针体不遮盖针柄底面，戴无菌手套的左手拇、示指捏持针体在下，同时左手中、环指始终支撑抵触皮肤并给皮肤一定的压力和张力，以控制进针深度（图3-2）。

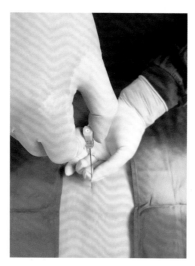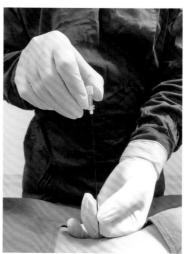

图3-2　长弧刃针持针的俯视位及正视图

四、定向

一般右手标准持针。

对于针柄为圆锥状的传统弧刃针，要求拇指指甲平齐合适规格的弧刃针斜面方向，则刀口线即平齐拇指指甲方向。

对于手柄形状有平面的新型弧刃针，刀口线所在的弧刃针斜面自然与扁平的弧刃针针柄的平面方向一致，要求拇指、示指按标准捏持针柄的平面即可。

五、切针

切针是指在刺手（通常为右手）针刺前，押手（通常为左手）以拇指（或中指、示指）指端用力切按标记的进针点旁，一方面可以缩短皮肤与病变组织的距离，减少针刺时的疼痛；另一方面还可以固定指下的肌肉或肌腱，使之不产生滑动，或减少进针时肌肉的收缩，确保针刺能够准确地到达灶点。

切针常用的方法，临床有二：指切针法和无菌棉签切针法，如图3-3所示。

六、进针

1. 快速进针　押手指切辅助，运用腕指力快速刺透皮肤，直达皮下。

2. 进针时针体与皮肤的方向

（1）垂直（皮肤）进针，适宜于皮下组织或肌肉较丰厚的部位，可以减少疼痛。

（2）斜刺进针，适宜于桡骨茎突狭窄性腱鞘炎等骨突部位的病变，目的是避免针刺过深损伤骨膜等健康组织，同时也可减少疼痛。

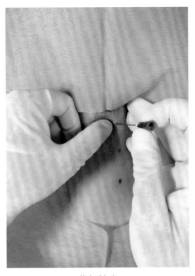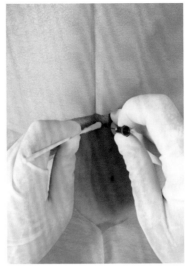

指切针法　　　　　　　　　　无菌棉签切针法

图3-3　（左手）指切针法和无菌棉签切针法

3. 注意事项

（1）刺过皮肤后，针下有种虚无感，是进入皮下组织（简称"皮下"）的感觉；如果再缓慢刺入，遇到第2个抵抗感时，针端即达到了固有筋膜表面。此时，宜稍停留。

（2）不提倡飞针，因为飞针不易控制进针深度；对于危险区（如肺体表投影区），容易增加风险。

（3）更不提倡飞针较深的直接刺入，甚至直接扎至骨面。

（4）不提倡舒张进针法，因为肌肉可因疼痛发生收缩，从而导致灶点不能刺准，且有损伤健康组织的风险。

（5）弧刃针针体或刃口，要与押手的手指或棉签保持合适的较小距离，以保证操作时不接触押手的手指或棉签，且能准确刺达灶点。

七、层次与针感

弧刃针疗法操作过程中，需要在弧刃针刺达皮下后稍停顿，然后对准病变组织、对准灶点的方向，缓慢探寻，寻找针感，逐层进针。具体病变部位的病变组织层次的判定，涉及医师手下的针感，以及疼痛感受器的分布密度和敏感性，而后两者随部位、器官和组织有所差异，并可随个体差异，以及全身生理、病理、局部病变等相应发生改变。

简单地说，躯干四肢的组织层次，相对由浅到深，主要如下：

（一）皮肤

针刺皮肤的表皮和真皮层时，因游离神经末梢丰富，局部疼痛敏感。但如果撑紧皮肤、刃口或针尖较细、快速进针、分散患者注意力等，则可减轻疼痛，甚至无痛。

（二）皮下组织

各个部位的皮下组织厚薄不一，弧刃针标准化操作时，多需要在此层停顿，故将之单列。

皮下组织内游离神经末梢相对表皮和真皮稀疏，对痛觉相对不敏感，且呈局部性轻度疼痛。正常皮下组织质软，弧刃针多无阻力，常呈虚无感，且无疼痛；病变的皮下组织，如髌下脂肪垫炎、带状疱疹后神经痛、跟下脂肪垫炎、"富贵包"等的皮下脂肪组织，常质地硬化改变，弧刃针穿刺多先有顶触感，再有阻力感，后有突破感或落空感，甚至可有"咔"声响。

（三）固有筋膜

固有筋膜层，痛觉感受器稀疏，针刺时，对疼痛不敏感；浅层的包被体表的固有筋膜多呈局部性轻微疼痛，而深层肌间隔的深筋膜则疼痛呈轻度且一般较为弥散。

正常固有筋膜质软，弧刃针穿刺阻力较小，医师手下多有轻微的阻力感，如果进针深度把握不好，可能感觉不到阻力感而直接进入肌层；病变硬化的固有筋膜多有不同程度的质硬，弧刃针穿刺多先有顶触感，后有突破感或落空感；由于不同层次的肌肉都有深筋膜包被，当深筋膜病变时，不同层次的肌肉穿刺通过时，会有多个层次的顶触感、阻力感、突破感、落空感、"咔"声响等。

（四）骨骼肌

每一块骨骼肌都有肌腹和肌腱两部分，其中，肌腹由肌细胞组成，色红质软，血运充沛，有收缩能力；而肌腱则由致密结缔组织构成，色白质硬且韧，血运要比肌腹相对差，肌腱较肌肉坚韧而体积小，没有收缩能力。虽然构成肌腱的胶原纤维束彼此是近乎平行的，但每个胶原纤维束都是互相交织的，所以肌纤维的拉力到整个肌腱而不是单根腱束，因此肌腱具有很强的韧性、张力和很大的抵抗力，不易疲劳，相对不容易损伤。

在筋膜、肌肉之间，特别是肌肉内或肌肉之间，有大小不等的神经血管穿行通过。

因肌肉层的痛觉感受器相对稀疏，针刺肌腹时，患者多局部疼痛轻微且多轻度弥散，而肌腱则多无疼痛。

正常肌肉质软，弧刃针穿刺阻力较小，医师手下多为虚无感；病变硬化肌肉组织质硬，弧刃针穿刺多先有顶触感，再有阻力感，后有突破感或落空感；对于颈后部、腰部等病灶区，常常多层肌肉同时病变质硬，弧刃针治疗时，常可有连续的顶触感、阻力感、突破感、落空感、"咔"声响。

（五）血管

除毛细血管和毛细淋巴管以外，血管壁由外向内一般依次分为外膜、中膜和内膜。血管壁的弹性纤维具有使扩张的血管回缩的作用，胶原纤维起维持张力的作用，具有支持功能。血管壁的结缔组织细胞以成纤维细胞为主，当血管损伤时，成纤维细胞具有修复的能力（图3-4）。

由于包绕在其中膜和由疏松结缔组织组成的外膜上有营养血管和丰富的网状神经丛分布，故针刺损伤时，患者的针刺样疼痛极为敏感，而医师手下的顶触感、突破感、落空感、层次感、"咔"声响等针感却不明显。

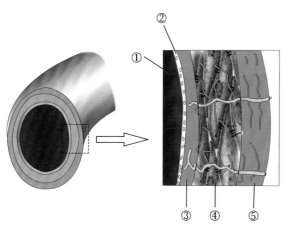

图3-4　血管壁的结构
①动脉管腔；②内皮细胞；③内膜；④中膜；⑤外膜

除个别情况外，血管是健康的正常组织，无须处理。但对于稍大的血管，为了减少可能的误伤，需要我们标准的操作，还要了解误伤后需要的应对措施。

弧刃针微创软组织松解术时，宜缓慢进针、逐层深入，如果患者出现针刺样疼痛明显而针尾无血液渗出，则可判断弧刃针的刃口触碰到血管的外壁，此时宜稍稍退针，改变方向，再度探寻即可；而如果弧刃针针尾有连续血液渗出，说明损伤到了血管，拔针按压即可；如果弧刃针针尾有少量暗红血液渗出且没有超出针尾底面，说明损伤到了毛细血管，可以继续操作，操作结束后拔针按压即可。

（六）神经

　　周围神经系统的神经纤维集合在一起，构成神经，遍布全身各器官和组织。一条神经内可以单纯只含有感觉神经纤维或运动神经纤维，但大多数神经为混合神经，即同时含有感觉、运动和自主神经纤维。包裹在神经外面的致密结缔组织为神经外膜。神经内的神经纤维，又被结缔组织分隔成大小不等的神经纤维束，包裹每束神经纤维的结缔组织称神经束膜。神经纤维束内的每条神经纤维又有薄层疏松结缔组织包裹，称神经内膜。神经的外在血供系统来源于邻近的动脉干、肌肉等，呈节段性分布；神经内的血管较丰富，神经外膜内的纵行血管发出分支进入神经束膜，进而在神经内膜形成毛细血管网，神经内膜也含有淋巴管（图3-5）。

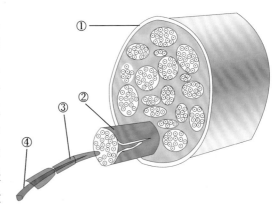

图3-5　神经结构图
①神经外膜；②神经束膜；③神经内膜；④轴突

　　需要注意的是：①头面部及颈部的部分肌肉，主要由颅神经支配；躯干部肌肉（包括会阴部）主要由脊神经支配；四肢肌肉（包括肩、上肢、臀、髋、下肢）则主要由臂丛、腰丛、骶丛发出的神经支配。颈丛深支则主要支配颈部深肌、肩胛提肌、舌骨下肌群和膈。②由神经纤维聚集成束的神经，多先通过肌间隔，进入肌肉的表面，再行不断分支后分别分布于肌束、肌纤维，从神经纤维传过的信号通过神经肌肉接头传给肌纤维，引起肌收缩。③较大的神经和血管多相互伴行。

　　一般而言，轻度刺激神经外膜即可产生神经分布区远端感觉异常。当神经周围组织或神经内组织因为炎症而刺激神经，即可出现沿神经支配区的下行性疼痛；如果出现麻木，则多为神经受到卡压的结果；如果既痛又麻，则神经既受到了卡压，又受到有炎症刺激；当外周神经部分损伤时（如带状疱疹后神经痛），可出现灼痛，且可伴有交感神经性紊乱的变化（如发汗异常）；当神经完全损伤时，就会出现相应的功能丧失。

　　神经根在椎间孔或椎管内，神经根与其高度敏感的硬膜鞘常常受到炎症刺激、压迫、牵拉等损伤。

　　弧刃针行微创软组织松解术时，宜缓慢进针、逐层深入，在临近神经根或神经干的周围，如果患者出现明显的放射样窜麻，则可判断弧刃针的刃口触碰到神经干的神经外膜或脊神经根的硬膜鞘，此时稍稍退针，改变方向，再度探寻即可；如果患肢不自主抬动或抖动，则应立即停止操作；而如果沿神经走行路线或神经支配区出现下行性的沉痛、胀痛、酸困等感觉，则考虑弧刃针刃口接触到了神经根或神经干周围的病变组织，或卡压神经干的组织，此时宜继续进针操作，操作结束后拔针按压即可。

　　需要注意的是：对于神经嵌压综合征，我们需要对嵌压神经的病变组织横切松解，而不是对正常的神经组织松解。

（七）滑囊、腱鞘囊肿

　　和滑膜一样，滑囊或腱鞘囊肿所分布的血管和神经丰富，对炎症刺激或机械外力等较为敏感。针刺时，患者多有局部疼痛。

　　腱鞘囊肿是发生于关节部位腱鞘内的囊性肿物，囊内多含有无色透明或淡黄色的黏液，囊壁为致密硬韧的纤维结缔组织，以单房性为多见，多发于腕背和足背部。该病多起病缓慢，发病部位可见一圆形包块，活动时无症状或可有轻微酸痛感，一般不影响关节活动度。

　　正常滑囊或腱鞘囊肿质软，弧刃针穿刺阻力较小，医师手下多为"虚无感"；长期慢性滑囊炎或腱鞘囊肿，病变硬化的囊壁肥厚质硬，弧刃针穿刺多可先有不太明显的顶触感，继续进针稍许，当有突破感或落空感时，即刺入囊内，此时可有黏液经中空的针体尾端溢出，但也有因囊肿内物质黏稠而不能溢出者。

（八）韧带

骨骼肌附着于骨，而韧带则将骨关节两侧相邻的骨骼紧密连接在一起。韧带由致密结缔组织构成，其主要成分为弹力纤维和胶原纤维，弹力纤维使韧带在负荷作用下具有一定延伸的能力，胶原纤维则使韧带具有一定的强度和刚度，两者共同使得韧带坚实韧厚；上述纤维大多数排列近乎平行，往往只承受单一方向的负荷；韧带的主要作用是：限制骨关节活动范围，增强骨关节的稳定。

正常韧带无压痛，相对质软，弧刃针穿刺阻力较小，医师手下多稍有顶触感、突破感或落空感，疼痛多不明显；而对于病变的韧带多有质硬、局部压痛，弧刃针穿刺时，常可有明显的顶触感、阻力感、突破感、落空感，甚或咔声响，疼痛可较明显。

（九）骨膜

在骨的外表面，被覆的一层连续性的坚固的结缔组织纤维膜，称为骨外膜，常简称骨膜，与周围软组织和骨关系密切，是骨骼血液循环的重要结构，并直接参与骨骼的生长和发育。

骨膜有丰富的血管、淋巴管和游离神经末梢，针刺骨膜时，对疼痛极为敏感，但其顶触感和阻力感多不明显。因其疼痛位置深在，性质多为胀痛或钝痛，可牵涉所在骨骼的近端或远端，与皮肤和血管的局部刺痛等不同。若继续进针稍许，则可明显触及质硬的骨皮质，骨性顶触感明显。

（十）骨骼

骨骼也是有神经支配的。骨的神经纤维有两类，一是内脏传出纤维，多伴滋养血管进入骨内，分布于血管周围，调节血管功能，刺激及调节骨髓造血。另一类是躯体传入纤维，主要分布于骨内膜、骨小梁及关节软骨深面。

软骨没有血管和神经分布，不会产生疼痛，但针刺禁忌扎软骨，以免造成不可逆的损害；而软骨下骨、骨皮质、骨松质、骨膜、骨髓等均有丰富的血管神经支配，针刺或炎症的刺激均可引起其深在的疼痛，疼痛弥散。

（十一）关节囊

关节囊，无论是纤维层还是滑膜层，都含有丰富的血管、淋巴管和丰富的神经末梢，针刺关节囊时，对疼痛非常敏感，尤其是在靠近骨骼附着区的位置。关节囊损伤，特别是滑膜炎，其疼痛特点是位置深在，广泛、环周疼痛。如果要行关节腔穿刺，必然要刺破关节囊。

正常关节囊较薄，质地较肌肉稍硬韧，对于膝关节等部分大关节囊或肥厚明显的关节囊，弧刃针穿刺多先有顶触感，再有阻力感，后有突破感或落空感，部分可有轻微的"咔"声响；而小关节、髋关节等常不明显。

（十二）半月板

半月板属纤维软骨，外围边缘1/3部分有血管和神经支配，血供来自膝内、外侧动脉所形成的关节毛细血管丛发出的交通支，在半月板外围边缘形成环状血管网及辐射状的小分支；半月板内侧2/3无血管及神经分布支配，其营养来自滑液。

半月板撕裂引起的疼痛，必然是外围边缘1/3的半月板损伤或是其韧带附着处受到牵扯，除边缘

1/3部分损伤后可以自行修复外，其他部分的半月板破裂后不能自行修复。

运用普通弧刃针直接针刺治疗半月板损伤无临床意义。射频弧刃针脉冲射频模式及双极射频模式，对于消除半月板的炎症水肿及半月板损伤所致疼痛有一定的疗效，但尚需进一步临床总结。

（十三）胸腔、胸膜腔、腹腔、盆腔

胸腔由胸廓与膈围成，上界为胸廓上口，与颈部相连；下界以膈和腹腔分隔。覆盖肺表面的脏胸膜与肺实质，和衬覆胸腔内表面及纵隔两侧的壁胸膜，两部分在肺根部延续，围成左右两个完全封闭的潜在性空腔，名为胸膜腔；腔内为负压，故脏、壁二层胸膜紧贴，呼吸时肺可随胸壁和膈的运动扩张或回缩，胸膜腔内有少许浆液，可减少脏、壁胸膜之间的摩擦。腹腔在骨盆入口和横膈之间，盆腔在腹腔以下的骨盆内并与腹腔相通。

除个别情况（如胸穿、腹穿、膀胱穿刺等），弧刃针针刺胸腔、胸膜腔、腹腔、盆腔，一般无临床意义，且多有气胸、血胸、感染、内脏损伤的风险，应禁止。

（十四）内腔

针刺内脏，无临床意义，且多有损伤、出血、气胸、血胸、感染等风险，应当警惕并禁止。尤其要警惕的是针刺误伤肺部导致的气胸。

气胸是指胸膜腔内有气体进入并造成积气状态。在肺的体表投影区针刺或注射，损伤胸膜或肺组织是引起气胸的常见原因之一，应当警惕。根据胸膜腔是否直接与外界相通和胸膜腔的压力，气胸可分为闭合性气胸、开放性气胸、张力性气胸。30%以下的肺萎陷为小量气胸，对呼吸和循环功能多影响不大。

凡在肺的体表投影区针刺，针刺过程中或拔针后出现以下之一者，应警惕气胸可能：突然胸痛（多为锐痛）、胸闷；突然心慌、气促、干咳；突发呼吸困难并进行性加重；头晕、烦躁、低氧血症，甚至昏迷等。

八、针法（操作）

所谓针法，即弧刃针疗法的操作方法，主要有以下几种：

（一）软组织松解术

1. 横切　即横向切割，是指弧刃针的刀口线与病变组织走行的方向垂直切割，具有减张松解、解除卡压的作用。

（1）横切时，针体的方向，分两种情况。

1）针体与病变组织垂直横切，如背阔肌或髂肋肌或腰方肌髂骨上缘灶线。

2）针体与病变组织倾斜，逆止点方向或顺止点方向，对病变组织横切，以减少对骨膜和骨骼的刺激，如鹅足腱灶点、斜方肌上项线灶点、臀大肌髂后上棘灶点等。

（2）横切的方式又分两种（图3-6）：

1）横向横切：适宜于一切组织硬化病变及神经血管肌腱卡压病变，包括间断横切、连续横切两种情况。间断横切是指：刀口线与病变组织肌纤维（或腱纤维等）走行的方向垂直，分次、间断松解；使相邻的刀口线在一条直线上，且中间有间隔，呈不连续。连续横

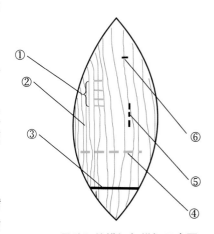

图3-6　骨骼肌的横切与纵切示意图
①纵向横切；②骨骼肌；③连续横切；
④间断横切；⑤纵切；⑥横切

切是指：垂直病变组织走行的方向，分次、连续切割松解；使相邻的刀口线在一条直线上，且中间无间隔，呈连续态。无论间断横切、还是连续横切，由于弧刃针直径及刀口细小，针刺一针后，都需要将弧刃针退至相应组织的浅层（而不是拔出，或一定要退至皮下），稍改变方向，再度沿原刀口线方向，间断或连续刺入松解。

2）纵向横切：适宜于硬化程度较重，面积较大，或简单的横向横切不足以降低至所需的张力者。纵向横切是指：垂直病变组织肌纤维（或腱纤维等）走行的方向，分次、连续切割松解；使相邻的刀口线不在一条直线上，且相互平行，呈不连续态。当然，实际临床时，根据病情需要，也可纵向间断横切或纵向连续横切操作。

3）连续横切或间断横切的细则：由于弧刃针直径较小，属于微创中的微创针具，而病变组织往往体积较大，如果单纯松解一下（1刺），刺激量过小，往往不能解决问题。实际临床时，每一个较小的灶点，往往需要松解较多刺数（多下），那么，在松解时，就需要运用到间断松解或连续松解了。在间断松解或连续松解时，有两种具体的操作细则：①滑动进针法：由于皮肤相对松弛，押手指切（或棉签切）的手指（或棉签）要牢牢吸定皮肤，刺手先松解一下，再稍稍退针至合适层次后，根据灶点需要的横切方向，押手相应滑动皮肤稍许，然后缓慢深入，根据需要的刺数（刺几下），对灶点间断或连续松解。滑动进针法，因每次刺入切割松解的针体方向是平行的，故又称平行松解。②横向摆动法：和滑动进针法的针体每次平行不同，横向摆动法是指在皮肤固定的状态下，依靠针体的倾斜摆动来完成对病变组织的松解。横向摆动法，因每次深入切割松解的针体之间的方向是成角的，故又称成角松解。

注意滑动进针法的临床应用，因其可对灶点平行松解，能够减少损伤、减少针孔、减少疼痛。

4）横切的适应证：横切的适应证临床最广，但归纳起来，主要分5类情况：①骨骼肌、筋膜、韧带、肌腱等硬化挛缩病变：轻者，一般间断横切即可；重者，还需分批分次纵向横切。②相邻粘连的骨骼肌病变：需要对骨骼肌之间的病变组织横向松解（间断或连续松解，具体需要依据患者病情决定），而不是对骨骼肌松解（图3-7）。③腱鞘炎：缩窄的鞘韧带，需要连续横切（图3-8）。④神经嵌压综合征：需要对嵌压神经的病变组织横切松解，而不是对神经松解。如斜角肌挛缩所致的胸廓出口综合征，需要间断横切松解斜角肌；胸小肌综合征，需要间断横切松解胸小肌喙突灶线；踝管综合征，需要横切松解分裂韧带；腕管综合征，需要部分连续横切松解腕横韧带的灶线（图3-9）。⑤带状疱疹、带状疱疹后神经痛等：无论是带状疱疹，还是带状疱疹后神经痛，其实质并不仅仅是水痘-带状疱疹病毒对背根神经节的损害，实际上，真皮及皮下组织（皮下脂肪、皮下支持带等）的粘连硬化，以及其对局部的皮神经、血管、淋巴管的压迫刺激（实质为神经嵌压综合征），也是引起局部疼痛的一个重要原因。由于其病变局部组织粘连方向为由深到浅或由浅到深，故要想减少其张力，相对恢复其生理长度，改善局部的微循环，就需要弧刃针的针体平行皮肤，即刀口线与皮下支持带等粘连组织垂直，横向对病变的粘连硬化的皮下组织横切减张松解。

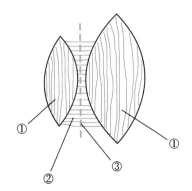

图3-7　骨骼肌间粘连组织的横切示意图
①骨骼肌；②粘连组织；③间断横切

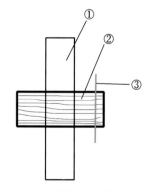

图3-8　腱鞘的连续横切示意图
①肌腱；②腱鞘；③刀口线（连续横切）

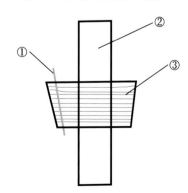

图3-9　腕横韧带的连续横切示意图
①刀口线（连续横切）；②正中神经；
③腕横韧带

由于该类疾病（不仅是带状疱疹、带状疱疹后神经痛，还包括神经性皮炎、银屑病、一度烧伤或二度烧伤后瘢痕痒痛等皮肤浅表疼痛类疾病）病变浅表，且范围较大，一针或两针难以解决，需要进行扇形或环周大面积的横切，故将其单列，并另命名为刺扫或扫散（视频7，视频8），详细内容见后述。

2. 纵切　即纵向切割，是指弧刃针的刀口线大致平行病变组织的肌纤维（或腱纤维等）走行方向切割。纵切无法切断硬化挛缩的肌纤维，无法降低其组织张力，无法使其减张，只能具有减压、增加损伤和增加瘢痕挛缩的作用。

对于慢性软组织损伤疾病，纵切的临床适应证极少。

3. 随意切　即随意切割，是指弧刃针操作时，其刀口线的方向随意皆可，适宜于脂肪垫、滑囊、关节囊、腱鞘囊肿等病变。因为该类组织与骨骼肌和韧带等的解剖不同（骨骼肌和韧带所构成的肌组织、胶原纤维等致密结缔组织，有一定的方向性），只要弧刃针刺入，方向随意，即可有一定的减张作用，自然也有减压的作用。

（二）注射疗法

直达皮下后，缓慢探寻，找寻到所需的软组织灶点，关节腔、硬膜外腔、椎间孔、腕管、骨纤维管等腔隙或神经干、丛、节的周围等，在回抽无血无液后，给予药物或臭氧等注射。

需要注意的是，和传统的注射针相比，弧刃针关节腔注射更精准，这是因为：采用弧刃针关节腔穿刺时，针感（顶触感、阻力感、落空感等）和"咔"声响明显，有助于医师判定弧刃针是否进入关节腔内，犹如"明视"状态，可有效避免药物（如玻璃酸钠）注入关节腔外，在保证疗效的同时，还可减少创伤，减少疼痛，促进医患和谐。

（三）抽液术

直达皮下后，缓慢探寻，逐层进针，直至进入关节腔、滑囊或蛛网膜下腔等腔隙，给予抽液。抽液后，根据临床需要，还可行药物或臭氧等注射。

（四）皮下刺扫术

直达皮下（最好是浅筋膜的浅层）后，调整针体角度，斜面向上，使针体尽量平行皮肤，沿皮下向前缓缓推进，进针期间可见皮肤呈"线"状或"蚯蚓"状隆起为佳，直至针体尾端；然后再退针至起始处皮下，更改方向，同法刺入，直至将以针体长度为直径的扇形或圆形范围内的皮下组织连续刺扫完毕；如果区域较大，则可以多支弧刃针先后行皮下无盲区刺扫。

刺扫，其实质是一种大范围的连续横切。

如果必要，为减少疼痛，可边注射局部麻醉药边刺扫操作；在最后拔针前常规抽吸，对可能产生的皮下淤血予以引流；当然，根据皮损面积大小，拔针前也可常规辅助皮下注射20μg/mL臭氧3～20mL，以消除炎症、增加局部血氧饱和度。

视频7　　　　视频8
银屑病　　　带状疱疹

（五）皮下扫散术

直达皮下后，调整针体角度，斜面向上，使针体尽量平行皮肤，沿皮下向前缓缓推进；同时，以进针点为支点，手握针栓/针柄，右手边进针边向左右及前方"蛇行"状在皮下平行皮肤摇摆扫散，使针体作扇形运动，并逐渐深入，逐步加大左右扫散面积及角度；在进针过程中，若感到横向阻力明显，则将针稍退后，调整角度在阻力区域刺扫，然后再重新进行扫散；进针时，左手可在术区皮上做轻按、

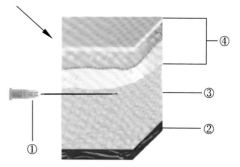

图3-10　皮下扫散时弧刃针所在层次
①弧刃针；②肌肉组织；③浅筋膜；④皮肤层

轻推、轻提等动作以助右手扫散。若治疗区域较大，必要时可至针体尾端全部进入皮下扫散，或者环周扫散，或者多支弧刃针联合扫散，直至目标治疗区域全部无盲区，即扫散完毕。不留针（图3-10）。

扫散，其实质也是一种大范围的连续横切。

（六）神经刺激术

详见本书第二章《弧刃针疗法作用机理探讨》"神经刺激"部分。

其中，间接刺激中，①与电子针疗仪相结合的弧刃针神经刺激术的操作方法：将刺在灶肌灶点内的弧刃针针体上，成对连接电子针疗仪即可；②结合脉冲射频和热刺激技术的射频弧刃针所进行的神经刺激术的操作方法，和传统脉冲射频操作完全相同，所异者只是针具（弧刃射频针和传统射频针）而已。

九、方向

关于"方向"，前面已述，但因较为分散，故再次总结如下：

（一）进针时针体与皮肤的方向

1. 垂直皮肤进针，适宜于皮下组织或肌肉较丰厚的部位。

2. 斜刺进针，适宜于桡骨茎突狭窄性腱鞘炎等骨突部位的病变，目的是避免针刺过深损伤骨膜等健康组织，同时也可减少疼痛。

（二）弧刃针逐层深入的方向

对准病变组织，对准灶点的方向。

（三）刀口线的方向

根据病变组织的所在部位及病理性质等具体情况，选择横切、纵切、随意切、扫散、刺扫等具体针法，刀口线则按相应的要求随之改变。

（四）横切操作（针法）时针体的方向

由于骨骼肌（肌肉、肌腱、韧带等）与所附着的骨面位置关系不一（相邻或重叠），故横切时，针体的方向，一般可分两种情况：①针体与病变组织垂直横切，如背阔肌或髂肋肌或腰方肌的髂骨上缘灶线、斜方肌棘突灶点等；②针体与病变组织倾斜，逆止点方向或顺止点方向，对病变组织横切，以减少对骨膜和骨骼的刺激，如鹅足腱灶点、斜方肌上项线灶点等。

（五）间断松解或连续松解时，两种操作方法的针体方向

1. 滑动进针法　由于皮肤相对松弛，押手指切（或棉签切）的手指（或棉签）要牢牢吸定皮肤，刺手先松解一下，再稍稍退针至合适层次后，根据灶点需要的横切方向，押手相应滑动皮肤稍许，然后缓慢深入，根据需要的刺数（刺几下），对灶点间断或连续松解。行滑动进针法时，每次刺入切割松解的针体方向是平行的，故又称平行松解。

2. 横向摆动法　和滑动进针法的针体每次平行不同，横向摆动法是指在皮肤固定的状态下，依靠针体的倾斜摆动来完成对病变组织的松解。行横向摆动法时，每次深入切割松解的针体方向是成角的，故又称成角松解。

十、软组织松解术时的刺激剂量

软组织松解术时，弧刃针一次治疗的刺激剂量与一个疗程的总刺激剂量，包括针体的直径、每个灶点松解的刺数（刺几下）、灶点的数目、治疗的次数，并与之呈正相关。

1. 针体的直径　针体的直径，直接关系到弧刃针松解的力度。一般直径0.7mm的弧刃针对于骨骼肌、韧带、筋膜等所产生的松解力度已足够；对于部分硬化挛缩明显者，可以采用直径0.8mm的弧刃针；1.0mm者相对少用；严重者，可能需要手术刀松解方可。

2. 每个灶点松解的刺数　间断松解者：对于所在骨骼肌较小的原发灶点，每个灶点一般2～3刺（刺2～3下）即可。连续松解者：与灶线的长度有关。灶线越长，所需要的刺数越多，刺激剂量越大，反之亦然。刺扫或扫散者：与病灶区面积有关。病灶区越大，刺激剂量越大，反之亦然。

3. 灶点的数目　一般灶点数目越多，刺激量越大。反之亦然。

十一、拔针

弧刃针微创疗法，无须留针，操作结束后，直接拔针即可。

当然，对于部分特殊者，根据临床需要，还可以配合臭氧或药物等注射，或配合电针等辅助治疗。

十二、保护

术后，针孔处常规予以创可贴、输液贴、无菌敷贴、或无菌棉签及胶布等粘贴保护；3～7天内局部禁水湿。

十三、按压

常规针孔处按压，一般1～3分钟即可。但对于局部肿胀或凝血障碍者，按压时间相应延长。

十四、注意事项

（一）熟悉解剖

熟悉人体主要神经、血管、内脏的体表投影，减少误伤。

（二）明确诊断，选好适应证

熟悉骨骼肌等的解剖及其功能，结合动态检查、问诊及触诊等，明确诊断（详见本书第六章第三节）。同时依据灶点理论，精准判定病变部位、判定病变组织、确定灶点、判定病变性质。一般情况下，对于非单纯炎症的软组织病变，皆可以弧刃针软组织松解术应用。

（三）排除禁忌证

详见本书弧刃针的适应证和禁忌证章节。

（四）细细体会手下的针感，密切观察患者的反应

软组织松解术时，快速进针，直达皮下，稍停顿，然后缓慢探寻，寻找针感，逐层进针，并细细体会针下感觉。

（1）一般情况下，针刺病变硬化组织，多先有顶触感，继续缓慢深入时，可有阻力感、突破感、落空感等，部分还可闻及"咔"声响。

（2）健康组织一般则呈虚无感。

（3）如果遇到刺痛，患者"啊"大声叫，或直呼"疼"，那么弧刃针的刃口可能触及到了血管外壁，此时应稍稍退针，改变方向，再度缓慢探寻，逐层进针即可；如果针尾有鲜血外溢，可能损伤了血管，需要拔针按压。

（4）如果遇到放射性的下行性的麻（患者诉）感，或肌肉的抽搐、肢体的抖动等，应稍稍退针，改变方向，再度探寻即可。

（5）如果针刺肺部体表投影区时，患者出现突然的胸痛、胸闷、心慌、气促、干咳等可疑气胸的症状，则立即拔针，对症处理，必要时住院胸外科进一步诊治。

（6）如果患者出现头晕、心慌、胸闷、身软无力等晕针的症状，则应立即拔针，去枕屈髋屈膝平卧，按压人中、内关、外关等急救腧穴，测血压。必要时建立静脉通道、心电监护、药物等对症处理。

（五）操作技巧

为了减少生理的损伤、减少风险、减少疼痛及其对心理的干扰，在不影响对灶点减张松解，不影响疗效的情况下，提倡：

（1）借助皮肤滑动，采用一个进针点对多个灶点松解的"一点多针"技术。

（2）采用滑动进针法，对灶点平行松解。

（3）每次治疗，在不需要麻醉的情况下，操作宜慢，两刺或两针之间可有一定的间隔时间；而不是连续快速的针刺，导致疼痛叠加。

（4）刺激剂量不宜过大，一般5个灶点以内即可。

（5）进针和松解的顺序：推荐每个灶点标准操作后，再行下一个灶点的操作；不推荐先逐个灶点进针至皮下后，再逐一松解。

（6）其他：如肩胛提肌灶点的松解，应该让患肢尽量反手摸对侧肩部，即在搭肩试验阴性的状态下，依操作标准，对肩胛提肌肩胛上角灶点松解；再如肩胛间区软组织的弧刃针松解术，医师应该在指切肋骨状态下，依操作标准，在骨面的浅层操作。

（六）严格"一点一针"，禁止"一针多点"

为减少感染，提倡针具一次性使用。提倡每个标记的治疗点使用一支弧刃针，禁止一支弧刃针多点治疗。（详见本书第一章第三节"注意事项"）

（七）严格按照弧刃针疗法操作标准

严格按照弧刃针疗法操作标准，不提插、不捻转、不摇摆、不铲磨削平、不剥离、不达骨膜、不沿骨膜下步步推进、不达骨面、不行"十"字或"米"字切割、不寻找"跳"的感觉、不做起止点、不做肌腹，仅仅处理灶点即可，一般也不留针。

（八）必要时分批、分次、多疗程系统治疗

需要较多软组织灶点同时松解治疗者、较大或较多的病灶区需要刺扫或扫散者，或对疼痛极度敏感者，可以采用局麻、神经阻滞、连续硬膜外麻醉、臂丛神经麻醉、全麻等麻醉方式，无痛治疗；也可以分批、分次、按疗程或多疗程系统治疗。

（九）治疗频次、疗程

依病情和病程来确定治疗的频次及疗程长短。如颈神经根椎间孔型颈椎病（炎症型）每天治疗1次，5～7天为1疗程；神经根型颈椎病每3～7天治疗1次，3～5次为1疗程；肱骨外上髁炎每1～2周治疗1次，3～5次为1疗程；2期股骨头坏死每周治疗1～2次，3个月为1疗程；对于病变部位较多的患者，不同灶点可每天治疗1次；同一灶点一般5-7天治疗1次。

（十）关于皮下刺扫或扫散

（1）治疗时，患者一般仅感术区稍有酸胀感或无反应，如感疼痛明显则可能是以下几种情况：①针体与皮肤角度过大（刺入肌肉）、过小（刺入真皮）：此时可稍退针后调整角度再做上述操作；②损伤皮下血管则会有血液从针尾冒出：此时拔针按压即可；③局部软组织炎症明显：此时也可以给予麻药减缓或消除疼痛；④患者对疼痛高度敏感：此时可给予麻醉；⑤心理恐惧：给予心理疏导，必要时放弃治疗；⑥其他：对症处理。

治疗过程中，有时患者可感术区肌肉抽动或跳动，有时酸胀感可由上向下放射至肢体远端或由后向前放射至胸部等，均属正常针刺反应，患者不必惊慌，医师术前、术中或术后做好解释工作即可。

（2）术毕，必要时，嘱患者做脊柱或肢体病变部位的各种活动等诱发试验，若术区疼痛明显改善或基本消失，则治疗结束；若术区以外仍有明显疼痛，则继续前法行皮下刺扫或扫散，或调整治疗方案，直至疼痛明显缓解或消失。

（3）术后1～2天内，除火灸疗法外，术区一般禁热疗；术后2～3天内针孔处禁水湿，勿感冒，预防感染。

（4）每个治疗区域5～7天治疗1次，症状消失则无须再次治疗；如仍有症状，则需行再次治疗，一般3～5次为1疗程。

第四章
弧刃针疗法的软组织损伤理论

第一节　软组织损伤基础

一、软组织的内涵

人体结构异常复杂，一般的，除了骨骼、软骨、体液（血液、淋巴液、胃液、脑脊液、关节液、胆汁等）、毛发、指甲（趾甲）等，其他人体组织都相对质软，皆属于软组织，包括皮肤、内脏（脑、心、肝、脾、肺、肾、甲状腺、胰腺等）、淋巴结、淋巴管、血管、神经、脊髓、骨骼肌、肌腱、韧带、腱鞘、支持带、关节囊、滑膜、滑囊、脂肪、脂肪垫、纤维环、髓核等。

1992年，美国国立医学图书馆编写的《医学主题词表》中，首次增补"软组织损伤"作为主题词，中文注释为"骨外组织的损伤"。

不同临床经验的医师对软组织的范围认识也不同，有部分学者将软骨归属于其内，也有认为软骨不应该归属于软组织。

上述诸多软组织中，皮肤、血管、淋巴管、淋巴结、神经、脊髓、脑等相对特殊，虽然也会发生病变引起疼痛，但其多由感染、粥样硬化、外伤、肿瘤、畸形等所致，其病因、病理学、发病机制和治疗方法，与引起常见颈肩腰腿疼痛的骨骼肌等软组织明显不同，且临床有相应专科诊治，故研究软组织损伤疾病时，临床上常将其剔除。同样内脏病变虽然也可引起脊柱四肢疼痛，但多为牵涉痛，由于临床专业精细化的学科分类，传统一般将其归属相应专科的内脏疾病范畴。

综上，除去软骨、皮肤、血管、淋巴管、淋巴结、神经、脊髓、脑等，剩下的其他软组织皆属于运动系统，而运动系统软组织损伤所引起的疼痛疾病临床十分普遍，几乎每个成年人（甚至青少年）都有不同程度的此类疼痛感受，故此类病症受到越来越多的医学专家和临床医师重视。

特别指出，关于筋膜的研究目前越来越被人重视，而肌腱、韧带、肌膜、骨膜、关节囊、滑膜、深筋膜、浅筋膜等除肌肉之外的软组织，都可以被认为是筋膜的各种形态，如果添加上肌肉，可统称为肌筋膜系统，是组成人体及产生运动的软组织结构。当然，也从属于前述的运动系统软组织。

需要指出的是，《宣蛰人软组织外科学》中的"软组织"主要是指：椎管外骨骼肌、筋膜、韧带、脂肪垫、滑膜、关节囊、椎管内脂肪、结缔组织等人体运动系统的软组织。

本书中的软组织主要是指运动系统的软组织，祖国医学称为"筋"，主要包括：肌肉、肌腱、韧带、深筋膜、支持带、腱鞘、脂肪垫、半月板、骨膜、关节囊、滑膜、滑囊、髓核、纤维环等，也包含皮下组织、脂肪、结缔组织等，但不包括关节软骨。

基于此，及本书的相关软组织损伤理论内容中作者独特的认识，由于和传统的一些认识或观点有着明显不同，为与其他学者的软组织损伤理论相区别，作者将之称为"弧刃针疗法的软组织损伤理论"。

二、常见软组织介绍

软组织损伤的核心，是骨骼肌的病变。下面简单介绍一下骨骼肌和附属的肌腱，以及与之密切相关的临床常见的筋膜、腱鞘、支持带、韧带等。

肌细胞，一般多细而长，呈长圆柱形或梭形，故又称为肌纤维。其中，骨骼肌细胞长1～40mm，直径10～100μm。在每个肌细胞的外围都包裹有一层结缔组织，称为肌内膜，有毛细血管分布。肌细胞之间排列紧密，细胞之间有少量结缔组织、毛细血管和神经纤维。

简单来说，许多呈长圆柱形或梭形的肌细胞集合起来可组成一个肌束，在肌束的外围包括的一层较厚结缔组织称为肌束膜，许多小的肌束可合并成一个大的肌束，最后由若干个大的肌束合并成整块肌肉，在肌肉的外围包被着一层肌外膜（属于深筋膜），分布有血管和神经。实际上，肌肉组织结构复杂，由大量相同极向的肌细胞及结缔组织组成，其中密布着大量血管和神经组织。高密度、高分化的肌细胞呈单轴向分布，通过神经系统的支配对相应的刺激做出反应，完成肌肉的收缩和拉伸活动，实现人体动静态的整体协调平衡。

人体的肌肉组织分为3种：平滑肌、心肌、骨骼肌。在成人肌肉组织中，平滑肌和心肌内都不含成肌细胞，而骨骼肌中有少量成肌细胞，以肌卫星形式存在于肌纤维的肌膜和基底膜之间。当骨骼肌损伤时，肌细胞开始坏死，巨噬细胞吞噬坏死细胞和肌细胞的基底膜，此时肌卫星细胞激活分裂为成肌细胞，相互融合并继续发育，经过大约2周的时间，可形成再生的骨骼肌肌细胞。但需要指出的是，尽管损伤的骨骼肌细胞具有一定的再生能力，但自然愈合过程缓慢，且往往愈合不完全，并且伴有纤维化和瘢痕组织的生成。

由于躯干和四肢病变所致的各种疼痛（特别是颈肩腰腿疼痛等）多发生于运动系统，因此本书中的肌肉主要阐述的对象是骨骼肌。

在整块肌肉的外围都由结缔组织薄膜包裹着，称肌外膜，它向肌肉两端的延续部分称为肌腱。长肌的肌腱多呈圆锁状或扁索状，而阔肌的肌腱阔而薄，呈膜状，又叫腱膜（如背阔肌后正中线所附着的腱膜），部分阔肌的腱膜在大体解剖时肉眼不可分辨（如三角肌的腱）。骨骼肌收缩，通过肌腱末端附着于骨组织后应力才能被缓冲。每一块骨骼肌都有肌腹和肌腱两部分，其中，肌腹由肌细胞组成，色红质软，血运充沛，有收缩能力；而肌腱则由致密结缔组织构成，色白质硬且韧，血运要比肌腹差，肌腱较肌肉坚韧而体积小，没有收缩能力。虽然构成肌腱的胶原纤维束彼此是近乎平行的，但每个胶原纤维束都是互相交织的，所以肌纤维的拉力传布到整个肌腱而不是单根腱束，因此肌腱具有很强的韧性、张力和很大的抵抗力，不易疲劳，相对不容易损伤。

筋膜是连续的，有浅筋膜和深筋膜两种：浅筋膜（皮下筋膜）位于皮肤的深面，是含脂肪成分的一层疏松结缔组织；通常所说的深筋膜，即固有筋膜，位于浅筋膜的深层，由致密结缔组织构成，包裹体壁、四肢的肌肉、血管神经等。深筋膜与肌肉的关系非常密切，随肌肉的分层而相应分层。深筋膜在四肢最发达，包被在每块肌肉的周围，并深入各群肌肉之间，形成肌间隔或构成筋膜鞘，最后附着于骨；部分深筋膜做为肌肉的附着或作为肌肉的起点，如腰部的胸腰筋膜深层还可作为腹横肌或腹内斜肌的起点。

需要指出的是，腱鞘也是一种特殊的深筋膜，存在于活动度较大的肩前、腕、掌、踝、趾等处，可分外层的纤维层和深层的双层结构的滑膜层两部分，其中，增厚的深筋膜所形成的纤维层与骨骼共同形成一个骨纤维管道，对肌腱起到滑车和约束的作用；与腱鞘相仿，同样在腕踝部，增厚的深筋膜可形成支持带，对经过其深部的肌腱起着约束和支持作用，并能改变力的方向。

由于深筋膜结构相对致密坚韧且连续，和骨骼肌一样，两者任何一个点的损伤都必然会引起与之相连的部分筋膜、肌肉、甚至整块肌肉的功能异常；如果慢性的某一点的纤维化、瘢痕导致局部硬化挛缩，则必然导致长度的短缩，超过代偿能力时结构的异常则必然会引起所在肌肉筋膜的力学改变和功能障碍。

骨骼肌附着于骨，而韧带则将骨关节两侧相邻的骨骼紧密连接在一起。韧带由致密结缔组织构成，其主要成分为弹力纤维和胶原纤维，弹力纤维使韧带在负荷作用下具有一定延伸的能力，胶原纤维则使韧带具有一定的强度和刚度，两者共同使得韧带坚实韧厚；上述纤维大多数排列近乎平行，往往只承受单一方向的负荷；韧带的主要作用是限制骨关节活动范围，增强骨关节的稳定。

关节囊、滑膜等内容，在后面滑膜炎病章节有相应叙述。

三、软组织损伤的定义

因各种外伤（直接暴力、间接暴力、扭闪、累积性损伤等）、体力劳作、静力性劳损、感染、风寒湿邪等侵袭，造成的运动系统软组织的病理损害，就称为软组织损伤，又称为软组织疾病、软组织病，祖国医学则称为"筋伤"，其中慢性者社会常习惯称为"颈肩腰腿痛""肌肉骨骼疼痛"等。

本病临床常见多发，分类较为繁杂，对急性软组织损伤（排除软组织的断裂伤）学者们没有争议，但对慢性软组织损伤的命名和争议颇多，如慢性软组织损伤、软组织损害、急性损伤后遗、过劳损伤、细小损伤等。通常将软组织损伤主要分为4类：急性软组织损伤、慢性软组织损伤急性发作、急性损伤后遗、慢性劳损（慢性软组织损伤）等，其中前两者皆属急性软组织损伤，而后两者临床上则多统称为慢性软组织损伤，而在《宣蛰人软组织外科学》中则被称为"软组织损害"；当然，此处的慢性软组织损伤排除了软组织的肿瘤等特殊疾病。

急性软组织损伤多有跌扑闪挫扭等外伤史，表现较为简单，受伤局部多有不同程度的疼痛、压痛，部分还有肿胀、瘀血、牵拉痛、活动受限等。慢性软组织损伤却临床表现各异：如各种各样的颈肩腰腿痛（脊柱、四肢的软组织损伤性疼痛、骨关节痛），压迫或刺激神经所造成的神经病理性疼痛（坐骨神经痛、腕管综合征、胸小肌综合征、带状疱疹后神经痛等）、头面痛（如假性三叉神经痛、面神经炎、枕神经痛等）等疼痛疾病，也可以表现为非疼痛性疾病（如呃逆、腱鞘囊肿），甚至内科杂病（如眩晕、偏头痛、胸痛、心慌、胸闷、腹痛、痛经、血压不稳、血糖不稳定等）等。

第二节　软组织损伤的两大病理基础及其治疗原则

对于软组织损伤疾病，引起的原因诸多，其病理基础相对较为复杂，这里仅将重点简单概括如下：

一、无菌性炎症

在外伤（直接暴力、间接暴力、扭闪、累积性损伤等）、体力劳作、静力性劳损、感染、风寒湿邪等伤害性刺激侵袭时，人体运动系统的软组织，包括骨骼肌和附属的筋膜、韧带、腱鞘等，就容易造成急性的或慢性的损伤从而导致疼痛。

急性损伤，因为局部无菌性炎症及组织水肿明显而造成疼痛明显，容易被人重视；如果程度较轻、处理得当可恢复，但若程度较重或虽程度较轻但处理失当或未充分休息，由于修复损伤组织必定伴有纤维化和瘢痕的产生导致局部结构的异常，相应结构的异常必然会有功能的异常，多遗留慢性疼痛甚或功能障碍，恢复往往欠佳。

下面重点讲述一下慢性软组织损伤。

众所周知，慢性反复的劳作、静力性的劳损（如久坐、低头玩手机、弯腰劳作等）引起的软组织慢性损伤性疼痛临床常见，且其多发生于骨骼肌易受到拉伸的人体伸侧，如颈背腰骶部、臀部、肩部、膝前部、肘外侧部等，这是因为，受牵拉拉伸变长的骨骼肌等组织，特别是处于一个相对变长的拉长收缩状态的骨骼肌局部，往往会因为其内部微血管、毛细血管的拉伸牵张，而发生管径变细甚至闭合；当然，寒邪侵袭（冷风、寒凉、空调）等也易造成微血管和毛细血管的管径变细甚至痉挛闭合。由于骨骼肌的肌腹血管丰富且其管径较大，不易造成闭合，血运虽受影响但相对较小；而骨骼肌两端延续的腱性部分（无论是血运相对丰富很短肉眼不能分辨的腱，还是血运相对较差的长肌末端带状的腱、扁肌的腱膜、圆锁状长肌的腱），特别是背离起止点稍许的腱性部分血运相对较差。在上述情况下，管径变细或闭合的微血管和毛细血管所支配区域的细胞、组织缺血缺氧，不需要多长时间，就会乏氧代谢产生组胺、5-羟色胺、前列腺素（PG）、白细胞三烯、P物质等一系列炎症介质和组织崩解产物等，造成局部血管扩张、通透性升高、白细胞等渗出和组织产生水肿等一系列的无菌性炎症反应。

无菌性炎症，是引起各种疼痛，特别是肌肉骨骼疼痛的一个主要原因，是椎管内外软组织损害性疼痛的病理学基础。其病变部位没有细菌病毒等感染，病理检查和组织切片也找不到任何微生物侵害的迹象，从病理变化上来看是无菌性的，不会像"细菌性炎症"那样对人体产生高热毒害、化脓现象及严重红肿，因而抗生素治疗无效。

在软组织损伤的早期，炎症局部组织血管内的液体和细胞成分通过血管壁进入组织间质和体表、体腔等，继而液体渗出，这些渗出的液体富含蛋白质而成为渗出液，渗出液积存于组织间质内称为炎性水肿，若积存于体腔则称为炎性积液；骨骼肌、肌腱、筋膜、滑膜、脂肪垫等病变的软组织，无菌性炎症所产生的一系列化学性刺激作用于末梢神经的痛觉感受器（或直接刺激神经根、神经干），是导致疼痛病的一个重要发病原因；另外，疼痛又可继发肌痉挛，造成病变组织进一步缺血而产生一系列致炎因子等；两者互为因果造成恶性循环，不断加重疼痛、加重软组织损害，最后可能发展成为严重的软组织损害性疼痛。

无菌性炎症是导致软组织疼痛的病理学基础，简单说，就是"炎症则痛"，不仅适用于慢性软组织损伤（也包括急性软组织损伤后遗），急性软组织损伤（也包括慢性软组织损伤急性发作）也同样适用。中医学认为疼痛形成的病因病机是"气血不通，不通则痛"，或者说"痛则不通"。《素问·调经论》中指出："血气不和，百病乃变化而生"。

临床上，无菌性炎症软组织的特征是：①疼痛：疼痛越明显，则炎症越严重；炎症越严重，则疼痛越明显；重者，甚至可出现静息痛；②压痛：压痛明显则炎症和水肿越明显，压痛不明显则炎症也越不明显；③牵拉痛：病变组织受到牵拉时，炎症部位疼痛加重；④收缩痛：抗阻力收缩时，炎症部位软组织疼痛加重；⑤活动受限；⑥对于急性软组织损伤严重者，往往还有不同程度的瘀血、肿胀等。

对应的治疗原则为消炎，就是采取药物、注射、臭氧、理疗、轻柔放松手法、制动或固定等方法，以改善微循环、减少乏氧代谢、促进炎症因子吸收、减少对疼痛感受器物理性的牵拉和化学性的刺激，消除疼痛，达到"通则不痛"。这不仅仅适合于慢性软组织损伤，对于急性软组织损伤也同样适用。

这里还需要强调一下臭氧的应用：根据无菌性炎症的发病机理，病变组织的局部必然处于缺氧状态，此时在常规药物和理疗等消炎的同时，如果局部适当补充氧气，将有助于炎症组织的快速消除。而臭氧不仅具有杀菌、预防感染等功能，其分解的氧气还可改善局部病变组织的氧供，非常适合应用于临床。

同等情况下，末梢神经的疼痛感受器越丰富的组织（如肌肉）疼痛越明显、疼痛感受器相对缺乏的组织疼痛越不明显，由于神经末梢的疼痛感受器分布密度随器官、组织和部位的不同而有稠密和稀疏的差异，因此临床上牙髓、皮肤、背根神经节、骨膜和血管壁的疼痛相对极为敏感，而肌肉、肌腱、韧带、筋膜、肌膜、脂肪、关节囊等深层痛觉感受器等，因神经末梢相对稀疏，即使面对针刺、弧刃针、手术刀等明显伤害性的刺激，对疼痛也较不敏感；在无菌性炎症的病变局部，血运丰富的组织（如肌肉组织）如果相对水肿明显，则疼痛也相对明显；血运欠佳的组织（如由致密结缔组织构成的肌腱、硬化明显的肌肉硬结等）水肿相对不明显，疼痛也相对不明显，但因为炎症因子较难吸收而易导致慢性疼痛。

二、软组织硬化

在致炎因子、组织崩解产物或某些理化因素等的持续刺激下，炎症局部细胞就会增生，增生反应一般在炎症后期或慢性炎症时比较显著。在炎症后期，增生的成纤维细胞等虽有助于炎症的局限化，但病变再进一步发展，也会导致纤维化、粘连，最后形成瘢痕组织而修复损伤。但过度的组织增生又对机体不利，进入软组织损伤的中期（即进入慢性软组织损伤期）或后期，容易造成肌组织及其表面的深筋膜或肌肉相互之间的广泛的纤维化、粘连、瘢痕，久之，可能还会发生钙化、骨化，作者将之通称为"硬化"；硬化的同时，就必然会伴随挛缩，并且还会因为解剖结构的改变而损害肌肉的功能。当然，硬化组织存在的位置层次深浅不一，浅者甚至贴皮下（如慢性跟下脂肪垫炎，必有脂肪垫的硬化），中者可以位于肌肉之间或肌肉内（间接暴力、劳损所致的慢性疼痛者最为多见，如腘肌硬化挛缩，引起腘窝疼痛膝关节伸直受限），深者可以达骨（如膝关节胫侧副韧带后部硬化挛缩），甚至在椎管内（如后纵韧带钙化、骨化）、椎间孔内（如椎间孔内的脂肪结缔组织硬化）、关节内（如髌下脂肪垫肥厚、关节滑膜肥厚增生）。

临床上，正常肌肉组织触诊像"幼儿的臀部"一样的柔软，而硬化的肌肉组织则不然，其重要特征是：①临床触诊时，往往有不同严重程度、不同层次、不同体积大小的质硬，稍软者如同鼻尖、稍硬者如同前额、严重者如钢似铁，穿刺针也不能刺穿；较小者称为结节，稍大者称为硬结、条索，再大者作者称为"板结"。②对于硬化的软组织，必然有不同程度的血循环障碍（有学者称为"堵塞"）和惧冷喜暖。一般情况下，肌肉越软，组织越疏松，血运越丰富，炎症物质越容易吸收，疼痛越容易消除；肌肉越硬，组织越致密，血运越差，炎症物质越难吸收，越容易产生慢性疼痛；对于血循环障碍的质硬组织，因为毛细血管遇冷收缩、遇热舒张，则局部必然惧冷喜暖：遇寒疼痛加重，遇热疼痛缓解。③硬化了的骨骼肌，由于解剖结构的异常，必然会导致其功能不同程度的障碍，只是有的不甚明显。需要指出的是，这里的功能障碍和炎症的活动受限不一样，此处的功能障碍包括软组织损伤所致的关节活动范围的减少，但如果忍痛或局部注射后再次活动，则关节活动范围仍然难达正常；而炎症所致的活动受限指的是因畏痛而导致关节活动范围减少，但如果忍痛或局部注射后再次活动，则关节活动范围可达正常。

简单总结，软组织的硬化是软组织损伤的一个重要病理机制，也是造成慢性疼痛的一个重要的病理基础；对此，作者将之简单概括为"硬则不通，不通则痛"，或者更简单的"硬化则痛"。

软组织硬化，对应的治疗原则就是使之变软，这就需要对硬化软组织进行"减张松解"，以尽可能恢复其生理长度，改善甚至恢复其功能。①对于骨骼肌（这里也包括肌腱、韧带、骨骼肌外围的深筋膜）减张松解，就必须刀口线垂直于其纤维走行方向做横向切割；而如果平行于肌纤维走行方向切割则无法切断硬化挛缩的肌纤维，无法降低其张力，无法使其减张，只能增加损伤，具有暂时的减压以及迟发性增加瘢痕挛缩的作用。②对于相邻骨骼肌之间的粘连组织减张松解，就必须刀口线垂直于两块肌肉之间的组织粘连方向（肌间灶线），并作横向切割。③而对于脂肪垫、关节囊、滑膜组织，由于其细胞结构组成和肌肉韧带等不同，弧刃针刀口线的方向无要求，只要刺入其中，即有切割作用，即可达到降低组织张力的减张作用，同时还可降低其组织内部压力、改善血运。

病变软组织在松解以后，不论肌肉筋膜或脂肪垫等，均在合理调整的松弛位置上通过瘢痕组织重新附着长牢，从而改善了机体的动力性平衡。

为了减少肌组织的创伤、减少出血、减少后期的变性、纤维化、瘢痕、增生等组织的修复反应，不主张采用手撕或粗针撬拨、剥离、分离、游离、密集打孔等损伤较大相对暴力的钝性松解，作者建议，相对较好的减张松解方式是根据组织硬化程度、面积大小、位置等的不同而分别采取手术刀、弧刃针等有刃的刀做锐性松解，以降低硬化、挛缩组织的张力和内压，继而扩张毛细血管和微血管，改善微循环，减少乏氧代谢、促进炎症介质吸收，减少对疼痛感受器的刺激，消除疼痛，达到"软则不痛"。在临床上，作者的经验是，大约95%以上的门诊慢性疼痛疾病患者，特别是颈肩腰腿疼痛疾病患者，采用弧刃针锐性松解治疗，即可达到显著改善甚至临床治愈。

三、注意

无菌性炎症和软组织硬化两大病理基础，应用于临床时，作者则相应更准确地描述为"两大病理性质"，并将无菌性炎症和软组织硬化分别简称为炎症和硬化。

临床判定疾病治疗方法需要注意的是：①上述无菌性炎症、软组织硬化两大病理基础，不仅适用于全身所有肌肉、肌腱、韧带、深筋膜、支持带、腱鞘、半月板、骨膜、关节囊、滑膜、滑囊、脂肪垫、椎管内脂肪结缔组织的损伤，也适用于皮肤、浅筋膜、血管、神经的损伤。②再次强调，对于急性软组织损伤，其病理基础也是炎症，其治疗原则也同样为消炎。③软组织损伤中的炎症、硬化两大病理性质，往往同时合并存在。如慢性颈椎病，往往有不同程度的压痛，还有不同程度的质硬。治疗时，就应该根据两种不同的病理性质，相应采用弧刃针联合药物、臭氧、理疗的方法，既减张松解又消炎镇痛。

第三节　软组织损伤的相关病变机制

软组织损伤的病变机制复杂，这里仅主要介绍以下几个理论：

一、人体组织解剖结构与功能密切相关理论

辩证法认为：物质是意识存在的基础，物质决定意识，意识对物质有反作用。对于复杂的人体，解剖结构和功能密切相关：人体组织解剖结构的正常，是维系其生理形态和动静态平衡的基础，更是保证人体正常生理功能的基础；人体组织解剖结构的异常，超过代偿状态，必将无法维系其正常的生理形态和动静态平衡，必将带来相应不同程度功能的障碍，甚至疾病的发生。

运动系统诸多组织解剖结构的正常、稳定和平衡，是人体运动功能正常的基础；而对于拥有正常功能的人体，人体运动系统的各个解剖结构和形态也必然正常且处于生理平衡稳定的状态。但是，一旦骨骼肌或骨关节生理性的解剖结构出现异常，也必将会影响到其相应正常的功能。

如硬化了的骨骼肌，其微观的解剖结构必然发生改变，生理长度也因为相对的硬化所致的挛缩而引起弹性和韧性下降，其收缩和拉伸功能必然下降，要完成同样的功，必然要造成拉力的增加，一方面容易肌肉疲劳或疼痛，另一方面，超过一定的度，还会影响到其所在部位运动系统其他组织解剖结构的异常，从而无法维系其生理形态，产生局部区域甚至整体肌肉骨骼系统不稳定和动静态平衡的失

调，从而引起局部或全身一系列的临床症状甚至功能障碍产生疾病；反过来，一旦局部甚或全身出现症状甚或功能障碍，则必然存在有解剖结构的异常、生理形态的异常和动静态平衡的失调。

简单来说，组织解剖结构正常，功能正常；病理状态下，组织解剖结构异常，超过一定的度，功能必然受到影响；功能障碍者，必有组织解剖结构的异常。

二、电线杆理论

就像电线杆两侧的绳子一样，如果一侧紧，就会导致电线杆偏歪向紧的一侧，而为了维持平衡，另一侧绳子必然也需要相应被牵拉，造成高张力的状态，与之相抗衡以防止电线杆倒下，如果超过一定的度，则可能会造成电线杆的倾斜、偏歪。

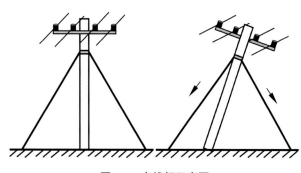

图4-1 电线杆示意图

与之相仿，由于骨骼肌附着于骨骼上，骨骼肌就相当于两侧的绳子，骨骼就相当于电线杆（图4-1）。

对于左右或前后对称的关节，如果某一骨骼肌局部硬化挛缩变紧，如前所述，其解剖结构必然发生改变，骨骼肌生理的平衡长度也因为相对的硬化所致的挛缩而发生变短，相应的弹性和韧性必然下降，收缩和拉伸功能也必然下降，要完成同样的功，必然要造成收缩力的相应增加，一方面容易肌肉疲劳，另一方面还会引起对应补偿调节：对侧的拮抗肌必然也相应被牵拉，造成高张力的状态，增加受力而多做功，并发生与之相适应的拉长收缩（被牵拉变长状态下的收缩），以增加张力，维持动静态的平衡，以达到补偿原发部位肌痉挛引起的功能障碍和功能失调。

而拉力增加、持续性高张力的结果，就会造成拮抗肌的微血管、毛细血管的牵张，而发生管径变细甚至闭合，进而其所支配区域的细胞和组织缺血缺氧、无氧代谢，产生组胺、5-羟色胺、前列腺素（PG）、白细胞三烯、P物质等一系列炎症介质等，就会造成局部血管扩张、通透性升高、白细胞等渗出和组织产生水肿等一系列的无菌性炎症反应。炎症局部组织血管内的液体和细胞成分通过血管壁进入组织间质而液体渗出，产生炎症渗出水肿疼痛；疼痛又会导致肌痉挛，造成病变组织进一步缺血而产生一系列致炎因子等，两者互为因果造成恶性循环，不断加重疼痛、加重软组织损害，引起局部疼痛；病变进一步发展，久之就会发生骨骼肌整体拉长收缩、变长状态下的局部组织纤维化、粘连、增生、瘢痕等组织硬化，产生组织解剖结构的异常，产生疼痛、无力，甚至功能障碍。

而局部硬化的软组织必然又伴有挛缩，如果超过代偿能力，就会动静态平衡失调，就会就像电线杆偏歪一样，易造成所附着骨骼短暂的偏歪甚至是长期的偏歪，就会形成关节的不对称；继而，关节周围骨骼上附着的其他肌肉、韧带等也必然会发生长度的改变。位于关节凹侧（偏歪一侧）的肌肉和韧带逐渐挛缩变短，而凸侧肌肉和韧带受到牵拉变长，致使凸侧软组织内张力增加，导致局部或广泛软组织损伤，引起慢性疼痛的发生。

骨骼肌所跨越关节的应力分布也必然会发生异常，引起关节间隙的不对称和关节面非生理性的应力不均衡，导致关节囊、滑膜组织、关节软骨、软骨下骨、半月板、脂肪垫、椎间盘以及关节周围韧带等的退变加速、损伤，引起临床常见的骨关节炎、髌骨软化、膝内翻、滑膜炎、髌下脂肪垫炎、脊柱侧弯等一系列改变。

三、斜拉桥理论

就像斜拉桥有众多长短不一的斜拉锁连接在索塔和主梁之间一样，当一侧拉索过紧，由于力学的传导，必然导致对侧拉索张力增加，甚至主梁的歪斜（图4-2）。

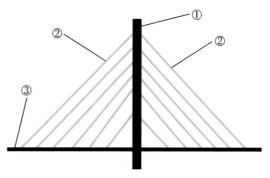

图4-2　斜拉桥结构示意图
①索塔；②斜拉索；③主梁

与之相仿，脊柱和关节两侧（左右或前后）也有长短不一的诸多肌肉韧带附着在骨骼上，当一侧的某一肌肉（通常是浅表的、力臂杠杆较大的、属于动力肌群的、易发生劳损的长肌肉先损伤）紧张，必然会引起对应补偿调节（见电线杆理论）；如果原发部位的肌痉挛经过对应补偿调节，仍然不足以代偿、不能保持其正常功能和平衡，就会发生或伴随系列补偿调节。为了维持力线、维持脊柱或关节的正常生理平衡状态，则又将引起拮抗肌上方和下方的一系列肌肉进行补偿而再调节导致对侧拮抗肌肉或肌群张力的增加，超过一定的度，就会导致对侧软组织的损伤。

另外，不仅是同侧的浅层的动力肌群损伤和对侧软组织的损伤，还会造成同侧深层的协同稳定肌群等软组织继发性长度的改变，造成更大范围的挛缩；久之，深层小肌肉、韧带等的损害、痉挛、挛缩，又必然会加重并稳固浅层大肌肉、长肌肉及其附属的筋膜等软组织进一步的损害，两者互为因果、恶性循环，不断加重疼痛与软组织的损害。就会形成永久性的棘突偏歪、关节突关节紊乱、脊柱不稳、脊柱侧弯、慢性反复的颈肩腰腿痛、骨质增生、膝内翻、踇外翻、骨关节炎等疾病。

对于斜拉桥，由于其长拉索和短的相比，力臂杠杆更大，因此长拉索受力也更大，更容易损伤。

对于脊柱和关节，由于浅层的肌肉较长，力臂杠杆较大，相对更容易受到损害。因此，治疗时一般首先处理原发的浅层肌肉；对于慢性的浅、深肌肉同时发病的患者，如果处理浅层肌肉症状改善不明显，可同时处理深层肌肉和关节囊等。

上述斜拉桥理论不仅适合于静力性的劳损、慢性积累性的损伤，也适合于急性的扭闪、跌挫等间接暴力所致损伤。

四、软组织、骨关节、骨纤维管、椎间孔和椎管内等的高压理论

如前所述，病情进展，硬化的骨骼肌，会导致骨骼肌的生理长度的改变和动静态平衡的失调；在一定应力状态下，还可能会导致其所附着骨骼所在的关节间隙的不对称。实际上，病情进展同时也会导致骨骼肌硬化挛缩部和对侧拮抗受到牵拉骨骼肌等软组织的内在高压，以及骨关节、椎间隙、骨纤维管、椎间孔和椎管内等的高压。

对于左右对称且有一定生理弯曲的脊柱，在动静态平衡失调状态下，失代偿的结果就会造成棘突的偏歪、椎体间关节和关节突关节的不对称，甚至脊柱侧弯或滑脱。由于脊椎呈不规则的多维结构，棘突偏歪必然造成两侧关节突关节的关节面不对称，导致关节突关节的错位，此时，相应的棘突上、关节突上、椎板上、横突上附着的浅层大肌肉、深层小肌肉、韧带等，也必然会发生生理长度的改变（位于凹侧损伤的肌肉和韧带等软组织挛缩，而凸侧肌肉和韧带等软组织受到牵拉），致使当处于坐位等腰部前屈工作状态时，在凹侧硬化软组织挛缩并形成内部高压的同时，关节凸侧软组织内张力和压力也必然相应增加，继发产生凸侧软组织内高压，影响局部血液循环而产生损伤，导致疼痛的发生。

由于诸多形状不规则、多维的脊椎，借助韧带、椎间盘、深层主要起稳定作用的小肌肉群、浅层

的动力肌群等紧密相连，共同组成了脊柱，对于整个脊柱而言，为了保持工作生活中直立的需要，单个棘突偏歪、椎体间隙或关节突关节间隙的不对称往往就会导致相邻阶段继发性的不对称，就会继发左右前后的对应补偿调节和上下的系列补偿调节，导致一系列的不对称，引发更为广泛的软组织内高压，引起疼痛的发生。严重者甚至可出现不同程度的椎体滑脱、脊柱侧弯。

另一方面，无论是静态还是动态情况下，脊柱左右两侧骨骼肌和筋膜等向下的合力皆会进一步导致椎体间隙和关节突关节内的压力增高，并且多是不对称，特别是凹侧关节压力的增高，不仅造成椎间盘的压力增加导致椎间盘的退变、膨出、突出、脱出，椎体骨质增生、椎间隙狭窄，还会导致关节突关节的骨关节高压，加速关节软骨及关节囊等退变，引起关节突关节间隙狭窄、关节突关节不稳定、骨关节炎、骨质增生、错位等。

再一方面，无论椎间盘的何种病变，还是关节突关节的退变，皆会在引起椎间隙和关节突关节间隙狭窄的同时，继发引起椎间孔的狭窄和椎管的相对狭窄，在一定负荷下，易导致椎间孔和椎管内压的增高，使得椎管内和椎间孔内的脂肪结缔组织等易发生无菌性炎症，刺激神经根而发生疼痛；或者导致神经根或脊髓的卡压而发生麻木、肌力减退、大小便障碍、性功能异常等；或者导致脊神经后内侧支所在的骨纤维管高压，产生顽固性的颈腰痛；还可导致自主神经功能异常（如腰源性腹痛、部分的原发性高血压、2型糖尿病等）、甚至情感的异常（如焦虑、抑郁）等疾病。

需要指出的是，腰部原发的一侧肌肉等软组织的损害，不仅会引起对侧软组织的损害，还会造成其前方拮抗肌腰大肌的再次继发性损害，相对短缩，进一步导致关节突关节和椎体间压力的增加、椎间盘和关节突关节的压力增加、椎间孔和椎管内压力的增加，加速椎间盘、关节突关节、关节囊、骨骼、韧带、椎管内和椎间孔内脂肪结缔组织等退变。如果治疗不及时、方法不恰当、治疗不足程等，就可能造成椎体间关节、关节突关节永久性的偏歪、紊乱等不对称改变，以及椎间盘突出、椎管狭窄等改变。

不仅仅是脊椎和脊柱，对于四肢，骨骼肌生理长度的改变、力学失代偿的结果，同样会导致硬化挛缩的骨骼肌以及对侧拮抗的受到牵拉的骨骼肌的内在高压，以及骨骼肌所跨越关节的关节内压增高，四肢所在的骨纤维管高压（如腕管综合征、胸小肌综合征、踝管综合征、肘管炎等）或肌纤维管等高压（旋前圆肌综合征、旋后肌综合征等），同时还可能会导致其关节间隙的不对称，如常见的髌股关节间隙、股胫关节间隙、髋关节间隙、第一腕掌关节间隙、第一跖趾关节间隙、胸锁关节间隙等的不对称。

五、错位理论

如前所述，骨骼肌硬化病变，在动静态平衡失调状态下，失代偿的结果可以导致骨关节间隙的不对称，发生解剖关系的改变。其中，解剖关系改变微小者一般称为关节紊乱、错骨缝、错缝，稍大的称为半脱位，严重者甚至可能脱位，以上3种情况，作者统称为错位。其解剖形态关系非正常生理状态，皆相对不稳定，在临床上容易造成长期慢性疼痛。

对于上述错位，尽管不是组织细胞的微观镜下病理改变，而是组织解剖位置相对的改变，并且由于主要涉及骨关节而常被认为实质属于骨关节病，但根据其病因，多是骨骼肌硬化继发的改变和结果，因此实际上可以简单认为：错位也是一种软组织损伤疾病；错位是继无菌性炎症和软组织硬化之后，软组织疾病的第三大病理基础；或者简单地说，炎症、硬化、错位是软组织疾病的三大病理变化；可以认为，软组织损伤，早期为无菌性炎症，中后期为软组织硬化，后期可能发生错位。

对于错位，解剖关系微小改变者，影像学可能不易发现，但急性者症状可能很明显（如颈椎1～2关节突关节错缝），慢性者症状多不明显（如慢性颈2～3关节突关节错缝）；稍明显错位者（如胸锁关节错位、肩锁关节半脱位、肘关节脱位），可以从影像学的改变、甚至肉眼直观来判断。

如发生错位，必然也会有周围骨骼肌及韧带等软组织损伤所致的应力不均衡和关节面不对称，其关节面所分布的应力必然欠均衡，一方面会造成关节间隙内的组织发生病变，如关节软骨的不对称磨损、软骨下骨的损伤、关节囊和滑膜组织的损伤、椎间盘的后方突出或后外侧突出、半月板损伤、髌下脂肪垫损伤等；另一方面，长而久之，也必然会相应地导致关节周围韧带、肌肉、血管、神经等解剖关系的一系列异常改变，导致更为广泛的软组织损害、甚至情感的异常等一系列改变。

临床上，错位关节的解剖关系必然是非生理性的，其重要特征是不同程度异常的高低不对称，分3种情况，第一是关节间隙两侧的不对称，不仅可能是左右的不对称（如棘突偏歪者的两侧关节突关节间隙、"O"形腿者的股胫关节间隙），也可能是前后的不对称（如腰大肌挛缩症或椎体滑脱者的腰椎体间隙），还可能是上下的不对称（如槌状指），更可能是复合型的不对称（如脊柱侧弯、足部踇外翻、有屈曲挛缩的膝关节重度骨关节炎等），此种情况容易造成病变关节间隙周围的韧带和受到拉伸肌肉（长肌肉）等软组织的损害。第二，远离关节部位的不对称（如脊柱侧弯时，腰部两侧明显高低不等；骶髂关节错位时，肩部高低不对称），此种情况下容易引起高处受到拉伸肌肉（长肌肉）的损害，不仅是肌肉的腱，特别是肌腹及其筋膜容易发生继发性的损害，并且相邻关节周围协同肌也易受到进一步损害。第三，关节间隙内组织的高低不对称，如膝骨关节炎内翻患者的内侧股胫关节间隙狭窄，其内侧半月板通常相对高凸于关节间隙外；再如腰椎间盘突出症患者椎间盘的髓核，通常后凸超过椎体后缘。此种情况下，位于高点的半月板和椎间盘髓核相对易造成损伤。

只要有不对称，就必然在应力上有高点。在错位所造成相应的高点处多是应力的集中点，容易造成其局部的肌肉、肌腱、韧带、筋膜、关节囊、半月板、椎间盘等组织损伤，形成灶点，其损伤机制与之前描述相同，而其病理特征在早期则一般主要表现为炎症，临床触诊多表现为不同程度的压痛（无血运的椎间盘髓核较为特殊，位于深部无法触诊，其突出多可刺激神经根或脊髓而引起疼痛麻木甚至功能障碍）；在中后期则病理特征主要为硬化，临床触诊主要表现为大小、程度、层次深浅不一的质硬。

对于错位，相应的治疗原则是复位：一般的手法复位即可，如肩关节脱位、"落枕"和"腰闪"所致的颈腰椎关节突关节紊乱等；严重者如股骨干骨折、陈旧性肩关节脱位等，需要手术复位；特殊者，如严重的髓核突出或脱出，压迫了神经根导致其损伤明显者，就需要微创或手术摘除髓核。但是对于常见的颈肩腰腿痛而言，特别是慢性的颈肩腰腿痛，很多情况虽不需手术，但也不适合手法复位，如以下几种情况：陈旧性错位（如多年的"闪腰岔气"所致的腰椎关节突关节紊乱）、习惯性错位（特别是颈椎和腰椎关节突关节的习惯性错位）、肥胖者、高龄骨质疏松者、局部骨肿瘤、骨结核、骨折患者等。对于上述几种不适合手法或手术的患者，或者"落枕""闪腰"等急性微小错位的患者，根据软组织损伤所致关节错位的机理，我们可以对因治疗，不强行采用手法硬性复位，而是采用弧刃针软性复位：对硬化、挛缩或痉挛的病变组织进行减张松解，降低张力，继而扩张其毛细血管和微血管，改善微循环，减少乏氧代谢、促进炎症因子吸收，减少对疼痛感受器的刺激，消除疼痛，在达到消炎镇痛、"通则不痛"的同时，恢复其生理平衡长度、重建软组织的平衡，达到软性复位的效果，"软则不痛"。

需要注意的是：

第一，对于椎间盘突出症、椎管狭窄症，由于椎间盘、肥厚的黄韧带、增生的骨赘等处于非生理解剖位置，实际上也是一种特殊的错位，在采用弧刃针软性复位治本无效的情况下，必要时可联合微创或手术的方法标本兼治处理，以减少术后复发和残余症状的发生。

第二，关节错位，多是软组织损伤硬化继发的改变，因此一定还伴有软组织的损伤和软组织的错位，且其损伤软组织的炎症、硬化、错位三大病理性质，往往不一定单独存在，在慢性疼痛疾病中（当然也包括急性损伤后遗疼痛），往往还同时合并存在。如慢性的颈椎病，往往有不同程度的压痛，还有不同程度的质硬，更有棘突的偏歪、颈椎侧弯、生理曲度的变直或反弓等具有高低不对称特征的关节错位；而在腰椎管狭窄症和臀肌挛缩症中，压痛多不明显，甚至找不到压痛，但质硬往往很明显，且多伴有不同程度的高低不对称为特征的错位和功能障碍。治疗时，既需要根据不同的病理性质，相应采用一种或多种不同的治疗方法消炎镇痛或（和）减张松解，还需要弧刃针软性复位，或联合微创手术等标本兼治。

第三，错位实际上不仅仅只发生于关节，也可发生于移位的骨折（如colles骨折），还可发生于软组织（其中，解剖关系改变明显者称为筋错位，如腓骨长短肌腱滑脱；解剖关系改变不明显者，称为筋错缝，如硬化挛缩的股外侧肌，或与髂胫束、股二头肌相粘连的股外侧肌。下蹲时，常常牵拉髌骨稍移向外侧，此种情况下，不仅仅存在有髌股关节的错位，还存在有股外侧肌的错位）。

对于骨折和软组织的错位，前述治疗原则同样适用。但需要强调的是，除了关节脱位、半脱位和骨折移位之外的大多数微小错位，只要有软组织硬化，就可以采用弧刃针的减张松解以便"软性复位"。

第四，作者近年来在错位理论、灶点和灶线理论（见后述）以及传统的"骨错缝、筋出槽"理论的基础上，又提出了错缝理论，简述如下：

不包括肌肉起止点，关节间隙、肌间灶线以及相互重叠肌肉之间的间隙，三者是作者临床所属的"缝"。或者说，关节间隙以及相邻肌肉之间的间隙，就是作者所说的"缝"。

不管何种原因，"缝"的生理解剖关系（静态或动态下，位置及空间关系等）只要发生了微小的改变，就称为错缝。根据错缝的组织结构不同，错缝又分为骨错缝和筋错缝。

无论是骨错缝，还是筋错缝，前述治疗原则同样适用，皆可以采用弧刃针对硬化组织微创减张松解软性复位。

第五，需要特别指出的是，不伴骨折和韧带断裂的寰枢椎半脱位，实际上是一种寰枢椎错缝，无须卧床持续牵引，采用弧刃针或灶点手法治疗，优势明显。

**视频9
寰枢椎半脱位**

对于绝大多数少年儿童，寰枢椎错缝多为病毒感染及发育尚未成熟所致，临床较为常见，处理相对简单。但对于成年患者，特别是有外伤史的成年患者，诊断应格外慎重，切勿盲目手术。其中，作者在2019年12月，就曾医治过1例29岁的骑车摔伤所致的寰枢椎半脱位患者，之前曾接受CT及MR检查，被建议到北京手术治疗，而在作者灶点手法及弧刃针治疗后，当即从轮椅上站了起来，行走自如（视频9）。

六、骨骼肌的长度改变理论

骨骼肌的长度改变，主要是骨骼肌的变长或变短，其形成机制异常复杂，这里仅简要地概述如下：

人体在日常坐姿时，或弯腰驼背体态者，脊柱和骨盆后方的颈背腰部肌群不仅没有处于肌肉的生理的平衡长度，而且为了维持人体的平衡稳定，实际上是处于一个相对变长的拉长收缩状态；而与之相拮抗的胸前部、腹部的肌群及髂腰肌等则处于一个短缩的状态，相对变短。

一方面，无论拉长的背侧肌群还是短缩的腹侧肌群，皆会适应性地发生肌小节长度的改变，形成长期的变长或变短，导致骨骼肌无力（收缩力减弱），甚至萎缩；另一方面，处于拉长收缩状态的骨骼肌，则往往会因为微血管、毛细血管的拉伸牵张，而发生管径变细甚至闭合，易导致管径变细或闭合的微血管和毛细血管所支配区域的细胞、组织缺血缺氧，产生无菌性炎症反应。病变继续，反复的炎症刺激等，易造成局部的纤维化、粘连、瘢痕等硬化的组织解剖结构异常表现，从而导致肌肉动静态平衡的紊乱，甚至关节的错位，引起慢性的长期的劳损疼痛和功能障碍。

不仅是前述的颈背腰部前后肌群，颈背腰部左右的肌群和四肢的肌群亦然。由于拉长的骨骼肌和短缩的骨骼肌时时处于拮抗的状态，久之，就共同形成生理性平衡的失调、关节的错位，进而导致慢性软组织损伤、骨关节损伤疼痛、神经病理性疼痛，甚至假性的内脏疾病或功能障碍等的发生；并可导致人体正常的力线、生理弯曲和重心位置等的异常改变，进一步加重和稳定了头前位、含胸、驼背、哈腰、脊柱侧弯等不良体态。

骨骼肌的变长和变短，对应的治疗原则如下：

（1）对于变短的骨骼肌：需要针对性地拉伸，轻者，缓慢静态拉伸锻炼即可，为加快变长的速度，或拉伸效果不佳的稍重者，可采用弧刀针软组织微创闭合松解术微创拉伸治疗；严重者，可采用手术刀松解延长且恢复至一定程度后，再行科学拉伸锻炼。对于慢性的软组织损伤所致的颈肩腰腿疼痛患者，临床常需要行弧刀针软组织微创闭合松解术微创拉伸。

（2）对于变长的骨骼肌：需要夹板、石膏或支具的方式固定，或通过肌肉内在收缩的强化锻炼，来使之肌节缩短、肌纤维纵向挛缩，相对短缩以恢复其生理长度；根据临床需要，必要时还可以采用紧缩的手术方式，使变长的软组织短缩。而通过肌肉内在收缩的强化锻炼方式，特别是作者的体操（不受时间和地点限制，简单易学、易行、速效）强化锻炼的方式，临床相对更易为患者接受，属于治本的方法。

（3）锻炼不能操之过急：要适度，要坚持疲劳而又不过度疲劳，疼痛而又不明显疼痛的原则。必要时，可请专业的PNF技术（本体感觉神经肌肉促进疗法）康复治疗师帮助配合，以更好地提高肌肉的柔韧性，预防粘连挛缩。

（4）对于慢性疼痛患者变长的骨骼肌中的灶点：因其属病变组织，在骨骼肌收缩或牵拉状态下，内部血管神经的粗细、血液循环及内部压力等明显较正常组织不同，仍需要根据其硬化的病变性质给予弧刀针微创松解处理，以尽可能恢复其局部相对的生理平衡长度。

需要指出的是，上述骨骼肌的变长和变短理论和治疗原则，不仅仅只适用于骨骼肌，也同样适用于筋膜、肌腱、韧带、皮下组织、脂肪垫等软组织。

对于上述骨骼肌的变长和变短，尽管不是组织细胞的微观镜下病理改变，而是骨骼肌形态的宏观改变，但根据其病因，却是因软组织损伤导致微观镜下肌小节长度改变的结果，其实质也属于微观镜下的一种特殊病理改变，因此可以简单认为：骨骼肌等的长度改变（变长和变短），是继无菌性炎症、软组织硬化和错位之后，软组织疾病的第四大病理基础；或者简单地说，炎症、硬化、错位、骨骼肌的长度改变（变长和变短）是软组织疾病的四大病理性质或四大病理变化。

可以简单地认为，软组织损伤，早期为无菌性炎症，中后期为软组织硬化，后期甚至可能发生错位。只要有硬化，就必然有变短；只要有变短，就必然有与之相对应的拮抗肌的变长；只要有骨骼肌的变长和变短就必然有错位。

七、局部与整体理论

（一）人体是一个统一的整体

人体是由细胞为基础单位组成的若干组织和器官共同形成的一个统一的整体。每个局部的组织和器官虽然各有其独自不同的功能，但这些不同的功能，在生理方面，却又相互支持、相互联系、相互影响、相互制约，不可单独分割，并且是人体整体机能活动的组成部分。在病理方面，它们也相互影响。

（二）局部和整体的关系

临床上，局部和整体的关系主要表现为以下两个方面。

1. 全身的病变可以影响局部　如一位50余岁膝关节反复慢性疼痛、出现关节积液的女患者，如果伴有全身对称多发关节的疼痛，则多考虑可能是由类风湿关节炎等全身风湿免疫疾病所致。此种情况下，弧刃针疗法治疗膝关节局部疼痛的时候，需要同时配合药物等以兼顾处理全身的炎症，这就需要采用弧刃针标准疗法。

2. 局部之间的病变既可能会相互影响，又可能会影响全身　临床上，忌讳"一叶障目，不见森林"，就是不能只看到局部的疼痛，就忘了人体是一个统一的整体。如一个颈椎病生理曲度变直的慢性颈部疼痛患者，一般有不同程度的头前位，早期病理上只是因为单纯的颈肩部软组织损伤，而发生颈型颈椎病，临床表现为颈肩部慢性疼痛，久之还可能会出现头晕、头昏、头痛表现的头晕型颈椎病和头面痛型颈椎病；如果病变继续，还可能因为继发骨质增生和椎间盘突出等退行性病变，而刺激或压迫神经根、交感神经、脊髓等，进而发生神经根型颈椎病、交感神经型颈椎病，甚至脊髓型颈椎病，从而表现出上肢症状、下肢症状甚至全身不适症状。此种情况下，采用弧刃针松解病变软组织治本，即可解除大多数的病痛；对于严重的脊髓型颈椎病患者，经弧刃针治疗效果不满意，确实需要微创或手术的方可考虑微创或手术的方法治标，但需要指出的是，为了减少残余症状、术后复发和手术并发症，建议同时采用弧刃针治本，以标本兼治。

（三）要注意人体的力线

无论是上肢、下肢、骨盆、躯干等人体部位，还是整个人体，都有重心。当然，有了重心，必然会涉及各自相应的力线。工作生活中，人体肯定无法一直处于解剖学的标准姿势，那么，无论是坐位、站位、弯腰、扭身、行走，还是随心所欲的各种姿势或活动，就需要有动态或静态的人体平衡，特别是相对最节省能量最稳定的最佳平衡，这就必然会涉及因为人体姿势的改变而引起的重心和力线改变，也必然会涉及以支点、力臂和杠杆为主要内容的人体力学。临床上，上肢力线、下肢力线、脊柱骨盆矢状力线等异常，与各种软组织损伤所致的慢性疼痛，特别是颈肩腰腿痛密切相关。

以下肢力线为例，简单介绍分析如下：

股骨的机械轴为股骨头圆心与股骨髁间窝顶点的连线，胫骨的机械轴为胫骨髁间嵴中点与踝关节中心的连线（踝关节中心取内外踝的中点），两者有一夹角，在正常生理情况下，夹角范围为$0°\sim5°$，而股骨的机械轴、胫骨机械轴及两者之间夹角正常与否，决定了下肢力线是否正常。

下肢力线的测量对疾病的诊断、治疗，预后判断、康复有极其重要的意义，其体表测量目前常用的有3种方法：①自股骨头中心至踝关节中心拉一直线，髌骨中点位于此直线上。②自髂前上棘与踝关节拉一直线，该直线通过髌骨中心至髌骨外缘之间，髌骨中点位于其内侧。③自髂前上棘至第1、2趾间拉一直线，髌骨中点位于或接近此直线。

下肢力线异常或畸形可以发生在任何平面，不仅是在矢状面、水平面或冠状面上，畸形还可发生在倾斜的平面或轴线上。也就是说，下肢关节的移位或畸形不仅可以是横向、纵向或斜向的，还可以是旋转的复合移位或畸形；畸形不但是静态的，还可以是动态变化的；一个关节解剖关系的微细改变所带来力线的异常或畸形，必然会影响整个下肢的力线，进而也必然会影响脊柱骨盆矢状力线等。

临床上，"O"形腿、"X"形腿、髋内翻等常可影响下肢的力线，多导致长期慢性疼痛，并且所影响的不仅是病变的关节，通常还可影响到其他关节，甚至导致骨盆倾斜和脊柱侧弯。

如慢性膝关节内侧疼痛患者，膝关节如果发生内翻，就必然会伴有腘窝软组织挛缩，同时髋关节也必然会外旋外展，踝关节也必然会有轻度内翻。此时，腰大肌必然会挛缩导致腰椎生理曲度异常，患侧臀部肌肉必然也会受到牵张，患侧骨盆也必然会倾斜进而导致脊柱侧弯和高低肩；久之，由初期单纯的膝关节病变疼痛，进而波及多个部位甚至全身，表现为广泛的慢性疼痛。此种情况发生的发病机制，可参考本章中前述"两大病理基础"、人体解剖结构与功能密切相关理论、电线杆理论、斜拉桥理论、错位理论、骨骼肌的长度改变理论等，在此不再赘述。采用弧刃针疗法时，为减少疼痛反复发作，不仅需要处理膝关节，还需要矫形鞋垫的帮助以矫正下肢的力线，必要时还需要松解臀部或髋关节软组织等；而对于慢性顽固性颈腰臀痛（特别是腰三横突炎、腰椎间盘突出症、臀大肌损伤、圆肩等），必要时也需要矫正处理下肢的力线。

通过对以上关于软组织损伤病变机制的7个理论阐述，不难理解，软组织损伤是导致疼痛和功能障碍的万恶之源，不仅可直接引起损伤软组织的疼痛，还可继发引起其拮抗肌、协同肌等软组织损伤病变疼痛，刺激或卡压神经或血管引发疼痛、麻木、功能障碍，引发骨关节内压的增高导致骨关节炎、滑膜炎，导致骨关节的错位或不稳，导致关节畸形或脊柱侧弯；还可导致神经根或脊髓的卡压而发生疼痛、麻木、肌力减退、二便障碍、性功能异常等；或者导致软组织损伤性内科病（如大多数的心慌胸闷、腰源性腹痛，部分的原发性高血压、2型糖尿病等），甚至情感的异常（如焦虑、抑郁）等；导致人体正常的力线、生理弯曲和重心位置等异常改变，进一步加重头前位、含胸、驼背、哈腰、脊柱侧弯等不良体态。

第四节　软组织损伤的五个治疗原则

软组织损伤临床常见，反复发作、缠绵难愈是其特点。临床治疗方法较多，有药物、针灸、按摩、理疗、牵引、封闭、弧刃针、线针刀、针刀、埋线、臭氧注射等疗法，也有椎间孔镜、射频、等离子、经皮电刺激、胶原酶等微创技术，还有各种开放性手术，上述各种疗法皆有优点，临床应该怎么选择？

现总结软组织损伤（筋伤、软组织疾病、颈肩腰腿痛、肌肉骨骼疼痛）的五个治疗原则如下。

一、"四阶梯"原则

根据是否有创及损伤的大小，将临床常用的治疗方法分为4个阶梯。

第一阶梯（无创）　药物、按摩、理疗、熏蒸、牵引、点拨手法、正骨手法、科学锻炼、休息（如膝关节滑膜炎时限制负重）等。

第二阶梯（细针）　针灸、弧刃针、线针刀、针刀、注射、埋线、臭氧、神经阻滞等。

第三阶梯（微创）　射频、胶原酶、激光、等离子、脊柱内镜、关节镜等微创治疗。

第四阶梯（手术）　开放性手术。

当然，临床上疾病相对复杂，不能拘泥于以上四阶梯原则，而需要具体情况具体分析，如早期仅轻微疼痛、不伴有弹响的腱鞘炎患者，药物、理疗即可解决；程度稍重者药物理疗无效，需要鞘内注射治疗；重症腱鞘炎者则可以直接用弧刃针或微创解决，对于不熟悉微创或弧刃针的医师，对严重患者也可采用传统手术治疗。对于足踇趾不能背伸、髓核脱出的急性腰椎间盘突出症患者，则需要直接行急诊微创椎间孔镜髓核摘除术，而不是先吃药、打针最后再考虑微创或开放性手术。

二、"海陆空"原则

治疗软组织疾病，特别是慢性软组织损伤，药物内服外用的传统方法效果往往不佳，而采用内服、外用、局部注射的"海陆空"原则（借用中医药学取类比象）疗效明显占优，应予遵从。

如：①早期轻度疼痛的腱鞘炎患者，单纯"口服药物＋外用药物"效差，需要在内服、外用药物的基础上，同时鞘内注射药物，"海陆空"三管齐下，方能取得最佳疗效。②病程三月余的网球肘患者，单纯内服、外用药物效差，联合局部注射，"海陆空"三管齐下，则效佳。③非特异性膝关节滑膜炎患者，内服、外用药物效果不佳，但同时联合关节腔内玻璃酸钠或糖皮质激素等注射，则效佳。

三、"同效取快"原则

对于某种疾病，当治疗方法较多，有一定治疗效果的情况下，应选择一种能使患者在相对最短时间内尽快康复的治疗方法。

以急性骶髂关节错缝肥胖患者为例，传统主要治疗方法可以选择手法、理疗、药物，当然也可以使用弧刃针、针刀、针灸等，医师要根据其擅长及患者病情作出选择。作者15年前均采用三步复合手法为主，但还需要1～2个助手，且大多费时费力，有时还不能够一次复位；而现在主要以弧刃针为主，简单快捷，往往1分钟即可解决疼痛、恢复功能，大大缩短了患者康复的时间。

四、"五定"原则

引起软组织损伤疾病的原因较多，临床治疗方法也繁多，但透过现象看本质，由于本类疾病的病理性质主要为无菌性炎症、软组织硬化，以及由硬化而继发的错位，因此，治疗时皆应遵从软组织损伤（软组织疾病、筋伤或颈肩腰腿痛）的"五定"原则：定位（判定病变部位）、定组织（判定具体的病变组织——肌肉、韧带、关节等）、定点（选定治疗的灶点）、定性（判定灶点的病理性质——炎症、硬化、错位）、定法（决定相应具体的治疗方法）。

"五定"原则，是软组织损伤（软组织疾病、颈肩腰腿痛、筋伤、肌肉骨骼疼痛）、疼痛疾病治疗的指导原则，临床意义重大，下面分别阐述。

（一）定部位

就是判定具体的病变部位。以上臂疼痛为例，可能是局部软组织损伤造成的原发痛，也可能是肩胛背部4肌（冈下肌、小圆肌、大圆肌、肱三头肌长头）产生的反射痛（此时病变部位是肩胛背部），还可能是颈椎病引起的放射痛（此时病变部位是颈部），或者可能是心脏疾病引起的牵涉痛（此时病变部位是心脏）等。再以膝关节疼痛为例，可能是高位腰椎间盘突出症引起的（此时病变部位是腰），可能是髋关节疾病引起的（此时病变部位是髋关节），也可能是膝骨关节炎引起的（此时病位为膝关节）。上述疼痛如果不能详细具体鉴别，就有可能误诊误治，不仅可能没有治疗效果，还有可能引起健康组织的损伤，甚至可能引起更严重的后果。

（二）定组织

就是判定具体的病变组织（灶肌）。还以上述膝关节疼痛为例，如果是L_{3-4}椎间盘突出压迫神经根引起的放射痛，病变组织的确定较复杂：采用弧刃针注射治疗时，病变组织就是L_4神经根，采用射频、孔镜及开放手术时，病变组织就是突出的椎间盘、髓核或增生的骨赘，采用弧刃针松解治疗时，病变组织为引起椎间盘突出症的"本"，如果是髋关节滑膜炎引起的，病变组织就是髋关节滑膜；如果疼痛位于膝关节前内下侧，胫骨内侧髁浅压痛，则病变组织为鹅足腱；而如果疼痛位于膝关节内侧，关节间隙稍偏下质硬且压痛，应力试验阳性，则病变组织为胫侧副韧带。而如果是中斜方肌损伤引起的肩颈部疼痛，则病变组织就是中斜方肌，或者说灶肌是中斜方肌。

（三）定灶点

就是选定具体病变组织上需要治疗的灶点，特别是关键灶点。以鹅足腱炎为例，由于股薄肌腱、半腱肌腱、缝匠肌肌腱三者共同组成了边长3～4cm的三角形的鹅足腱，临床发现，其损伤时多发生在其中的一部分腱性组织，不是全部鹅足；再以中斜方肌损伤为例，其疼痛部位常表现于其肌腹，面积广泛。由于弧刃针、针刀、银质针远端刃口或针尖细小，如果前述病变组织需要松解，治疗时应准确选定具体的关键灶点，以最小的生理损伤和心理干扰解除患者病痛，而不是盲目地广泛地密集针刺，胡子眉毛一起抓，对健康的组织也加以松解。

（四）定性质

根据软组织损伤的病理基础，我们需要判定病变组织的灶点具体的病变性质，是炎症、硬化、错位，还是骨骼肌变长。

（五）定方法

根据灶点不同的病理性质，相应决定具体的治疗方法。

（1）对于无菌性炎症：对应的治疗原则为"消炎"，就是采取药物、注射、臭氧、理疗、轻柔放松手法，以改善微循环、减少乏氧代谢、促进炎症因子吸收，减少对疼痛感受器的刺激，消除疼痛。中医学则可活血化瘀、消肿止痛，以达到"通则不痛"。如无明显颈椎间盘突出的颈6神经根炎，上肢持续疼痛明显，可以采用弧刃针颈椎间孔神经阻滞的方法消炎镇痛。再如早期网球肘，疼痛明显，可以采用局部注射激素的方法消炎镇痛。

对于一些特殊的疼痛患者，如中斜方肌损伤引起的急性"落枕"、其他原因引起的骶1轻度神经根炎，虽然中斜方肌和骶1神经根皆以炎症为主，但采用弧刃针减张松解中斜方肌的原发灶点、腰骶椎旁和髂部的相关灶肌，也可以相应降低中斜方肌的张力，或者降低椎间压力和椎管内压力，改善其微循环、促进炎症因子的吸收和消散，达到迅速缓解疼痛、改善功能的目的。

（2）对于软组织硬化：对应的治疗原则就是对硬化软组织进行减张松解，尽可能恢复其生理长度，尽可能改善甚至恢复其功能。再次强调，对于骨骼肌（这里也包括肌腱、韧带、深筋膜），减张松解就必须刀口线垂直其纤维走行方向，如果平行于肌纤维走行方向就无法减张松解，只能具有减压和增加损伤、瘢痕、挛缩的作用；而对于脂肪垫、关节囊、滑膜组织，由于其细胞结构组成和肌肉不同，对刀口线的方向无要求，只要达到松解、改善血液循环的目的即可。

但为了减少组织的创伤、出血、后期的组织变性、纤维化、瘢痕等的修复反应，不主张采用手撕或粗针撬拨、剥离、分离、游离、打孔、刺骨等相对暴力的钝性松解，建议相对较好的减张方式是根据组织硬化程度及面积大小等不同而分别采取手术刀、弧刃针等有刃的刀做简单的锐性松解，以降低痉挛和挛缩组织的张力和内压，继而扩张毛细血管和微血管，改善微循环，减少乏氧代谢，促进炎症因子吸收，减少对疼痛感受器的刺激，消除疼痛，达到"通则不痛"。一般常见的颈肩腰腿痛等软组织疾病，建议应用0.7mm直径的弧刃针，即可减张松解，达到"软则不痛"、消除病痛的目的。

以半年病程的重症肩周炎患者为例，由于其病理性质是硬化为主、炎症为辅，传统的药物理疗注射只能消炎镇痛，不能有效快速解除硬化。而各种麻醉下强行大手法松解有暴力撕裂倾向，且常有骨折、臂丛神经损伤、肩关节脱位等风险，不利于技术推广。采用弧刃针对灶点精准减张松解，临床众多病例皆反馈疗效满意。

（3）对于错位：相应的治疗原则就是复位：一般的手法复位即可，如colles骨折、肩关节脱位、"落枕""闪腰"所致的腰椎关节突关节紊乱等；严重者如股骨干骨折、陈旧性肩关节脱位等，甚至需要手术复位；特殊者，如严重的髓核突出或脱出，压迫了神经根导致其损伤明显者，需要微创或手术摘除。但是对于常见的颈肩腰腿痛而言，特别是慢性的颈肩腰腿痛，很多情况用手术，也不适合手法复位，如以下几种情况：陈旧性错位（如多年的"闪腰岔气"所致的腰椎关节突关节紊乱）、习惯性错位（特别是颈椎和腰椎关节突关节的习惯性错位）、肥胖者、高龄骨质疏松者，局部骨肿瘤、骨结核、骨折患者等；对于上述几种不适合行手法或手术的患者，或者"落枕""闪腰"等急性微小错位的患者，根据软组织损害所致关节错位的机理，我们可以对因治疗，不强行采用手法硬性复位，而是采用弧刃针软性复位：对硬化、挛缩或痉挛的病变组织进行减张松解，降低张力，继而扩张其毛细血管和微血管，改善微循环，减少无氧代谢、促进炎症因子吸收，减少对疼痛感受器的刺激，消除疼痛，达到"通则不痛"和"软则不痛"的同时，恢复其相对生理长度、恢复重建软组织的平衡，达到软性复位的效果。

（4）骨骼肌的变短和变长：如前所述，对于变短的骨骼肌，需要针对性地拉伸；轻者，缓慢拉伸锻炼即可，为加快变长的速度，或对于拉伸效果不佳的稍重者，可采用弧刃针软组织微创闭合松解术微创拉伸治疗；严重者，可采用手术刀松解延长且恢复至一定程度后，再行科学拉伸锻炼。对于慢性的软组织损伤所致的颈肩腰腿疼痛，临床更为多见的是需要弧刃针软组织微创闭合松解术微创拉伸的患者。对于变长的骨骼肌，需要用夹板、石膏或支具固定，或通过肌肉内在收缩的强化锻炼，来使肌节缩短、肌纤维纵向挛缩，相对短缩以恢复其生理长度，而后者（通过肌肉内在收缩的强化锻炼）临床相对更适宜，特别是作者的体操（不受时间和地点限制，简单易学、易行、速效）强化锻炼的方式，更易为患者接受，属于治本的方法。

五、综合治疗原则

临床治疗软组织损伤的方法很多，每一种治疗方法都有一定的作用，但临床发现：单纯使用一种方法，比如仅使用药物，效果往往欠佳，而综合治疗缓解病痛却可以明显增加疗效。这是为什么？

这是因为：炎症、硬化、错位、骨骼肌的长度改变（变短和变长）这四大病理变化往往不单独存在；在慢性疼痛疾病中，往往还同时存在。如慢性的颈椎病，有不同程度炎症的压痛，不同程度硬化的质硬，棘突的偏歪、颈椎侧弯、生理曲度的变小或反弓等错位的高低不对称，更有颈后部骨骼肌的变长；而在腰椎管狭窄症中，压痛多不明显，甚至找不到压痛，但质硬往往很明显，且多伴有不同程度的高低不对称。治疗时，就应该根据不同的病理性质，相应采用一种或多种不同的治疗方法。

上述情况下，如果只是采用药物、理疗、注射疗法，只能消炎而不能减张松解，不能纠正错位，就会影响治疗效果。如果只是松解，虽能减张、减压，虽然也能间接通过改善微循环而消除或改善炎症水肿，虽能在一定程度上纠正错位，但局部松解也带来一定的损伤，对于一些炎症水肿明显的患者，对于需要较大刺激量松解的患者，对于局部血运较差的部位，疼痛敏感的患者，体质较弱恢复力差的患者等，往往就会产生一些疼痛，而影响患者的依从性，影响治疗效果。如果只是采用手法复位，对于早期轻度的关节错位尚可，但对于慢性错位、习惯性错位、肥胖者、合并骨病者、年高体衰者等，疗效堪忧，甚至可能造成一定的风险；对于炎症水肿、硬化挛缩等病变组织，也无直接帮助。同样，如果没有采用强化锻炼的方法，则变长无力的骨骼肌，无法有效短缩，甚至处于肌肉瘦薄或萎缩（如腰肌萎缩）状态，治疗效果就较为短暂，可能导致病痛反反复复，迁延难愈。

鉴于此，针对具体患者的不同病理基础和个体差异等，对于慢性软组织损伤等疾病，临床一般采用综合疗法。

以顽固性网球肘为例，其病理性质主要是粘连硬化，其次是炎症水肿，再次是伸肌群的变长，则其综合治疗方案如下：①弧刃针，或弧刃针联合注射；②理疗或冲击波；③药物；④强化前臂伸肌群，科学锻炼；⑤充分休息，佩戴护肘以祛除病因。其中①解决硬化，是主要的治疗方法；②③消除炎症，为辅助治疗方法；④虽为辅助治疗方法，扶正祛邪，但属治本的方法；⑤去除病因。以上诸多方法综合应用，比任何一种单一的方法疗效佳。同样，其他各种慢性疼痛疾病，也应如此。

六、讨论

引起软组织损伤，特别是慢性软组织损伤的原因比较复杂，往往内外诸多因素综合作用，主要以急性外伤后遗、慢性劳损以及风寒湿邪侵袭等甚至夹杂为常见。发病后，软组织与骨、关节之间，又可相互影响，使其病理病机变得更加复杂，如果未能早期足程正确诊治，往往逐渐转化为慢性，或使病情更加复杂，甚至加重病情。因此，治疗时要依据病理性质，早期正规足程系统诊治，在尽可能减少组织创伤、减少疼痛的情况下，选择最合适、相对最简单的方法，争取以最小的生理创伤、最少的心理干扰和最轻微的疼痛，在最短时间内使患者康复。

在临床实际工作中，患者所在的地域、年龄、体质、经济状况、文化层次、知识结构、工作生活特点、对有创治疗的接受程度等皆不相同，对于同一种病痛，其病变部位、病变组织、灶点、病理性质等又有差异，医师的临床基础、特长、观念等也不相同，因此，在明确诊断的基础上，治疗时最好能够坚持以软组织损伤的5个治疗原则（特别是"五定"原则）为指导原则，以取得最佳疗效。不要盲目遵从单纯药物原则、经济原则、图方便原则、手术原则等影响疗效。

上述五个治疗原则意义重大，不仅仅只适用于软组织损伤（筋伤、软组织疾病、颈肩腰腿痛、肌肉骨骼疼痛），对于绝大多数的疼痛疾病也适用，因此，也可以将其命名为"疼痛的五个治疗原则"。

第五章

灶点理论

第一节 关于"起止点"

众所周知，整块肌肉的外围都由结缔组织薄膜包裹，称肌外衣（肌外膜），它向肌肉两端的延续部分称为肌腱，肌腱的血运要比肌腹差。肌肉借肌腱附着于骨、软骨、筋膜、关节囊、黏膜或皮肤，肌腱没有收缩能力，但有很大的韧性和抵抗力。长肌末端的腱一般较长，呈索状或带状；扁肌的腱呈膜状，称腱膜；面肌、舌肌以及环形的括约肌、轮匝肌等也通过结缔组织附着于黏膜或皮肤；有些肌的腱很短，肉眼不能分辨。

骨骼肌收缩，通过肌腱末端附着于骨组织后应力才能被缓冲，肌腱进入骨组织前的部分，则承受着肌收缩传递来的巨大应力。这个应力，由相对于肌肉横截面积要小得多的肌腱来承担，该肌腱必然易应力集中。所以，有人认为"肌腱末端，即腱的骨附着点与腱的游离点的交界处，即整个腱承受应力最大的部位，此处（即肌肉起止点，又称为肌肉附着点、腱骨结合部、骨-腱接点、末端）为腱的高应力点"，容易造成损伤，发生末端病。临床上，《软组织外科学》中也明确指出，椎管外软组织规律性的压痛点就在肌附着处、骨骼肌肌腱的骨骼附着处，与上述理念相符合。据此理论，针对压痛点，银质针、强刺激推拿等治疗方法也广泛开展。

对于以上"起止点"理论，已获得众多学者的认可并被广泛应用在临床中，目前可以说处于相对的主导地位，但作者对之有不同看法。

一、起止点理论所不能解释的两种现象

（一）锤状指、跟腱断裂等肌腱损伤疾病

锤状指，主要是指由于末节指骨基底部背侧撕脱骨折或伸肌腱断裂，引起远端指间关节屈曲，不能主动伸指所形成锤状的一种疾病。在临床上可分伸肌腱断裂和撕脱骨折两种类型。从实际临床、上述定义和图5-1可以明显看出，即使末节指骨基底部被撕脱骨折，肌腱也不会在附着点（"起止点"、

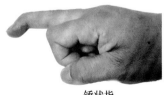

锤状指

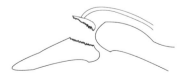

撕脱骨折型

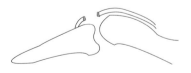

伸肌腱断裂型

图5-1 锤状指及其两种分型示意图

腱骨结合部、末端）断裂，如果肌腱断裂，只会在背离肌腱附着点一小段距离处发生断裂；并且，断裂处总会留下一个肌腱残端。

不仅是锤状指，跟腱损伤也是如此。王铭等结合MRI对28例应用微创手术的跟腱末端病患者研究发现：所有跟腱止点上2～3cm处深压痛，背伸试验阳性。白骏等对28例31病足经保守治疗无效、最终行手术治疗的跟腱末端病患者的临床及影像学资料进行总结：31足跟腱变性灶的最上端距跟腱跟骨附着点的距离长15.2～82mm，平均约（35.7±14.9）mm。

其他肌腱（肱二头肌长头腱、冈上肌腱、髌腱、肱三头肌肌腱等）断裂等损伤也是如此，损伤或断裂处距离止点总有一小段距离，总有个残端存在。

上述肌腱损伤疾病，无论在影像学上还是外科手术直视下皆可证实。

（二）临床治疗的实际

压痛点理论已获得广泛认可，无论针刀、注射、银质针、强刺激推拿，很多医师治疗疼痛都遵从这一理论，处理部位是"起止点"，但大家做的真是单纯的"起止点"吗？

实际上，如果真的只是处理"起止点"，对于常见的肱骨外上髁炎，由于肱骨外上髁部伸肌腱止点浅显位于皮下，银质针操作不仅可能产生剧痛反应，还无法留针以配合艾灸；而要想取得较好疗效，有经验的银质针医师，治疗点的选择也多不在肱骨外上髁，实际临床上，他们往往处理的是肱骨外上髁的偏前外下方，即在背离伸肌群的肱骨外上髁止点稍许处的位置进针操作；并且往往在桡骨环状韧带等处也同时进针操作。对于髂嵴部、肩胛背部诸多软组织损害的处理也是如此。

二、"起止点"的解剖

"起止点"（腱骨结合部）的连接较为复杂，较多学术文献表述不一，但简单概括起来有两种：一种是通过纤维组织附着在骨膜上，一般发生于长骨干部位，结构简单。另一种则较为复杂，分4个部分：肌腱组织、非钙化的纤维软骨组织、钙化的纤维软骨组织和骨组织；在非钙化的纤维软骨组织和钙化的纤维软骨组织之间有"潮线"相隔；除了上述主要结构，方小芳等指出末端区还有附属结构，主要包括腱围、滑囊、滑膜、脂肪垫及止点下软骨或软骨垫等部分；附属结构因末端结构所处部位和受力情况的不同而有较大区别。

三、对"起止点"解剖的推断

无论起止点（腱骨结合部）是哪一种连接，依据锤状指及跟腱末端病等肌腱损伤疾病断裂时必有残端的事实和诸多临床现象，可以推断：

（1）肌腱的力学薄弱点（或薄弱区）不在起止点，而在背离肌腱止点（肌肉附着点、骨-腱接点、腱骨结合部或末端）稍许的腱上，此力学薄弱点，如果有病变，作者称为"灶点"。

（2）由于骨骼、骨膜和肌肉的血运相对肌腱的血运较丰富，故在肌腱的两端血运相对也较为丰富，而在背离肌腱止点（肌肉附着点、骨-腱接点、腱骨结合部或末端）稍许的腱上，即力学薄弱点处，血运较肌腱的两端（止点和腱腹结合部）相对较差，故还属于缺乏血运的"贫血供区"。当骨骼肌处于工作状态（收缩或牵拉），力学的传导，使得位于"贫血供区"的力学薄弱点处相较两端更容易缺血，更容易发生组织缺血、渗出、水肿、炎症，导致其相对更容易损伤形成灶点。临床MRI显示冈上肌腱慢性损伤难以愈合的事实，直接证明了"贫血供区"不在"起止点"而在背离"起止点"稍许的"灶点"上。

四、结论

1. 尽管对肌肉起止点（腱骨结合部）损伤引起的末端病的解剖、病理改变、发病机制等的研究和认识已经相对成熟，但显而易见，对末端的定义、概念、解剖、认识和研究仍较为笼统，无法解释上述锤状指和跟腱断裂等非肌腱末端的断裂原因，无法满意解释残端的存在。

2. 肌肉起止点，只是过去理论上力学薄弱的位置，而不是事实上力学薄弱的位置。

3. 运动系统的肌腱、筋膜、韧带等骨骼附着处，即"起止点"（肌肉附着点、骨-腱接点，或腱骨结合部），其腱性组织生长牢固，结构非常坚实，肌肉收缩所传递的巨大应力又经过与之相连的骨的缓冲吸收，故临床不易损伤。

4. 肌腱断裂的位置，无论劳损还是跌扑闪挫，临床事实表明，都不会在"起止点"（肌肉附着点、骨-腱接点、腱骨结合部或末端），除非人为刻意地用刀残暴地剔刮。

5. 同样，对于非断裂性的跌扑闪挫后遗或劳损等所致腱的损伤，虽然力学的传导也可以到达"起止点"，但更容易受到损伤的是在背离肌肉"起止点"（肌肉附着点、骨-腱接点，或腱骨结合部、末端）稍许的腱上，而不是肌肉"起止点"。

6. 肌肉"起止点"（肌肉附着点、骨-腱接点、腱骨结合部或末端），往往结构坚固，是相对健康的组织，不建议作为治疗点，以免对其造成损伤。治疗软组织疾病，不提倡"只要针刺，就一定要松解起止点"，也不提倡"只要针刺，就一定要触及健康的骨膜"，更不提倡要"刺骨"甚至须达"骨髓腔"。

7. 尽管肌肉"起止点"也可以产生病理改变，其病理改变虽然也相对较为复杂，但在临床上，其临床重要性比不上继发灶点，更比不上原发灶点，其X线顶多可能表现为牵拉性骨赘。

8. 临床治疗时，治疗点的选择，应该多选取那些肌肉肌腱容易发生损伤、容易发生病理改变的位置，即在背离肌肉起止点（肌肉附着点、骨-腱接点、腱骨结合部或末端）稍许的灶点。

一般对于肌腱较短肉眼不可见者，灶点多位于背离起止点稍许的位置，临床常见；对于肌腱较长成索状、带状或膜状者，灶点多距离止点有一小段距离，如跟腱损伤、冈上肌腱断裂、肱二头肌长头腱断裂等；但不管是稍许，还是有一小段距离，皆统称稍许，即在背离肌肉起止点（肌肉附着点、骨-腱接点、腱骨结合部或末端）稍许的位置。

第二节　灶点的基础理论

一、灶点的概念

运动系统的肌腱、筋膜、韧带等骨骼附着处，统称为肌肉附着点，即起止点，又称为骨-腱接点、腱骨结合部、腱附着或末端。

如前所述，在稍稍背离肌肉起止点的位置，或者说在稍稍背离肌肉附着点的位置，为肌腱力学的薄弱点，临床极易损伤，该点也是我们临床常用治疗点的选定位置，该位置如果无病变、无症状，则是健康组织，只是个"点"，临床无须处理，以避免造成不必要的损伤；该位置如果有病变并引起症状，作者则称为灶点，临床触诊时一般多有不同程度的压痛或（和）质硬，按压或针刺（如弧刃针）刺激时，常可引发患者症状的变化，是治疗骨骼肌、肌腱、筋膜、韧带等退行性病变（特别是软组织损伤、肌肉骨骼疼痛或颈肩腰腿痛）的关键。

需要指出的是，对于腱鞘炎，需要处理的病变组织不是肌肉肌腱，而是鞘韧带，那么腱鞘炎的原发灶点就是稍稍背离鞘韧带附着点的位置；腕管综合征、踝管综合征等亦然。

除了上述的在稍稍背离肌肉起止点的灶点，临床上还有一类灶点，是由于局部针刺或按摩或手术等医源性的损伤、创伤、慢性劳损等原因，导致相应的肌腹处也出现继发性的组织损伤疼痛，形成继发灶点。与继发灶点相对的，在稍稍背离肌肉起止点的灶点，又称为原发灶点。

无论原发灶点还是继发灶点，皆统称灶点。

二、灶点的分类

对于一种疾病，引起主诉疼痛的灶点我们称为该病的关键灶点，关键灶点往往是引起主诉疼痛的主要原因，关键灶点可以为一个，也可以为多个；原发灶点往往都是关键灶点，少部分非劳损性的、创伤手术按摩等医源性的继发灶点也可能为关键灶点；如果处理完关键灶点后，患者症状明显减轻（病情改善程度评分，50%≤WPIS），但仍有小部分症状（病情改善程度评分，30%≤WPIS＜50%），则还需要处理该病的卫星灶点；若卫星灶点处理后，症状仍有些许残留（病情改善程度评分，10%≤WPIS＜30%），则还需要处理该病的边缘灶点；还有些灶点，虽然质硬或压痛明显，也属于病变组织，但不一定是本病灶点，如果处理则对主诉无帮助，我们称为他病灶点。

其中，在局部触诊时，对于以压痛或出现放射痛等异常感觉为主的灶点，称为压痛灶点；对于质硬为主的灶点，称为质硬灶点。其中有一部分质硬灶点往往因远离疼痛部位不容易被发现和重视，这一部分质硬灶点多属于隐性灶点；隐性灶点在按压时，临床上常常既不拒按、也不喜按，更没有呈电击样、麻、木、痒等特殊症状，没有任何明显异常的感觉，但治疗时却需要处理。对于既有质硬，又有压痛或舒适感等异常感觉的灶点，称为混合灶点。一般有舒适感的灶点多为质硬灶点。

和前述的有组织病变的灶点不同，临床上还有一类健康组织，局部组织可能没有病理改变，但临床为了矫形、美容或医疗，有时需要处理其背离起止点稍许的位置，我们称为健康灶点。如青少年含胸驼背，胸大肌、胸小肌相对短缩但却并无病变，也未直接引起疼痛症状，但如果要矫正，就需要以弧刃针等松解胸小肌喙突健康灶点和胸大肌锁骨及肱骨健康灶点为主，辅助配合锻炼强化颈背部肌肉。再如，"大脸"者，需要处理咬肌的健康灶点为主，辅助配合软食及特殊训练以弱化咬肌。肌肉健康灶点的位置和原发灶点的位置相同，皆在稍稍背离运动系统的肌腱、筋膜、韧带等骨骼附着处，但所不同的是，后者局部组织无病变，而前者有病变。再如，腹部肥胖患者健康灶点的位置在皮下浅筋膜的脂肪，或者说腹部皮下脂肪就是该肥胖患者的灶点，可以采用弧刃针依据经络理论减肥，也可以采用弧刃针刺扫或扫散的方法直接松解浅筋膜、破坏脂肪细胞治疗。

三、灶点的拓展

临床上，无论原发灶点、继发灶点还是健康灶点，以及后述的广义灶点、狭义灶点等，灶点所在的肌肉、肌腱、韧带、腱鞘、筋膜、脂肪垫、滑膜等宏观的病变组织，皆简称为灶肌。而宏观的病变组织中的微观的、局部的、具体的、纯粹的病变处，体积较小的我们称为灶点，较多小的灶点可以累积汇合分布，形成灶线、灶环、灶团、灶面、灶囊、病灶区。

灶线：由于骨骼肌有一定的宽度，故在其稍稍背离附着点的位置，诸多小的灶点形成了虚拟的一条线（如股四头肌远端）或多条线（如背阔肌的后正中线、髂嵴线、肋骨线、肱骨线），成为骨骼肌灶线。

灶环：诸多灶线相连可以形成灶环，如：①在下项线、乳突下缘、下颌支后缘、下颌角、下颌体下缘所附着的诸多肌肉的灶线，形成了一个闭合的头颈灶环；②髌骨周缘诸多的韧带肌肉等的灶线，形成了一个髌周灶环等。

较多小的灶点汇聚，可复合而形成大的灶团（如硬结、条索、跗骨窦内的炎症组织等）。

较多小的灶点或灶线汇聚，形成较大的灶面（如全斜方肌炎、鹅足腱炎，但治疗时我们仅仅在其灶线上处理关键灶点即可；再如带状疱疹后神经痛，灶点往往呈带状分布，形成带状灶面；再如两块重叠肌肉肌腹之间广泛大面积的粘连），或灶囊（如关节滑膜炎，病变的关节滑膜皆为灶点，形成灶囊；如囊肿；再如神经干、丛、节周围的脂肪结缔组织等），或更大面积多个层次的病灶区（比如颈椎病引起的长期慢性疼痛，椎旁各个层次的灶点可形成大的病灶，甚或块状分布，而形成大面积板结的病灶区）。病灶区常不仅仅局限于背离肌肉附着端的原发病灶位置，而是常可扩大波及病变肌肉。根据其病变触诊特点，又分为压痛病灶区、质硬病灶区、混合病灶区。

治疗时，对于这些较大的病灶或较大面积的病灶区，一般来说，针头很小的弧刃针的进针点选择需要视情况而定：①面面俱到：对于带状疱疹后神经痛，弧刃针需要在全部痛区皮下刺扫或扫散；②不一定面面俱到：即不必要非得密刺，关键灶点松解即可，如轻中度的"富贵包"，四根弧刃针对刺或联合棘突旁线松解即可；再如肩井部中斜方肌损伤大面积疼痛，一般处理同侧斜方肌颈5～胸1棘突旁灶点即可；③较大的硬结、板结如果引起症状明显，需要弧刃针全面、足疗程和系统处理灶点，必要时可能需要外科手术治疗。

实际临床时，对于需要处理的有外伤的皮肤（如刀伤、烫伤等形成瘢痕，导致关节强直）、皮下脂肪、关节滑膜（如病变的膝关节滑膜炎）、突出的髓核、肥厚的黄韧带、骨化的后纵韧带、增生的上下关节突、损伤或移位的半月板、静脉曲张、血管畸形、神经瘤等，虽然其病理生理、发生机理或意义不尽相同，但也可以依据上述分类方法而相应予以判定为灶点、灶线、灶环、灶团、灶面，或更大面积的病灶区，作者将上述这些称为广义灶点；与之相对的是狭义灶点，包括稍稍背离肌肉附着点的原发灶点和位于肌腹处的继发灶点。

在诸多灶点中，原发灶点的临床意义最为重要。因此，我们以后文中所述的"灶点"，也是在学术交流、各种会议、培训班所说的"灶点"，一般指原发灶点，即在背离肌腱起止点（肌肉附着点、骨-腱接点、腱骨结合部或末端）稍许的腱上，如果有病变，则该点为灶点，又称为"新阿是穴"。

临床中，无论弧刃针，还是手法、强刺激推拿、注射、针刀、埋线、银质针、干针疗法等，治疗点的选择都应该遵从上述规律，触诊寻找选取灶点。

对于临床常见的骨关节炎或关节滑膜炎，其病变组织主要是关节囊，更具体地说是关节的滑膜（形成了灶囊），由于其形成了一个封闭的囊性腔隙（关节腔），故其灶点命名为"灶囊"；但因此类疾病需要采用弧刃针疗法注射和抽液的机理，需要将消炎镇痛液或臭氧等注射进关节腔或将关节积液抽出关节腔，故其灶点也可直接命名为"关节腔"，更为同道熟悉，也便于交流。同样的，对于囊肿，其灶点也可命名为"囊腔"；对于腰部常用的穿刺注射部位，"椎板间孔"和"腰侧隐窝"也可以作为灶点命名。

四、灶点的命名标准

根据所在的病变组织及其解剖位置的不同，每一个灶点都可有一个或多个固定的名称；当然，不同的灶点名称也不同；命名的标准为"病变组织名称＋背离起点或止点部位稍许＋灶点，"如"肱二头肌短头背离喙突稍许灶点"；但由于文字较为冗长，通常简化为"病变组织＋起点或止点部位＋灶点"，如"肱二头肌短头喙突灶点"或"肱二头肌喙突灶点"。

在脊柱上，由于竖脊肌等伸肌群结构复杂，一些肌肉通常规律地附着于棘突尖端、棘突侧端、椎板关节突、横突、肋角等，同样，为了简化命名，通常根据骨性标志名称直接命名为"棘突尖端灶点""棘突侧端灶点""椎板灶点""关节突灶点""颈椎横突前结节灶点""颈椎横突后结节灶点""横突尖灶点""肋角灶点"等。

五、灶点的相对性

不同疗法，灶点各有所侧重，因而灶肌相应有所不同。如对于颈椎间盘突出症、腰椎间盘突出症、腰椎管狭窄症等，弧刃针疗法不仅仅只重视局部，还倾向于整体调理，偏重治本，即处理引起椎间盘突出的损伤了的椎旁周围软组织；而外科手术、注射疗法等则相对直接，更偏重治标，即直接处理责任椎间盘（如髓核摘除术），或者处理责任的神经根（如侧隐窝注射、骶疗），或者同时处理增生的骨赘或上关节突等（如采用椎间孔镜微创手术时，复杂者需要采用偏心环锯、骨刀或磨钻）。那么，如果采用外科手术或椎间孔镜治疗，突出的髓核为灶肌；如果采用注射疗法，炎症水肿的神经根为灶肌；如果采用弧刃针治疗，则需要处理周围病变软组织的灶点。但为了减少手术的风险，减少术后复发，对于需要手术的腰椎间盘突出症，应该采用标本兼治的方法，采用弧刃针松解脊柱周围软组织的原发灶点，微创椎间孔镜或射频处理髓核灶肌，再如颈、腰椎小关节错缝，如果采用传统扳法治疗，错位的关节就是灶肌；如果采用弧刃针疗法，损伤了的椎旁软组织则为灶肌。

众所周知，80%以上的神经根型颈椎病、腰椎间盘突出症、腰椎管狭窄症等，采用传统的非手术疗法，不需要手术即可临床治愈。而据作者个人经验，80%以上有手术指征的神经根型颈椎病、腰椎间盘突出症、腰椎管狭窄症，采用弧刃针标准疗法，简单处理椎旁软组织的灶点，皆可临床治愈；同样，对于新发膝骨关节炎等，采用弧刃针标准疗法，大约90%以上有手术指征者皆可明显缓解症状，从而不需手术或延迟手术。

因此，根据作者软组织疾病的四阶梯原则，在微创或手术之前，建议先采用弧刃针标准疗法，当确定疗效欠佳时，再考虑微创或手术。

六、灶点的特点

根据前述与二十余年临床经验的总结，灶点具有以下特征。

（1）病理特点：炎症、硬化。

（2）触诊特点：临床多表现为不同程度的压痛（轻度压痛、中度压痛、重度压痛、剧痛）或舒适感等，和（或）大小不一、程度不一、层次深浅不一的质硬（稍软者如同鼻尖、稍硬者如同前额、严重者如钢似铁，穿刺针也不能刺穿），多伴有棘突的偏歪、颈椎侧弯、生理曲度变小或反弓、高低不对称等。

（3）解剖特点：原发灶点一般不在肌肉的起止点，而在稍稍背离肌肉的骨骼附着点，或者称为稍稍背离肌肉起止点的位置；而长期灶点的病变、创伤、医源性的损伤等，往往会导致相应的肌腹处出现继发性的损伤疼痛，形成继发性灶点。

（4）疗效特点：手法（按、捏、拨、揉等）、针刺、弧刃针、针刀、注射等各种方法应用，皆有效。对于少部分疾病，可能一个孤立的灶点用一支弧刃针即可解除病痛；但是对于很多颈肩腰腿疼痛疾病，往往有着较多的灶点需要同时处理，如果只处理部分灶点，或者处理灶点的方法不合适，则症状可能仅有部分改善。

（5）疾病特点：不仅对疼痛性疾病有效，对于非疼痛性疾病同样有效，如软组织损伤引起的眩晕、头昏头沉不清醒、颈源性心悸、腰椎骨折引起的腹胀、性功能减退、神经卡压引起的麻木、肌力障碍、重症拇指腱鞘炎引起的关节强直、部分的颈源性高血压、部分的2型糖尿病等，皆效果明显，甚至立竿见影。

（6）分布特点：不同疾病、不同病变组织的不同灶点，往往累积汇合形成一定的分布规律，并形成灶线、灶环、灶团、灶面、灶囊、病灶区等。

（7）形成特点：从20年的临床经验总结出来，并经过临床疗效验证。

（8）存在的层次深浅不一：浅者甚至为皮下，中者可以位于肌肉之间，深者可以达骨。对于非外伤后遗的慢性软组织损伤，病灶一般位于肌层，特别是浅层肌肉。

（9）大小不一：较小者，如粟米，质硬明显者可称为结节；稍大者，如黄豆、花生、枣或更大，质硬者称为硬结、条索；广泛且质硬者，作者则称为板结（如颈腰部广泛质硬）。

（10）必然有血循环的异常：一般地说，肌肉越软，组织越疏松，血运越丰富；肌肉越硬，组织越致密，硬化越明显，血运越差；压痛明显，则必然局部充血，炎症水肿明显。

（11）多"喜暖恶寒"或"喜寒恶暖"：对于质硬灶点和混合灶点，多见于慢性疼痛，多以硬化挛缩和错位等病变为主，这些病变组织致密、血运差，遇冷时其毛细血管收缩，血循环障碍而易疼痛不适，遇热则刚好相反，血液循环改善而疼痛缓解或舒适。对于水肿明显的压痛灶点，则刚好相反。

（12）多有深筋膜的增厚：必然伴有所在位置的深筋膜（肌肉的附属结构）的增厚（部分在超声下可见高回声）、硬化、挛缩。

（13）可以标准化操作：对于原发灶点，由于其稍稍背离肌肉起止点，而这些起止点，位置往往都是固定的，因此，原发灶点的位置也是大致固定有规律可循的；又由于肌肉、肌腱和韧带的走行方向和层次是固定的，因此，对于每一个灶点，也包括继发灶点，在弧刃针操作时，刀口线的方向、进针的角度、进针的层次深浅等也都是固定的，完全可以标准化操作；灶点手法治疗时，无论是无痛灶点手法，还是强刺激灶点手法，也同样可以标准化操作。

（14）灶点分类：灶点、原发灶点、继发灶点、压痛灶点、质硬灶点、混合灶点、隐性灶点、关键灶点、卫星灶点、边缘灶点、本病灶点、他病灶点、狭义灶点、广义灶点、健康灶点、灶线、灶环、灶团、灶面、灶囊、病灶区等。

（15）无一定数目。

第三节　灶点理论的历史渊源

一、关于"阿是穴"的起源、腧穴的分类

灶点理论（新阿是穴理论）的产生，离不开传统的"阿是穴"与腧穴。"阿是穴"、腧穴和经络是如何起源与形成的，目前有着较多观点和争议，在此不再赘述，而依据现存的医史资料尚难以确考，但从现代科学认识论和辩证法的角度出发，从简单到复杂，从现象到本质，综合现有文献，作者认为：

在远古时代，通过实践和经验积累，劳动人民发现，当人身体某一部位发生疾病时，在病痛的局部按压、叩击、砭刺等，可以减轻或者消除病痛，虽然在当时还没有关于"阿是穴"的命名，但此"以痛点为治疗点"（即后世的"以痛为腧"）的认识，应该就是"阿是穴"的起源，也是后世腧穴的起源，更是灶点、反应点、压痛点、激痛点等的起源；显而易见，在这里也应该指出的是，人们对痛点、"阿是穴"的认识要早于腧穴。

随着对"以痛点为治疗点"了解的逐步深入，人们发现，很多治疗点位置相对固定，并有一定的功效和主治的病症，于是就把这些位置予以定位描述、命名和功效总结，这应该是腧穴发展的重要一步。也有人认为，前述"以痛点为治疗点"的认识是腧穴发展的第一阶段，而"将之位置予以定位描

述、命名和功效总结"是腧穴发展的第二阶段。

而对"阿是穴"的认识，虽然事实上发生在腧穴之前，但实际上却反而滞后于腧穴及经络，其文字性的记载，首见于唐朝孙思邈的《千金要方》："有阿是之法，言人有疼痛，即令人捏其上，若里当其处，不问孔穴，即得便快或痛处，即云阿是。灸刺皆验，故曰阿是穴也"。

人们对"阿是穴"了解和认识的过程中，随着对腧穴主治作用认识的不断深化，人们还发现按压刺激这些阿是穴或腧穴，不仅在局部，还可以在远位产生一些感传现象，于是，由穴位孤立的"点"逐渐推演到通过经络与脏腑相通的"线"；而对那些位置固定、具有一定名称和一定主治作用、却不归属于十四经的腧穴，简称为奇穴。和部分"阿是穴"一样，有些奇穴也被补充到十四经穴中，成为经穴发展的来源。

随着研究的进一步深入和细化，随着历代系统的总结、分析归纳和临床经验的积累，古代医家逐步又将更多的腧穴分别归属各经，逐步提出并发展、完善起一套完整的经络理论；中国的针灸学就是以之为理论基础而不断发展、成熟、进步到今天的。

对于经络腧穴理论，或者说经络理论，不少学者采用各种现代科学方法进行研究，虽然取得了一些成绩和成果，但至今仍难以明晰，其机理更是难以言明，因此其理论受到了较多的质疑，其发展也受到了前所未有的挑战。但不可否认的是，作为无数临床经验的总结和传承下来的经络理论，作为主流，至今还在指导着针灸和推拿学科的临床实践，并且对较多数疾病的确有效。

从以上内容明显可以看出，中医的经络理论，实际上源于对"阿是穴"的认识，但随着从远古、原始社会到奴隶社会、封建社会的进步，无数医家的经验总结和传承，正统的经络腧穴理论也开始逐步建立并完善，被历代医家沿用至今；而与之相对的是，虽然阿是穴被纳入经络理论，但由于经穴和奇穴的强大，"阿是穴"理论在中国更多地是被忽略、被遗忘、被断档。

但需要指出的是，自《千金要方》问世后，"阿是穴"的临床应用虽渐趋广泛，但在相当长的一段时间内，对其认识却十分混乱，或将其归入"奇穴"中，或将所有奇穴皆归入"阿是穴"中，或满目"经穴"却不见"阿是"，将其忽略遗忘。但不可否认的是，自《千金要方》首次提出"阿是穴"后，其独立于经穴和奇穴之外的倾向就逐步开始了。

直到1955年，叶劲秋在《针灸述要》中开始列有专篇对"阿是穴"进行论述，并称："人体上究有多少穴道，这是无从计数的。因为正穴之外有奇穴，奇穴之外有阿是穴。"首先提出腧穴可分为"正穴"（即经穴）、"奇穴"和"阿是穴"。1957年江苏省中医学校（南京中医药大学之前身）针灸学科教研组编著的《针灸学》，明确将腧穴分成"阿是穴"、经外奇穴和十四经腧穴3类（"十四经腧穴"后简称为"经穴"），"阿是穴"方正式成为腧穴的分类之一。

此后，作为经络理论的重要组成部分，"阿是穴"理论开始越来越多地被重视、被研究，将腧穴分为3类也得到众多针灸学家的认同，各版主流《针灸学》教材、各种中医论著、辞典，至今依然将"阿是穴"作为腧穴分类之一，《辞海》也在"阿是穴"条下注明其是针灸腧穴分类名。

二、关于"阿是"

有学者认为，"阿是"古与"阿氏"通用。但"阿是"和"阿氏"，古文献中皆零星可见，从有限的语境中很难把握其准确内涵。

古医籍中，"阿是"一词最早见于南朝梁时陶弘景所著《本草经集注》："所谓出于阿是，或田舍试验之法，殊域异识之术。如藕皮散血，起自疱人；牵牛逐水，近出野老"；现存古代非医文献中，也有"阿是（阿氏）"的相关记载，值得重视。最早见于三国时期魏国钟繇所书小楷法帖《宣示表》中："尚书宣示孙权所求、诏令所报，所以博示，逮于卿佐，必冀良方出于阿是，兕荛之言可择廊庙，况繇始以疏贱，得为前恩"。

"阿氏"一词在古医籍和非医籍中均有记载，东晋《宋书·武三王传》有文："何尝不愿闻善于舆隶，药石于阿氏哉？"日本丹波康赖《医心方·治紧唇生疮方》卷五：《小品方》治紧唇方。俗谚言：良方善技，出于阿氏。高文柱在校注华夏出版社丹波康赖的《医心方》时对"阿氏"的注释："阿氏，犹言'某氏'。'阿'在氏前，表示不定之人"。

通过以上记载，根据所在的语境所提供的线索，目前对"阿是"有多种不同角度的理解，颇具争议：

第一，"阿是"是一种对疼痛的反应。"阿"即惊叫声"啊！！"，"是"为对医师的问答"是这里吗？"的回答。《汉书·东方朔传》的"今人痛甚则称阿云云"，1987年版上海科学技术出版社的《针灸学辞典》对"阿是穴"的定义即为："阿是穴……意指按捏其病痛部位，患者感到舒适（快）或疼痛处，就可以作为针灸的穴位。'阿'，原是对痛感的惊叫声"，在此基础上，有学者又进一步释"阿是"，为医师在寻觅灸刺部位时的问语，即"是不是"之意。

第二，指称那些能建言献策、为国家"疗疾治病"的大臣，其命名依据可能源自上古汉语人名或官名"阿氏"，是一种专名的泛化引申用法。如晋·虞溥《江表传》：至于今者，学识渊博，非复吴下阿蒙，《资治通鉴》卷六十六《孙权劝学》：卿今者才略，非复吴下阿蒙。

第三，泛指民间、下里巴人、乡野百姓，如，陶弘景所著《本草经集注》："所谓出于阿是，或田舍试验之法，殊域异识之术。如藕皮散血，起自疱人；牵牛逐水，近出野老"。而《千金要方》载："有阿是之法，言人有病痛，即令捏其上，若里当其处，不问孔穴，即得便快成（或）痛处，……"中的"阿是之法"，也可以理解为现代人所说的：用以寻找能缓解病痛的简易的民间方法、土方法，一般人都可掌握。"阿是穴"，则是运用"阿是之法"所寻找得到的灶点、疾病的外在反应点、解除病痛的开关、腧穴。

第四，用于普通人的姓氏前，表示某一个不确定的人。如高文柱在校注《医心方》时对"阿氏"的注释："阿氏，犹言'某氏'。'阿'在氏前，表示不定之人"。

针灸古籍中，"阿是"主要见于"阿是穴"和"阿是之法"等处。而现有对阿是概念的解释和探讨，依据多局限于医学文献的范畴，对其认识难免不足。通过梳理文献，综合分析对比"阿是"含义，或可更好理解"阿是穴"。

三、关于"阿是穴"及"阿是之法"

"阿是穴"的命名和选穴方法、适应证、治疗方法、取得灵验的效果，首见于唐朝孙思邈的《千金要方》："有阿是之法，言人有疼痛，即令人捏其上，若里当其处，不问孔穴，即得便快或痛处，即云阿是。灸刺皆验，故曰阿是穴也"。不难理解，从上文看出，作为经络腧穴理论中一类特殊的腧穴，阿是穴的选穴方法（即阿是之法），要依据《千金要方》，一般多在病患局部按压舒适处或疼痛处选取，即在"按之快然"或"按之则痛"处选取。

追本求源，其实这种阿是穴的选穴方法及治疗方法，早已包含于《内经》各篇中，《灵枢·经筋篇》曰："以痛为腧"，《素问·缪刺论》曰："疾按之应手如痛，刺之"，《素问·骨空论》曰："切之坚痛如筋者，灸之"，《灵枢·五邪》"以手按之，快然乃刺之"，上述描述均可视为阿是之法的前身，说明"痛""快""坚"等特殊感应处，皆可作为阿是穴应用；综上，可以说，《黄帝内经》奠定了"阿是穴"的理论基础。

后世很多医家根据自己的临床经验，提出了一些其他新的名称：元代王国瑞撰写的《扁鹊神应针灸玉龙经》和明代吴昆的《针方六集》中的"不定穴"，表述这一穴位的位置不是固定的，是根据患者的疼痛点来确定的；日本医学书籍中则称为"扪当穴"，说明取穴位置是根据医师以手寻疼痛处而选定穴位治疗的；明代楼英《医学纲目》的"天应穴"，还有的医书称为"神应""痛应"等名称；以上这些不同的名称，都是从不同角度对孙思邈记载的"阿是穴"的进一步诠释。

到了近现代，基于对"阿是穴"的传统认识，"阿是穴"由于应用更加广泛而有了更多的表现形式、更多新的名称和新的内涵，如"扳机点""阿是刺灸点""敏感点""有效点""阳性反应点""热敏点""腧穴敏化""反阿是穴取穴法""激痛点""灶点"等；而关于"阿是穴"的定义也因此不断发展演变。陈波等在2014年第2期《四川中医》《阿是穴发展历程考》一文中就详细论述了1957～1987年各版针灸教材对"阿是穴"的不同定义，从中明显看出，"阿是穴"的定义明显不同且其内涵在不断扩大。

四、"阿是穴"的特点

（一）古典"阿是穴"的特点

综合古典医籍，关于古典"阿是穴"的特点主要如下：

1. 以病痛为基础，依附于病痛　无论《灵枢·经筋》的"以痛为输"，还是《千金要方》的"有阿是之法，言人有病痛即令捏其上，若果当其处，不问孔穴，即得便快成（或）痛处，即云阿是。灸刺皆验，故曰阿是穴也"，在古代，"阿是穴"皆针对的是疼痛疾病。无论是骨科疾病、软组织病变、内科疾病、五官科疾病、妇科等各种病变，只要引起疼痛，只要符合"阿是穴"的基本特征和含义，皆可视为"阿是穴"。只是到了近现代，对"阿是穴"只知皮毛、认识不足等诸多原因，导致"阿是穴"真假不辨、称谓泛滥。

2. 压痛点，"按之则痛"或"病痛局部"处　以病痛局部或压痛点作为穴位进行治疗，有以下记述：《素问·缪刺论》"疾按之应手如痛，刺之"，《灵枢·经筋》"治在燔针劫刺，以知为数，以痛为输"，《素问·调经论》"血气与邪并客于分腠之间，其脉坚大，故曰实，实者外坚充满，不可按之，按之则痛"，《素问·骨空论》"腰痛不可以转摇，急引阴卵，刺八髎与痛上"。

"阿是穴"虽首见于《千金要方》，但其含义是由《内经》发展而来，《灵枢·经筋》篇最早提出："以痛为输"，很多学者认为这是指"以痛点或压痛点作为针灸治疗的选穴部位"，但《内经》通篇未见"阿是穴"3个字。

对"以痛为输"的释义，和对"言人有病痛即令捏其上，若果当其处，不问孔穴，即得便快成（或）痛处，即云阿是"中"言人有病痛即令捏其上"的释义，后人有较多不同的理解。但从临床经验角度出发，"若果当其处……灸刺皆验"，一般指的多是病变部位。

众所周知，痛点不一定有压痛，也不一定是病变部位，如椎间盘突出症引起的足痛，如果此时在足痛处治疗往往无效，无法"灸刺皆验"；而压痛点虽不一定就是痛点，但一般是病变部位。因此，作者对"以痛为输"的个人理解更倾向于"压痛点"。

当然，上述的压痛点，只是简单表示字面的含义，指的是广义的压痛点，泛指人体上一切有压痛的点；临床中，还有一类狭义的压痛点，由宣蛰人教授在《软组织外科学》中提出，一般特指肌肉在骨骼的附着处，即肌肉起止点，与广义的压痛点不一样，但从属于广义的压痛点。可以说，狭义压痛点是"阿是穴"的具体化，是寻找"阿是穴"方法，是阿是之法的补充。

3. 按压舒适，"按之快然"处　"邪在肺……取之膺中外腧，背三节五藏之傍，以手疾按之，快然，乃刺之"（《灵枢·五邪》）。《素问·调经论》："寒湿之中人也，皮肤不收，肌肉坚紧，荣血泣，卫气去，故曰虚，虚者聂辟，气不足，按之则气足以温之，故快然而不痛。"

4. 特殊反应处　《素问·骨空论》云："切之坚痛，如筋者灸之。"

5. 热感处　《素问·举痛论》："寒气客于背俞之脉……按之热气至，热气至则痛止。"临床以出现特殊热感的点为穴进行治疗。

6. 无固定名称，亦无固定位置处　因其非经穴、非奇穴，又无固定名称，亦无固定位置，而是以压痛点或病变部位或其他反应点等作为针灸施术部位的一类腧穴。

（二）当代"阿是穴"

1. 背景　在过去，由于"经济落后、文化和交通欠发达，传承的教学方式，欠缺学术交流、内涵简单、欠缺明晰"等诸多原因，很多医师对"阿是穴"认识不足，导致不同称谓泛滥。

2. 定义　实践是检验真理的标准，到了近现代，随着国家对中医政策的扶持，针灸在全世界的热潮，针灸的有效性受到越来越多的认可，人们也开始越来越多地采用现代医学关注和研究针灸。对"阿是穴"的研究也越来越多，"阿是穴"的定义及其内涵也不再局限于"以病痛为基础，依附于病痛"，不仅应用于骨科疾病、软组织病变、内科疾病、五官科疾病、妇科等各种病变，亦可用于外科手术止痛、戒毒脱瘾以及保健等，且对症状改善和体征具有一定疗效，受到临床医师的欢迎。"阿是穴"的内涵也在逐步扩大、完善，其定义虽有较多争议，但也开始越来越明晰。

赵吉平、李瑛主编的《针灸学》对"阿是穴"的定义如下："阿是穴，又称天应穴、不定穴、压痛点等，指既无固定名称，亦无固定位置，而是以压痛点或其他反应点作为针灸施术部位的一类腧穴。阿是穴多位于病变附近，也可在与病变距离较远处。阿是穴无一定数目。"

王华、杜元颢主编的《针灸学》全国中医药行业高等教育"十二五"规划教材，对"阿是穴"的定义如下："阿是穴，是指既无固定名称，亦无固定位置，而是以压痛点或病变局部或其他反应点等作为针灸施术部位的一类腧穴，又称天应穴、不定穴、压痛点等。"唐代孙思邈的《千金要方》载："有阿是之法，言人有疼痛，即令人捏其上，若里当其处，不问孔穴，即得便快或痛处，即云阿是。灸刺皆验，故曰阿是穴也"。阿是穴无一定数目。

3. 当代阿是穴的新内涵及其定位方法

（1）新内涵：从上述两本最新《针灸学》规划教材的权威定义中可以看出，和古典"阿是穴"的特点相比，当代"阿是穴"的定义和以往的部分内涵有所改变，并且又增加了新的内涵，其核心特点如下：

1）不再"以病痛为基础，依附于病痛"。

2）以"压痛点或其他反应点作为针灸施术部位的一类腧穴"。

3）无固定名称，亦无固定位置。

4）又称天应穴、不定穴、压痛点等。

5）无一定数目。

（2）定位方法：关于当代"阿是穴"的寻找定位方法，一般文献皆述寻找疼痛、条索、肿痛、痉挛、粘连等病理反应处。在骨与软组织病变中，病变部位相关的肌肉、筋膜是"阿是穴"主要选择部位；皮肤科疾病的病变局部皮肤更是病灶所在，即"阿是穴"所在；内科病和头面五官疾病则较难统一取穴规律，治疗方法以针刺为主。

第四节　灶点与"阿是穴"的联系和区别

一、联系

1. 起源相同。

2．皆来自临床实践。

3．"阿是穴"和灶点一样，面积较小，皆是个"点"。

4．灶点理论以"阿是穴"理论、压痛点理论等为基础，丰富了"阿是穴"理论。

5．皆需要触诊寻找。

6．"阿是穴"理论从属于针灸学，目前广泛应用于针、灸、推拿、注射等临床治疗手段，而灶点理论目前更多应用于疼痛疾病的弧刃针疗法；从属于新针灸的弧刃针，相信在未来被更多同道熟悉后，也会更广泛地应用于临床。

7．基于上述理由，可以得出结论：灶点实际上就是一种特殊的阿是穴，或者说是一种"新阿是穴"；而灶点理论，也可以称为"新阿是穴 - 灶点理论"，或者"新阿是穴理论"。

二、区别

从灶点的15大特点，古典"阿是穴"6大特点，结合最新《针灸学》当代"阿是穴"定义，区别如下：

1．理论基础不同　虽然当代"阿是穴"在古典阿是穴的基础上内涵有所扩大，但其本质基础仍然是建立在经络腧穴理论的基础上；而灶点是建立在人体解剖学和病理学基础上的。

2．"阿是穴"和新阿是穴一样，面积皆较小，只是个"点"但灶点理论认为：较多的灶点汇合集聚，可以形成灶线、灶环，甚至较大面积的灶团等"广义灶点"。

3．"阿是穴"多指的是体表的"点"，且不一定是病变组织，可能只是一个"部位"，在针刺操作时，虽涉及皮肤、肌肉、肌腱、血管与神经等多个层次，但只追求"得气"，而没有精准的层次位置解剖；而灶点（新阿是穴）多有一定的层次和深度，且是病变组织，一般有精确的解剖定位，弧刃针操作时，进针方向、刀口线方向有固定规律，每个灶点操作一般都可以标准化。

另一方面：灶点一般多在稍背离肌肉、肌腱、筋膜的附着点处。治疗时，一定要精准诊断，明确灶点所在的组织层次及其精确定位，以确定针刺操作的深浅、方向和不同针法的应用，只有精准操作，深浅适宜，直达病所，才能不伤正气，不伤健康组织，取得良好的疗效。《素问·刺齐论》也强调："刺骨者无伤筋，刺筋者无伤肉，刺肉者无伤脉，刺脉者无伤皮，刺皮者无伤肉，刺肉者无伤筋，刺筋者无伤骨"。

4．和当代的、古典的"阿是穴"不同，灶点理论认为：灶点（新阿是穴）所包括的内涵更多，它不仅仅可能是阿是穴、经穴、奇穴，也可能是腧穴之外的"穴"；它不仅仅有"以快为腧"和"以痛为腧"的灶点（压痛灶点），还有"以硬为腧"的灶点（质硬灶点）等，更有"既痛又硬"的混合性灶点，和"按压时出现症状变化"的灶点，还有"以高为腧"的灶点（错位的"高点"处往往也分布着灶点），有病变但压痛不明显、或远离疼痛部位且压痛不明显、或引起症状变化的"隐性灶点"。治疗时，弧刃针等不仅仅只是处理"压痛灶点"，对于质硬灶点、混合性灶点、隐性灶点等也需要同时处理。

5．位置不同，名称不同：无论古典"阿是穴"理论还是当代"阿是穴"理论，皆"无固定位置"且"无固定名称"；而灶点则多有一定的分布规律，根据解剖可有一定的名称：灶点多稍稍背离肌肉起止点，因而可分别有不同的名称，如胸小肌外侧（原发）灶点、左膝鹅足股薄肌肌腱灶点、中斜角肌或后斜角肌的肋骨灶点、拇指腱鞘炎鞘韧带桡侧灶线。

顺便提一下："继发性灶点"则多在肌腹位置，因而也有相应的名称，如中斜方肌继发灶点，或左中斜方肌颈6棘突肌束肌腹灶点等；由于错位所造成相应的高点多是应力的集中点，容易造成其局部的肌肉、韧带、筋膜、关节囊等组织损伤，故在错位的"高点"处往往也分布着灶点。

6. 按压时症状表现不同：古典"阿是穴"依附于疼痛并"以痛为腧""以快为腧"，当代"阿是穴"则在借鉴其他现代理论（压痛点、激痛点等）的基础上，拓宽了"阿是穴"的范围，主要是指以"压痛点或其他反应点作为针灸施术部位的一类腧穴"。而灶点不仅包括了古典"阿是穴"的"痛""快乐""痛并快乐""热"，也包括了当代"阿是穴"新增加的"电击样、麻、木、痒"等特殊反应点，以及出现症状变化的其他反应点（如颈源性心慌胸闷，按压颈部灶点时，可出现心慌胸闷症状减轻或加重）；还包括了古典"阿是穴"和当代"阿是穴"之外的一些隐性灶点，按压时，临床上既不痛，也不快乐，更没有呈电击样、麻、木、痒等特殊症状，没有任何异常感觉。这部分隐性灶点很重要，却往往不受重视，甚至不容易被发现，但由于其局部质硬有病变，治疗时却需要处理，如果不处理，就无法缓解或消除患者的症状，如很多慢性腰椎管狭窄症患者，其腰骶臀部大多并无明显压痛，对此，即使我们不采用手术的方法，如果只处理其局部的隐性灶点，大多数症状也可以明显缓解，甚至部分患者可以消除症状，这在作者20多年的临床工作中屡见不鲜。但如果不处理这些灶点，其他非手术治疗往往无效，而手术患者则往往容易有不同程度的术后残余症状、缓解不明显、出现新的症状，甚至症状加重（如出现腰椎术后不稳等）。

7. 寻找方法不同

经穴的寻找方法主要有以下几种：①骨度分寸定位法　根据人体各部的骨骼规定为一定的尺寸而定取穴位的方法。不论男女、老少、高矮、胖瘦等均可按这一标准测量。②自然标志定位法　根据人体自然标志而定取穴位的方法，如阴陵泉。③手指同身寸取穴法　以患者的手指为标准来定取穴位的方法，如三阴交。④简便取穴法　临床上简便易行的方法，如血海。

和经穴的寻找方法不同，"阿是穴"的寻找方法早已包含于《内经》各篇中，《灵枢·经筋篇》曰："以痛为腧"，《素问·缪刺论》曰："疾按之应手如痛，刺之"，《素问·骨空论》曰："切之坚痛如筋者，灸之"，《灵枢·五邪》"以手按之，快然乃刺之"，上述描述均可视为阿是之法的前身，说明"痛""快"等特殊感应处，皆可作为"阿是穴"应用，简单来说，就是"以快为腧""以痛为腧"，可以说，《黄帝内经》早已奠定了"阿是穴"的理论基础。而唐朝孙思邈的《千金要方》则首次提出了阿是和阿是之法的名称，"有阿是之法，言人有病痛即令捏其上，若果当其处，不问孔穴，即得便快成（或）痛处，即云阿是。灸刺皆验，故曰阿是穴也"。

由上可以看出，无论是"按之""切之"，还是"捏其上"等，"阿是穴"都需要触诊寻找。

但灶点和"阿是穴"不完全相同，不仅仅需要触诊，以判断"痛""硬""高"等，还需要结合动诊和解剖以判断具体病变的"肌肉、韧带、半月板等"以及其所在的层次、关节的内外等，如患者一侧颈部疼痛，不自主转头，在胸三棘突左旁深按压痛，如果是"阿是穴"，则直接定位"胸三棘突左旁"，如果按照灶点定位，则还需要动态体格检查，排除斜方肌、菱形肌等损伤，最后考虑头夹肌的胸三棘突左侧附着点稍稍背离处有损伤，或胸三棘突左侧有头夹肌原发灶点，或者直接说左侧头夹肌胸三棘突肌束（原发）灶点，或者更简单说左头夹肌胸三棘突灶点。

8. 治疗原则不同

根据软组织病的两大病理性质及其治疗原则，质硬灶点、压痛灶点、质硬且伴压痛的混合灶点，有各自的治疗原则，以及相应治疗原则指导下的各种方法的选择。而"阿是穴"理论基础为经络腧穴，尚未见有类似系统理论报告。

9. 灶点治疗可以标准化

灶点（新阿是穴）多有一定的层次和深度，且是病变组织，一般有精确的解剖定位，其解剖定位也是有规律的，据此，弧刃针治疗时也要求标准化（刀口线的方向、进针的角度、进针的层次、深浅、刺激量等）；而作者在临床上，针对灶点采用的灶点手法，也是要求标准化的（分类、手型、手法的作用点、力的方向、力的大小、持续的时间等）。

第五节　灶点与"肌筋膜激痛点"的区别和联系

一、肌筋膜激痛点基础

激痛点是指按压时可出现局部敏感痛点，甚至可引起远端疼痛，有时还可产生感传性自主神经症状及本体感觉障碍的部位。

关于激痛点的最早记载在1843年，由德国医师弗里耶普（Froriep）博士首次描述骨骼肌的"疼痛密集区"（Dense areas）。66年之后，于1909年德国科学家科尼利厄斯（Cornelius）发现骨骼肌的"痛性结节"（painful nodules），并认为它的形成是身体创伤后的应激反应，他还首次通过按摩"痛性结节"消除了肌肉痉挛和疼痛，恢复肌肉的正常收缩功能。而"激痛点"这一术语是由美国医师珍妮特（Janet 1901—1997）于1942年创建。Janet曾在美国肯尼迪总统的腰部肌肉激痛点上注射低含量普鲁卡因而治愈其严重腰背疼痛，并于1983年著成《激痛点手册》；以后又由她的学生大卫西蒙斯（David Simons）医师重新整理，于1999年又出版了《肌筋膜疼痛与功能障碍——激痛点手册》，系统阐述了激痛点的特点、形成、检查和治疗等。这两本书一般被公认为是激痛点最权威的著作。Janet和David Simons描述其为触诊时在肌筋膜处发现的压痛或疼痛区域。这些压痛或疼痛区域通常被认为是肌肉的痉挛（knots）或紧张，其原因是肌筋膜直接损伤或重复性应力损伤刺激肌肉产生持续性收缩。具体表现为外来损伤引起神经肌肉连接处运动终板障碍，从而导致持续有害的肌肉收缩，最终产生局部性疼痛或其他部位的牵涉痛。

在1983年版的《激痛点手册》里认为激痛点主要分布于肌腹。但在Janet去世后，1999年的版本加入了肌肉附着区域的激痛点，称为"附着性激痛点"，而将位于肌腹的激痛点称为"中央性激痛点"，这显然受到了《宣蛰人软组织外科学》中压痛点理论的影响。有关激痛点的理论，是西方干针疗法的理论基础。

临床上以肌筋膜激痛点（又译作"肌筋膜触发点"等，Myofascial Trigger Point，MTrP）的研究最为广泛和深入。MTrP是指骨骼肌内可触及之紧绷肌带所含的局部高度敏感的压痛点。它常常位于受累肌肉的中部或肌腹上，或肌肉与肌腱交界处，肌筋膜边缘易拉伤处，肌肉附着于骨突的部位等。其面积通常小于$1cm^2$，持续压迫（10秒）或针刺常可引起该肌肉相关区域的牵涉痛，此处亦可触及小结节。按压它时，可激发特征性的整块肌肉痛、并扩散到周围或远隔部位的感传痛（Referred Pain）或称牵涉痛。它不同于其他激痛点，如皮肤性、韧带性、骨膜性及非肌筋膜性的激痛点等。根据其是否伴有自发性疼痛，它可分为活性激痛点（Active Trigger Point）与隐性激痛点（Latent Trigger Point）。前者可自发地引起疼痛，而后者在受压下才会引起疼痛。

一个MTrP区域通常存在许多个活化的MTrP。而一个MTrP则由两部分组成：敏感小点（有局部抽搐反应）和活化部位。基础研究表明，敏感小点是致敏的神经末梢，而活化部位是功能失调的终板，并伴有过度的乙酰胆碱的释放。乙酰胆碱的过度释放导致终板区域的肌纤维局灶性收缩，久之局部形成肌筋膜疼痛特点之一的紧张带。几乎在每一块正常的骨骼肌我们都能够发现触痛点，即潜在的MTrP（有触痛，但无自发性疼痛）。这个潜在的MTrP在出现一些病理损害时被激活变为活化的MTrP（有自发性疼痛或活动时疼痛）。当这个病理损害得到恰当的治疗后，活化的MTrP能被抑制失活。而这个MTrP不会消失，只是从一种形式转化成另一种形式。肌筋膜疼痛综合征就是一种因潜在MTrP受一些病理条件（如慢性反复的微小劳损、不良姿势、全身系统性疾病或软组织撕裂伤等）的作用后活化，从而引起疼痛。所以MTrP疼痛治疗的基础也就是对这个基础病理的治疗。

MTrP的定位要根据目前被临床广泛接受的Simons三原则来确定：①明确的肌肉压痛点、肌肉疼痛点处可触及紧张带或收缩性结节。②每个肌的激痛点伴有它特征性的牵涉痛，深压可引发牵涉痛；不同的肌肉常有几个不同的固定疼痛点，每一个疼痛点都有固定的牵涉痛区域。③快速触压和针刺可引发局部抽搐反应。

有学者认为MTrP和《宣蛰人软组织外科学》压痛点、阿是穴类似，因为《宣蛰人软组织外科学》压痛点以起止点定位、阿是穴以痛为腧的取穴和定位方式和MTrP类似，有学者则认为不然，因为MTrP不只按之有痛，而且必须有按压指端下的结节和紧绷肌带，认为触发点应该和经穴更相似，因为二者都有规律性。有学者认为压痛点是肌肉的骨骼附着处，位于肌肉的两端，而激痛点则位于骨骼肌的肌腹上，阿是穴则可以在任何部位。

二、肌筋膜激痛点和灶点的区别和联系

对于肌筋膜激痛点（MTrP）和灶点的区别和联系，和"阿是穴和灶点的区别和联系"类似，主要如下。

（一）概念、微观解剖、病理特点不同，但研究基础相同

MTrP、灶点和《宣蛰人软组织外科学》的压痛点一样，皆是建立在大体解剖和组织病理基础上的，研究主要对象都侧重于肌肉筋膜软组织。所不同的是：概念不同，精细解剖不同，微观的解剖形态和病理特点不同；压痛点和MTrP在微观的病理组织结构层面有过研究，而灶点理论尚待完善。但鉴于两者研究的主要对象皆为肌肉筋膜，微观的组织病理研究应该是有共性的，如MTrP强调的肌肉组织内必然可被触及结节或紧张带，在病理上必然有硬化，这点和质硬灶点或混合灶点相同，由于其同时存在有压痛，也可以说其属于混合灶点，或者说MTrP就是灶点。但是灶点不仅仅只有混合灶点，还有压痛灶点，而压痛灶点不一定有结节或紧张带，其病理特点主要是炎症水肿，而质硬灶点则不一定有压痛也不一定在肌腹上。灶点和《宣蛰人软组织外科学》压痛点的病理基础大多是相同的。

（二）具体的分布部位各有所侧重

1. MTrP多位于肌腹，特别是肌腹的"中央性激痛点"，而少部分为位于肌肉附着区的"附着性激痛点"，而灶点多位于稍稍背离附着点（原发灶点）或肌腹（继发灶点）的病理改变处（如炎症水肿、硬化挛缩处），且更强调"原发灶点"，即新阿是穴。

2. MTrP主要涉及肌肉，而广义灶点还涉及了外伤的皮肤（如刀伤、烫伤等形成的瘢痕）、皮下组织、关节腔（如病变的膝关节滑膜炎）、突出的髓核、肥厚的黄韧带、骨化的后纵韧带、增生的上下关节突、静脉曲张、血管畸形、神经瘤等病变处的器官组织，髓核、黄韧带、关节囊等；而健康灶点的位置可以在健康肌肉的稍稍背离起止点处，也可以在健康的皮下脂肪处等。

（三）治疗理念不同，工具也不同

近年来风行的干针疗法，强调找准MTrP，多采用较细的针，反复在不同的方向上穿刺来破坏或刺激触发点和张力带，使肌肉产生抽搐反应（跳动）或扎（针）牵涉痛，从而灭活感觉神经元的疼痛感觉，实际上就是处理神经肌肉连接点。据此，可以简单化地认为，激痛点理念的实质其实是外来损伤引起神经肌肉接点处运动终板神经元末梢的功能异常，从而导致持续的肌肉收缩，最终产生局部性疼痛或其他部位的牵涉痛。

而灶点理论强调的是处理病变的软组织（主要是骨骼肌）灶点，不仅仅是骨骼肌，还包括了

筋膜、韧带、腱鞘、脂肪垫、关节腔等，而采用弧刃针，不刺激正常的神经组织，更不特意处理MTrP的神经肌肉连接点，相对更安全。不仅对于骨骼肌的痉挛有效，对于已硬化挛缩的骨骼肌更有效。对于神经嵌压综合征，弧刃针的远端为刃，可以更好地解除硬化挛缩组织对神经的卡压，如弧刃针处理腕横韧带灶点，松解腕横韧带以解除对正中神经的卡压治疗腕管综合征。对于肌腱的卡压，如腱鞘炎，则需要采用弧刃针松解鞘韧带。

（四）皆需要完善，需要进一步研究

目前，组织化学检查也被用于激痛点研究，有学者发现激痛点区域的炎症性神经递质水平增高，但是对照组也发现同样的现象；肌电图研究曾显示激痛点区域有不良电活动，但是这种电活动并不能和肌电针附近的伪信号进行区分。鉴于此，关于激痛点的研究，和灶点一样，皆需要进一步完善，以提供更多的证据支持。

（五）灶点理论更宽泛

和灶点（新阿是穴）一样，压痛点、MTrP面积皆较小，只是个"点"；一个MTrP区域通常存在许多个活化的MTrP；但灶点理论更宽泛，并认为：较多的狭义灶点（原发灶点、继发灶点）汇合集聚，可以形成灶线、灶环，甚至较大面积的灶团、灶面、灶囊、病灶区等广义灶点。

（六）灶点（新阿是穴）和激痛点都有一定的层次和深度，都是病变组织

（七）灶点治疗可以标准化

灶点一般有精确的解剖定位，弧刃针操作时，进针方向、刀口线方向、操作技巧等皆有固定规律，每个灶点操作一般都可以标准化。治疗时，一定要精准诊断，明确灶点所在组织层次，以及其精确定位，以确定针刺操作的深浅、方向和不同刺法的应用。只有深浅适宜，直达病所，才能不伤正气，不伤健康组织，取得良好的疗效。

对于灶点，不仅仅是弧刃针，在作者临床上，采用灶点点拨手法治疗，也是要求标准化的（分类、手型、手法的作用点、力的方向、力的大小、持续的时间等）。

（八）激痛点属于灶点，但灶点不一定是激痛点

根据激痛点的定义、特点和定位三原则，和古典"阿是穴"、压痛点皆属于灶点一样，激痛点属于混合灶点，当然也属于灶点，但灶点（又名新阿是穴）所包括的内涵更多，它不仅仅有"以快（惬意，或症状改善）为腧"和"以痛为腧"的灶点（压痛灶点）、"以硬为腧"的灶点（质硬灶点）、"既痛又硬"的混合灶点，还有"按压时出现症状变化"的灶点，更有有病变但引起症状不明显甚至无症状变化的隐性灶点。治疗时，弧刃针等不仅仅只是处理压痛灶点，对于质硬灶点、混合性灶点、隐性灶点等也需要同时处理。

（九）刺激时症状表现不同

触诊MTrP时，必然有明确的压痛、结节或紧张带、牵涉痛，快速触压和针刺MTrP可引发局部抽搐反应（跳）。

触诊按压灶点时，不仅可有MTrP的压痛、结节或紧张带、牵涉痛，快速触压和针刺MTrP可引发局部抽搐反应（跳），按压时还可有快乐、痛并快乐、热、电击、麻、木、痒等特殊反应，以及出现症状变化的其他反应（如颈源性心慌胸闷，按压颈部灶点时，可出现心慌胸闷症状减轻或加重）；还有一

些隐性灶点，按压时，临床上既不痛，也不快乐，更没有呈电击样、麻、木、痒等特殊症状，可能是没有任何异常感觉，但治疗时却需要处理。

在诸多灶点中，原发灶点临床价值更大，其多位于"起止点"的稍稍背离处，寻找更简便，且不强调结节和紧张带，触诊仅仅需要判断"痛""硬""高"即可；即使位于肌腹的继发灶点，也是如此。而 MTrP 多需要在较大面积的肌腹处逐点寻找，且触诊 MTrP 时，必须有明确的压痛、结节或紧张带、牵涉痛，快速触压 MTrP 可引发局部抽搐反应（跳）。但即使有良好的手感和触诊技巧，结节和紧张带有时也并不一定能触诊到，特别是深层肌肉韧带的损伤更是如此。并且针刺 MTrP 时，如果要诱发出"跳"的感觉以保证疗效，往往需要较多的刺激量，可能会增加健康组织损伤。

当然，准确判断灶点，还需要结合动诊和解剖以判断具体病变的肌肉、韧带、半月板、髓核等及其所在的层次、关节的内外等。如患者一侧颈部疼痛，不自主转头，在胸三棘突左旁深按压痛。按照激痛点考虑，则其在头夹肌肌腹上，约与颈二棘突等高。如果按照灶点定位，则还需要动态体格检查，排除斜方肌、菱形肌等损伤，最后考虑头夹肌的胸三棘突左侧附着点稍稍背离处有损伤，或胸三棘突左侧有头夹肌原发灶点，或者直接说左侧头夹肌胸三棘突灶点；此时，采用弧刃针处理该灶点，往往效果明显。

根据软组织损伤的两大病理基础及其治疗原则，质硬灶点、压痛灶点、质硬且伴压痛的混合灶点等，有各自的治疗原则，以及在相应治疗原则指导下的各种方法的选择。对于压痛灶点采用药物理疗的方法消炎镇痛为主，对于质硬灶点主要采用弧刃针减张松解的方法，对于混合灶点既要减张松解又要消炎镇痛。

而 MTrP 疼痛治疗的根本，主要是对受累肌的牵张，其次是设法破坏 MTrP。根据不同肌纤维的方向，不同部位的肌肉有不同的牵张法。治疗后让患者进行牵张锻炼和肌肉的局部按摩。

作者认为，对受累肌的牵张，手法和毫针针刺 MTrP 有一定的局限性，此法对于肌痉挛有效，但对于已经硬化挛缩明显的软组织病理改变有多大帮助尚需要研究，如轻症的股四头肌挛缩、重症腱鞘炎等。而根据灶点理论，采用带刃的弧刃针对硬化挛缩的病变组织切割减张松解，有利于恢复其生理长度、降低其张力、解除其对周围神经血管的卡压刺激，最大限度恢复其功能，不仅对骨骼肌病变效佳，对于腱鞘炎、腕管综合征等骨纤维管卡压综合征也效果明显，这在无数的临床病例中已得到了验证。

MTrP 疗法，主要是采用远端为"尖"的细针（主要是毫针）对肌腹的 MTrP 刺激为主，此法对于肌痉挛有效，但由于针具的局限性，对于已经硬化挛缩明显的软组织病理改变有多大帮助，尚需要进一步研究。

临床熟知的是，对于由此而导致的重症腱鞘炎、周围神经嵌压综合征等疾病，并非 MTrP 疗法的优势病种，也缺乏文献支持。

而根据灶点理论，对于质硬灶点和混合灶点，采用带刃的弧刃针对硬化的病变组织切割减张松解，有利于恢复其生理长度、降低其张力、改善周围软组织的动静态平衡，从而降低椎体间压力、降低椎间盘内压、降低椎管内压、降低骨关节内压、降低骨纤维管内压、降低软组织内压，并解除其对周围神经血管的卡压刺激，改善微循环，最大限度恢复人体功能，不仅对颈椎病、腰椎间盘突出症、肩周炎、网球肘、膝骨关节炎等肌肉骨骼疼痛大多效佳，对于腱鞘炎、腕管综合征等神经卡压综合征、带状疱疹后神经痛、股骨头坏死、滑膜炎等疑难复杂疾病也效果明显，这在无数的临床病例中已得到了验证。

第六节　压痛灶点与"压痛点"的区别

压痛灶点，和《宣蛰人软组织外科学》的"压痛点"相比，两者的相同点在于皆有压痛。区别在于：

一、症状表现不同

压痛点多指的是按压时有痛感处，压痛灶点则除了痛感，还包括了舒适、快乐等感受，《灵枢·五邪》记载："以手按之，快然乃刺之"。临床上，按压很多患者的压痛灶点，其局部有时并不一定感到疼痛，相反，很多患者往往可以感觉局部很惬意、很舒服；甚至有些患者原本局部或远端或内脏感到疼痛不适，在按压时可以出现加重、减轻甚或消失等症状变化；也有一些患者，不仅有痛感也有快乐（舒服）的感觉，就是人们常说的"痛并快乐着"；更有一些特殊的压痛灶点，按压时可出现呈电击样、麻、木、痒等局部或远端或内脏的特殊症状。

二、位置不同

软组织外科学认为压痛点多位于肌肉的起止点，而压痛灶点中，原发性灶点多稍稍背离肌肉起止点，继发性灶点则多在肌腹位置；由于错位所造成相应的高点多是应力的集中点，容易造成其局部的肌肉、韧带、筋膜、关节囊等组织损伤，故错位的"高点"处往往也是灶点，不过其灶点有的为原发灶点（如新膝关节骨关节炎膝内翻疼痛，在其内侧关节间隙上下的侧副韧带多有压痛），有的为继发灶点（如脊柱侧弯引起的腰部高侧竖脊肌肌腹的疼痛）。

三、分类不同

《宣蛰人软组织外科学》中"压痛点"的内涵除了位置外，只有压痛。而按照灶点理论，局部存在压痛的，可能见于压痛灶点，也可能见于混合灶点；对于疼痛轻微，有病变并引起症状、局部质硬为主者，则称为质硬灶点。临床治疗时采用的指导原则和方法也有不同。

四、治疗方法不同

对于压痛点，软组织外科学一般采用强刺激推拿或密集型银质针直达骨膜下处理的方法。而存在压痛的压痛灶点、混合灶点以及轻微压痛或压痛不明显的质硬灶点，则按照软组织损伤的两大病理性质及其治疗原则，前者需要以药物理疗等消除炎症为主，后两者则需要采用弧刃针闭合性减张松解灶点为主的方法。

第七节　灶线理论

如前所述，无论原发灶点还是继发灶点，以及前述的广义灶点、狭义灶点、健康灶点等，灶点所在的肌肉、肌腱、韧带、腱鞘、筋膜、脂肪垫、滑膜等宏观的病变组织，临床皆简称为灶肌。而宏观的病变组织中的微观的、局部的、具体的、纯粹的病变处，体积较小的我们称为灶点，较多小的灶点可以累积汇合分布，形成灶线、灶环、灶团、灶面、灶囊、病灶区等。

针对灶线，因临床应用较多，故需要特别说明如下：

（1）由于骨骼肌都有一定的宽度，故在其稍稍背离附着点的位置，诸多小的原发灶点往往形成了虚拟的一条线（如股四头肌远端）或多条线（如背阔肌的棘突线、髂嵴线、肋骨线、肱骨线），成为骨骼肌灶线。

（2）与上述骨骼肌灶线不同，还有一种肌间灶线，就是在两块相邻但不重叠的骨骼肌的交界，或两块肌肉或多块肌肉间的缝隙，也形成了虚拟的一条线（如中斜方肌和后斜角肌的上部交界线、竖脊肌中的最长肌和髂肋肌或棘肌的交界线、腹横肌和腹内斜肌与腰方肌三者的交界线等），由于常有血管神经通过其间，又属于力学改变或应力集中的交汇处，故也是病变粘连或卡压神经的好发位置。

（3）如前所述，灶线是由较多小的灶点累积汇合形成的。而灶点，属于病变组织，是治疗的关键，也是我们弧刃针治疗的靶点，通过对灶点的减张松解治疗，可以相对改善甚至恢复病变组织的生理长度，或者通过注射的方式消除病变组织的炎症。

无论是骨骼肌灶线还是肌间灶线，皆统称为灶线。寻找灶点时，就应该在这些虚拟的灶线上寻找。

（4）灶线可以是直线（如腕管综合征，需要处理钝厚的腕横韧带的原发灶点形成的灶线；腱鞘炎，需要处理的是鞘韧带的原发灶点形成的灶线），也可以是弧线（如臀大肌损伤，如果沿髂嵴和骶尾部的附着部都有压痛和质硬的改变，那么在背离其附着部稍许的位置就可以形成一条弧形的灶线），还可以是不规则的曲线。

（5）一般灶线上的灶点可间断分布、也可连续分布。

（6）虽然构成肌腱的胶原纤维束彼此是近乎平行的，但每个胶原纤维束都是互相交织的，所以肌纤维的拉力传布到整个肌腱而不是单根腱束。故对于大多的灶线，治疗时，沿灶线间断横向松解即可。但对于大多数的骨纤维管卡压综合征（韧带等纤维束紧张，卡压了肌腱、血管或神经），如缩窄性腱鞘炎的鞘韧带、腕管综合征的腕横韧带、踝管综合征的分裂韧带等，则需要对灶线连续横向松解，或部分连续横向松解。

（7）根据所在的病变组织及其解剖位置的不同，每一个灶线都可有一个或多个固定的名称。当然，不同的灶线名称也不同。

骨骼肌灶线命名的标准为：病变组织名称＋背离"起点或止点部位"稍许＋灶线，如"半腱肌背离坐骨结节稍许灶线"；但由于文字较为冗长，通常简化为：病变组织＋"起点或止点部位"＋灶线，如"半腱肌坐骨结节灶线"；或者由于半腱肌坐骨结节止点为半腱肌的上部，故也可简化为"半腱肌上部灶线"。

肌间灶线命名的原则为：形成灶线的相邻骨骼肌名称并列体现，再后缀灶线。标准为"骨骼肌＋骨骼肌＋灶线"，或"骨骼肌＋骨骼肌＋骨骼肌＋灶线"等。如前斜角肌和中斜角肌的上部所形成的"前中斜角肌灶线"、中斜角肌和后斜角肌上部形成的"中后斜角肌灶线"、最长肌和棘肌或髂肋肌形成的"棘肌最长肌灶线"或"最长肌髂肋肌灶线"。再如重叠了的腹横肌和腹内斜肌与腰方肌三者的"腹横肌腹内斜肌腰方肌灶线"，但由于其名字冗长，解剖复杂不易被众多医师理解，故简化命名为"腰方肌外侧灶线"。同样，"棘肌最长肌灶线"可以简化为"最长肌内侧灶线"，"最长肌髂肋肌灶线"可以简化为"最长肌外侧灶线"。

（8）由于骨骼肌和韧带等组织在解剖上往往有附着于骨突和骨嵴的特点，而在背离其附着部稍许的位置又是原发灶点的位置，也就是说，临床常用的原发灶点多临近骨突，而骨骼肌灶线多临近骨嵴。因此，临床上，为了简化灶线名称，常根据解剖骨性标志简单命名灶线，如临床上，常用灶线位置如下："股四头肌髌上灶线"简单描述为"髌上灶线"，"头上斜肌、头后小直肌、头后大直肌的下项线灶线"，常简单描述为"下项线灶线"，斜方肌上项线灶线（或斜方肌枕部灶线）常简单描述为"上项线灶线"等。

（9）在脊柱上，由于竖脊肌等伸肌群结构复杂，一些肌肉通常规律地附着于棘突尖端、棘突侧端、椎板关节突、横突、肋角等，而众多的棘突尖端、棘突侧端、椎板关节突、横突、肋角等背离骨骼肌稍许的灶点之连线所形成的灶线，通常为一块或多个肌肉的附着处，也是我们临床重点所关注的灶线，如棘突尖端灶线（或0线）、棘突侧端灶线（或1线）、椎板灶线（或2线）、关节突灶线（或颈3线）、颈椎横突前结节灶线（或颈5线）、颈椎横突后结节灶线（或颈4线）、颈椎横突前后结节间灶线（或颈6线）、横突尖灶线、肋角灶线等。

需要提及的是，上述灶线自后正中线向外，也可依次简单地另行命名为0线、1线、2线、3线、4线、5线……当然，为了更加具体描述，也可加上具体的部位，描述为颈4线、背1线、背2线、腰3线等。

（10）定义灶线的目的，是为了更好地寻找原发灶点，因为在灶线上寻找原发灶点更有规律可循。

但实际临床时，还有一些特殊的灶线，如手术刀口线、外伤伤口瘢痕线、或者烧伤病灶区等，往往也可能是灶点所在的关键位置。

（11）实际临床时，"点"和"线"不好截然区分，如手部腱鞘炎缩窄的腱鞘可以说是一个"灶点"，但由于其有一定的长度，治疗时，又需要将这个"大点"细化分解为"多个连续的小点"，再行连续松解，故干脆将其分别命名，对其中需要弧刃针连续减张松解的位置命名为"鞘韧带灶线"；由于实际临床时，多选择背离鞘韧带止点的尺侧或桡侧，故通常描述为"鞘韧带桡侧灶线"或"鞘韧带尺侧灶线"。

对于股二头肌坐骨结节灶点，由于附着点局部通常有一定的面积，更有一定的长度，故也可将其命名为"股二头肌坐骨结节灶线"；其他类似。

（12）在掌握骨骼肌起止点及功能的基础上，如果掌握了疼痛病精准诊断的九步诊断法、灶点理论和灶线理论，那么就可以轻易地判定出病变的骨骼肌（病变组织）和关键灶点，就能取得较好疗效。故本书中关于解剖的叙述虽然较多，但鉴于其损伤机理和治疗方法皆大致相同，就没有按照各块骨骼肌损伤逐一阐述。

第八节　临床常用的灶点、灶线、病灶区

一、全身各部位常用的灶点、灶线、病灶区

（一）头面部

1. 头部

（1）颞筋膜上颞线灶线。

（2）颞肌下颞线灶线（颞肌上部灶线）。

2. 面部

（1）咬肌颧弓下缘灶线（咬肌上部灶线）。

（2）翼外肌下颌颈灶点（翼外肌后部灶点）。

（3）翼内肌翼肌粗隆灶点。

（4）咬肌粗隆下颌角灶点。

（5）茎突周围病灶区（腮腺、面神经、舌咽神经、迷走神经）。

（6）颞下颌关节腔。

处理以上灶点灶线，可使部分面部症状（三叉神经痛、面肌痉挛、面瘫等）、头部症状、五官部症状、胸部等症状缓解或消失。

（二）颈部

1. 项枕部

（1）斜方肌上项线灶线。

（2）下项线灶线（头上斜肌、头后小直肌、头后大直肌的下项线灶线）。

（3）头半棘肌项平面灶线。

（4）项韧带枕外隆凸灶点。

（5）颞骨乳突病灶区（由浅及深分别为：胸锁乳突肌、头夹肌和头最长肌的乳突灶线）。

（6）颈项后正中线灶线（颈0线，意义为项韧带、棘上韧带、棘间韧带、棘突间肌等）。

（7）颈椎棘突（2～6）侧端（分叉）连线灶线（颈1线，意义为：斜方肌、颈半棘肌、小菱形肌、上后锯肌、头夹肌等灶线）。

（8）伸肌群椎板灶线（颈2线，多裂肌、回旋肌灶线等）。

（9）伸肌群关节突关节灶线（颈3线，多裂肌颈4～7关节突灶线、头半棘肌颈4～6关节突灶线等）。

2. 颈侧部

（1）颈1横突尖灶点（头上斜肌颈1横突灶点、头下斜肌颈1横突灶点、肩胛提肌颈1横突灶点等）。

（2）斜角肌横突后结节灶线（颈4线，意义为肩胛提肌、中斜角肌、后斜角肌、颈髂肋肌4～6横突后结节灶线）。

（3）斜角肌横突前结节灶线（颈5线，意义为前斜角肌，部分为中斜角肌灶线）。

（4）颈椎的横突间孔。

（5）中斜角肌第1肋灶点。

（6）后斜角肌第2肋灶点。

（7）颈椎间孔。

（8）颈7胸1椎板间孔。

3. 颈前部

（1）下颌骨（包括颏结节）下缘灶线（颈阔肌、下颌舌骨肌、二腹肌前腹、颏舌骨肌的上部灶线）。

（2）颈7横突前病灶区（星状神经节）。

（3）颈椎横突间肌灶线。

（4）胸骨舌骨肌胸骨切迹灶线。

（5）舌骨上肌群下方灶线（舌骨上灶线）。

（6）舌骨下灶线（舌骨下肌群上方灶线）。

（7）前斜角肌第1肋灶点。

（8）胸锁乳突肌胸骨锁骨端灶线等。

处理以上灶点灶线，可使部分颈肩臂部症状、面部症状（三叉神经痛、面肌痉挛、面瘫等）、头部症状、五官部症状、胸背部，甚至部分躯干四肢等全身症状缓解或消失。

（三）胸腹部

1. 胸部

（1）锁骨上缘外侧灶线（上斜方肌灶线）。

（2）锁骨下缘内侧灶线（胸大肌锁骨束灶线）。

（3）胸大肌胸骨束灶线。

（4）胸大肌上6肋前灶线。

（5）胸大肌腹直肌鞘上部前壁灶线。

（6）前锯肌1～9肋灶点。

2. 腹部

（1）腹直肌5～7肋软骨及剑突灶点。

（2）腹直肌腱划。

（3）白线。

（4）下8肋腹外斜肌灶点。

（5）腹内外斜肌与腹直肌间隙灶线。

（6）腹外斜肌髂嵴前部灶线。

（7）腹内斜肌下3肋灶点。

（8）腹内斜肌髂嵴灶线等。

3. 耻骨上部　耻骨结节上缘灶线（锥状肌耻骨结节上缘灶线、腹直肌耻骨结节上缘灶线等）。

4. 腹股沟部　见髋部灶线。

处理以上灶点灶线，可使部分颈肩臂部、头部、五官部、胸背部、腰腹部、髋部、下肢，甚至部分男科或妇科疾病等症状缓解或消失。

（四）腰背部灶线、灶点

（1）背腰骶后正中线灶线（0线，意义为棘上韧带、棘间韧带）。

（2）棘突（胸、腰、骶正中）侧端连线灶线（1线）。

（3）伸肌群椎板灶线（2线）。

（4）伸肌群关节突关节灶线（关节突关节灶线）（3线）。

（5）横突干部灶线（4线）。

（6）横突尖部灶线（5线）。

（7）肋角灶线（背6线）。

（8）腰竖脊肌外缘灶线（腰6线、侧线）。

（9）腰椎乳副突韧带灶线。

（10）12肋下缘灶线（腰方肌上部灶线）。

（11）腰三横突尖灶点（腰方肌及胸腰筋膜的腰三横突灶点）。

（12）腰椎间孔（病灶区）。

（13）椎板间孔（硬膜外腔）。

（14）腰侧隐窝（硬膜外腔）。

（15）髂骨上缘灶线。

髂骨上缘内唇灶线：腰髂肋肌髂骨体内唇灶线、髂腰韧带髂骨灶点、腰方肌髂嵴上缘内唇灶线、腹横肌髂嵴内唇灶线、腹内斜肌髂嵴内唇灶线、髂肌上部灶线。

髂骨上缘外唇灶线：臀大肌髂骨体后面灶线、胸腰筋膜髂嵴（后1/2）灶线、背阔肌髂嵴外唇（后1/3）灶线、臀上皮神经髂嵴上缘出口点、腹外斜肌髂嵴（前1/2）外唇灶线、臀中肌髂嵴外唇灶线、阔筋膜张肌髂嵴外唇灶线。

髂前上棘灶点：髂前上棘内侧缘灶点（腹横肌、腹内斜肌、腹外斜肌、腹股沟韧带的髂前上棘灶点）、髂前上棘前缘灶点（缝匠肌髂前上棘灶点）。

处理以上灶点灶线，可使腰背部、胸腹部、髋部、下肢症状，甚至部分内科、男科或妇科、肛肠科、泌尿生殖科、皮肤科等疾病的症状缓解或消失。

（五）骶尾部

（1）骶正中嵴侧端灶线（1线）。

（2）胸腰筋膜及骶棘肌骶骨背面病灶区。

（3）骶孔。

（4）骶管裂孔等。

处理以上灶点灶线，可使腰背部、骶尾部、腹部、臀腿部症状，甚至部分内科、男科或妇科、肛肠科、泌尿生殖科、皮肤科等疾病的症状缓解或消失。

（六）肩部的灶线、灶点、灶区

1．肩胛骨部

（1）肩胛提肌肩胛上角灶点（肩胛提肌下部灶点）。

（2）中斜方肌肩胛冈及肩峰上缘灶线（肩胛冈上缘灶线）。

（3）大圆肌、小圆肌肩胛骨灶线（肩胛骨腋缘灶线）。

（4）三角肌肩胛冈下缘灶线（三角肌后束灶线或肩胛冈下缘灶线）。

（5）三角肌肩峰束灶线（肩峰外缘灶线）。

（6）三角肌锁骨下缘灶线（三角肌锁骨束灶线）。

（7）肱三头肌长头盂下结节灶线（盂下结节灶线）。

（8）冈上肌内侧灶线。

（9）冈下肌内侧灶线（冈下肌肩胛骨背内侧灶线）。

（10）下斜方肌肩胛冈下缘内侧灶线。

（11）菱形肌肩胛骨内侧缘灶线（肩胛骨内侧缘后灶线）。

（12）前锯肌肩胛骨脊柱缘灶线。

（13）胸小肌喙突灶点（喙突内下灶点）。

（14）肱二头肌短头喙突灶点（喙突外下灶点）等。

2．肱骨上部

（1）胸大肌肱骨上部灶线。

（2）冈上肌大结节灶点。

（3）冈下肌大结节灶点。

（4）小圆肌大结节灶点。

（5）肩胛下肌小结节灶点。

（6）大圆肌小结节嵴灶线。

（7）背阔肌小结节嵴灶线。

（8）三角肌肱骨灶点。

（9）结节间沟。

（10）结节间沟横韧带外侧灶线等。

3. 肩关节腔（常用穿刺点：喙突外侧肩关节间隙）

处理以上灶点灶线，可使头部、颈肩部、胸背部、上肢部症状，甚至部分内科疾病等症状缓解或消失。

（七）肘部

（1）屈肌总腱肱骨内上髁灶点（肱骨内上髁灶点）。

（2）肱桡肌肱骨下段外侧灶点。

（3）桡侧腕长伸肌肱骨外上髁嵴灶线。

（4）伸肌总腱肱骨外上髁病灶区（肱骨外上髁灶点）。

（5）肱桡关节外侧关节囊灶点。

（6）环状韧带灶点。

（7）肱三头肌尺骨鹰嘴灶点。

（8）尺侧副韧带尺神经沟尺侧灶点。

（9）肱二头肌腱桡骨粗隆灶点。

（10）肘关节腔（常用穿刺点：鹰嘴上、肱桡关节外侧间隙、鹰嘴外）。

处理以上灶点灶线，可使部分肩部、肘部、前臂、手部等症状缓解或消失。

（八）腕手部

1. 腕部

（1）桡骨茎突腱鞘灶点。

（2）桡骨茎突腱鞘前侧灶线。

（3）腕横韧带桡侧灶线（其近侧灶线为腕横韧带舟骨结节灶线）或尺侧灶线（其近侧灶线为腕横韧带豌豆骨灶线）。

（4）豆钩韧带豌豆骨灶点。

（5）尺侧腕屈肌豌豆骨灶点。

（6）桡侧腕长伸肌第2掌骨背侧基底部灶点。

（7）桡侧腕短伸肌第3掌骨背侧基底部灶点。

（8）腕关节腔（常用穿刺点：桡侧腕短伸肌或lister结节尺侧和指总伸肌腱桡侧的腕关节间隙）。

2. 手部

（1）1～5手指屈指肌腱的腱鞘灶点（位于1～5掌骨头的掌侧硬结处）。

（2）1～5屈指肌腱腱鞘的尺侧或桡侧灶线。

（3）第一腕掌关节腔（穿刺点：第一腕掌关节背侧关节间隙的拇短伸肌腱尺侧）。

（4）近指间关节关节腔（穿刺点：指间关节背桡侧关节间隙）。

（5）近指间关节侧副韧带尺侧或桡侧灶点。

处理以上灶点灶线，可使部分腕手部症状缓解或消失。

（九）髋部

1. 髋前

（1）腹股沟韧带灶线：位于髂前上棘至耻骨结节，意义为腹外斜肌腹股沟部灶线、腹内斜肌腹股沟韧带（外侧半）灶线、腹横肌腹股沟韧带（外 1/3）灶线。

（2）髋关节腔（穿刺点：多选大转子下缘至腹股沟中点连线的中点）。

（3）髂腰肌小转子灶点。

（4）缝匠肌髂前上棘下缘灶点。

（5）髂前上棘内侧缘灶点（腹横肌、腹内斜肌、腹外斜肌、腹股沟韧带的髂前上棘灶点）。

（6）髂前下棘灶点（股直肌、髂股韧带、阔筋膜张肌的髂前下棘上缘灶点）。

2. 髋内

（1）耻骨上支灶线（耻骨肌耻骨上支灶线、长收肌耻骨上支灶线）。

（2）耻骨下支灶线（短收肌耻骨下支灶线、股薄肌耻骨下支灶线、闭孔外肌、闭孔内肌、大收肌耻骨下支灶线）。

（3）坐骨支及坐骨下灶线（大收肌坐骨支及坐骨结节灶线）。

3. 髋外　阔筋膜张肌髂骨灶点。

处理以上灶点灶线，可使部分腹部、腰臀部、髋部、下肢等症状，以及男科、妇科、泌尿生殖科等症状缓解或消失。

（十）臀部

（1）臀大肌灶线（髂骨翼的臀后线，髂后上棘，骶、尾骨侧部，骶结节韧带）。

（2）臀上灶线（臀筋膜髂骨上部灶线、臀大肌髂骨体背面灶线、臀中肌上部灶线、阔筋膜张肌灶线）。

（3）臀小肌臀下线灶线。

（4）臀中、小肌髂结节灶点。

（5）骶尾旁灶线（臀大肌内侧灶线）。

（6）大转子灶线（梨状肌、臀中肌、臀小肌、闭孔内肌、闭孔外肌、上孖肌、下孖肌、股方肌的大转子灶线或灶点）。

（7）髂腰肌小转子内上灶点。

（8）坐骨结节后外下灶线（半腱肌上部灶点、半膜肌上部灶点、股二头肌上部灶点）。

（9）坐骨结节下灶线（大收肌坐骨结节灶线）。

（10）臀大肌股骨灶线等。

处理以上灶点灶线，可使部分腹部、腰臀部、髋部、下肢等症状，以及男科、妇科、泌尿生殖科等症状缓解或消失。

（十一）膝关节部

（1）股四头肌髌骨灶线（髌上灶线）。

（2）内侧支持带髌骨灶线（髌内灶线）。

（3）外侧支持带髌骨灶线（髌外灶线）。

（4）髌韧带髌尖灶线。

（5）内侧股胫关节间隙（内侧半月板、膝关节腔）。

（6）外侧股胫关节间隙（外侧半月板、膝关节腔）。

（7）股胫关节内侧间隙上、下缘灶线（又称胫侧副韧带灶线，可分为胫侧副韧带股骨灶线和胫侧副韧带胫骨灶线）。

（8）股胫关节外侧间隙上灶线（腓侧副韧带灶线）。

（9）胫骨 Gerdy 结节灶点（髂胫束下部灶线、胫骨前肌上部原发灶点）。

（10）腓侧副韧带腓骨小头灶点。

（11）内膝眼灶点（髌下脂肪垫）。

（12）外膝眼灶点（髌下脂肪垫）。

（13）髌韧带胫骨结节灶点。

（14）鹅足灶面（半腱肌、股薄肌、缝匠肌腱的胫骨内侧髁灶点）。

（15）腘肌内侧灶线。

（16）半膜肌胫骨灶点。

（17）腓肠肌内、外侧头灶点。

（18）股二头肌腓骨小头灶点。

（19）膝关节腔（穿刺点：外膝眼、髌周、腘后等皆可）。

处理以上灶点灶线，可使部分膝部、臀部、髋部等症状，甚至踝足部等症状缓解或消失。

（十二）踝足部

1. 踝部

（1）踝关节腔（穿刺点：踝关节间隙胫前肌腱内侧）。

（2）踝管分裂韧带跟骨灶线。

（3）跗骨窦。

（4）趾长伸肌踝前腱鞘灶线（肌腱之间的缝）。

（5）腓骨长短肌腱腱鞘。

2. 跟部

（1）跟腱跟骨病灶区。

（2）跟下脂肪垫灶团（跟骨结节跖侧面最低点）。

（3）跖腱膜灶点（跖腱膜跟骨结节内侧突灶点）。

3. 足部

（1）跖趾关节腔（穿刺点：背内侧间隙、伸肌腱两侧皆可）。

（2）1～5跖骨头的掌侧硬结（足趾腱鞘炎灶点）。

（3）1～5足趾腱鞘尺侧或桡侧灶线。

（4）胫后肌腱舟骨灶点。

（5）胫前肌腱足部（内侧楔骨、第一跖骨底）灶线。

（6）跟骨结节内侧突灶线（跖腱膜、蹲外展肌、足底方肌和趾短屈肌的跟骨结节内侧突灶点）

（7）跟骨结节外侧突灶线（小趾展肌、足底方肌和趾短屈肌的跟部灶线）。

处理以上灶点灶线，可使部分踝足部、小腿部、跟部症状，甚至髋膝部等症状缓解或消失。

（十三）常见的骨纤维管及腱弓灶线

（1）枕后腱弓卡压综合征：枕后腱弓灶线（外侧灶线或内侧灶线）。

（2）胸廓出口综合征：对于前中斜角肌三角间隙臂丛神经卡压者，需要松解"前中斜角肌上部肌间灶线"；对于胸小肌综合征者，需要松解"胸小肌喙突灶点（喙突内下灶点）"。

（3）腰段脊神经后内侧支卡压综合征：腰椎乳副突韧带灶线。

（4）肩胛上神经卡压综合征：肩胛上切迹横韧带灶点。

（5）肘管综合征：肱骨内上髁和尺骨鹰嘴之间的腱膜；必要时尺侧副韧带尺神经沟尺侧灶点。

（6）旋前圆肌综合征：旋前圆肌肱骨头灶线；必要时旋前圆肌尺骨头灶线；再必要时旋前圆肌腱弓。

（7）正中神经骨间掌侧神经卡压综合征：指浅屈肌腱弓灶线。

（8）旋后肌综合征：桡骨头前外侧横行纤维束，必要时旋后肌浅层腱弓、桡侧腕短伸肌近端腱缘等。

（9）腕管综合征：腕掌侧横韧带桡侧近端灶线（腕掌侧横韧带舟骨结节灶线）或尺侧近端（豌豆骨）灶线。

（10）腕尺管综合征：豆钩韧带豌豆骨灶点。

（11）手指腱鞘炎：1～5指屈指肌腱腱鞘尺侧或桡侧灶线。

（12）股外侧皮神经卡压综合征：髂前上棘内下的腹股沟韧带下缘所在的"腹股沟韧带外侧灶线"。

（13）踝管综合征：分裂韧带（屈肌支持带）跟骨灶线。

（14）趾底总神经卡压综合征（Morton病、Morton跖痛征）：跖间深韧带（又名跖间横韧带）灶线。

处理以上常见的灶点灶线，可使部分"受卡压的神经、血管或肌腱"解除卡压症状。

（十四）其他（神经的筋膜出口、手术刀口线、瘢痕线等）

（1）颈丛神经筋膜出口。

（2）枕大神经筋膜出口。

（3）枕小神经筋膜出口。

（4）枕下神经筋膜出口。

（5）斜角肌间沟。

（6）臀上皮神经腰臀部筋膜出口等。

（7）手术刀口线。

（8）瘢痕线。

（9）侧副韧带灶线：在关节间隙灶环两侧，多有侧副韧带等灶线，即关节间隙上方灶线或关节间隙下方灶线。如：膝关节和指间关节间隙灶环上下两侧，有内外侧副韧带灶线。

（10）带状疱疹灶面。

（11）带状疱疹后神经痛灶面。

以上常见的灶点灶线灶面中，对于神经的筋膜出口可以采用弧刃针微创松解或神经阻滞的方式，以使神经的炎症刺激症状等缓解或消失。对于手术刀口线或瘢痕线，则往往有不同程度的深部组织瘢痕，多需要弧刃针微创松解甚至手术刀切开松解的方式解除患者症状。

二、说明

以上所述，只是临床常见的灶线、灶点、病灶区。

实际临床中，还有很多临床不太常用或较特殊的灶点、灶线、病灶区未述，如大收肌裂孔、大收肌腱股骨远端灶线、股外侧肌股骨灶线、股内侧肌股骨灶线、肱三头肌外侧头灶线、肱三头肌内侧头灶线、小腿四个筋膜间室（前侧、外侧、后浅及后深筋膜间室）、颅底卵圆孔、茎乳孔、眶上孔、颏孔、腰大肌灶线、髂肌灶线、神经性皮炎灶面等。

第九节　灶　环　理　论

一、灶环的定义

诸多灶点、灶线相连可以形成间断或连续的灶环。

灶环的意义在于灶点或灶线通常规律地分布于灶环上，熟悉灶环的解剖，对于定灶点临床意义较大。

二、临床常见的灶环

（一）头颈灶环

在下项线、乳突下缘、下颌支后缘、下颌角、下颌体下缘、颌部所附着的诸多肌肉的灶线，形成了一个闭合的头颈灶环。

（二）颈胸上灶环

胸骨上切迹、锁骨上缘、肩峰上缘、肩胛冈上缘所附着的诸多肌肉的灶线，形成了一个闭合的颈胸上灶环。

（三）颈胸下灶环

胸骨柄前平肋切迹上缘线、锁骨下缘、肩峰外缘、肩胛冈下缘所附着的诸多肌肉的灶线，形成了一个闭合的颈胸下灶环。

（四）肋间隙灶环

在相邻的两个肋骨之间肋间隙的上缘和下缘，分别形成肋间上灶环和肋间下灶环。

（五）胸廓下口灶环

在胸骨剑突、肋弓、胸10～11肋的外1/3下缘、12肋下缘，所附着的诸多肌肉的灶线，形成了一个闭合的胸廓下口灶环。

（六）骨盆上口灶环

耻骨联合上缘、耻骨上支上缘、髂前下棘、髂前上棘、髂嵴、髂骨体后上缘、骶髂关节及骶骨底构成了骨盆上口，他们所附着的诸多肌肉的灶线，以及骶髂韧带和腰5骶1椎间盘，共同形成了一个闭合的骨盆上口灶环。

由于髂嵴上缘灶线有内侧灶线和外侧灶线之分，髂骨体皆有内唇、外唇，耻骨上支又分为上方的耻骨梳和耻骨下缘等，故骨盆上口灶环又可相应分为骨盆上口内环和骨盆上口外环。

（七）骨盆下口灶环

耻骨联合下缘、耻骨下支下缘、坐骨支、坐骨小切迹、坐骨棘、坐骨大切迹、骶骨耳状面以下外缘、尾骨外缘所附着的诸多肌肉的灶线，共同形成了一个闭合的骨盆下口灶环。

（八）肩胛骨灶环

肩胛骨灶环有二：肩胛骨外环、肩胛冈肩峰环。

1. 肩胛骨外环　肩胛提肌肩胛上角灶线、菱形肌肩胛脊柱缘灶线或前锯肌内侧缘灶线、大小圆肌肩胛骨腋缘灶线、肱三头肌长头盂下结节灶点、肱二头肌长头腱盂上结节灶点、肱二头肌短头喙突灶点、肩胛上神经肩胛切迹骨纤维管、肩胛骨上部所附着的诸多肌肉的灶线，共同形成了一个闭合的肩胛骨外环。

2. 肩胛冈肩峰环 下斜方肌肩胛冈灶线、三角肌肩胛冈灶线、三角肌肩峰灶线、中斜方肌肩胛冈灶线，共同形成了一个闭合的肩胛冈肩峰环。

（九）髌周灶环

股四头肌髌骨上缘灶线、内侧支持带髌骨内缘灶线、外侧支持带髌骨外缘灶线、髌韧带髌尖灶线，共同形成了一个闭合的髌周灶环。

（十）关节间隙灶环

在有关节囊的四肢关节间隙，环绕关节间隙四周，为关节间隙灶环。当有压痛时，多提示关节腔内有炎症，有滑膜炎。如果是膝关节，活动时如触及明显顶触感，则多提示有半月板损伤。在关节间隙灶环两侧的上下，多有侧副韧带等灶线，如膝关节和指间关节间隙灶环上下两侧，有内外侧副韧带灶线。

第十节　灶点手法在慢性软组织损伤疾病中的临床应用介绍

灶点手法是指在灶点理论和弧刃针疗法的软组织损伤理论指导下，以点、按、拨等为特色的手法治疗，又称"以指代针（弧刃针）"手法。本法不仅适合于各种各样的颈肩腰腿痛（脊柱、四肢的软组织损伤性疼痛、骨关节痛）、压迫或刺激神经所造成的神经病理性疼痛（坐骨神经痛、腕管综合征、胸小肌综合征等）、头面痛（假性三叉神经痛、面神经炎、枕神经痛等）等疼痛疾病，也可以适用于部分非疼痛性疾病（如呃逆、腱鞘囊肿），软组织损伤性内科病（如眩晕、偏头痛、胸痛、心慌、胸闷、腹痛、痛经、血压不稳、血糖不稳定等）等。

一、医师准备

1. 熟练掌握灶点理论、"五定"原则。
2. 掌握临床常用的灶点、灶线、病灶区。
3. 治疗前一定要明确诊断，明确病变部位、灶肌、灶点，对灶点针对性处理。
4. 术者手部清洁，指甲尽可能剪短，以免指甲损伤皮肤。
5. 为避免直接接触患者皮肤，可采用枕头套样材质较薄的棉布套于医师手部，然后再行手法治疗。
6. 将患者置于合适体位，尽量放松（图5-2，图5-3，图5-4）。

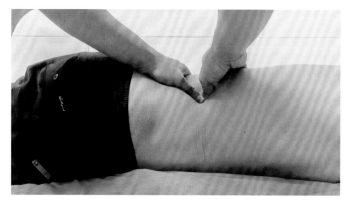

图5-2　腰部手法：俯卧位

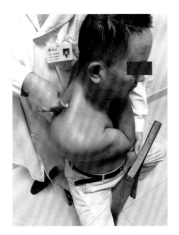 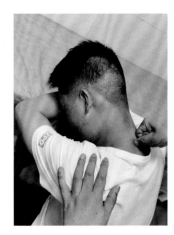

图5-3　肩胛提肌肩胛上角灶点：坐位，患手摸对侧肩　图5-4　斜方肌颈7棘突灶点：倒坐靠背椅

二、治疗手法

（一）点法

用指端或指端偏锋，施加一定的力，点于面积较小的灶点体表投影（治疗点）上。

要领：

1. 基本手势　手握空拳，腕掌悬屈，拇指稍屈，运用身体前倾重力，将拇指的指端或偏锋着力于灶点体表投影上（图5-5，图5-6，图5-7）。

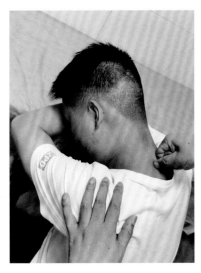 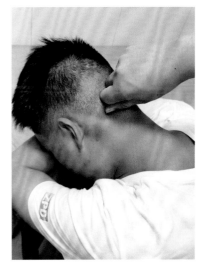

图5-5　拇指指端点法　　　　　图5-6　拇指指端偏锋点法

2. 力的作用点　准确定位灶点。

3. 刀口线（指端、手指偏锋或指间关节背侧的长轴）　横切（垂直于灶肌）。

4. 力的方向　垂直灶肌。

5. 力的大小　由轻到重，由表及里，逐渐加力，深达骨面，稳而持续；患者较疼痛，但以可忍为度。

6. 作用时间　用力深达骨面后，持续3～6秒即可。

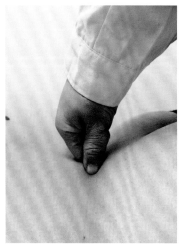
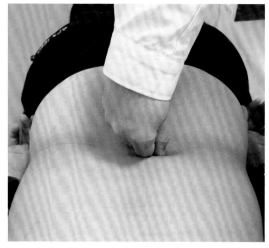

指端点法的正视图   指端点法的侧视图

图5-7   指端点法的正视图和侧视图

7. 治疗准备结束时，逐渐缓慢减力。

8. 切忌暴力、猛力。

9. 灶肌稍有牵拉状态下，手法效果更佳。

（二）按法

用指腹、肘尖或器具等，施加一定的力，按于较大面积的灶点体表投影（治疗点）区（图5-8，图5-9）。

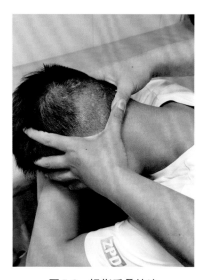
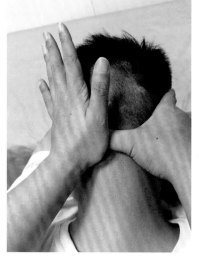

图5-8   拇指重叠按法   图5-9   掌按拇指按法

要领：

1. 力的作用点   准确定位病灶区。

2. 刀口线（指腹、掌根、肘尖、足跟、膝前的长轴）   横切（垂直于灶肌）。

3. 力的方向   垂直灶肌。

4. 力的大小   由轻到重，由表及里，逐渐加力，深达骨面，稳而持续，以轻微疼痛或疼痛可忍为度。

5. 作用时间　用力深达骨面后，持续3～6秒即可。

6. 治疗准备结束时　逐渐缓慢减力。

7. 切忌暴力、猛力。

8. 注意事项　灶肌稍有牵拉状态下，手法效果更佳。

（三）拨法

术者用指腹、指端或偏锋着力于灶肌肌腹两侧的边缘，先指压至有较大阻力感且患者有酸胀感时，再做与灶肌纤维垂直的横向拨动，似拨琴弦（图5-10）。

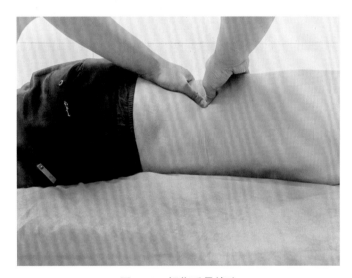

图5-10　拇指重叠拨法

要领：

1. 基本手势　手掌伸开，腕肘悬屈，拇指稍屈，运用身体前倾重力，将拇指的指端或偏锋着力于灶点体表投影（治疗点）上；运用肘腕部的横向来回摆动以带动拇指横向拨动；使力量轻重交替、连绵不断地作用于灶点。

2. 力的作用点　准确定位灶点。

3. 刀口线　平行于骨骼肌肌纤维。

4. 力的方向　垂直骨骼肌肌纤维。

5. 力的大小　先由轻到重，由表及里，逐渐加力，以轻微疼痛或疼痛可以忍受为度。

6. 作用时间　每个灶点往返2～3次，共2～3秒即可。

7. 宜单向拨动　往返之间，稍短暂放松，以便连绵不断用力。

8. 不宜在表皮摩擦。

9. 有节奏技巧　有助于缓解操作带来的疼痛。

10. 需要增加施术压力时，可叠指操作。

11. 灶肌稍有牵拉状态下，手法效果更佳。

（四）点拨

在点、按、拨的基础上，在面积较小的灶点体表投影（治疗点）上，往返滑动、间歇用力

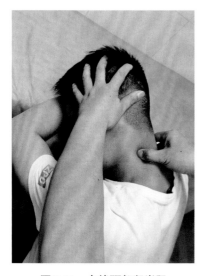

图5-11 点拨颈部竖脊肌

（图5-11）。

要领：

1. 基本手势 手握空拳，腕掌悬屈，拇指稍屈，运用身体前倾重力，将拇指的指端或偏锋着力于灶点体表投影（治疗点）上；运用肘部的横向来回摆动以带动拇指横向活动；使力量轻重交替、连绵不断地作用于灶点。

2. 力的作用点 准确定位灶点。

3. 刀口线 横切（垂直于灶肌）。

4. 力的方向 垂直灶肌。

5. 力的大小 先由轻到重，由表及里，逐渐加力，深达骨面；在保持用力不变的基础上，再横向点拨；往返之间，稍短暂放松，以便连绵不断用力，以轻微疼痛或疼痛可以忍受为度。

6. 作用时间 每个灶点往返2～3次，共2～3秒即可。

7. 切忌暴力、猛力。

8. 不宜快速持续滑动用力。

9. 需要增加施术压力时，可叠指操作。

10. 灶肌稍有牵拉状态下手法更佳。

三、放松手法

揉法：以大小鱼际、手掌、手指部等适度着力，腕关节放松，连同前臂做小幅度的回旋研揉活动。用力轻柔，频率一般每分钟60～100次以内。揉法为放松手法，可在治疗前和治疗后分别使用（图5-12）。

要领：

1. 力的作用点 准确定位灶肌或病灶区。

2. 刀口线（指端、手指偏锋或指间关节背侧的长轴） 无特殊要求。

3. 力的方向 下压皮肤，回旋。

4. 力的大小 轻重适中，稳而持续，皮随肉动。

5. 作用时间 放松即可，患者舒适为宜。

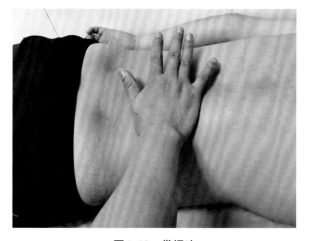

图5-12 掌揉法

四、灶点手法视频

部分治疗视频（视频10～14）

视频10	视频11	视频12	视频13	视频14
寰枢错位	寰枢半脱位	腰痛	胸廓出口综合征	颈型颈椎病

五、需要注意的几个问题

（1）力度的大小：要有渗透感，以痛为腧、以得气感为度，即局部酸困沉涨感明显、疼痛可忍为度，操作后当时的感觉最好是"疼的舒服"，再过后患者又感到很轻松、很舒适。

（2）操作的频率：频率不宜过快，但要有节奏感。

（3）操作的时间：与力的大小有关。放松手法宜轻，时间可以稍长；治疗手法稍重，操作时间可以稍短。总之以局部得气感为宜。

（4）体位：以患者和医师皆舒适为宜，同时还需要患者充分暴露患处，保持体位稳定，便于医师操作。

（5）人体的肋胸部，相对比较脆弱，用力一定要适度，避免肋骨骨折。

（6）对于疼痛部位面积较大者，由于拇指指腹面积相对较小，此时也可以掌指关节、肘部、掌根、足跟等代替拇指使用按法，更好地发挥治疗作用。

（7）只要不是炎症水肿明显的部位，全身绝大多数头面痛或颈肩腰腿疼痛皆可采用本方法，皆可缓解症状，发挥较好的保健和治疗作用。

（8）刀口线垂直于肌间灶线的点拨手法，称为分筋；刀口线平行骨骼肌灶线的点拨手法，又称为拨骨。原发灶点适合拨骨，网球肘桡侧腕长伸肌与指伸总腱上部间隙的肌间灶线等适合分筋。分筋拨骨术是灶点手法的灵魂。

（9）对于很多慢性颈肩腰腿疼痛，由于病理性质的特殊性，单纯依靠本方法可能作用有限，可能需要配合传统的药物、理疗、牵引、封闭等治疗方法，必要时可能还需要手术治疗；但在传统方法无效而采用手术治疗之前，可以采用弧刃针标准疗法治疗，从已有的临床实践来看，临床效果满意。

（10）本套手法不仅适用于治疗，还适用于保健，区别在于力的大小和舒适程度：治疗手法用力较保健手法稍大，相对稍痛或疼痛可忍；保健手法则力度稍小，相对舒适，仅稍感酸痛即可。

第六章

疼痛基础

第一节 疼 痛 概 述

一、疼痛的定义

1979年，国际疼痛学会（International Association for the Study of Pain，IASP）将疼痛定义为"疼痛是一种与组织损伤或潜在组织损伤（或描述类似损伤）相关的不愉快的主观感觉和情感体验"。生理条件下，当机体受到威胁时，疼痛可以提供警报信号，是不可缺少的一种生命保护功能。但在病理条件下，疼痛往往与自主神经活动、运动反射、心理和情绪反应交织在一起，也是大多数疾病具有的共同症状，给患者带来痛苦。但是，临床中发现有些疼痛疾病，不能用上述定义准确地描述，比如仅用"不愉快"一词来形容疼痛体验，无形中弱化了疼痛的严重程度。实际上，大部分急性或慢性疼痛患者经历着"痛苦体验"。

多年来，随着多学科交叉和慢性疾病模型的出现，科学家对疼痛的理解更加深入。为了阐明疼痛的本质并更有效地治疗疼痛，我们需要从"生物—心理—社会"医学模式的角度，重新修订疼痛的定义。

目前IASP提出的疼痛新定义为："疼痛是一种与组织损伤或潜在组织损伤相关的感觉、情感、认知和社会维度的痛苦体验"。

该定义得到广泛使用，其主要原因为：①它有效描述了疼痛体验的主观性，将其与生理学过程区分开。当然，从另一个角度而言，是生理机制介导了疼痛体验。②该定义提出疼痛与实际或潜在组织损伤相关。即说明除了病理性的组织损伤之外，其他原因也可引起疼痛。③该定义体现出，除了感觉特征外，疼痛还包括情感特征。④该定义简明扼要，简便实用。它为广大医教研工作者了解"疼痛"这一基本健康问题提供了依据。

但另一方面，上述疼痛新定义涵盖内容太过宽泛，不仅仅只是涵盖了躯体的不适，对于躯体不适所造成的心理、情感、认知、社会影响等间接的影响也定义在内，难以理解，作者不予认同。

实际上，从更适合临床的准确的理解角度看，作者个人简单的看法，就是一句话：疼痛是由感觉神经系统影响的躯体不适。

二、疼痛的生理

痛觉与其他感觉不同，是一种与伤害及痛苦相关联的令人讨厌的复合感觉。疼痛的发生机理尚不完全清楚，一般认为躯体和（或）内脏神经末梢（感受器）收到各种有害刺激（物理的或化学的），经过传导系统（脊髓）传至大脑，产生疼痛感觉。

（一）伤害性感受器

"伤害性感受器"概念由20世纪初英国生理学家谢灵顿（Sherrington）提出，其功能主要为预警作用，告知危险存在，避开损伤刺激，防止机体受到过度损伤。我们把伤害性刺激信号转换成神经冲动的初级感觉神经元的外周部分，称为伤害性感受器，如感觉神经的游离端（free end）、终末神经小体（terminal corpuscles）、无雪旺鞘的末梢轴索。

激活伤害性感受器，使初级传入末梢去极化，此过程称为换能过程。激活伤害性感受器的刺激种类繁多，如机械、热、冷和化学刺激等，不同刺激的换能机制不同，因此必然导致信号转导通路的差异。另外，由于伤害性感受器细胞的游离末梢无特殊结构，又过于细小，目前尚无理想的方法在感受器水平直接研究感受器如何将这些伤害性刺激转换成电能，所以目前对其转导机制知之甚少。

伤害性感受器接受传入冲动，经过传导系统（脊髓）传至大脑，经大脑的高级中枢加工后，最终产生痛觉。正常生理状态下，伤害性感受器的激活是痛觉产生的基础。在病理状态下，痛觉产生的机制则更为复杂，不仅需要考虑伤害性感受器的激活，而且还涉及伤害性感受器的激活机制，比如神经损伤和组织炎症引起的疼痛。

（二）痛觉传入纤维

疼痛的传导需要通过传导神经纤维来完成。由于传导神经纤维的种类不同，传导的速度和引起疼痛的性质也有差异。

厄兰格（Erlanger）和加塞（Gasser）提出Aα、Aβ、Aδ和C纤维分类；劳埃德（Lloyd）和张香桐提出的Ⅰ、Ⅱ、Ⅲ和Ⅳ类神经纤维分类。事实上，两种分类有明确的对应关系。Ⅰ类（Aα）是肌肉传入神经，直径12～20μm；Ⅱ类（Aβ）主要是皮肤传入神经，直径6～12pm；Ⅲ类（Aδ）在肌肉神经和皮肤神经中均存在，直径2.5μm；Ⅳ类（C）在肌肉神经和皮肤神经中均存在，直径0.3～3μm。在正常生理状态下，伤害性信息主要由C（Ⅳ）类和Aδ（Ⅲ类）类初级传入纤维传导。

有髓A纤维（粗纤维）传导速度最快，称为快速痛；无髓C纤维（细纤维）最慢，称为慢痛。Aδ纤维传导针尖样刺痛和温度觉；C纤维传导钝痛、灼热痛。

（三）痛觉传导和识别

外周伤害性刺激作用于躯体皮肤、肌肉、关节和内脏等感受器，其传入信息经有髓A纤维和无髓C纤维传递至脊髓，激活脊髓背角的伤害感受性神经元，并进行初步整合，然后上行投射到丘脑的不同部位（脊髓—丘脑束、脊髓—脑干束、沿脊髓背索上行的突触后背柱通路和脊—颈—丘脑通路等）。上传的伤害性信息到达丘脑的不同部位（腹内侧核后部、腹后核、腹外侧核、中央外侧核、束旁核和背内侧核的腹尾部等），伤害感受性信息则被进一步加工处理，然后上行投射到大脑皮质的不同部位，包括躯体感觉皮质（SⅠ、SⅡ区）、前扣带皮质（ACC）、岛叶皮质（IC）、前额叶皮质（PFC）和小脑（CB）以及皮质下的多个脑区。脑皮质进行综合、分析后产生痛觉，同时对疼痛产生情绪反应并发出反射性或意识性运动。

另外，外周伤害性刺激通过Aδ纤维（粗纤维）及C纤维（细纤维）传导时，均能激活脊髓后角的上行的脑传递细胞（T细胞），但同时与后角的胶质细胞（SG细胞）形成突触联系。粗纤维的冲动只能兴奋SG细胞，使该细胞向T细胞发出抑制性冲动，从而阻断外周纤维向T细胞传导传递冲动，故闸门关闭。而细纤维只能抑制SG细胞，使后者不能向T细胞发出抑制性冲动，因而闸门开放。另外粗纤维传导之初，疼痛信号在进入闸门之前先经背索向高位中枢投射（快痛），中枢的调控机制在通过下行的控制系统作用于脊髓的闸门系统，也形成关闭效应。细纤维的传导使闸门开放，则形成慢性钝痛并持续增强，此学说称为梅尔扎克（Melzack）的闸门控制学说。

（四）化学因子

外周组织受到伤害性刺激后导致受刺激细胞或神经末梢释放致痛的化学物质，可通过直接和间接的作用，激活不同的受体使传入神经末梢去极化，产生传入冲动。在外周组织中，参与激活和调制伤害性传入末梢的化学因子可分为两大类。

1. 非神经细胞（包括免疫细胞）释放的因子　缓激肽（BK）、前列腺素（PG）、5-羟色胺（5-HT）、组胺（HA）、乙酰胆碱（Ach）、腺苷（ATP）、H^+、K^+、神经生长因子（NGF）、脑源性营养因子（BDNF）、白介素13（IL-1B）、肿瘤坏死因子a（TNFa）、阿片肽、激肽类、胺类等。

2. 神经末梢释放的因子　传入神经末梢释放：P物质（SP）、降钙素基因相关肽（CGRP）、兴奋性氨基酸、一氧化氮（NO）、甘丙肽（galanin）、胆囊收缩素（CCK）、生长抑素（SOM）等。交感神经释放神经肽Y（NPY）、去甲肾上腺素（NA）、花生四烯酸代谢物等。

三、疼痛的分类

由于疼痛涉及临床各个学科，而且千差万别，许多疼痛既是一组典型的症候群或综合征，又是某些疾病的一组症状，并且疼痛又随着疾病的过程而千变万化。2018年国际疼痛学会和世界卫生组织对ICD-11慢性疼痛进行系统化分类。

（一）根据疼痛的表现形式分类

将疼痛分为原位痛、根性痛、干性痛、丛性痛、反射痛、牵涉痛、肌肉牵拉痛、末梢神经痛。

（二）根据疼痛发生起因分类

1. 伤害性疼痛　生理状态下，伤害性刺激直接兴奋伤害性感受器引起的疼痛，又称生理性疼痛。

2. 病理性疼痛　按照其起因又分为3类：

（1）炎性疼痛：由创伤、细菌或病毒感染以及手术等引起的外周组织损伤，刺激损伤细胞、免疫细胞（巨噬细胞、肥大细胞、中性粒细胞等）和神经末梢释放多种炎性介质，导致局部组织炎症，出现强烈的损伤区的原发痛和损伤区周围的继发痛，当炎症消失或组织修复后，炎症性痛随之减弱。

（2）神经病理性疼痛：由创伤、感染或代谢病引起的外周神经、脊髓和脑损伤所造成，也表现为痛觉过敏、触冷诱发痛和自发痛。如糖尿病周围神经痛、带状疱疹后神经痛、艾滋病引起的多发性神经疾病、脊髓损伤等。

（3）原发性疼痛：在没有明显的神经学病变和外周异常的条件下，神经系统功能和反应异常引起的疼痛。如纤维肌痛、肠应激综合征、非心脏性胸痛等。

（三）按疼痛的持续时间分类

通常分为急性痛（acute pain）和慢性痛（chronic pain）。依据WHO对慢性疾病时间的界定，IASP把持续3个月或3个月以上的疼痛定义为慢性疼痛；疼痛持续时间小于3个月为急性疼痛。作者认为：持续14天或14天以上的疼痛应定义为慢性疼痛，疼痛持续时间小于14天则称为急性疼痛。

国际疼痛学会根据慢性疼痛的疾病属性，将慢性疼痛分为慢性原发性疼痛和慢性继发性疼痛两大类。

1. 慢性原发性疼痛　①慢性弥散性疼痛；②复杂性区域疼痛综合征；③慢性原发性头痛或颌面

痛；④慢性原发性内脏痛；⑤慢性原发性肌肉骨骼疼痛。

2. 慢性继发性疼痛　①慢性癌症相关疼痛；②慢性术后或创伤后疼痛；③慢性神经病理性疼痛；④慢性继发性头痛或颌面痛；⑤慢性继发性内脏痛；⑥慢性继发性肌肉骨骼疼痛。

（四）按疼痛发生部位分类

1. 根据疼痛发生的躯体部位分类

广义上可分为躯体痛、内脏痛和心因痛3大类，其中按躯体解剖定位可分为头痛、颌面痛、颈项疼痛、肩背痛、上肢疼痛、胸背疼痛、腹痛、腰骶痛、髂髋痛、下肢痛、肛门及会阴部疼痛等。

2. 根据疼痛发生的组织器官、系统分类

（1）躯体痛：躯体痛是由浅表（皮肤、皮下组织、黏膜）或深部组织（肌肉、肌腱、筋膜、关节、骨骼）的疼痛感受器受到各种伤害性刺激所引起，前者称为浅表躯体痛，后者称为深部躯体痛。

（2）内脏痛：内脏痛是由于内脏牵拉、压迫、扭转或肠管的扩张等引起。疼痛定位不准确、可呈隐痛、胀痛、牵拉痛或绞痛，如胆石症的胆绞痛、肾输尿管结石的肾绞痛等。

（3）中枢痛：主要指脊髓、脑干、丘脑和大脑皮质等神经中枢疾病，如脑梗死、脑出血、脑肿瘤、脊髓空洞症、多发性硬化症等引起的疼痛。中枢痛难以定位，在有病变后立即出现或延迟几年，疼痛性质不固定，多表现为持续性刺痛或麻木，活动加重，休息好转。

（五）按疼痛的性质分类

1. 刺痛　疼痛信号经外周神经中的Aδ纤维传入中枢。疼痛产生迅速、消失快，定位明确，常引发机体保护性反射。

2. 灼痛　疼痛信号经外周神经中的C类纤维传入。痛觉产生慢，消失也慢，疼痛定位不准确，往往难以忍受。

3. 酸痛　疼痛信号经外周神经中的Aδ纤维和C类纤维传入。疼痛定位不准确，描述困难。常伴有内脏和躯体反应，以及较强的情绪反应。

4. 绞痛　指痉挛性的剧烈疼痛并伴有闷塞的感觉，尤指胸部闷塞性疼痛（心绞痛）。晋朝医家葛洪《抱朴子·至理》：“当归芍药之止绞痛。”

5. 胀痛　指疼痛且有胀的感觉。如胸胁脘腹等处胀痛，中医认为多属于气滞之证；头目胀痛，则多见于肝阳上亢或肝火上炎的病证。

6. 其他　还包括钻顶样痛、爆裂样痛、跳动样痛、撕裂样痛、撕裂样痛和压轧样痛等。

（六）按疼痛的原因分类

1. 伤害性痛　伤害性痛主要是皮肤、肌肉、筋膜、韧带、骨和关节的损伤等引起的疼痛，如扭伤、骨关节炎等。

2. 炎症痛　由生物源性或化学源性炎症所致的疼痛。如风湿性关节炎、类风湿关节炎和强直性脊柱炎等。

3. 神经病理性疼痛　神经病理性疼痛（neuropathic pain）是末梢神经至中枢神经任何部位的神经损伤或病变引起的疼痛，疼痛常为呈放电样、针刺样、烧灼样、刀割样，可出现痛觉过敏、痛觉异常。如带状疱疹后神经痛、三叉神经痛、舌咽神经痛、残肢痛等。

4. 癌痛　癌痛（cancer pain）是由癌症引起的疼痛。原因多为肿瘤侵犯周围器官、损害神经、破坏骨质和侵犯内脏管道发生梗阻。常见于肝癌、胃癌、胰腺癌和恶性肿瘤骨转移的疼痛等。

5. 精神（心理）性疼痛　精神（心理）性疼痛主要是由于心理因素或心理障碍引起的疼痛，多无确切的躯体病变和阳性检查结果，又称心因痛，患者常主诉周身痛或多处顽固性痛。可伴其他心理障碍表现，如失眠、多梦、困倦等。

6. 其他原因引起的疼痛　除上述原因外，还有一些其他原因引起的疼痛，如动静脉栓塞、脉管炎、雷诺病、顽固性心绞痛、糖尿病性末梢神经炎和痛风等。

第二节　疼痛的测量和评估

疼痛的评估是指在疼痛治疗前及过程中利用一定的方法测定和评价患者的疼痛强度及性质。

疼痛的测量和评估的意义：①准确地判定疼痛特点与性质，指导治疗及用药；②监测疼痛程度的变化，及时调整治疗方案；③用定量的方法判断治疗效果。但考虑到疼痛的发生不仅与机体生理、病理功能有关，还与情绪、心理等因素相互交织，因此绝对完美客观测定和评估是相当困难的。

一、视觉模拟评分法（Visual Analogue Scale，VAS）

采用中华医学会疼痛学分会监制的VAS卡，卡上有一条长10cm的直线，两端分别标上数字0和10，0表示无痛，10表示想象中的最剧烈疼痛。在测量前向患者介绍VAS含义及其与疼痛的关系，让患者在VAS表上移动游动标尺，标尺所处的位置代表患者疼痛程度。患者能见到的一面并无数字，但医师见到的一面有数字刻度，可以读到1mm的精度。优点：灵活简便，较直观地反映疼痛的变化及其缓解程度。缺点：知觉—运动障碍的患者难以实施，对于不能即刻作出反应或不能理解评估解释的患者，VAS法也不适用。

二、口述评分法（Verbal Rating Scale，VRS）

将疼痛用无痛、轻微痛、中度痛、重度痛和极度疼痛表示。要求患者从中选择一个能够最恰当地描述自己疼痛强度的词。实验者在进行最终统计时，需要将不同程度的词转化为数字的形式，通常最轻程度的描述词被评为0分，每进一级增加1分，依此类推。患者总的疼痛程度就是描述其疼痛水平的形容词对应的数字分值。口述评分法表达清楚具体，但易于受文化程度、方言等因素影响。

三、数字评分法（Numerical Rating Scale，NRS）

NRS法是一种等距量表法，是将疼痛的程度用0至10共11个数字表示，0表示无痛，10代表最痛。被测量者根据个人的疼痛感受在其中一个数字做标记。优点：简单实用，具有较高信度与效度，易于记录，适用于文化程度较高的患者。

四、McGill疼痛问卷调查法（McGill Pain Questionnaire，MPQ）

前面所提到的VAS、VRS和NRS测量法都是量化疼痛工具，不仅适用于实验室研究，临床上也广泛应用。患者的主观报告是医师进行诊断、治疗及评价疗效的主要依据，但很多实际情况下，仅用数字评估，难以深入了解患者的疼痛状态，此时就需要更复杂的测量手段——疼痛问卷调查。

疼痛问卷表是根据疼痛的生理感觉，患者的情感因素和认识成分等多方面因素设计而成，因此能较准确地评价疼痛的强度与性质。

（一）McGill疼痛问卷表（McGill pain questionnaire，MPQ）

McGill疼痛问卷包括4类20组疼痛描述词，从感觉、情感、评价和其他相关类4个方面因素，以及现时疼痛强度进行较全面的评价。每组词按疼痛程度递增的顺序排列，其中，1～10组为感觉类（sensory），11～15组为情感类（affective），16组为评价类（evaluation），17～20组为其他相关类（miscellaneous）。被测者在每一组词中选一个与自己痛觉程度相同的词。根据被测者所选的词在组中位置可得出一个相应数值（序号数），所有选出的词的数值之和为疼痛评定指数（pain rating index，PRI）。PRI可以计算出4类的总和，也可以分别计算。

（二）简化的McGill疼痛问卷表（short-form of McGill pain questionnaire，SF-MPQ）

SF-MPQ是在MPQ基础上简化而来。由11个感觉类和4个情感类对疼痛的描述词，以及现时疼痛强度（present pain intensity，PPI）和VAS组成。所有描述词均用0～3表示"无痛""轻度痛""中度痛"和"重度痛"。由此分类求出PRI或总的PRI。PPI用6分法评定。

五、改良面部表情评分法

改良面部表情评分法（Faces Pain Scale-Re-vised，FPS-R）是为了能够量化，在广为接受的0～10评分系统基础上，根据面部表情评分改编而来。它的评分与视觉模拟评分有着密切的线性关系。它便于操作，除了影印的面部以外，不需要任何仪器。影印面部的特征是：随着疼痛的增加，其嘴（唇）不规则地下方移位，最终成为张开的四方形；而眼睛则逐渐闭起，最终表现为眉毛紧锁，眼睛闭合。FRS-R被推荐用于4～16岁的患者。

六、行为疼痛测定法

由于疼痛对人体的生理和心理都会造成一定的影响，所以疼痛患者经常表现出一些行为和举止的变化，主要有以下几个方面：①反射性痛行为：如呻吟、喘气或脸部怪相的出现。②自发反应：为了躲避或减轻疼痛而产生的主动行为，如跛行、抚摸疼痛部位或将身体固定于某种特殊姿势等。③功能限制和功能障碍：如静止不动、过多躺卧等被动行为。④患者服药态度和频率的变化：如增加镇痛药剂量或次数、寻求心理治疗等。⑤睡眠习惯的改变：通过观察记录这些变化，可以为临床疼痛评价提供一些较客观的辅助依据。目前采用的方法有疼痛行为量表（pain behavior scale，PBS）及疼痛日记评分法（pain diary scale，PDS）等。

七、微创针具的四个评价指标

目前定量测定疼痛的方法很多：视觉模拟评分法、口述评分法、多因素疼痛调查评分法、行为疼痛评分法、数字评分法等，这些都是以患者对疼痛的主观感受为基础的一种测量方法，带有一定的主观性，没有将疼痛科学量化。而类如体表诱发电位刺激仪等设备，虽能通过测量患者的生理生化指标来客观反映疼痛的程度，但是受个体差异、人体内环境、操作部位、操作者水平等条件限制，其影响因素较多，再加上其昂贵的费用，必然会影响其在临床中应用。

　　然而，在采用针灸针、弧刃针、线针刀、普通"一"字针刀、拨针、银质针、内热针、浮针、注射针、射频针等各种微创针具治疗疾病时，如果根据针具直径的粗细来评定患者治疗时的疼痛程度则相对客观，不受患者个体差异、疼痛敏感程度、进针快慢、操作水平、解剖剖位不同等影响；并且，还可以对损伤程度、松解力度、针灸针效应3个指标，也能够客观地评定。

　　以直径皆为0.7mm的弧刃针和传统"一"字针刀，以及直径0.2mm针灸针三者为例，四个评价指标的比较，如表6-1所示：

表 6-1　三种针具的四个评价指标比较表

直径	疼痛程度比较	损伤程度比较	松解力度比较	针灸针效应比较
0.2mm 针灸针	0.2mm	0.2mm	0	0.2mm
0.7mm 弧刃针	0.2mm	0.7mm	1.099mm	0.7mm
0.7mm "一"字针刀	0.7mm	0.7mm	0.7mm	0.7mm

　　从表6-1我们可以看出，0.7mm直径的弧刃针和传统"一"字针刀的损伤程度、针灸针效应同为0.7mm，但弧刃针由于刃口只有0.2mm，故其疼痛程度和0.2mm针灸针的疼痛程度相同，而对病变软组织的松解力度却因为其刃长为1.099mm故可以达到1.099mm。反过来说，如果传统"一"字针刀要达到1.099mm的松解力度，患者却需承受1.099mm的"疼痛程度"及"损伤程度"。也就是说，在同样松解力度的条件下，弧刃针所造成的损伤程度及疼痛程度均低于一般传统"一"字针刀。

八、疼痛改善程度评分（Wangxuechang pain improvement score，WPIS）或疾病的疗效评分（Wangxuechang disease efficacy score，WDES）

　　本法是一种像刻度尺一样的等距量表相对评分方法，是将疼痛的程度或疾病的疗效，用0、10%、20%、30%、40%、50%、60%、70%、80%、90%、100%共11个数字表示（图6-1）。

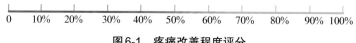

图6-1　疼痛改善程度评分

　　被测量者经治疗后，在原有疼痛或疾病自我感受程度基础上，根据患者个人的疼痛改善或疾病的疗效的自我感受，在其中一个数字作记号。0表示无变化，10%表示患者自诉自己的疼痛或病情改善了10%，50%则表示患者自诉自己的疼痛或病情改善了50%，100%则代表疼痛消失或痊愈，百分比的提高说明疗效在依次递增。

　　其中，疾病的疗效评分（WDES）或疼痛改善程度评分（WPIS）<10%为无效，10%≤WDES<30%为效差，30%≤WDES<50%为有效，50%≤WDES<70%为效佳，70%≤WDES<90%为显著（疗效显著），90%≤WDES≤100%为痊愈。

　　本评分法的优点：既可应用于疼痛改善的程度，又可应用于疾病的疗效判定；简单实用，具有较高信度与效度，易于记录。

第三节　疼痛病的精准诊断——九步诊断法

　　疼痛按照持续的时间，可分为急性疼痛和慢性疼痛，如果急性疼痛初期得不到完全的控制，就有可能会发展为慢性疼痛。世界卫生组织明确指出，急性疼痛是症状，慢性疼痛是疾病。临床上把具有以"疼痛"为主要症状的疾病称为"疼痛性疾病"，简称"疼痛病"。疼痛病，特别是躯体痛（软组织损伤、肌肉骨骼疼痛、颈肩腰腿痛等），需要精准诊断，精准治疗。

精准诊断、精准治疗，是"医学大家"永远的追求，是保证疗效的基础。无论是疼痛科医师、骨科医师、康复科医师，还是介入科、外科医师、针灸科医师、推拿科医师、内科医师，都必须掌握。对于较为复杂的疾病，笼统模糊的诊断，无法精准分型、定位、定点、定性，和错误的诊断相差仅仅毫厘之遥，不仅无法给患者提供精准的治疗，还可能会延误，甚至影响患者的病情，而因为错误诊断导致的医疗事故更是警钟长鸣！

很多同道会诊断，但不会精准诊断，更不会精准治疗。究其原因，主要有四点。

第一，缺乏专业书籍学术支持。

关于诊断的论述，很多书籍上都只限于基础理论，而关于精准诊断，则缺乏相关论述和讲解，更缺乏特色、独到、实用的论述，这一点在疼痛、康复、针灸、骨科等专业的临床体现尤为明显。

第二，过度依赖检查设备，缺乏扎实的触诊和动诊等临床经验。

X片、CT、MR、生化检查等现代设备，能够帮助医师给出循证医学的诊断证据，鉴别排除部分特殊疾患，但对于很多慢性的疾病，却有一定的局限性。

如模糊诊断"腰骶部肌筋膜炎"，就不能精准判定病变组织是什么？更不能精准判定病变的灶点？由于缺乏触诊和动诊等扎实的临床经验，不能够精准诊断，没有能够明确判定是腰髂肋肌损伤，还是腰方肌的损伤，还是背阔肌的损伤，是腹外斜肌的损伤，还是以上组织皆有损伤的复合伤？以至于虽然诊断"没问题"，但对于较为复杂和顽固的"腰骶部肌筋膜炎"，却总是因为不能够"精准治疗"而"治不好病"，或者"即使治好了，却不知为什么治好了？""治不好，也不知道为什么治不好？"。

第三，缺乏专业培训，缺乏特色的专科进修。尽管看了一辈子病，但很多医师仍停留在数十年前的医学水平上，遇到腰腿疼就说是腰椎间盘突出症遇到肩膀疼就是肩周炎、脖子疼就是颈椎病，只能给出简单的、模糊的、笼统的诊断，甚至是错误的诊断，而从来没有给出过精准的诊断，这样就导致疗效差、不能持久，以至于很多医师糊里糊涂："看老师做得很好，但轮到自己，却总是治不好"。

第四，缺乏新的理论指导，缺乏"五定"原则观念。

如颈部一侧肩井穴周围多年酸痛不适的患者，仅给出一个"颈型颈椎病"的模糊诊断固然没错，但如果能够依据"五定"原则，进一步给出精准诊断则更好：右中斜方肌慢性损伤（定部位：右中斜方肌区域；定组织：右中斜方肌；定灶点：颈6、7的右1线；定性质：既有炎症又有硬化的混合性质；定方法：以弧刃针松解为主，药物、理疗、锻炼等为辅的弧刃针标准化治疗方案）。

再如，肱骨外上髁炎实际上是一个笼统诊断，通过查体，实际上可以给出一个更具体的精准诊断，有的患者是"既有指伸总腱又有桡侧腕短伸肌的复合损伤"，有的患者是"同时有旋后肌、指伸总腱和桡侧腕短伸肌的复合损伤"，有的患者则是单纯的"桡侧腕短伸肌损伤"等。

只有精准诊断，才能够以最小的生理的损伤、最小的心理的损伤，在相对最短的时间内，通过精准治疗，取得最大的疗效。但由于精准诊断的临床病历文书书写较为繁琐，实际临床中，大家也可以继续采用传统笼统的诊断，本书的写作大多也是如此，但需要强调的是，临床中，我们心中一定要有个"精准诊断"的谱，并一定要以之为依据，做出最适合患者的"精准治疗"。

规范的疼痛病精准诊断，相对较为繁杂，作者经验主要是九步，分列如下：

一、疼痛的问诊

问诊是第一步，最重要。一份详尽的疼痛病史，是医师明确诊断、制定针对性的治疗方案和后期康复锻炼的基础，它应包括疼痛的原因、发病时间、（最主要的疼痛、本次就诊最想解决的疼痛、次要的疼痛）部位或范围、程度、性质、周期、持续性或间断性、加重或减轻的因素、病情演变经过、治疗经过及疗效、对患者的影响、目前存在的问题、目标需求等。

（一）症状（患者需要解决的问题）

1. 主诉症状 最明显、最痛苦或本次就诊最想解决的问题：疼痛、麻木、活动障碍、弹响、关节交锁、畸形、出血、头晕、心慌胸闷等。如果有多个问题需要解决，也可以按时间顺序同时描述。

2. 伴随症状 常可以判断出疼痛的真正病变部位，为明确诊断提供线索；也可判定是否为合适的适应证，治疗是否有禁忌；还可为治疗方案的选择提供一定的依据。

常见伴随症状如下：弹响、关节交锁、摩擦感、发热、咳嗽、水肿、失眠、健忘、焦虑、抑郁、旋转性头晕、头懵头昏、口干、恶心、呕吐、耳鸣、心慌、胸闷、心烦、便秘、腹泻、皮肤瘀肿等。

（二）起病情况

1. 疼痛的原因和诱因 要明确疼痛的原因，是坠伤、车祸、高速摔倒、低速摔倒、撞击、扭闪、暴力、刀枪、爆炸、姿势不当、饮食（空腹、饱食、含嘌呤丰富食物、高糖食品等）、高温、低温、接触化学物质、精神心理、手术、中毒、感染、电击、遗传、感冒、还是不清楚。

2. 时间、地点、环境、起病急缓 起病的时间、地点、环境、起病缓急等，这些均与疾病的诊断相关。

（三）疼痛的部位

1. 体表位置 在描述疼痛部位时，应参照人体轮廓图，（最好是就诊前）请患者在图上标明疼痛的体表部位和范围。当多种疾病或疼痛部位较多时，一般描述最明显、最痛苦或本次就诊最想解决的疼痛。也可以在人体轮廓图中，用不同的线条或色彩等，将严重疼痛和轻度疼痛的位置区别开来，并加以文字说明。

2. 疼痛的深浅 最好让患者表达清楚，是表皮（皮肤）疼，浅在疼（一般多是肌肉痛），还是深在疼（多为骨关节或内脏疼痛，很多患者表达为"里面疼"）？对于说不清楚的模糊不清的疼痛，多为传导痛或深在疼痛。

3. 特点 疼痛位置是局限固定，游走性，还是传导痛？如为传导痛（牵涉痛、放射痛、反射痛、牵拉痛等，皆笼统称为传导痛），请用箭头"→"标出疼痛传导或放散的方向，及其涉及的部位和具体的范围。

（四）疼痛时间

1. 疼痛时长 即病程，需要了解到（尽可能准确地）起病时间、加重时间、严重时间，以便明确"截至看病时，总的疼痛时长"，是数分钟，数小时，数天，还是多少年？另外如果病情逐渐加重，还需要明确加重时间、严重时间。

2. 疼痛的时间特点
（1）疼痛是持续性、间歇性、阵发性、周期性、时轻时重，持续或间隔的时间是多久。
（2）疼痛是静息痛，还是仅仅负荷痛（在用力、活动时、保持一定姿势时痛）。

（3）每次疼痛发作的时长、疼痛频率、疼痛周期。

（4）每日、每周、每月、每季或每年的疼痛发生、变化及规律，如一天当中，疼痛是发生在晨醒起床前还是起床后，是上午还是下午，是睡前还是夜间或凌晨，"无规律"也需要明确。

（五）疼痛的性质

可以直接记录患者自己的描述，或整理为规范的描述词汇，如牵拉感、酸痛、胀痛、放射痛、撕裂痛、跳痛、绞痛、钝痛、压榨痛、烧灼痛、针刺痛、刀割痛、电击痛、重击样痛等。

但很多患者通常无法准确地形容，往往表述不清，此时可以记录为"不适感"，或"自述不清"。

（六）疼痛的程度

疼痛程度的测量，对治疗（镇痛药物的选择等）和疗效的评价意义重大。

1. 在下面的0～10中，请选择一个号码，表示过去7天内，患者通常情况下的疼痛程度：

无痛□0　□1　□2　□3　□4　□5　□6　□7　□　8　□9　□10剧痛

2. 请选择一个号码，表示过去7天内，您疼痛最严重时的程度：

无痛□0　□1　□2　□3　□4　□5　□6　□7　□　8　□9　□10剧痛

一般地说，数字3以上就需要应用镇痛药物。轻度疼痛者应用布洛芬等非甾体止痛药药物即可；5～7代表中度疼痛，可应用曲马多等；8～10代表剧痛，往往需要应用强效镇痛药（吗啡等）。

（七）疼痛的发展演变

要了解疼痛的发生、发展、变化的全部过程及其影响因素等。自发病以来，疼痛病情是进行性还是间歇性，是逐渐减轻还是逐渐加重，是时轻时重还是较为稳定，如何发展变化，又出现哪些疼痛或表现，引导患者按一定的时间顺序叙述。

临床上，简单疼痛容易问诊。但对于复杂疼痛，疼痛部位的具体问法，主要包括以下几点：①开始哪里痛？②后来呢？③现在哪里痛？　④（如果有转移或传导时）从这里往下（往上）到哪了？⑤哪里最痛？⑥除了腰疼，别的地方疼吗？如腹、背、臀、腿、足？

（八）诱发疼痛的姿势、动作

要明确是哪一个动作疼、哪一个姿势疼。如果重复该动作或姿势，可以再次诱发出现目前主要的症状，常见动作或姿势如下：

如肱骨外上髁炎患者拧毛巾或拎重物时疼痛，手指腱鞘炎患者手指屈伸时可诱发疼痛加重，颈肩部急性软组织损伤时久坐低头时疼，落枕患者仰头和旋转时疼痛，腰椎管狭窄症患者挺直腰时疼痛。

（九）减轻或加重的因素

要明确诱发或加重疼痛的因素，如受凉、劳累、久坐、低头时间长、下蹲、空腹、药物副作用、错误锻炼等，并对患者健康教育，指导如何避免。

（十）诊治经过

自发病以来，曾到何处就诊，做了哪些检查，诊断是什么，用了哪些药，药物使用的剂量和方法是什么，做了哪些治疗，治疗效果和反应怎样，有无不良反应，疼痛对日常生活影响的程度等。

其中，疼痛治疗的效果，可以采用：疼痛改善程度评分（WPIS）或疾病的疗效评分（WDES）。

（十一）其他

在诊断疼痛的过程中，一般项目（姓名、性别、年龄、婚姻、出生地、国籍、民族、职业、工作单位、现住址、联系方式、联系人、邮箱、病史叙述者、可靠程度）、现病史（起病时情况、主要症状及伴随症状、病情的发展和演变、诊治经过等）、发病以来患者的一般情况（精神状态、体力、体重变化、饮食、睡眠、二便情况等）、既往史（过敏史、既往健康状况、所患疾病情况、预防接种史、手术史、中毒史）、个人史（社会经历、疫区居留史、职业工种、习惯嗜好、冶游史等）、婚姻史、月经生育史、家族史、各系统回顾等一定要详细问诊。

上述内容有助于诊断及鉴别诊断，对全面评估患者病情的轻重和预后以及选用相应辅助治疗措施有着较为重要的意义。但由于规范全面的问诊需要的时间较长，极大地浪费医患双方的宝贵时间，很多问项患者往往说不清楚，以至于对医师有比较啰嗦的不良印象。针对这种情况，作者在临床上特别设计了一个医师诊前疼痛问卷（WXC—PDPQ，见本书的附录2），在患者就诊前就让其填写好，以便节约医患双方宝贵的时间，能够在最短的时间内完成详尽的问诊，更好地诊断及鉴别诊断。

二、疼痛的体格检查

（一）"仙人指路"（第二步）——定病变部位（笼统定位）

具体方法是：让患者用手指指出或标记出（如画圈）自己疼痛或麻木尽可能具体的部位，要明确到是具体的一个点、一条线、一片，还是多处的疼痛。

常用于临床中常见的绝大多数原位痛，即末梢性疼痛。如各种骨折、脱位、伤筋；各种肩周炎、肩袖损伤、颈型颈椎病、网球肘、腱鞘炎、股骨头坏死、腰肌劳损、新膝骨关节炎等颈肩腰腿疼痛疾病；腹痛、带状疱疹等。

需要强调的是，对于部分的"非原位痛疾病"，患者的"仙人指路"却很容易让医师误诊。譬如2021年5月，有一个自诉左膝痛半年的29岁男性患者，某三甲医院腰椎和膝关节磁共振检查都基本正常，查体无明显阳性体征，作者为其双髋磁共振检查，发现双髋股骨头二期坏死，考虑其膝关节疼痛为股骨头坏死继发的闭孔神经刺激所引起。

（二）神经定位（第三步）——定病变部位和病变组织

1．概念　神经定位诊断，是指依据神经的解剖基础和病变时表现出来的临床症状及体征，精准地判定病变的神经组织（周围神经、脊髓节段或颅脑）及其所在具体部位。精准的神经定位诊断是疼痛诊断的一个重要基础。

2．人体的神经支配及分布

（1）人体脊髓节段的体表神经支配图（图6-2）。

（2）四肢的感觉神经分布（图6-3，图6-4，图6-5）。

（3）四肢骨骼肌的神经支配（表6-2）。

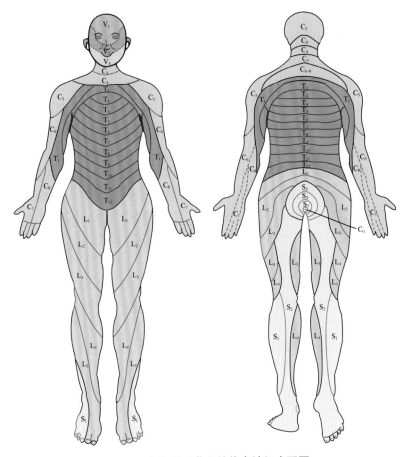

图6-2　人体脊髓节段的体表神经支配图

V1. 眼神经；V2. 上颌神经；V3. 下颌神经；C. 颈；T. 胸；L. 腰；S. 骶

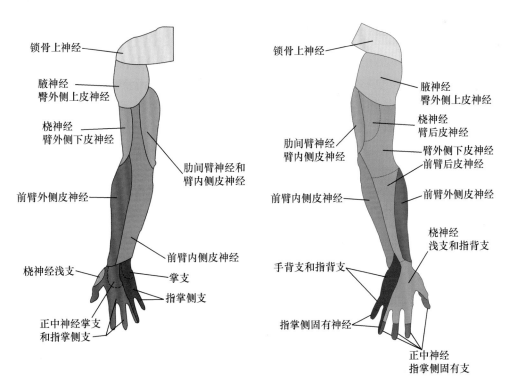

图6-3　上肢的感觉神经分布

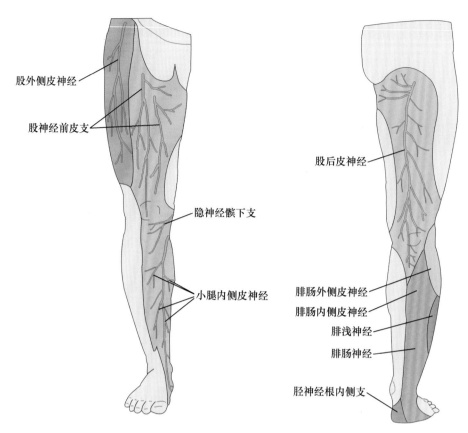

图6-4　下肢的感觉神经分布

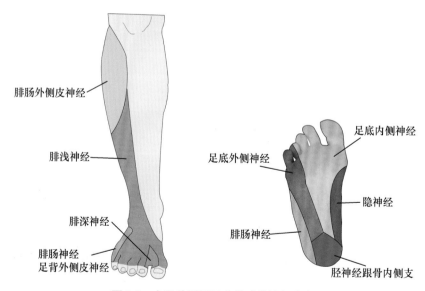

图6-5　小腿前侧及足底的感觉神经分布

表 6-2　四肢骨骼肌的神经支配

骨骼肌	脊髓节段	神经丛	神经支配
斜方肌	颈 2～4	颈丛	副神经，3、4 颈神经外侧支
胸锁乳突肌	颈 3～4	颈丛	副神经
菱形肌	颈 5～8	臂丛	肩胛背神经
肩胛提肌	颈 2～5	臂丛	肩胛背神经

续表

骨骼肌	脊髓节段	神经丛	神经支配
冈上肌	颈 5～6	臂丛	肩胛上神经
冈下肌	颈 5～6	臂丛	肩胛上神经
前锯肌	颈 5～7	臂丛	胸长神经
背阔肌	颈 5～7	臂丛	胸背神经
胸大肌（锁骨部和胸肋部上部）	颈 5～7	臂丛	胸外侧神经
胸大肌（胸肋部和腹部）	颈 8～胸 1	臂丛	胸内侧神经
胸小肌	颈 6～8	臂丛	胸外侧神经、胸内侧神经
肩胛下肌	颈 5～6	臂丛	肩胛下神经
大圆肌	颈 5～6	臂丛	肩胛下神经
三角肌	颈 5～6	臂丛	腋神经
小圆肌	颈 5	臂丛	腋神经
肱二头肌	颈 5～6	臂丛	肌皮神经
喙肱肌	颈 5～7	臂丛	肌皮神经
肱肌	颈 5～7	臂丛	肌皮神经
肱桡肌	颈 5～6	臂丛	桡神经
肱三头肌	颈 7～8	臂丛	桡神经
旋后肌	颈 5～8	臂丛	桡神经
桡（尺）侧腕伸肌	颈 6～8	臂丛	桡神经
拇长展肌	颈 5～6	臂丛	桡神经
拇长、短伸肌	颈 5～8	臂丛	桡神经
指伸总肌	颈 6～8	臂丛	桡神经
示指伸肌	颈 5～8	臂丛	桡神经
旋前圆肌	颈 6～7	臂丛	正中神经
桡侧屈腕肌	颈 6～7	臂丛	正中神经
掌长肌	颈 6～7	臂丛	正中神经
指浅屈肌	颈 6～7	臂丛	正中神经
指深屈肌（桡侧半）	颈 6～7	臂丛	正中神经
拇长屈肌	颈 8～胸 1	臂丛	正中神经
旋前方肌	颈 8～胸 1	臂丛	正中神经
尺侧屈腕肌	颈 7～胸 1	臂丛	尺神经
指深屈肌（尺侧半）	颈 8～胸 1	臂丛	尺神经
拇指对掌肌	颈 6～7	臂丛	正中神经
1、2 蚓状肌	颈 8～胸 1	臂丛	正中神经
大鱼际肌	颈 8～胸 1	臂丛	正中神经
3、4 蚓状肌	颈 8～胸 1	臂丛	尺神经
拇内收肌	颈 8～胸 1	臂丛	尺神经
小鱼际肌	颈 8～胸 1	臂丛	尺神经
骨间肌（手）	颈 8～胸 1	臂丛	尺神经
髂腰肌	腰 2～4	腰丛	腰丛

续表

骨骼肌	脊髓节段	神经丛	神经支配
内收肌	腰 2～5	腰丛	闭孔神经、坐骨神经
缝匠肌	腰 2～4	腰丛	股神经
股四头肌	腰 2～4	腰丛	股神经
闭孔内肌	腰 4～骶 3	骶丛	骶丛分支
闭孔外肌	腰 3～4	腰丛	闭孔神经
臀大肌	腰 5～骶 2	骶丛	臀下神经
臀中肌	腰 5	骶丛	臀上神经
胫骨前肌	腰 4～5	骶丛	腓深神经
胫骨后肌	腰 4～骶 2	骶丛	胫神经
趾长屈肌	腰 5～骶 2	骶丛	胫神经
趾长伸肌	腰 4～骶 1	骶丛	腓深神经
腓骨长、短肌	腰 4～骶 1	骶丛	腓浅神经
股二头肌	腰 4～骶 2	骶丛	坐骨神经
小腿三头肌	腰 4～骶 3	骶丛	胫神经
腓肠肌	腰 5～骶 2	骶丛	胫神经

（4）自主神经

自主神经系统又称植物神经系统，其功能是调节内脏活动，受中枢神经系统控制。自主神经系统包括交感神经和副交感神经两部分。人体的自主神经结构组成复杂，分布也相对复杂，需要强调的是，对于内科杂病，如果单纯采用传统的内科药物治疗难以见效或者反复发作、疗效不持久、患者不满意，可以考虑在弧刃针软组织损伤理论指导下用弧刃针疗法。

3. 神经定位技巧

（1）有麻木、疼痛等神经损伤症状的肢体或躯干，按脊神经节段或周围神经分布诊断出损伤的病变部位及病变组织，如腰 5 骶 1 椎间盘突出症引起的骶 1 神经根损伤，下肢不全瘫痪为腰 1 椎体爆裂骨折引起的骶髓部分损伤，环小指麻木为尺管综合征引起的尺神经卡压所致等。

（2）有内脏、器官病症的，按交感神经节段进行判断，例如糖尿病，检查控制胰腺分泌活动的来自胸髓 6～10 节段发出的交感神经所在的胸椎是否错位或损伤。

4. 注意事项

（1）神经定位时，要注意患者的意识状态，要检查并记录患者的肌张力、感觉、运动、肌力、反射、病理征。

（2）成人脊髓节段和同名椎体所对应的关系不一致。

人体脊髓有 31 个节段，颈段 8 节、胸段 12 节、腰段 5 节、骶段 5 节、尾段 1 节。脊髓上端自枕骨大孔连于脑，位置固定，而人体胚胎从第 4 个月开始，由于脊髓的生长慢于脊柱，因此脊髓比脊柱短，从而使脊髓节段与椎骨原来的对应关系发生变化，神经根丝需在椎管内下行一段方达椎间孔。新生儿脊髓下端常较低，可平第 3 腰椎，成人则平第 1 腰椎下缘（图 6-6）。

成人脊髓节段与椎体的对应关系：脊髓颈 1～4 节段与同序数椎体相对应，颈 5～8 和胸 1～4 节段与同序数椎体上一个相对应，胸 5～8 节段与同序数椎体上 2 个相对应，胸 9～12 节段与同序数椎体上 3 个相对应，腰 1～5 节段与第 10～11 胸椎体相对应，骶 1～5 和尾 1 节段与第 12 胸椎和第 1 腰椎体相对应。

（三）动态检查（第四步）——定病变组织

1. 定义 动态检查，即"动诊"，是指让患者按照要求进行动作，从动作完成情况诊断骨关节或其周围软组织是否有病变。

2. 动态检查的临床意义

（1）判定骨骼是否损伤。如有异常活动则为骨折。

（2）判定关节是否损伤。如搭肩试验阳性的为肩关节脱位、王氏试验（端坐正穿袜实验）阳性者可能为骶髂关节错缝或腰椎关节突关节紊乱、屈伸绞索者可能为膝关节游离体或半月板损伤、活动即痛者可能为滑膜炎。

（3）判定关节活动度是否异常。如关节的活动受限、活动障碍、关节强直、活动度加大、异常活动方向等。

（4）判定关节周围软组织是否有损伤以及判定具体的病变组织。如骨骼肌损伤（背伸踝关节时小腿肚疼痛多考虑小腿三头肌损伤）、侧副韧带损伤（膝关节侧方应力试验阳性时考虑侧副韧带损伤）、交叉韧带损伤（抽屉试验阳性）、棘上韧带损伤（半弯腰疼痛）、棘间韧带损伤（全屈疼痛）、胸腰筋膜损伤（半弯腰疼痛）、腱鞘损伤（屈伸弹响）、跟腱损伤（提踵试验阳性）等。

（5）是否有神经功能的异常。如腓总神经损伤跨阈步态，桡神经损伤伸腕障碍，股神经损伤的弯腰按大腿步态等。

（6）鉴别是深层软组织的损伤还是浅层软组织的损伤。如腰4～5棘间压痛腰痛患者，半弯腰疼痛而全屈不疼考虑棘上韧带损伤，而半弯腰不疼全屈疼痛则考虑棘间韧带损伤；跟腱挛缩患者，如果屈膝90°时踝关节背伸受限要考虑比目鱼肌损伤，而此时如果不受限但伸膝时踝关节背伸受限则考虑腓肠肌挛缩。

（7）鉴别是软组织损伤还是骨关节损伤。如左颈部疼痛的落枕患者，如果颈部后伸疼痛则可能是关节突关节的损伤（骨关节错缝型颈椎病），而如果后伸不疼但前屈疼痛则考虑可能是颈部的软组织损伤。

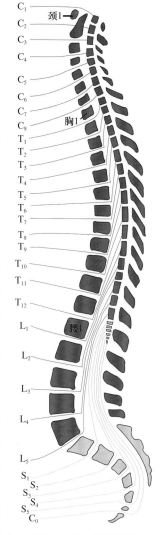

图6-6 成人脊椎及脊髓的对应关系

（四）试验检查（第五步）——定病变组织

这里的试验检查，主要是灶点按压试验，以及动态检查和神经系统的检查，如颈部各向活动、臂丛神经牵拉试验、Mill实验、直腿抬高试验、Tinnel征等。

学好弧刃针疗法，需要精准诊断，需要精准判定病变组织，这就需要掌握骨科、疼痛科、神经内科的一些常见的特殊试验检查。

（五）触诊（第六步）——定灶点

触诊，是指医师用触觉（主要是手指）来对患者进行体格检查的方法。医师通过接触、抚摸、按压被检查者的局部，以便了解体表（皮肤及皮下组织等）、骨关节及脏器（心、肺、肝、脾、肾、子宫等）等的物理特征，如大小、轮廓、硬度、触痛、压痛、光滑度、移动度及波动感等。

触诊可用于检查身体的任何部位，可为医师判定检查部位是否有病变提供重要的直接依据。通过触诊，可以找到灶肌（病变组织）、关键灶点、卫星灶点、边缘灶点，继而可以直接判定甚至明确疾病的疗效和预后；可以判定灶点的病理性质，明确相应的治疗方案；还可以通过触诊的结果，而做出鉴别或排除诊断；而如果不能找到关键灶点，则疗效往往不佳。

三、疼痛的辅助检查（第七步）

辅助检查是指医师通过医学设备对患者进行身体的检查，以获得患者资料的一种方法。临床上，问诊和查体是首要的，但相对客观的辅助检查，在很多疾病的诊断上，特别是在判定病变部位和病变组织方面，也可以起到关键作用，甚至主要作用，如扭伤所致外踝的撕脱骨折，X片可以明确诊断；对于股骨颈隐匿性的骨折，磁共振或多排CT平扫重建的检查可以明确诊断；血尿酸高一般可以明确痛风性滑膜炎的诊断；血清甲胎蛋白（AFP）测定对肝癌的诊断有相对的特异性；确诊前列腺癌骨转移需要通过前列腺穿刺活检进行病理检查。

临床常用的辅助检查主要有以下几种。

（一）影像检查

X线、CT、MRI、超声、红外热成像、ECT、PET、分子生物成像等。

（二）血液和体液的检查

1. 一般项目检查　血常规、尿沉渣、尿常规、粪常规、脑脊液常规、腹腔积液常规、关节积液常规等；C反应蛋白（CRP）、血沉（ESR）；肝功能、肾功能。

2. 风湿免疫系列　自身抗体是风湿免疫病的重要特征，临床上开展的自身抗体检测已达上百种，不同的风湿免疫病所产生的自身抗体谱不同。了解自身抗体的临床意义，对风湿免疫疾病的诊断以及预后都有很大帮助。

（1）类风湿关节炎、强直性脊柱炎相关抗体：①类风湿因子（RF）：90% RA患者RF呈阳性。RF-IgG，与RA患者血管炎和关节外症状相关。RF-IgA，与骨质破坏有关，早期RF-IgA升高常提示病情严重，预后不良。RF-IgM，最常见。与RA的活动性无密切关系。②抗环瓜氨酸多肽抗体（抗CCP）对早期类风湿关节炎的诊断敏感性为48%，特异性为90%以上。③抗角蛋白抗体（AKA）是类风湿关节炎早期诊断和判断预后的指标之一。对类风湿关节炎的诊断特异性可达95%～99%，但敏感性稍差，为40%～55%。④抗核周因子（APF）阳性，往往提示预后欠佳，有较强的特异性（73%～99%）和敏感性49%～87%。⑤其他：抗Sa抗体、抗RA33抗体、补体、血清碱性磷酸酶、HLA-B$_{27}$等。

（2）抗核抗体谱：抗核抗体谱即指抗细胞核（或整个细胞）的核酸和核蛋白抗体的总称，这些抗体对大多数弥漫性结缔组织病（除类风湿关节炎、血管炎以外）的诊断、鉴别诊断及治疗有重要意义，常见检查项目如下：

抗核抗体（ANA）、抗双链DNA（dsDNA）抗体、盐水可提取性核抗原（ENA）、抗nRNP、抗U1RNP抗体（抗U1核糖核蛋白抗体）、抗Sm抗体（抗Smith抗体）、抗SSA/Ro抗体、抗SSB/La抗体（抗Ha抗体）、抗Scl-70抗体、抗PM-Scl抗体（抗PM-1抗体）、抗Jo-1抗体、抗着丝点（Centromere）抗体（ACA）、抗增殖蛋白1抗体（PCNA）、抗核小体（nucleosome）抗体、抗组蛋白（histone）抗体、抗核糖体P蛋白（ribosome-P）抗体、（抗rRNP）、抗核仁（Nucleole）抗体等。

（3）肌炎抗体谱：特发性炎性肌病（idiopathic inflammatory myopathies，IIM）是一组系统性自身免疫性结缔组织病，基于临床及免疫病理特点主要分为多发性肌炎（polymyositis，PM）、皮肌炎（dermatomyositis，DM）和包涵体肌炎（inclusion body myositis，IBM）3种亚型。

IIM患者外周血清中存在多种自身抗体，这些抗体大致分为肌炎特异性抗体（MSA）和肌炎相关性抗体（MAA）两类。

（4）血管炎自身抗体谱：抗中性粒细胞浆抗体（ANCA）。

（5）抗磷脂抗体谱：抗心磷脂抗体（ACA）、抗β2糖蛋白抗体（抗β2GP-1）。

（6）自身免疫性肝病相关抗体谱：抗线粒体抗体（AMA-M2）、抗3E（BPO）抗体、抗SP100（一种核蛋白抗原）抗体、抗PML（一种核蛋白抗原）抗体、抗gp210（一种跨核膜蛋白抗原）抗体、抗p62（一种跨核膜蛋白抗原）抗体、抗肝肾微粒体1型抗体（LKM-1）、抗肝细胞胞质1型抗体（LC-1）、抗可溶性肝抗原抗体/抗肝胰抗体（SLA/LP）、抗平滑肌抗体（SMA）等。

3．感染监测

（1）血液、穿刺液或关节积液等的细菌培养及药敏检查。

（2）降钙素原（Procalcitonin，PCT）检测：是反映全身细菌感染的一个较为敏感的指标。而自身免疫、过敏、病毒感染时，PCT并不升高。

（3）ASO（抗"O"）：ASO值超过400U，提示有过溶血性链球菌感染；凡由此菌感染所引起的疾病（如猩红热、急性肾炎、丹毒等）均会使抗"O"值增高；但抗"O"的变化无特异性。

4．肿瘤标志物

（1）消化系统：CA199、CA242、AFP等。

（2）肺癌：SCC、NSE、CYFRA21-1等。

（3）男科：T-PSA、F-PSA。

（4）妇科：HCG、HE4、SCC、CA125等。

（5）广谱肿瘤标志物：CA50、CEA（癌胚抗原）。

5．代谢指标系列

（1）甲状腺功能：T_3、T_4、FT_3、FT_4、TSH、TH-Ab。

（2）糖代谢：血糖、糖化血红蛋白。

（3）骨代谢：血钙、磷、镁、甲状旁腺激素、降钙素、碱性磷酸酶等。

（4）心功能：心肌梗死三项、心肌酶、凝血常规、血脂等。

（5）肺栓塞：D-二聚体等。

（三）组织穿刺活检

如骨髓穿刺，能够看到骨髓造血细胞的形态和构成，主要用于血液疾病、造血系统疾病、淋巴系统疾病等的检查。

（四）神经电生理检查

主要包括神经传导速度测定、肌电图和体感诱发电位等检查。在诊断神经和肌肉病变、选择治疗方法及其康复评估时，作用重大。

（五）其他检查

心电图、脑电图等。

四、疼痛的鉴别诊断（第八步）

同样的症状，可能是由不同的疾病所引起。因此，对于任何一个前来就诊的患者，我们都要做好鉴别诊断。

要做好鉴别诊断，对各种疾病的熟识、扎实的基础理论和临床基本功虽然很重要，但在本节更强调的是"诊断思路",正确的诊断思路的关键,是需要全面理解并很好掌握"弧刃针疗法的软组织损伤理论",特别是其中的"整体与局部理论"。具体地说,要掌握"局部解剖的思路"和"诊断的整体观念"。

(一)诊断的整体观念

全身多个部位的病变,都可以导致同一部位的疼痛。同一部位的疼痛,可能是全身多个部位的病变所引起。

以顽固性肘关节疼痛为例,我们要考虑是肘关节局部的"原位痛"所致?还是肩胛背部软组织损伤所致的"反射痛"?还是神经根型颈椎病所致的"牵涉痛"?还是抑郁焦虑等所致的"心因性疼痛""幻肢痛"?

以下肢间歇久行无力疼痛不适为例,需要考虑是腰部的"腰椎管狭窄症"或"腰椎间盘突出症"所致?还是膝部的"新膝骨关节炎"或"膝关节周围炎"所致?还是下肢"动脉血管狭窄或闭塞"或"静脉的曲张或血栓"原因?还是"臀部软组织损伤"所致?还是"脊髓型颈椎病、运动神经元病、脊髓空洞症、共济失调、多发性硬化、周围神经炎等"颅脑脊髓病变所致。

再以顽固性头昏头晕为例,需要考虑是上颈部软组织损伤为病理基础的头晕型颈椎病所致?还是"大脑、小脑、丘脑等"颅脑的病变所致?还是"耳石症、感冒、慢性鼻炎、青光眼、视力障碍、屈光不正等"五官病变所致?还是"心律不齐、心功能不全等"心脏疾病所致?还是"肺气肿、哮喘、肺功能不全等"肺部疾病所致?还是"高血压、低血压"等血压变化所引起?还是"电解质紊乱、血糖异常等内分泌紊乱、发热、胃肠炎"等全身性疾病所致?还是"抑郁、焦虑症、心因性"等所致?还是药物不良反应所致?还是"严重的睡眠不足、过度疲劳、用眼过度等疲劳性亚健康疾病"所致?

(二)局部解剖的思路

同一部位的原位痛,可能是浅在的表皮、真皮、皮下等皮肤的损伤,可能是肌肉韧带滑囊等中层软组织损伤,可能是局部的血管神经病变所致?也可能是深在的骨骼关节滑膜组织的病变。

以膝关节原位痛为例,要考虑是早期带状疱疹等局部皮肤的病变原因?还是"肌肉、韧带、滑囊、鹅足腱、脂肪垫等"膝周软组织损伤所致的疼痛?还是"骨折、骨病等"骨骼病变的原因?还是"静脉曲张、血管瘤、神经瘤"等血管神经性疾病所致?还是"痛风、劳损、外伤、类风湿、色素绒毛结节性滑膜炎等"所致的滑膜炎病?

有了上述正确的诊断思路,对各种疾病的熟识、扎实的基础理论和临床基本功,必要的查询了解,辅助的检查等,做好鉴别诊断并不困难。

五、综合评定(第九步)

简单的、典型的疾病,往往通过问诊、触诊、动态检查或辅助检查中的一个或多个项目,即可明确诊断。

但对于不典型或复杂的牵拉痛、牵涉痛、放射痛等部分神经病理性疼痛、心因性疼痛、癌痛、内脏痛等疼痛病,往往需要在问诊、在"仙人指路""神经定位"和"临床试验"等的帮助下,借助视诊、触诊和动态检查等,甚至需要借助辅助检查等特殊手段,鉴别诊断和综合评定后才能明确病变部位、明确病变组织及灶点、明确诊断、明确病理性质,最后才能精准诊断(包含"五定"中的前四定:定部位、定组织、定灶点、定性质)、精准分型和确定最佳的治疗方法。

第四节　原位痛、根性痛、干性痛、丛性痛、反射痛、牵涉痛、肌肉牵拉痛、末梢神经痛的诊断、区别、联系和治疗

由于人体结构的复杂性和整体性，临床上原发病灶（病源）所引起的疼痛不仅会引起局部疼痛，还常常会波及病变区周围的正常组织，形成一个在原发病灶处的原位痛之外新的疼痛区（或疼痛反应区），而这种新的疼痛区的实质是一种假性疼痛区（根据其性质，也可将其简称"假性痛"），常常会掩盖原发病灶部位的原位痛区（简称"原位痛"），被患者当成是主诉疼痛区，而常被临床误诊。

临床上，假性痛有几种表现形式：根性痛、干性痛、丛性痛、牵涉痛、反射痛、肌肉牵拉痛。很多丛性痛、反射痛、干性痛、牵涉痛的患者，由于其临床表现和神经根型颈椎病或腰突症的放射痛相似，所以常常被误诊为神经根型颈椎病或者腰椎间盘突出症，针对这种情况，我们实际上可以认为或者直接做出简单诊断，这是一种假性的神经根型颈椎病或腰椎间盘突出症。

在学术上，有专家将以上疼痛的不同表现形式笼统概括为传导痛，这不利于临床的精准诊断及治疗。

在实际临床工作中，区分原位痛、根性痛、干性痛、丛性痛、牵涉痛、反射痛、肌肉牵拉痛、末梢神经痛，有着十分重要的临床意义，下面逐一介绍。

一、原位痛

（一）定义

病变组织所引起的病变局部的疼痛。

（二）特点

局部组织一定是病变组织，疼痛部位就是病变部位，主要涉及肌肉等软组织，以及一些骨关节的病变。

（三）诊断要点

1. 局部疼痛。
2. 疼痛症状部位的病变如果是软组织，则有局限固定压痛和（或）质硬；疼痛症状部位的病变如果在骨关节，则多为环周压痛。
3. 活动疼痛。
4. 红外热成像，病变局部多呈高温。

（四）备注

1. 属于末梢性疼痛的一种。
2. "仙人指路"实验，让患者用手指指出疼痛的位置（点、线、面），则患者手指的疼痛部位，即为病变部位或病变局部。

二、根性痛

（一）定义

所谓的根是指脊神经。每一对脊神经都有一对前根（司运动）和一对后根（司感觉），前后根汇合为脊神经。脊神经根于椎管内或椎间孔内遭受炎症的刺激引起的其支配区域的下行性放射痛，有时也可涉及其支配区域的麻木及运动等功能障碍，常见于腰椎间盘突出症、神经根型颈椎病、椎管狭窄症（包括侧隐窝狭窄、椎间孔狭窄等）、椎管内肿瘤等。

（二）特点

病变部位多为颈部或腰部，由于灶点的相对性，病变组织（灶肌）的确定较为复杂：采用弧刃针注射或神经阻滞治疗时，病变组织就是神经根，病变性质是炎症水肿；采用弧刃针微创手术治疗时，病变组织则为引起椎间盘突出症的"本"（脊柱周围软组织损伤），病变性质多为硬化；采用射频、孔镜、开放手术时，病变组织为突出的椎间盘、脱出的髓核或增生的骨赘，病变性质为错位。——本书以后的章节及附录中，包括干性痛、丛性痛、各型颈椎病、腰椎间盘突出症、腰椎管狭窄症、腰椎滑脱症、骨纤维管卡压类疾病或神经嵌压综合征等疾病，如无特殊说明，病变组织和病理性质，指的都是采用弧刃针微创手术所松解的组织及其病理性质，或（和）弧刃针注射疗法所处理的被嵌压神经及其病理性质，而对需要开放或介入手术所处理的"标"（增生的骨赘、突出的椎间盘、滑脱的脊椎等，病理性质为错位，详见本书第四章第三节的"错位理论"）以及"错位的关节"则不再叙述。

（三）诊断要点

1. 椎旁压痛　根性痛者多有椎旁压痛，颈部根性痛者多向上肢放射，腰部根性痛者往往向下肢放射，这是由于患节脊神经根背侧支所支配的颈腰部软组织同时受累反射痛所致，而在干性痛及丛性痛者多不出现。

2. 活动时疼痛或受限　椎间盘突出者可表现为健侧屈、颈部前屈、腰前屈均疼痛或活动受限，椎管狭窄症者则大多相反，椎管内肿瘤则可因为对神经根刺激的性质及压迫程度等不同，表现为不同特点的颈椎或腰椎活动疼痛或受限，而干性痛及丛性痛虽亦有活动受限，但特点可能相同，也可能不尽相同。如单纯的神经根炎，因神经受到牵拉会加重疼痛，故低头、弯腰时，和丛性痛一样，都会因引起所支配部位的疼痛加重而保护性的活动受限；而干性痛的活动受限，可能与根性痛的不同，如腕管综合征患者颈部、肩部、肘部没有活动受限，只有腕部因背伸疼痛麻木加重而保护性受限。

3. 屈颈试验　赵定麟等曾对200例受试者进行屈颈试验检查，报道其阳性率高达95%以上。并指出这是由于颈椎在前屈状态下，通过对硬膜囊，并延及根袖的牵拉而增加了受累脊神经根的张力与压力而出现疼痛感。而干性痛或丛性痛则不存在。

4. 神经根张力试验阳性　如臂丛神经牵拉试验、直腿抬高试验、直腿抬高加强试验等，需要注意的是，在干性痛及丛性痛者，也多为阳性。

5. 脊神经根定位症状　诸脊神经根所司感觉、运动及反射因脊髓节段不同而具有较明确的定位特征。尤以感觉障碍区及反射弧（L_4 神经根影响膝反射，S_1 则波及跟腱反射）最为重要。如虎口背侧皮肤感觉以颈6神经根支配为主，足1、2趾背侧皮肤感觉以腰5神经根支配为主，而足外侧缘及小趾处则为骶1神经根支配，因此，根性痛感觉障碍及反射受累的范围较干性痛与丛性痛为局限，且在其根性分布区。

6. 电生理检查　有助于明确诊断神经卡压部位及受损程度。

7. 红外热成像　受累脊神经分布区呈低温改变。

三、干性痛

（一）定义

神经干走行的过程中遭受炎症的刺激引起典型的放射性神经痛，有时也可以涉及其支配区域的麻木及运动等功能障碍，多见于小腿与足部、肩臂手部等四肢部。

（二）特点

病变部位为外周神经的神经干受到刺激或卡压的部位，其病变性质多为硬化（卡压神经的组织）或炎症，但多因涉及神经而伴有麻木、运动障碍等。临床常见的有旋后肌综合征、旋前圆肌综合征、腕管综合征、腕尺管综合征、股外侧皮神经卡压综合征、腓总神经卡压综合征、踝管综合征等神经卡压综合征。

（三）诊断要点

1. 压痛　病变部位多位于一些特定解剖部位，如骨-纤维管，或无弹性的肌肉纤维带、腱弓等神经通道关键卡压点，该处神经受到卡压而大多产生受压平面以下的神经卡压症状；而在关键的卡压点，则常有压痛的存在。如腕管综合征——腕管的"底部和两侧由腕骨构成，腕横韧带横跨其上"，实际为一骨纤维管，当正中神经在位于掌根部的腕管内受压，就可引起腕管综合征，其病变部位是腕掌部腕管，其灶点是腕横韧带的一端，其压痛常位于腕横韧带中点。

2. 疼痛、麻木、感觉异常　疼痛多向远端放射，偶可向近端放射，可涉及麻木等感觉异常，也可为持续性疼痛、麻木，但一定位于其干性分布区。部分患者可出现休息痛，活动后缓解，如腕管综合征晨起疼痛，甩手后可缓解。需要和根性痛、神经干多卡疼痛相鉴别。

3. 干性定位症状　其受累范围表现为与受压病变神经支配区一致的感觉、运动、交感及反射障碍。其中，交感神经受累可表现为温度、皮肤色泽、出汗和营养障碍等。卡压严重者，可出现肌肉萎缩。

4. 神经干叩击试验阳性（Tinel征）　神经受到卡压的关键卡压点部位在叩击时，可出现局部疼痛和远端的放射痛、麻感。

5. 神经牵拉试验阳性　对于腕管综合征，拜佛试验阳性；旋前圆肌综合征，前臂屈肌牵拉试验阳性；股外侧皮神经卡压综合征，髋关节过伸试验阳性等。

6. 电生理检查　有助于明确诊断卡压部位及受损程度。

7. 红外热成像　神经的关键卡压点局部呈高温，而以下的神经干及其支配区则呈低温。

四、丛性痛

（一）定义

组成颈丛、臂丛、腰丛（T_{12}-L_4）或骶丛神经的各部分受到各种原因引起的炎症刺激引起的神经痛。由于其病变组织主要是神经丛，需要注意的是，应警惕腰丛、骶丛丛性痛通常为腹部肿瘤压迫所致；而臂丛丛性痛除了由胸小肌综合征和胸廓出口卡压综合征引起外，肺部肿瘤、外伤、局部放疗等原因较为常见；肌肉慢性劳损造成的炎症刺激则可引起颈丛神经炎，导致头枕部疼痛。

（二）特点

丛性痛的性质特点是：神经丛的炎症，有时也可涉及卡压严重时出现的麻木、运动障碍等；分布特点是多干性（多个神经干分布区的疼痛）；发作特点常为持续性，夜间加重多见。临床常见的有腹腔或盆腔肿瘤引起的股神经痛、坐骨神经痛，颈部肿瘤引起的臂丛神经炎性上肢疼痛，胸廓出口卡压综合征引起的臂丛神经炎性上肢痛或麻木。

（三）诊断要点

1. 多干性痛、麻、感觉异常　即在同一病例可表现出多个脊神经干症状，或多个周围神经的疼痛表现，如颈丛神经炎可以引起耳大神经痛、枕小神经痛、第3枕神经痛等多个神经痛表现；臂丛丛性痛可引起肩胛背神经痛、胸外侧神经痛、桡神经痛、尺神经痛等多个神经痛表现；腰丛丛性痛，可引起股神经痛、闭孔神经痛、髂腹股沟神经痛等多个神经痛表现；骶丛丛性痛可引起放射性坐骨神经痛、股后皮神经痛及阴部神经痛等多个神经痛表现。上述症状多可同时出现，也可交替出现，因病变轻重不一，受累程度亦有差异。

2. 疼痛常常夜间加重，特定体位加重或减轻　肿瘤压迫或刺激者，疼痛夜间多加重；臂丛神经炎上肢下垂时多加重，上举抱头时多减轻；腰骶丛性痛由胎儿压迫所致者，随胎儿体位的变化疼痛可以减轻或加重，由肿瘤、血肿等压迫者有些亦可加重或减轻，其原因是肿瘤、血肿或胎儿等对腰骶丛压迫程度或压力随着体位的改变可有稍许的变化。

3. 按压时疼痛症状可以加重　颈丛丛性痛时按压颈丛出口处，胸廓出口综合征引起的臂丛丛性痛按压相应的胸廓出口，外伤、肿瘤或放疗等引起的臂丛丛性痛按压臂丛局部体表，肿瘤引起的腰骶丛性痛时按压腹盆部，皆可以引起相应丛性痛加重。

4. 相应神经功能障碍　不仅只是感觉，相应神经丛病变时，其受累范围表现与其一致。受压病变神经支配区的感觉、运动、交感皆会发生障碍，严重者，可出现腱反射减退、肌力减退、肌肉萎缩，甚至腱反射消失、肌肉麻痹。

5. 椎旁或腰臀部压痛常不明显　与反射痛和根性痛不同，当按压椎旁、叩击棘突或腰臀部时，患者多无痛感。

6. 肿瘤检查　丛性痛肿瘤患者多见，特别是胸部和腹腔肿瘤多见，应予相应部位肿瘤等筛查。

7. 反射改变　肱二头肌腱反射、桡骨膜反射、肱三头肌腱反射、膝反射、跟腱反射等腱反射多可同时出现减弱或消失。

8. 电生理检查　肌电图与神经传导速度的检查有助于明确诊断、有助于神经丛病变的定位，在受损神经丛的分布区域内，可观察到感觉神经动作电位幅度的降低或消失，在受损神经丛支配的肌肉内可出现失神经支配的表现。

9. 红外热成像　病变部位多出现高温区，而受压刺激的平面以下则多出现低温改变。

10. 其他　血常规，ESR、CRP、肿瘤标志物、碱性磷酸酶等生化检查，相应部位的CT、MR、X线片、超声检查等影像检查，临床不可缺少，必要时有可能需要PET-CT和ECT。

五、反射痛

（一）定义

因脊神经后支或硬脑膜返支分布区域的软组织遭受炎症刺激传入中枢，造成的同一脊神经前支分布区不典型的假性疼痛，称为反射性痛；或者简单地说，神经的一个分支受到刺激或损害时，除了该分支支配区造成的疼痛外，还可累及该神经的其他分支支配区而产生疼痛。

（二）特点

发病部位不在通常脊神经分布的典型疼痛区域，如肱三头肌长头原发灶点损伤引起的前臂外侧麻痛，大圆肌和小圆肌的原发灶点引起的前臂背侧疼痛；仅局限于肢体疼痛或麻感但却无客观的麻木及肌力减退等神经功能障碍的体征；其性质特点是疼痛深在，区域模糊，常自述不清。临床常见的有颈部或肩胛背部软组织损伤造成的上肢反射痛，腰部肌肉或臀部软组织损伤造成的下肢反射痛。

（三）诊断要点

1. 疼痛或麻感区仅局限于肢体，但却无客观的麻木、肌力减退、腱反射异常等神经功能障碍的体征。
2. 疼痛的性质特点是常呈酸痛、困痛、胀痛，但区域多深在模糊，常自述不清具体位置。
3. 诱发试验阳性状态下，按压特定区域软组织的灶点可以使其症状加重、减轻或消失。
4. 红外热成像：自述的疼痛区域的热图常无异常，而原发疼痛的病变组织却呈高温态改变。如臀中肌病变所致的小腿外侧反射痛，在红外热成像上，双侧小腿热图对称，而患侧臀中肌区域则呈高温热图改变。

六、牵涉痛（referred pain）

（一）定义

某些内脏器官病变时，在远离该器官的体表一定区域可产生感觉过敏或疼痛感觉的现象，称为牵涉痛，是疼痛的一种常见类型。

其产生于病变内脏的神经纤维，通过交感神经干和交通支，与支配体表某处的神经纤维汇合于同一后根和脊髓节段，来自内脏的传入神经纤维除经脊髓上达大脑皮质，反应内脏疼痛外，还会影响同一脊髓节段的体表神经纤维，传导和扩散到相应的体表部位，而引起疼痛，如心绞痛引起的左肩或左上臂的内侧痛，肝胆疾病引起的右肩痛，肾结石引起的腰痛，盆腔肿瘤引起的腰骶痛或会阴痛等。

（二）特点

患者虽可感到身体体表某处的明显痛感，但和反射痛、放射痛、丛性痛等一样，体表疼痛处并无实际病变损伤。并且这种疼痛通常比较弥散，具体位置患者常自述不清。其实质是内脏的病变所致。

七、肌肉牵拉痛

和内脏牵涉痛、神经根放射痛相对，颈肩腰腿痛科、骨科、疼痛科、康复科、针灸推拿科等临床上，经常遇到肌肉牵拉痛。

（一）定义

就是在肌肉被牵拉到一定程度（常小于该肌肉所跨越关节的正常活动度）的情况下，轻者患者常描述为肌肉牵拉感（或牵扯感，或紧感），稍重者则表现为不同程度的牵拉痛。当暴力冲量（Ft：力的大小×时间）超过一定程度的情况下，严重时可造成肌肉撕裂伤。

（二）特点

与根性痛、干性痛、末梢神经痛等神经痛、内脏牵涉痛和反射痛不一样，其实质大多是肌肉的局部挛缩造成的肌肉牵拉功能下降，其疼痛特点是紧感、短感。临床上常见的有：直腿抬高试验或弯腰时，腘绳肌牵拉所造成的大腿后方或腘窝的紧感或疼痛；中斜方肌挛缩对侧屈时，患侧的紧感或牵拉痛；腘窝腓肠肌或腘肌挛缩，造成的走路时腘窝筋短感，膝关节不能伸直感等。

（三）诊断要点

1. 肌肉仅在牵拉状态达一定程度时（常小于该肌肉所跨越关节的正常活动度），牵拉肌肉方呈紧感、短感、拉扯感。
2. 紧感、短感、拉扯感虽沿肌肉走行方向，但不呈放射痛。
3. 多不跨越关节。
4. 关节的活动度可因肌肉"短"而减小。
5. 弧刃针灶点松解，常常能立竿见影，不仅可消除紧感、短感、拉扯感，还可增加关节的活动度。
6. 红外热成像多无异常。

八、末梢神经痛

（一）定义

肢体末梢神经炎（属于周围神经病里最常见的一个亚型）所致的手足末梢神经痛。

（二）特点

其病位部位是肢体末端，病变组织是末梢神经，病变性质是炎症，疼痛特点是手足末端对称性的疼痛、麻木，可涉及感觉和自主神经功能障碍等。疼痛性质常是烧灼样疼痛、刺痛等。发作特点是多呈持续性。

（三）诊断要点

1. 多发生在肢体末端，特别是手足末端1～5指（趾）。
2. 1～5指（趾）对称性的多发疼痛，部分可涉麻木等感觉异常、运动和自主神经功能障碍等。
3. 多呈持续性。
4. 遇冷热、劳累休息等，症状可加重或减轻。
5. 多有一定特殊的病因存在，须探明。
6. 注意与周围神经病、癔病、红斑性肢痛症、躯体化障碍、雷诺病等鉴别。

九、关于治疗

根据"五定"原则，上述诸多形式的疼痛疾病中：

（一）原位痛的治疗

原位痛的病变部位是局部病变组织（软组织或骨关节），常见疾病如颈型颈椎病、肩周炎、膝关节骨关节炎、腱鞘炎、跟下脂肪垫炎等疼痛疾病。主要病理基础是炎症，慢性者常合并有硬化、错位和骨骼肌长度改变，治疗需要以消炎镇痛为主，若有硬化则需要配合弧刃针减张松解等。

1. 相同点和不同点　在发病率上，根性痛、干性痛及丛性痛中，以根性痛者最为多见，约占80%以上，其次为干性痛，而丛性痛较为少见。在根性痛者中，其病位多起源于下颈段和下腰段，尤以 C_{4-5}、C_{5-6}、C_{6-7}、L_{4-5}、L_5S_1 椎间盘突出症为多见。在干性神经痛者中，上肢以正中神经受累者最多，其次为尺神经。下肢以胫神经、腓总神经受累卡压居多。丛性痛者以颈丛、臂丛神经、骶丛神经受累居多，其次为腰丛。

根性痛、干性痛，丛性痛、三者的相同点是病因，皆为神经的刺激所致，这种刺激可以是炎症造成的持续疼痛，也可以是卡压造成的麻木，还可以是两者兼之的疼痛麻木并存。

三者的不同点是神经所刺激或卡压的部位不同，分别为神经根、神经干、神经丛。

2. 治疗方法　如果是简单的炎症刺激，采用药物理疗等消炎镇痛、休息即可，部分患者也可以采用弧刃针松解周围软组织，降低椎体间内压、椎管内压、软组织内压，改善炎症神经的微循环，恢复其功能。

对于神经卡压，特别是慢性的神经卡压，如慢性的中重度腕管综合征、踝管综合征等，单纯的药物治疗往往效果欠佳，需要弧刃针松解卡压神经的病变软组织，解除其卡压，恢复受压神经的血运，恢复其功能，如弧刃针松解腕横韧带灶线治疗腕管综合征，松解分裂韧带灶线治疗踝管综合征等。

但需要指出的是，对于部分卡压严重的神经损伤患者，对于经验不足的医师，弧刃针等带刃针具作用可能有限，可能需要手术治疗；对于肿瘤压迫所造成的腰骶丛性痛或臂丛丛性痛，可能需要外科手术、放疗、化疗或对症镇痛姑息治疗等。

其中，对于神经丛的躯干软组织卡压（如胸小肌综合征、颈丛出口软组织卡压综合征等）或神经干的卡压，由于其多发生于一些特定的解剖部位，如骨-纤维管，或无弹性的肌肉纤维带、腱弓等神经通道处，其关键卡压点也有一些特殊规律，故只要掌握了这些特殊部位的解剖，掌握了其病变部位、灶肌（病变组织），根据灶点理论，采用弧刃针减张松解病变组织，解除神经的卡压，则不难解除患者病痛。

3. 神经卡压综合征弧刃针微创松解手术的要点

①定病变部位；②定卡压神经的病变组织（灶肌）；③定灶点，标记；④常规消毒；⑤指切进针；⑥横向连续松解（有的部分松解即可）卡压神经的病变组织的灶点或灶线；⑦试验；⑧观察。

如胸小肌综合征引起的上肢疼痛麻木，其病变部位在胸小肌外侧后方的胸廓臂丛神经出口，灶肌（卡压神经的病变组织）为胸小肌，灶点为稍稍背离胸小肌喙突止点处。常规消毒后，指切进针，灶点间断横向横切即可。同理，肘管综合征、腕管综合征、旋前圆肌综合征、踝管综合征等亦然，只是松解时可能需要对内上髁与鹰嘴之间所覆盖的卡压神经之腱膜、腕横韧带、旋前圆肌两头之间的腱弓、分裂韧带等作连续减张松解。

肌肉牵拉痛、反射痛的实质是软组织的损伤，不伴有麻木及肌力减退等神经功能障碍。

相对于肌肉牵拉感明显的肌肉牵拉痛易于被诊断而言，反射痛由于发病部位不在通常脊神经分布的典型疼痛区域，而常常被误诊，如臀中肌、臀小肌、阔筋膜张肌损伤造成的反射性坐骨神经痛，就易被误诊为椎间盘突出症所致的坐骨神经痛，肩胛四肌（冈下肌、大圆肌、小圆肌、肱三头肌长头）损伤所致的弥散性的前臂背外侧疼痛，就易被误诊为神经根型颈椎病。对于反射痛，疼痛部位不仅不是病变部位，病变部位有时也并不发生在颈部或腰部，灶点也不是神经根、神经干，临床常被误诊误治，而形成顽固性疼痛；对于这些顽固性疼痛，由于其病变部位多发生在肩胛背部和臀部的软组织，其慢性疼痛病变性质多为硬化，和牵拉痛一样，适宜弧刃针软组织减张松解治疗，临床效果大多能够立竿见影。

（四）牵涉痛的治疗

牵涉痛通常比较弥散，其实质为内脏病变所致，其体表疼痛处并无实际损伤，只要掌握了心肺、腹腔（特别是肝胆）、盆腔疾患等所致的牵涉疼痛常见部位，遵照颈肩腰腿疼痛的常规诊疗步骤和"五定"原则，一般不难鉴别。由于其病变部位是内脏，治疗多需要相应的内科或外科等专科处理。

（五）末梢神经痛的治疗

末梢神经痛的常见病因主要如下：①营养代谢障碍性疾病（B族维生素缺乏症、糖尿病、尿毒症、慢性消化道疾病等）；②中毒：如铅、砷、汞、磷等重金属，呋喃西林类、异烟肼、链霉素、苯妥英钠、卡马西平、长春新碱等药物，以及有机磷农药等有机化合物；③其他：如感染、肿瘤、过敏、变态反应、遗传性共济失调性周围神经炎等。

末梢神经痛的病变部位是四肢末端，病变组织是末梢神经，病变性质是炎症，治疗需要针对其病因，以药物等为主处理。

第七章

颈胸背部疾病

第一节　颈椎病的"六型14亚型"

一、概述

颈椎病的定义很多，国内很多医师和患者认为颈椎病是颈项部多种疼痛疾病的统称，而不单纯指颈椎的病变，根据弧刃针疗法的软组织损伤理论，当然包括了颈部软组织等病变。在国际上，尽管也有很多具体的不同病名，如颈椎间盘突出症、颈椎综合征，枕神经炎、颈椎骨关节炎、增生性颈椎炎、颈神经根综合征，再如斜方肌损伤、颈夹肌损伤、头夹肌损伤、椎枕肌损伤等；国内也有一些特有的传统诊断病名，如"落枕""错位"等；在排除结核、骨折、脱位、肿瘤等的基础上，上述不同的病名，都可以理解为颈椎病诊断的具体细化或分型，也都可隶属于颈椎病的范畴。尽管对本病的认识和理念多不相同，但其病理机制，实际上是一种主要以退行性病理改变为基础的疾患，这已经成为主流的共识。据此，对颈椎病的定义我们拟定如下：

颈椎病是指以颈部的软组织损伤为基础，颈椎间盘、关节突关节、颈椎等一系列退行性病变为继发改变，刺激或压迫颈部软组织（包括且不限于骨骼肌、韧带、筋膜、髓核和纤维环等）、血管、神经、脊髓等，而产生的一系列症状和体征的临床症候群。本病临床常见，其症状表现多种多样，可遍及全身，如头晕、头痛、心慌、胸闷、胸痛、背痛、颈肩臂手疼痛、躯干四肢麻木、肌肉无力、行动不便、大、小便障碍等。

本病3岁以上皆可发病，但更多见于18岁以上成人。18岁以上人群，几乎每个人都有不同程度的颈椎病，只是有人症状明显，有人症状不明显而已。

二、解剖

（一）颈椎

颈椎共有7个，位于脊柱颈段，由椎间盘、韧带和肌肉等相连，形成向前凸的生理弯曲，其构成的颈段椎管内有颈髓及其脊膜。横突上有横突孔，1～6颈椎横突孔中有椎动脉穿行。上下关节突的关节面近似水平位，使颈部运动灵活。相邻椎骨椎弓根上、下缘的上、下切迹相对围成椎间孔，有脊神经和血管通过。颈段脊椎是脊椎中体积最小，但灵活性最强、活动幅度最大、活动频率最高的节段。

第1颈椎又名寰椎（或"环椎"），它没有椎体和棘突，由前弓、后弓和侧块组成。前弓后面的齿凹与第2颈椎（又名"枢椎"）的齿突形成关节。侧块上的椭圆形凹陷与颅底的枕髁形成关节，使头能做点头动作。第2颈椎有一向上的柱状突起称齿突。寰椎可围绕齿突做旋转运动。第3、第4、第5、第6颈椎，和胸腰段脊椎一样，由一个椎体、一个椎弓及7个突起（1个分叉棘突、1对横突、2对上下关节突）构成，之间由韧带、椎间盘和关节连接。第7颈椎的棘突特别长，近似水平，末端不分叉，在皮下易于触及，常用来计数椎骨序数的骨性标志。

椎体在前，椎弓在后，两者环绕共同形成椎孔，各椎孔相连构成椎管，其中容纳脊髓。3～7颈椎椎体上终板外侧缘偏向后上方，有钩状突起，称为钩突。钩突与相邻的上一椎体下缘终板侧方的斜坡对合，构成钩椎关节（亦称Luschka关节），此关节能防止椎间盘向侧后方突出，对于维持颈椎活动度及维持颈椎稳定性有一定的作用。

由于该关节位于椎间边缘部，在颈椎做旋转等运动时，局部的活动度较大，两侧的钩状突呈倾斜面，局部椎间隙较窄，颈椎活动所产生的压力和剪力常集中于此，因此，钩椎关节退变可较早出现，当因退变而发生骨质增生时，钩突变得扁平并在周围增生形成坚硬的骨赘，则不仅能影响位于其侧方的椎动脉血液循环，还可使椎间孔变小、变狭窄，压迫其后下方椎间孔内下1/3通过的神经根和伴行血管，刺激神经根，就会产生上肢疼痛、手指麻木等一系列症状。

颈段各椎骨间以韧带、椎间盘和关节等互相连接。椎体与椎间盘的前后有前、后纵韧带及钩椎韧带等连结；椎弓间则通过关节突关节、黄韧带、棘间韧带、棘上韧带和项韧带、横突间韧带相连结。颈椎的韧带多数由胶原纤维组成，承担颈椎的大部分张力负荷。除黄韧带外，其余大部分韧带延展性低，是颈椎内在稳定的重要因素。韧带的弹性，一方面保持颈椎生理范围内的活动，一方面又有效地维持各节段的平衡。黄韧带在颈椎后伸运动时缩短、变厚，屈曲时延伸、变薄。年轻人的黄韧带在压应力作用下缩短、增厚，不易造成椎管狭窄，但随年龄增长，黄韧带弹性降低，则易折曲而不缩短，相对容易导致椎管狭窄而产生脊髓压迫。

（二）椎间盘

椎体自第2颈椎下面起，两个相邻椎体之间，由具有弹性的椎间盘连接。

椎间盘的生理功能除了连接相邻颈椎外，更重要的是减轻和缓冲外力对脊柱、头颅的震荡，维持脊柱的高度，维持椎间孔的大小，保持颈椎一定的稳定性，参与颈椎的活动，并增加运动的幅度。颈部椎间盘总高度约为颈部脊柱高度的1/5～1/4，颈椎间盘的前部较后部高，从而使颈部脊柱具有前凸曲度。

软骨板位于椎间盘的上下缘。纤维环位于椎间盘的周缘部，由纤维软骨构成。纤维环前、后部的浅层纤维与前、后纵韧带分别融合在一起。纤维环的前部较后部厚。髓核的位置偏于后方，临近窄而薄弱的后纵韧带，这是椎间盘容易向后突出的重要因素。在扭力和压力作用时，颈椎间盘可因纤维环破裂而突出。颈椎间盘发生变性突出或椎体后缘骨质增生，均可直接压迫神经根或（和）脊髓，产生上肢疼痛、麻木、甚至肢体瘫痪等症状。

（三）肌肉

在解剖上，将颈部划分为前后两部分。在斜方肌前缘的后方部分称为颈后部，传统又称为项部；在斜方肌前缘的前方部分为颈前部，即传统所谓的颈部。

颈椎周围肌肉构成颈椎动力平衡系统，大体可分为颈前肌群和颈后肌群两部分。

1. 颈前部肌群　主要起到屈曲颈椎的作用

（1）颈阔肌：位于颈部浅筋膜中，为一皮肌，薄而宽阔，起自胸大肌和三角肌表面的深筋膜，向上越过锁骨，有些肌束附着于下颌骨下缘，多数肌束则和面部的皮肌融合，止于口角。作用：降下颌、下唇、拉口角向下，并使颈部皮肤出现皱褶。

（2）胸锁乳突肌：在颈部两侧皮下，肉眼可见，大部分为颈阔肌所覆盖，是一对强有力的肌。起自胸骨柄上端前面和锁骨的胸骨端，二头会合斜向后上方，止于颞骨乳突。作用是一侧肌肉收缩使头向同侧倾斜，脸转向对侧，两侧收缩可使头向前屈。该肌主要的作用是维持头部的姿势端正，一侧病变挛缩时，可引起斜颈。

（3）舌骨上、下肌群

1）舌骨上肌群4块

舌骨上肌群：位于下颌骨与舌骨之间，其作用是上提舌骨；如舌骨固定，二腹肌、下颌舌骨肌和颏舌肌可拉下颌骨向下，使口张开，与咀嚼肌的作用相对抗。

二腹肌：在下颌骨的下方，有前、后二腹。前腹起自下颌骨二腹肌窝，斜向后下方。后腹起自乳突内侧，斜向前下。以中间腱系于舌骨体和舌骨大角的分界处。作用是降下颌、提舌骨、可拉颏部向后下，协助翼外肌将下颌骨旋转至张口位置（此时舌骨下肌群抵消其上提舌骨的力）。

下颌舌骨肌：起自下颌舌骨线，止于舌骨体。作用是收缩时使口底和舌上升，如牙在此时咬合，则使舌压向后方，协助吞咽；此肌亦有降下颌作用。

茎突舌骨肌：起自茎突，止于舌骨小角。作用是拉舌骨向上后，但向上的作用被舌骨下肌群的收缩所抵消。

颏舌骨肌：起自颏棘止于舌骨体。作用是拉舌骨向前，缩短口底。

2）舌骨下肌群4块

舌下肌群位于颈前部，在舌骨下方正中线的两旁，居喉、气管、甲状腺的前方，每侧有4块肌肉，分浅、深两层排列、各肌均依起点止点命名。其作用为：下降舌骨和喉，甲状舌骨肌在吞咽时可提喉使之靠近舌骨。

胸骨舌骨肌：为薄片带状肌，在颈部正中线的两侧。

胸骨甲状肌：在胸骨舌骨肌的外侧，为细长带状肌，分为上腹、下腹，由位于胸锁乳突肌下部深面的中间腱相连。

甲状舌骨肌：在胸骨舌骨肌深面。

肩胛舌骨肌：在胸骨甲状肌的上方被胸骨舌骨肌遮盖。

2. 颈后部肌群　主要起到后伸颈椎的作用

颈后部肌群主要包括斜方肌、菱形肌、上后锯肌、肩胛提肌、头夹肌、颈夹肌、头最长肌、颈最长肌、颈髂肋肌、头半棘肌、颈半棘肌、头后大直肌、头后小直肌、头上斜肌、头下斜肌、多裂肌、回旋肌（图7-1）。

（1）斜方肌：在颈后外，位置浅表，起自上项线内1/3、项韧带、颈7棘突、全部胸椎棘突，上部纤维止于锁骨外1/3上缘，中部纤维止于肩胛冈上缘和肩峰，下部纤维止于肩胛冈下缘内侧。其主要作用为拉肩胛骨向中线靠拢，其中，上部纤维限制颈部过伸，中部纤维上提肩胛骨，下部纤维下降肩胛骨。特点：是颈部面积最大、位置最浅、功能最多、损伤最多、治疗最易的一块肌肉。

（2）小菱形肌：在中斜方肌深层，起点：第6、7颈椎棘突。止点：肩胛骨内侧缘。功能：近固定时，使肩胛骨上提、后缩和下回旋。远固定时，两侧收缩，使脊柱胸段后伸。

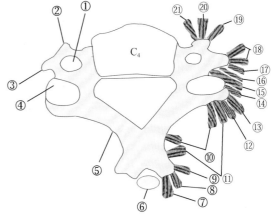

图7-1　颈后部肌群示意图

①横突孔；②前结节；③后结节；④关节突关节面；⑤椎板；⑥项韧带；⑦斜方肌；⑧颈半棘肌；⑨回旋肌；⑩多裂肌；⑪最长肌；⑫头半棘肌；⑬头最长肌；⑭颈最长肌；⑮髂肋项肌；⑯颈夹肌；⑰肩胛提肌；⑱中、后斜角肌；⑲前斜角肌；⑳头长肌；㉑颈长肌

（3）上后锯肌：位于菱形肌深面，起于项韧带下部，第6、7颈椎和第1、2胸椎棘突，肌纤维斜向外下方，止于第2～5肋骨肋角的外侧面，作用为上提肋骨以助吸气。

（4）肩胛提肌：起于2～4颈椎横突后结节和颈1横突尖，止于肩胛骨上角。作用是抬高肩胛。是颈肩部疼痛和紧张的常见病变肌肉。在背负重物时，是最易负重过度损伤的肌肉之一。

（5）头夹肌：头夹肌覆盖颈部上方大部肌束。起自C_3以下项韧带的下部至T_3棘突，肌纤维斜向外上，止于上项线的外侧部和乳突的后缘，此处有胸锁乳突肌覆盖其上。

（6）颈夹肌：在头夹肌下方。起自T_{3-6}棘突，斜向外上，在肩胛提肌的深面，止于C_{2-3}横突（或C_{1-3}）后结节。单侧收缩使头转向同侧，两侧同时收缩使头后仰，受C_{2-5}脊神经后支支配。

（7）头最长肌：起于上3～5个胸椎和下3个颈椎横突，止于颞骨乳突，头最长肌恰好至头半棘肌的外侧。作用是伸展头部，向同侧屈曲颈（侧屈）；当头前倾时支撑头部。

（8）颈最长肌：起于颈1横突，止点有二：下方外侧部在第3～6颈椎横突，下方内侧部在颈5～胸3椎体。

（9）头半棘肌：起于上位胸椎（T_6-C_7）横突和下位数个颈椎（C_{4-6}）的关节突，向上止于枕骨上下项线间的骨面。作用是两侧收缩时，后伸头部；单侧收缩时，则侧屈颈部、使头向对侧旋转。

（10）颈半棘肌：颈半棘肌位于头半棘肌的深层，起于上位数个胸椎横突尖，跨越4～6个脊椎骨，止于上位数个颈椎棘突尖，大部分肌束止于第2颈椎棘突尖。作用是两侧收缩时，后伸头部；单侧收缩时，则侧屈颈部、使头向对侧旋转。

（11）颈髂肋肌：起于第3～6肋骨角，止于第4～6颈椎横突后结节。功能是双侧收缩时，竖直躯干；单侧收缩时，使头向同侧旋转。

（12）椎枕肌：又称枕下肌群，是头后大直肌、头后小直肌、头上斜肌和头下斜肌的总称。位于颈后上方，呈左右对称分布，其作用为：两侧同时收缩可使头后仰，一侧收缩可使头后伸旋。如发生损伤，常可引起寰枢椎错位、落枕、头痛、头晕、头昏、头沉、失眠健忘、视物模糊等。

头后大直肌：起于第2颈椎棘突侧端外上，毗邻头后小直肌，止于枕骨下项线的外侧骨面。功能：一侧收缩使头向同侧旋转且略后仰，两侧同时收缩，使头向后仰。

头后小直肌：起于第1颈椎后结节，毗邻头后大直肌内侧，止于枕骨下项线中1/3的骨面。功能同头后大直肌。

头上斜肌：起自寰椎横突尖内上，止于上项线的外侧及部分乳突。一侧收缩，使头向对侧旋转且略后仰，两侧同时收缩，使头后仰。

头下斜肌：起自第2颈椎棘突侧端，止于寰椎横突尖内下。一侧收缩，使头向同侧旋转，并向同侧侧屈，两侧同时收缩，使头后仰。

（13）颈回旋肌：在最深层，起于第1～7颈椎横突上后部，止于上一椎弓板下缘、外侧面直至棘突根部。

（14）颈多裂肌：在颈回旋肌深层，起于第4～7颈椎关节突，止于上位2～3棘突的下缘。

（15）横突间肌：在横突之间。

（16）棘突间肌：在棘突之间。

3. 颈外侧肌群　颈外侧肌群主要为前斜角肌、中斜角肌、后斜角肌，部分解剖变异者，还有小斜角肌（出现率在60%～90%）存在。上述各肌均起自颈椎横突，但由于解剖的个体差异性，文献中关于它们起点的描述却均有差异：前斜角肌有报道在第3～6颈椎横突前后结节可能均有起点，也有报道起自第3～6颈椎横突前结节；中斜角肌起点在第2～6或第2～7横突前后结节，或干脆描述为起自第2～7颈椎横突；小斜角肌起自颈7横突与第1肋内侧缘之间；后斜角肌起自第5～7颈椎横突后结节。前、中、小斜角肌止于第1肋（小斜角肌止于斜角肌结节外侧后方，前中斜角肌之间，并附着于胸膜顶）；后斜角肌止于第2肋。其中前、中斜角肌与第1肋之间为斜角肌间隙，有锁骨下动脉和臂丛神经通过。斜角肌的作用：单侧收缩时，使颈侧屈；两侧同时收缩时，可上提第1、2肋骨，协助深吸气（图7-2）。

颈5和颈6神经根多被前斜角肌和中斜角肌交叉起点的腱性纤维完全包裹，肩胛背神经易被前中斜角肌起点单独压迫，或和颈5神经根一起常可能被压迫。

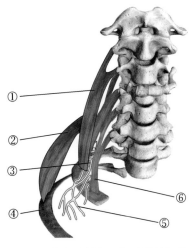

图7-2　前中后斜角肌与臂丛神经位置示意图
①中斜角肌；②后斜角肌；③肌间沟；④第2肋；⑤臂丛神经；⑥前斜角肌

（四）颈部脊髓的位置、外形

颈部脊髓即脊髓上部，在枕骨大孔处，始自延髓，呈扁圆柱状，位于椎管的中央。自颈髓第3节段至胸髓第2节段脊髓形成颈膨大，在颈髓第6节段处最粗，是臂丛发出的部位。

在脊髓的表面有6条彼此平行的纵沟，前面正中较深的沟，称前（腹侧）正中裂，其前外侧有前（腹）外侧沟，前根根丝（纤维）从其间走出；后面正中有一浅沟，称后（背侧）正中沟，其后外侧有后（背）外侧沟，后根根丝（纤维）从其间进入脊髓。在颈髓和胸髓上部，后正中沟和后外侧沟之间，还有1条较浅的后中间沟，是薄束和楔束在脊髓表面的分界标志。前、后根纤维在椎间孔处汇合，构成脊神经。在汇合之前，于后根处形成1个膨大，称脊神经节，内含假单极的感觉神经元。

颈髓的横径为12～14mm，前后径为7～9mm，横径约等于前后径的近2倍。颈脊髓的横切面为前后稍扁的扁椭圆形，外包3层被膜，与脊柱的弯曲一致，而椎管的横断面为三角形，其三角形的底在前方。

（五）颈脊神经

每一对脊神经由前根和后根合成。前根由脊髓前角运动神经元的轴突及侧角的交感神经元或副交感神经元的轴突组成。纤维随脊神经分布到骨骼肌、心肌、平滑肌和腺体，支配控制肌肉收缩和腺体的分泌。后根上有脊神经节，是传入神经元细胞体聚集而成，后根由感觉神经元的轴突组成，其末梢分布全身各处，能感受各种刺激。脊神经是混合神经，典型的脊神经含有4种纤维成分：躯体运动、躯体感觉、内脏运动、内脏感觉纤维。

由于脊髓上端连于延髓，位置固定，导致脊髓节段的位置高于相应的椎骨，颈脊髓发出的8对脊神经自脊髓发出后，在椎管内的走行方向随节段不同而各异，上部2个颈脊神经的神经根走向外上方，其余者均走向外下方，位置越低斜度越大。每一对脊神经与脊髓相对应的部分，称为脊髓节，颈段脊髓共有8个颈节。一般来说，脊髓颈节（4～8颈节）比相应的脊椎高出1个椎骨。在第5颈节或第6颈节以上，颈髓的两侧，于后根的稍前方，有一排神经纤维沿颈髓两侧上行，组成副神经的脊髓根，经枕大孔进入颅腔后，与其延髓根合并，组成副神经。副神经脊髓根的神经纤维，支配斜方肌和胸锁乳突肌。

颈神经向外出椎间孔后即刻分为前支、后支，每支内均含传入、传出纤维。后支一般细小，为感觉性传入纤维。前支粗大，为运动纤维。在颈部，第1～4颈神经的前支组成颈丛，第5～8颈神经与胸1神经的前支组成臂丛，再由丛发出分支分布于各自所支配的区域。颈神经的分布，按照脊髓节段，呈节段性分布。颈丛神经分布于胸锁乳突肌、膈肌、胸膜及枕部、耳郭、颈前区和肩部的皮肤；臂丛神经分支主要分布于上肢，有些小分支分布到胸上肢肌、背部浅层肌和颈深肌。第1、2颈神经根离开脊髓后并不通过椎间孔，而直接沿椎体进入分布区。因此第1、2神经根容易遭受直接外伤，但不存在受椎间孔压迫的可能性。第8对颈神经在第7颈椎与第1胸椎之间的椎间孔出椎管。

（六）颈部的交感神经

颈段脊髓无交感神经细胞，颈部的交感神经皆来自胸段脊髓的上部，在颈部两侧自上至下分别形成数个颈交感神经节。

1. 颈上交感神经节　最大，呈纺锤形，在第1、2或第3、4颈椎横突水平。其节后纤维进入1～3颈神经。

2. 颈中交感神经节　最小，呈卵圆形，在第5、6颈椎横突水平，其节后纤维主要进入第4、5颈神经。

3. 颈中间交感神经节　在第6颈椎横突水平。有时单独存在，有时与颈中交感神经节合在一起。其节后纤维进入第4、5颈神经。

4. 颈下交感神经节　大多位于第7颈椎横突基底部与第1肋的前方，也有相当数量位于第1胸椎椎体高度，其下1/2被胸膜顶所覆盖，上1/2高于胸膜顶。常与第1胸交感神经节合成星状神经节。其节后纤维进入下3个颈神经。

颈交感神经的分布范围极为广泛，分布到头、颈、上肢、心胸、腹的内脏器官，还通过交通支分布到咽部。交感神经纤维也加入脑神经，如舌咽、迷走、舌下神经等。颈内动脉周围的交感神经，伴随动脉的分支，分布到眼神经，支配扩瞳肌和上睑的平滑肌。围绕在椎动脉上的交感神经纤维，除调节椎动脉外，并随椎动脉上行，进入颅内后伴随迷路动脉，分支到内耳动脉。也伴随椎动脉的分支，进入椎管内，分布到脊膜和脊髓、纤维环的周缘、韧带和关节。颈交感神经的几个灰交通支可合成心脏支，组成颈上心支、颈中心支和颈下心支。胸1～5交感神经联合组成心丛（有的与迷走神经的分支吻合），支配心脏。所以在颈交感神经受刺激时，产生交感神经功能紊乱，能出现各种不同的症状，如①头面部症状：头晕、头昏、不清醒、无汗、面部充血、面部麻木、面部冷热异常，感冒受凉疲劳等易诱发头痛等。②五官症状：眼睑无力、视物模糊、视疲劳、流泪、眼干涩、瞳孔扩大、瞳孔缩小、耳鸣、咽喉部不适、流涎、鼻部不适等。③心血管系统症状：心慌、胸闷、心率异常、心律不齐；血压升高或降低或不稳异常。④周围血管症状：指端发凉、遇冷麻木疼痛，或指端发红、灼烧感疼痛过敏、头颈或躯干灼热感等。⑤多汗、少汗、无汗、半身汗等，可见于一侧肢体，也可见于面部等。⑥怕冷怕热，气候变化时全身或部分不适。⑦腹部症状：恶心、呕吐、消化不良、腹胀、腹泻、嗳气等。⑧括约肌症状：急性发作时，可表现为尿频尿急、排尿不尽；但发作过后，此症状又可消失。⑨其他症状：烦躁、多梦、共济失调、阵发性眼跳动、闭经、第2性征异常等。以上症状不一定会全都出现，但同时存在5～6项者常有。

三、病因

由于颈部上联头颅，下接躯干，处于上承下达、运动枢纽位置，日常活动频繁，工作生活每时每刻几乎都不能离开，极易损伤，其病因较多：

（一）慢性劳损

长期的持久坐位、低头、扭头等不良姿势下的工作或生活，如学习、打字、开车、玩手机等，易导致颈部慢性损伤，而不良的睡姿，容易诱发落枕，导致疼痛的发生。

（二）创伤

直接暴力、间接暴力、挥鞭样损伤、不科学的锻炼等，不仅可导致颈部软组织的损伤，严重者甚至还可以同时导致骨折脱位的发生。

（三）解剖弱点

1. 动静结合处，最易损伤。而颈椎上连头颅，下接胸廓，同时具有2个动静结合处，相对更易损伤。

2. 杠杆应力的作用，生物力学研究，坐位低头工作时，力臂杠杆的关系，颈部要承受头颅重量的N倍，并随低头角度的增加而相应增加，日积月累，就易导致颈部软组织和颈椎的退行性变。

3. 日常工作生活的颈部姿势，注定了颈后部软组织长期处于牵拉下的工作收缩状态，极易慢性损伤。

4. 和胸腰椎相比，颈椎的活动幅度和范围大且灵活多变，而颈椎体积相对较小，颈部软组织相对瘦薄，更易受到损伤。

（四）医源性损伤

开放性手术、微创手术等虽然能解除部分问题，但同时也必然造成了一些新的损伤。

（五）年龄增加，生理退变

3～10岁患者易受病毒感染，引起颈部寰枢椎错缝；40岁以后，随着年龄增加，退行性变加速，髓核含水量下降，韧带可有硬化、钙化，颈椎、骨关节骨赘可以增生明显，软组织损伤必然更加明显。

（六）病毒感染

易导致乳突下方下颌支后方的软组织（主要为腮腺等脂肪结缔组织，其间行走有较多的血管神经，如面神经、舌咽神经、迷走神经等）炎症和小儿颈部寰枢椎错缝等，从而引起头面颈部、心胸部疼痛不适、活动受限等。

（七）受凉

吹冷风、受凉可导致颈肩部微循环障碍，产生炎症疼痛，或导致原有疼痛加重。

（八）先天原因

半椎体、椎体融合、颈肋、齿突缺如，寰椎与枕骨融合，寰枢融合等畸形和变异，发育性的颈椎管狭窄等，引起该区域不稳定而压迫脊髓等，相对容易导致颈椎病的发生。

（九）其他

强直性脊柱炎等风湿疾病，在引起颈椎、关节突关节退变的同时，周围软组织往往也有不同程度的病变，在慢性劳损、受凉等情况下，相对更易诱发和加重疼痛。

四、发病机制

引起颈椎病的原因很多，病理机制也不尽相同，但根据弧刃针疗法的软组织损伤理论，特别是软组织损伤的病理基础，颈椎病的病理基础主要是各种原因造成的软组织损伤，特别是慢性软组织损伤。

反复的劳作、静力性和张力性的慢性劳损，如久坐、低头玩手机、下棋、锄地、铺砖等时，在最容易引起临床常见疼痛的颈后及肩背部，骨骼肌及其内的微血管、毛细血管皆处于牵张的状态，此时，和风寒湿邪侵袭（冷风、寒凉、空调）所造成的结果一样，其管径就会变细甚至闭合，导致其所支配区域的细胞、组织缺血缺氧，超过一定的时间，乏氧代谢就会产生乳酸等一系列致炎因子、组织崩解产物等，就会造成局部细胞和组织产生渗出、水肿等一系列的无菌性炎症及其造成的痉挛、疼痛反应。

病变再进一步发展，在致炎因子、组织崩解产物或某些理化因素等的持续刺激下，炎症局部细胞就会增生，但过度的组织增生又对机体不利，容易造成骨骼肌细胞及其表面的深筋膜等广泛的纤维化、粘连、瘢痕，甚至钙化、骨化，作者将之通称为"硬化"。硬化的同时，就必然会相应地产生局部的挛缩，从而损害肌肉的功能。

对于硬化了的骨骼肌，生理功能必然下降，相对容易疲劳，其生理长度也因为弹性、韧性的下降而相对短缩，造成患侧拉力的相应增加，引起颈椎两侧肌肉张力的不平衡，进而造成对应补偿调节或伴随系列补偿调节，为了维持力线、维持脊柱的正常生理平衡状态，则又将引起上方和下方的一系列肌肉进行补偿再调节。

而拉力增加、持续性高张力的结果，就会造成其拮抗肌的微血管、毛细血管的牵张，而发生管径变细甚至闭合，进而其所支配区域的细胞、组织缺血缺氧，乏氧代谢，产生乳酸等一系列致炎因子等，就会造成局部细胞和组织也产生无菌性炎症，炎症局部组织血管内的液体和细胞成分通过血管壁进入组织间质而液体渗出，产生炎症水肿，导致局部疼痛。疼痛又会导致肌痉挛，造成病变组织进一步缺血而产生一系列致炎因子等，两者互为因果造成恶性循环，不断加重疼痛、加重软组织损害。病变进一步发展，久之就也会发生纤维化、瘢痕等组织痉挛、硬化、挛缩，如果超过了一定的度，就会造成力学的失代偿，而发生动静态平衡的进一步失调。

不仅是上述的慢性软组织损伤可以造成动静态平衡的失调，急性外伤及其后遗、病毒感染等引起的急性软组织炎症、慢性软组织损伤急性发作等也可以造成动静态平衡的失调，导致软组织损伤疼痛的发生，引起颈后部、中斜方肌部、肩胛间区等疼痛不适、别筋感、活动受限，甚至活动咯吱响等。部分患者还可以发生颈部不自主间断扭头或仰头，甚至做鬼脸等。如果发生于上颈部软组织，其无菌性炎症的化学、压力变化，通过脊神经后支的传入，还可引起有关眩晕中枢的兴奋，导致眩晕产生，临床多表现为：起床晕、卧床晕、侧身晕、扭头晕、抬头晕、低头晕，可伴有耳鸣、重听、恶心、呕吐、视物模糊、头痛、心慌、乏力等。

需要指出的是，动静态平衡失调不仅可以发生在颈后、中斜方肌部及肩胛间区部的左右两侧软组织，因颈部前后软组织张力的不一致，必然也会产生颈部前后软组织的动静态平衡失调，导致生理曲度变直、变浅，甚至反弓、上交叉综合征等一系列改变。

在动静态平衡失调状态下，失代偿的结果，就可能会造成棘突的偏歪。由于脊椎呈不规则的多维结构，棘突偏歪必然造成关节突关节的紊乱，相应的棘突上、关节突上、椎板上附着的浅层大肌肉、深层小肌肉、韧带等，必然会发生生理长度的改变（位于关节凹侧的肌肉和韧带挛缩，而凸侧肌肉和韧带受到牵拉），致使关节凸侧软组织内张力和压力增加，产生凸侧软组织内高压，影响局部血液循环而产生损伤，导致疼痛的发生；另一方面，无论是静态还是动态情况下，皆会进一步导致椎体间隙和关节突关节的压力增加，并且多是不对称特别是凹侧关节压力的增加，进而不仅造成椎间盘的压力增加，导致椎间盘的膨出、突出、脱出，压迫神经脊髓血管就会产生一系列症状，还会导致关节突关节的骨关节高压，加速关节软骨及关节囊等退变，进一步影响脊椎关节，就可能造成骨质增生，以及椎体间关节、关节突关节相对永久性的偏歪、紊乱、滑脱等不对称改变，发生错位，引起局部疼痛、活动受限。一般患侧屈、患侧旋、后伸时加重，反之减轻；严重者头部可处在非中立位的强迫体位；病情进一步发展，还可能产生关节突关节骨关节炎，严重者可导致骨性强直。当然，偶有部分椎体前方有严重骨赘刺激食管的患者，可能会发生咽喉干涩疼痛、吞咽困难、音哑、胸骨后灼热或疼痛等咽喉或食管症状。

无论上述何种病理性质，无论是其一种或多种，无论是否为急性或慢性，只要对颈部神经或颈部脊髓造成压迫或刺激，就有可能会引起枕神经痛而产生枕部、颞部、顶部的疼痛，有时也可见于眼部、额部疼痛，偶可见于下颌角或颌面部疼痛；就有可能会引起颈脊神经所支配区域的疼痛、麻木甚至无力；就有可能会引起脊髓型颈椎病的下肢踩棉花感、胸部束带感、大小便障碍等症状；需要强调的是，只要对颈椎周围的交感神经末梢造成刺激，就有可能会产生交感神经功能紊乱，从而就可能会产生交感神经紊乱的临床表现，如头蒙、头沉、视物模糊、带帽感、耳鸣、心律不齐、心慌胸闷、血压异常、汗出异常、咽喉部不适、鼻部不适、发热发凉等。而长时间的器质性病变，必然反射性地刺激中枢，发生一系列复杂的化学性反应，有可能造成精神心理的障碍，不仅会引起失眠、健忘、焦虑、抑郁、全身不适等症状，还可能会产生过度关注，更会直接加重局部的疼痛症状。

上述病理性质所产生的一系列改变，皆以颈部的软组织损伤为基础，而颈椎间盘、关节突关节、颈椎等一系列退行性病变只是继发改变，最终导致颈部软组织（包括髓核和纤维环）、血管、神经、脊髓等受到刺激或压迫，产生一种或多种症状为主要临床表现和体征的临床症候群。

五、临床分型

根据颈椎病所表现出来的症状和受累的病灶部位，一般将其分为6型：颈型、神经根型、椎动脉型、交感神经型、脊髓型、混合型；部分学者也提出了其他分型，如食管型颈椎病等。

上述分型已广为国内医师接受，但就像传统肩周炎、膝骨关节炎的诊断一样，定义模糊，欠缺精细，不能够更精准地指导临床。

根据弧刃针疗法的软组织损伤理论，在新的颈椎病的定义（前述）基础上，作者结合临床实际，提出了新的"六型14亚型"或"六大型14小型"颈椎病分类方法（图表见本书附录），下面分别叙述。

（一）软组织型颈椎病

软组织型颈椎病，顾名思义，是以颈部软组织的损伤为病变基础，其病变组织就是颈部软组织，症状主要表现为颈后部、中斜方肌部、肩胛间区等疼痛不适，也可表现为头晕、恶心等。

根据其症状不同，临床主要分4种亚型（小型）：

1. 舞蹈型颈椎病　诊断依据如下。

（1）症状：颈后部一侧或两侧酸困疼痛不适，多向一侧或两侧不自主间断地扭头，或伴间断向后仰头项部，以减缓症状；常久坐加重、卧床减轻；少数久病患者偶可伴有面部表情不自主变化、做鬼脸、口干、口渴、头晕、头昏等症状。

（2）体征：①在乳突后下、项韧带中下部和上背部0～5线、上项线、项平面等处，多为灶肌（病变组织以头夹肌和颈夹肌最为多见）的附着处，其稍稍背离处即为灶点规律分布所在，多有不同程度的质硬和压痛等。②椎旁的两侧椎板触诊多可有不平滑，局部可有台阶感，多伴有不同程度压痛。

（3）试验：①颈部各向活动试验：症状可有不同程度的不对称变化。②灶点按压试验：经皮按压灶点，症状可有减轻、甚至症状消失等变化。③灶肌牵拉试验或抗阻力收缩试验阳性：症状可有减轻，甚至症状消失等变化。

（4）鉴别诊断：除外其他颈部疾患或其他疾病引起的颈部症状，如痉挛性斜颈、抽动秽语综合征、小儿多动症等。但实际上，临床有相当一部分所谓的小儿多动症或抽动秽语综合征患者其实就是舞蹈型颈椎病，笔者就曾治疗过1例病程十余年的24岁患者，采用弧刃针及线针刀治疗颈部软组织，效果佳。

满足第（1）、（4）条，或同时满足（1）、（2）、（3）、（4）者，一般即可诊断为本病。

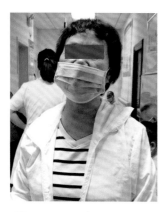

图7-3　2020年5月，采用弧刃针治疗2次后，患者不自主头部左右颤动显著缓解

视频15
震颤型颈椎病

2. 震颤型颈椎病　诊断依据如下。

（1）症状：头部不自主地静止型震颤，呈左右颤动（摇头样）或上下抖动（点头样），静止时出现或明显，随意运动时减轻或停止，精神紧张时，或久坐、低头、颈部劳累时加剧，卧床后症状消失；多伴有颈部不适、头昏、头沉、不清醒、头痛、肩痛等症状；多发生于老年人（图7-3）。

（2）体征：同舞蹈型颈椎病。

（3）试验：同舞蹈型颈椎病（视频15）。

（4）鉴别诊断：帕金森病的首发症状通常为一侧肢体（手部静止性震颤居多）的震颤或活动笨拙，进而累及对侧肢体。临床上主要表现为静止性震颤、运动迟缓、肌强直和姿势步态障碍，部分患者还可出现情绪低落、焦虑、睡眠障碍、认知障碍等非运动症状；如左旋多巴制剂治疗有效则更加支持诊断；颅脑CT、MRI无特征性改变。

特发性震颤：起病时多为双侧肢体症状，头部也较常受累；不伴有运动迟缓，无静止性震颤，疾病进展很慢，多有家族史，有相当一部分患者生活质量几乎不受影响。

3. 颈型颈椎病　诊断依据如下。

（1）症状：项部（特别是中、下颈部的后方）、肩（主要是中斜方肌区域）、两侧颈根部、上背部肩胛间区酸困疼痛等异常感觉，且多与颈部活动、姿势相关。

（2）体征：①在项平面、乳突后内下、项韧带中下部和上背部的棘突上及其旁开、关节突、横突等处，多为灶肌（病变组织，以上斜方肌、中斜方肌、肩胛提肌、头夹肌、头半棘肌、颈半棘肌、斜角肌等为多见，其次为头最长肌、颈夹肌、项韧带、胸锁乳突肌、菱形肌等）的附着处，其稍稍背离处即为灶点规律分布所在，多有不同程度的质硬和压痛等。②椎旁的两侧椎板触诊多不平滑，局部可有台阶感，多伴有不同程度的压痛。③棘突可有偏歪等。

（3）试验：①颈部各向活动时，症状可有不同程度的变化。②灶点按压试验：经皮点按灶点，症状可有加重、减轻、甚至症状消失等变化。③灶肌牵拉试验或抗阻力收缩试验阳性：症状可有加重、减轻，甚至症状消失等变化。

（4）影像学检查：①红外热成像示：颈后两侧温差不等或广泛高温热图。②X线、CT、MR等检查结果，可显示颈椎退行性改变、棘突偏歪、骨质增生、项韧带钙化等。③超声：病变肌肉表层的深筋膜多回声增强或增厚等。

（5）鉴别诊断：除外其他颈部疾患或其他疾病引起的颈部症状，如心脏病、颈部肿瘤、结核、肩周炎、关节突关节错缝型颈椎病、肩胛背神经嵌压综合征等。

4. 头晕型颈椎病　椎动脉由锁骨下动脉发出，左右各一，穿过颈椎体侧方第6～第1横突孔，经枕骨大孔上升到颅内后行于延髓腹侧，两条椎动脉在脑桥下缘汇合在一起，形成1条粗大的基底动脉，即通常所称的椎-基底动脉系统。

目前，绝大多数文献及学者对椎动脉型颈椎病的看法是：钩椎关节增生、横突孔狭窄、椎体滑脱等颈部病变导致椎动脉颅外段血流障碍，引起脑供血不足，从而产生头晕等系列症状，是引起头晕的主要原因之一。本病又称为眩晕型颈椎病、颈性眩晕、椎动脉缺血综合征、椎动脉压迫综合征等。

但实际上，以头晕为主要临床症状的传统椎动脉型颈椎病的命名是错误的，这是由脑的动脉血供解剖特点决定的。

脑的动脉血供，主要来自颈内动脉和椎动脉。椎动脉细小，而颈内动脉粗大。左右椎动脉在脑桥下缘合成1条基底动脉。在颅内，众多动脉的分支在颅底中央形成一动脉环路"大脑动脉环（Willes

环）"，使两侧颈内动脉与椎基底动脉相互沟通。大脑动脉环的意义在于：当某一动脉血流减少或阻塞时，血液可经此环重新分配，以代偿维持脑的血供（图7-4）。

颈椎骨质增生及关节突关节轻度错位等是不会引起颅脑血供改变的，即使显著的颈椎半脱位和骨质增生可影响到椎动脉管径，即使一侧椎动脉闭塞或血流减少，由于大脑动脉环的存在，对脑血流影响也不会很大，更不会损伤脑功能。有动物实验也证实：椎-基底动脉直径减少至47%时，脑干腹前侧血流仍无影响。临床也有发现：再次MRA复查部分眩晕治愈后的患者，其椎动脉极度狭窄甚至完全堵塞的情况却没有任何变化，也能够完全证实椎动脉狭窄与头晕无直接的关系（图7-5）。

所以，椎动脉或椎-基底动脉供血不足，不可能引起头晕或眩晕，特别是慢性的眩晕和持续的眩晕。发生头晕，一定是除外椎动脉的其他原因造成的。

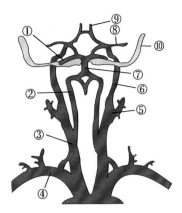

图7-4　椎动脉与椎基底动脉
①大脑后动脉；②椎动脉；③颈总动脉；④锁骨下动脉；⑤颈总动脉分叉处；⑥颈内动脉；⑦椎基底动脉；⑧大脑中动脉；⑨大脑前动脉；⑩颅骨

（1）慢性眩晕的机理：有人对20例志愿者进行了这样的实验，于正中及两侧寰枕间隙共3个部位各注射1%的利多卡因5mL。注射后20人只有个别人出现眩晕症状。眩晕持续8～42分钟不等。所有志愿者3天后，再在颈4、5间隙和双侧C_4椎板共3个部位各注射1%利多卡因5mL。注射后所有20位志愿者都未出现眩晕症状，出现的只是注射部位的麻木和胀感。

这说明上颈部软组织中感受器的确和脑眩晕中枢存在路径联系。

上颈部软组织损伤引起的眩晕，与眼视力障碍、屈光不正等引起的眩晕机制类似，并不是通过椎动脉因素所致。由于上颈部软组织中的感受器的部分传入纤维和小脑、前庭神经核、红核、丘脑等有关眩晕中枢相连通，因此，上颈部软组织病变，其无菌性炎症的化学、压力变化，通过脊神经后支的传入就可引起这些中枢的兴奋，产生眩晕。

其实，颈性头晕大多数是由于上颈部软组织中的椎枕肌（椎枕肌有4对，头后大直肌、头后小直肌、头上斜肌和头

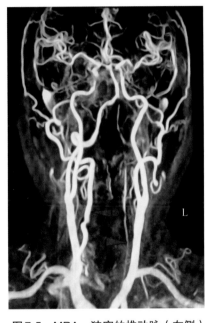

图7-5　MRA：狭窄的椎动脉（左侧）和正常的椎动脉（右侧）

下斜肌，作用于寰枕和寰枢关节等，由枕下神经支配）病变所引起的，当其发生病变，可引起头昏、头沉、不清醒、头晕、头痛、重听、耳鸣、活动受限等一系列临床症候群（图7-6）。

所以，很多患者经过药物、手法、针灸、弧刃针、针刀、注射、理疗等治疗并无改善椎动脉的血流因素，骨质增生仍然非常明显，但眩晕症状却可以消失。

在《宣蛰人软组织外科学》中，有关于本病的详细论述，重点论证了椎动脉型颈椎病的错误命名和错误认识。

（2）关于头晕型颈椎病和椎动脉型颈椎病：据上述及临床经验，总结如下：①椎动脉型颈椎病与椎动脉自身无关，与椎动脉的压迫也无关，其命名不能正确表达其病变部位，容易

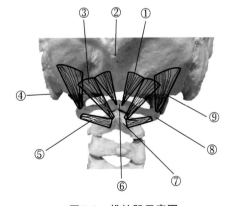

图7-6　椎枕肌示意图
①头后小直肌；②枕外隆突；③头后大直肌；④乳突；⑤头下斜肌；⑥颈1后结节；⑦颈2棘突侧端；⑧颈1横突尖；⑨头上斜肌

对其病变部位造成错误的认识，不利于临床治疗。②传统椎动脉型颈椎病实际上主要是由上颈部软组织损伤，特别是椎枕肌的损伤造成的，是一种特殊类型的颈型颈椎病，为了更好地与之相区别，我们依据症状将其命名为头晕型颈椎病。③临床大多数认为的颈性眩晕、梅尼埃病、部分耳石症等与体位变化密切相关的大多数眩晕、头晕，大多数的头昏、头沉、不清醒等，其实质皆是上颈部软组织的损伤造成的。在"五定"原则指导下，弧刃针治疗效果佳。④偶有少数患者对中下颈部软组织进行治疗或采用手法治疗后症状消失，或采用手法复位后症状也可消失，原因在于间接或直接地调整了上颈部软组织，特别是椎枕肌的动静态平衡，从而使症状改善或消失。⑤本病诊断简单，一般不需要X线、CT、MR等支持，但其可排除相关颅脑等疾患。

（3）头晕型颈椎病的诊断依据

1）症状：①起卧床瞬间晕、翻身晕、扭头晕、抬头晕、低头晕，头部改变体位时可缓解；②头昏、头沉、戴帽子感；③可伴有耳鸣、重听、恶心、呕吐、视物模糊、头痛、心慌、乏力等。

2）体征：①在下项线、乳突内后下、颈1横突尖、颈2棘突侧端，多为灶肌（主要为头后大直肌、头后小直肌、头上斜肌、头下斜肌）的附着处，其稍稍背离处多为本病的灶点规律分布所在，多有不同程度的压痛和质硬等。②颈2棘突可有偏歪，双侧颈1横突不对称等。③头部改变体位时，或起床卧床翻身时，症状可诱发出现，改变体位马上即可缓解。

3）试验：①动态检查：颈部活动时，症状可有不同程度的变化。②灶点按压试验：经皮按压灶点，症状可有加重、减轻、甚至症状消失等变化。③灶肌牵拉试验或抗阻力收缩试验阳性：症状多可有加重，但部分患者也可有减轻，甚至症状消失等变化。

4）影像学检查：不具有诊断意义。一般X线、CT、MR等检查结果可显示：齿突不居中、颈2棘突偏歪、颈1横突双侧不对称等。

5）鉴别诊断：除外其他原因引起的头晕症状，如颅脑疾病、肺部疾病、心脏疾病、脊髓病变、颈部肿瘤、抑郁、高血压、低血压、低血糖、电解质紊乱、青光眼、醉酒、药物不良反应等。

（二）骨关节型颈椎病

骨关节型颈椎病是指：以颈椎骨关节退行性病变、解剖关系微小改变或滑膜嵌顿等为主，排除骨病、结核、滑脱、脱位等，以颈部疼痛不适或（和）活动受限为主要临床表现的一种急性或慢性颈部疾病。本病临床常见，但历来多被分类在其他疾病中，如"落枕"或关节突关节紊乱、强直性脊柱炎等。

骨关节型颈椎病，顾名思义，病变部位在颈部，临床主要有两种亚型。

1. 关节突关节错缝型颈椎病　病毒感染、"落枕"、不良姿势等，常可引起颈椎关节突关节错缝疼痛，可发生于3岁以上的各个年龄段，如少年儿童常见的寰枢椎错缝、成人常见的颈2～3关节突关节错缝等，本型包含了传统的关节突关节滑膜嵌顿诊断。

本病的诊断依据如下：

（1）症状：一侧颈项部深在不同程度疼痛、局限固定、活动受限，一般患侧屈、患侧旋、后伸时加重，反之则减，常常自我保护性地使头部处在非中立位。急性者疼痛活动受限，严重者甚至可强迫体位；慢性者疼痛逐渐缓解，甚至仅有轻度不适，活动受限可不明显，不甚影响生活；不稳定型则症状易多次反复发作。

（2）体征：①急性或程度重者，头颈部多处在非中立位；慢性轻症者，则可位于中立位，也可一侧歪头。②椎旁的两侧关节突关节和椎板触诊不对称，局部多不平滑，可有台阶感，且多伴有不同程度质硬和压痛。③棘突多有偏歪等。④颈部可僵硬。⑤多伴有关节突关节所附着软组织损伤的相关体征：压痛或质硬，活动可不同程度受限、或仅有不适感。

（3）试验：①动态检查：颈部活动时，症状可有不同程度的变化。一般患侧屈、患侧旋、后伸时加重，反之则减轻，常常自我保护性的头部处在非中立位。②灶点按压试验：病变关节突关节经皮按压时症状可有加重、减轻等变化。

（4）影像学检查：①红外热成像示颈后两侧可温差不等。②X线、CT等检查结果可显示双侧关节突关节不对称，或齿突不居中等变化，往往还可伴随有颈椎侧弯、退行性改变、棘突偏歪、骨质增生等改变；X线侧位片显示双边征，项韧带钙化，生理曲度变直甚至反弓。

（5）鉴别诊断：除外其他疾病引起的颈部症状，如颈型颈椎病、颈部肿瘤、结核、骨折、脱位、癔症等。

2. 骨关节炎型颈椎病　颈椎关节突关节错缝，往往双侧关节突关节间隙不等，颈椎旋转，一侧关节突关节间隙狭窄，关节应力增加，如病变时间长，就会破坏关节软骨，造成软骨下骨裸露，引起（单一或多发的）颈椎关节突关节骨关节炎、骨质增生，甚至骨性的僵直，从而引发一系列病变。脊柱侧弯、创伤或强直性脊柱炎等部分风湿免疫性疾病，慢性的炎症也会造成椎体、关节突关节及软组织慢性炎症及退行性变，形成广泛软组织硬化、骨质增生、骨桥等，导致颈部慢性疼痛、僵直、活动受限。其中，强直性脊柱炎患者引起的本病多见，其次为部分老年患者。

诊断依据如下：

（1）症状：活动可不同程度受限，甚至完全僵直。可有深在轻度疼痛不适，但重度者颈项部疼痛多不明显。

（2）体征：①多无明显压痛，或关节突关节轻度压痛，或可伴有不同程度软组织损伤的相关体征：压痛或质硬，活动可不同程度受限、或仅有不适感。②椎旁的两侧关节突关节和椎板触诊不对称，局部多不平滑，可有台阶感。③颈部僵硬、活动受限。④棘突可有偏歪、颈椎可有侧弯等。

（3）试验：①动态检查：颈部活动以活动受限、僵硬为主。疼痛症状多不明显，但可有轻度变化。②灶点按压试验：症状变化多不明显。

（4）影像学检查：具有诊断意义。X线等检查结果可显示颈椎关节突关节退行性改变明显（关节间隙狭窄、硬化、不对称、骨质增生等），甚至骨性强直，出现骨桥、竹节样变（图7-7）。

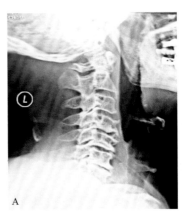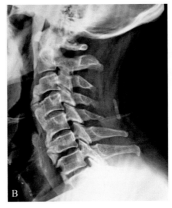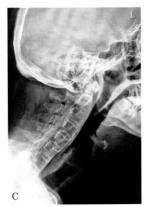

图7-7　病例
A. 男性，80岁，B. 男性，62岁，C. 男性，54岁

（5）鉴别诊断：除外其他疾病引起的颈部症状，如颈部肿瘤、结核、骨折、脱位、融合术后、内固定、阻滞椎、颈型颈椎病、关节突关节错缝型颈椎病等。

只要有僵硬不适症状和X片有颈椎骨性强直者，即可明确诊断。

（三）神经型颈椎病

神经型颈椎病有5种亚型：神经根型颈椎病、交感神经型颈椎病、头面痛型颈椎病、脊髓型颈椎病、颈前及锁骨上型颈椎病。

1. 神经根型颈椎病 神经根型颈椎病是指由于颈椎间盘退变突出、颈椎钩椎关节或关节突关节增生等压迫或刺激相应阶段的颈神经根，而出现的一系列相应阶段的神经根刺激或功能障碍的临床综合征，其主要临床症状以颈肩部疼痛、上肢及手指的放射性疼痛、麻木等感觉障碍，甚至无力为主。临床常见的颈椎间盘突出症是神经根型颈椎病的一种。

诊断依据：

（1）症状：具有较典型的神经根症状（手臂麻木、疼痛），其范围与颈脊神经所支配的区域一致。

（2）体征：①颈部各向活动时，症状可有减轻或加重的变化。②颈脊神经支配区可出现感觉异常，或伴运动、肌力、反射中的1个或多个异常。

（3）颈部脊神经根张力试验（如臂丛神经牵拉试验等）或椎间孔挤压试验阳性等。

（4）影像学检查：X片、CT、MR、红外热成像、生物成像等与临床症状体征相一致。需要指出的是，红外热像图对神经根型颈椎病有很好的定位诊断价值。①红外热成像在病变神经所支配区域表现为低温区，与临床相应阶段的根型症状区域基本一致。②受累阶段不同，肩臂手部温度也表现不同：C_4神经根受累热图变化区在颈后下，C_5神经根受累热图变化区域在肩肘外侧，C_6神经根受累热图变化区域在前臂外侧、虎口、拇指及示指，C_7神经根受累热图典型变化区域在中指，C_8神经根受累热图变化区域在前臂内侧及4、5手指。胸1神经根受累热图变化区域在上臂及肘内侧。

（5）电生理检查（肌电图、神经传导速度与诱发电位），可协助判定是否有神经损害、神经损害的定位及其范围和程度，对患者的诊断、治疗方法选择及治疗效果有客观的评价作用，并且在神经病变恢复的评定中具有客观、准确、定量等的作用。

（6）鉴别诊断：排除丛性痛（如臂丛神经炎、胸廓出口综合征）、干性痛（如肘管综合征、腕管综合征、腕尺管综合征等）、反射痛（肩胛部四肌损伤、颈部肌肉损伤等）、牵拉痛（如肱二头肌腱鞘炎、盂下结节综合征等）、原位痛（如网球肘、肩周炎、末梢神经炎等），以及颈部肿瘤、结核、脊髓空洞症、周围神经病、带状疱疹后神经痛等所致以肩臂手部疼痛麻木为主的疾患。

2. 交感神经型颈椎病 交感神经型颈椎病是指由于颈部退行性变或受到外伤等因素，压迫或刺激颈部的交感神经，使之兴奋或受到抑制，而表现出一系列以交感神经受刺激为主要临床表现、症状表现多种多样的疾病。

交感神经型颈椎病临床表现部位较多且复杂多样，主诉较多且多为主观症状，客观体征相对较少且多缺乏特异性，诊断上相对较难确定，初步诊断依据如下：

（1）症状：交感兴奋症状，相对多见；交感抑制症状，比较少见；大多劳累、久坐、玩手机、长时间伏案工作后发作，休息后可部分缓解；但也有一部分慢性患者与颈部活动关系变化不大。

1）交感神经兴奋症状：①头部症状：头疼和偏头痛，部位主要位于枕部、前额或颞侧，性质多难言明；偶可伴头晕、恶心、呕吐；症状多因久坐、过劳、烦躁、生气、失眠等诱发。②五官症状：眼胀痛、干涩、视物模糊；咽喉不适或异物感；耳鸣、听力减退、甚或突发耳聋；变腔、甚至失音。③周围血管症状：肢体、颈肩部发凉怕冷；可有一侧肢体少汗，遇冷则有疼痛不适；局部皮肤温度降低。④心脏症状：一过性的心动过速、心律不齐、心前区痛、胸闷不适。⑤血压异常：高血压。⑥发汗异常：多汗，以面部、颈、手、足、一侧躯干多见。⑦括约肌症状：排尿困难、尿不净，便秘。

2）交感神经抑制症状：①头部症状：面部发热、充血，常伴头昏、健忘等。②五官症状：睑下垂、多泪、鼻塞等。③周围血管症状：指端发红、发胀，或有烧灼感，怕热喜冷，项胸背亦可有灼热感。④心脏症状：心动过缓，心前区疼痛不适等。⑤血压异常：低血压。⑥出汗异常：无汗或少汗。⑦括约肌症状：尿频、尿急，腹泻。

3）其他症状：阵发性眼跳动、共济失调、闭经、第2性征异常等。

上述症状并非每个患者都有，一般可同时有多项发生，较多患者慢性发作，但也有突发性症状出现者。其中，以心脏症状为主要临床表现者，可称为胸痛型颈椎病。

（2）体征：体征特异性不明显，但多伴有颈型颈椎病的体征：在项平面、乳突后内下、项韧带中下部和上背部的棘突上及其旁开、关节突、横突等处，多为灶肌（病变组织，以上斜方肌、中斜方肌、肩胛提肌、头夹肌、头半棘肌、斜角肌等为多见，其次为头最长肌、胸锁乳突肌、项韧带、颈夹肌、菱形肌等）的附着处，其稍稍背离处即为灶点规律分布所在，多有不同程度的质硬和压痛等；椎旁的两侧椎板触诊多不平滑，局部可有台阶感，多伴有不同程度的压痛；棘突可有偏歪等。或伴有骨关节炎型颈椎病体征，多无明显压痛；或关节突关节轻度压痛；或可伴有不同程度软组织损伤的相关体征：压痛或质硬，活动可不同程度受限、或仅有不适感；椎旁的两侧关节突关节和椎板触诊不对称，局部多不平滑，可有台阶感；颈部僵硬、活动受限；棘突可有偏歪、颈椎可有侧弯等。

（3）试验：①颈部各向活动试验：症状一般可有不同程度的变化，但较多慢性久病者却常无明显的症状变化。②灶点按压试验：症状可有加重、减轻、甚至症状消失等变化；也有的症状变化不明显。③星状神经节阻滞、颈交感干神经阻滞、颈部高位硬膜囊外封闭等诊断性治疗可减轻患者症状，有效者也可支持交感型颈椎病的诊断。

（4）影像学检查：①红外热成像示颈胸背部豹纹点状改变。②X线、CT、MR等检查结果，不具特异性，但可显示有颈椎退行性改变、棘突偏歪、骨质增生、项韧带钙化等。

（5）交感神经功能的实验室检查：临床应用较少，包括交感缩血管反射（sympathetic vasoconstrictor reflex，SVR）、交感皮肤反应（sympathetic skin response，SSR）、肌肉交感神经电活动（muscle sympathetic nerve activity，MSNA），以皮肤血流变动为指标观察交感神经功能。

（6）鉴别诊断：颅脑病变、心绞痛、抑郁症、焦虑症、纤维性肌痛症、类风湿关节炎、青光眼、梅尼埃病、神经官能症、更年期等。

3．头面痛型颈椎病　通常将局限于面部以外的头颅，包括眉弓、耳轮上缘和枕外隆突连线以上部位的疼痛统称头痛（headache），面部范围的疼痛则称为面痛。头痛和面痛，皆是临床常见的症状，很多情况下不好截然区分，常合并存在，故作者将其统称为头面痛。

（1）机制：引起头面痛的原因很多，其分类、分型和发病机制相对非常复杂，国际头痛分类第3版正式版（ICHD-3）于2018年在 *Cephalalgia* 杂志上发表，并对头痛做了详细论述，某些观点值得商榷，这里不再详细赘述。但以颈椎病为代表的颈部病变是引起头面痛的常见原因之一，目前已经得到学术界广泛认可，其机理主要如下：

颈部痛敏结构内的痛觉感受器受到物理的或化学的刺激，经痛觉传导通路传导到达大脑皮层，而引起头面痛。其中，颈椎病引起头面痛的颈部痛敏结构主要包括头颈部肌筋膜、第1～3颈神经、枕神经及其分支等。如颈部肌肉紧张、痉挛，物理的卡压或者其所产生的乳酸、5-羟色胺、缓激肽等致痛物质刺激颈1～3神经根、枕大神经、枕小神经等，就会产生头面痛。

其中，病变刺激、压迫或损伤第1～3对颈神经，一方面会直接引起头痛，尤以枕部、颞部为重，有时可放射至眶部。另一方面，由于来自嗅神经、面神经、舌咽神经、迷走神经、三叉神经脊束核及三叉神经感觉主核传入支的终末纤维与第1～3颈神经后根传入纤维在颈髓1～2后角内联系，而第1～3颈神经自脊髓发出并离开椎管后，大部分在柔软的上颈部、头枕部软组织内穿行并分支，颈、头部软组织的损伤、炎症、缺血、压迫、不恰当的按摩等物理或化学刺激，都会直接影响这些神经的功能，不仅会引发颈源性头痛，而且通过痛觉传导通路的传导，来自这些颈神经的疼痛感觉范围还可向前延伸扩大到前额、眶下、颌面部，而出现牵涉性的头面部疼痛、耳鸣、眼胀以及嗅觉和味觉改变，类似三叉神经痛、鼻窦、耳部或眼部疾病的表现。这种情况临床常有发生，也曾有过报道。无论上述哪一种疼痛，卡马西平等药物往往效果欠佳，但对颈部的传统治疗方法，如布洛芬口服、理疗、按摩、针灸、弧刃针等，皆可改善甚至消除疼痛症状。

（2）解剖：在颈椎病头面痛型中，临床最为常见的头面痛疾病有枕大神经痛、枕小神经痛，其次为枕下神经和第3枕神经痛，偶有耳大神经痛等。

枕大神经：为C_2神经后支的内侧支，枕大神经起始点约位于C_2棘突上约2.0cm、后正中线旁开2.5cm处，出椎管后呈弧形绕过头下斜肌下缘，向后上内行走，与矢状面约呈70°，冠状面呈60°，穿行于头半棘肌和头最长肌之间，此段易因肌肉在牵拉下收缩、或在不正确的按摩刺激下，产生卡压疼痛症状；在C_2棘突上方约2.2cm，后正中线旁开约2.0cm处枕大神经穿出斜方肌。在深筋膜深层，斜方肌和胸锁乳突肌之间有横行的枕后腱弓或横行的腱性纤维相连接，此腱弓组织致密坚韧，与深层坚硬的枕骨形成一个扁平的骨纤维管（即枕后骨纤维管），管内可有较小的淋巴结存在，枕大神经、枕动脉、枕下神经在此骨纤维管内自内、中、外顺序排列，斜行走向外上，走行距离约5cm（此段易因卡压或炎症刺激而产生疼痛症状），在上项线距枕外隆突外侧约3.5cm处，浅出皮下，该处为斜方肌腱膜与枕骨之间形成一骨纤维孔，直径约2mm许，浅出皮下后，分成2～5支，支配枕部皮肤，皮支最远可到冠状缝。在头顶，部分枕大神经末梢与眼神经末梢重叠分布，并有部分吻合；在枕外侧部，部分分支可与枕小神经或耳大神经重叠分布，甚至部分末梢有吻合。

枕大神经：行程较长，穿行经过头下斜肌、头最长肌、头半棘肌、头夹肌、斜方肌等多块肌肉，颈部不良姿势体位、久坐、过度运动、外伤、病毒感染等原因可导致上述一块或多块肌肉的炎症或硬化，如果对枕大神经产生刺激或压迫，就会产生相应的临床症状。

枕小神经：系颈丛皮支的分支之一，由第2颈神经前支通过颈浅丛分出，绕过胸锁乳突肌后缘中点附近浅出后上行，在耳垂水平发出3～4个分支向内上和外上走行分布，其中内侧支与枕大神经的外侧部分分支形成重叠分布，在其上行途中，两者神经末梢可交汇吻合；外侧支在向外上方走行途中，有小分支分布于耳郭，与耳大神经重叠分布，大部分则分布于颞部。

枕下神经：枕下神经是颈1脊神经后支，第1颈神经在寰椎后弓的椎动脉沟的下方，穿行于相对较为致密的寰枕后膜，在椎动脉沟的外侧分为颈神经前支和后支，后支即枕下神经，呈1个向后上方的弧形，走行于枕下三角（由头后大直肌、头上斜肌、头下斜肌所围成），分布于枕下肌群。枕下神经上方主要是头半棘肌，下方主要是寰枕后膜、还有寰椎后弓，中间的间隙由脂肪组织等填充。

第3枕神经：第3枕神经根从脊髓第2颈椎阶段发出，然后分为前支和后支，后支在横突间肌后内侧，分为内侧支、外侧支、交通支，内侧支中最主要的神经为第3枕神经；第3枕神经自横突间肌后内侧，向后上方走行至头半棘肌，在枢椎棘突水平面旋转穿过头半棘肌或斜方肌（其穿出点在枢椎棘突水平面旁开约0.9cm处），在头半棘肌或斜方肌浅面竖直向上走行，并与枕大神经相交通，分布于枕部皮肤。

耳大神经：起自第2、3颈神经，是颈丛皮支中最大的分支。出胸锁乳突肌后缘中点浅出，45°斜越横行胸锁乳突肌表面，向耳垂方向，穿经颈深筋膜，沿颈外静脉后侧，与其平行上升，表面被颈阔肌覆盖，当到达腮腺时，分成3～4条末支。前部的分支，一般最大最长，走行于耳郭前，分布于颞部和耳郭上部，与枕小神经的外侧支交汇重叠分布；其余较小的分支分布于耳郭及其附近、披覆于腮腺和咬肌下部的皮肤等区域。

（3）头面痛型颈椎病的定义

当由于外伤、手术、退行性变、劳损、病毒感染等所致的炎性刺激等原因导致的上颈部局部软组织炎症、水肿、渗出、粘连、痉挛、挛缩，硬化，化学的刺激、物理的卡压或牵拉第1-3对颈神经或枕部神经（枕大神经、枕小神经、枕下神经、第3枕神经、耳大神经等），就会引起相应神经分布范围内的疼痛，形成头痛；甚至，通过痛觉传导通路的传导，这些颈神经的疼痛感觉范围还可向前延伸扩大到前额、眶下、颌面部，出现牵涉性的头面部疼痛、耳鸣、眼胀以及嗅觉和味觉改变，类似三叉神经痛、鼻窦、耳部或眼部疾病的表现，甚或伴有头晕等不适。

需要指出的是：在枕后，颧弓以上平面，自内向外分别为第3枕神经和枕大神经；头部侧面向前则依次分别为枕小神经、耳颞神经、颧颞神经、颧面神经、泪腺神经、眶上神经、滑车上神经等（其中除枕小神经外，皆为三叉神经或面神经的分支）。由于上述神经的分支末梢在头面部并非完全的单一区域分布，皆可能有相互重叠分布的区域，甚或末梢有融合，因此，当临床常见的颈源性的软组织损伤刺激某一枕部神经时，往往可能会造成不典型的头面部区域疼痛，甚或广泛疼痛，如枕颞部疼痛、偏头痛、枕痛彻眼、额颞痛等。

综上，头面痛型颈椎病是指：以颈部的软组织损伤为基础，颈椎间盘、关节突关节、颈椎等一系列退行性病变为继发改变，颈部软组织（包括椎间盘、血管、神经）等受到刺激或压迫产生的一系列以头痛、面痛、外耳痛或头面皆痛为主要临床表现的疾病。

（4）诊断依据

1）症状：①多具有较典型的枕部神经（枕大神经、枕小神经、枕下神经、第3枕神经、耳大神经等）分布区域的疼痛症状：枕大神经痛主要表现为枕顶部疼痛为主，偶可放射到眼部；枕小神经痛常表现为颞部、乳突部及其偏上部为主；枕下神经痛以枕部、枕下部疼痛为主，即在枕外隆突下与两侧的上项线附近疼痛，疼痛亦可出现在枕下凹处，偶可有麻木感；第3枕神经痛主要分布于枕外隆突附近；耳大神经痛主要表现为耳郭疼痛。②少部分患者可有不典型的多个枕部神经支配区域的疼痛。③部分患者还可出现前额、眶下、颌面部疼痛等类似三叉神经痛的表现。④部分患者偶可伴有耳鸣、眼胀、眼痛不适、外耳痛、恶心，嗅觉和味觉改变，或不典型的面部或耳部疼痛等症状。⑤疼痛可呈放射性、发作性或持续性，可隐痛或跳痛。疼痛可轻可重，重者可剧痛，可彻夜不眠。⑥非甾体类药物应用、卧床或休息后可减轻，久坐、玩手机、劳累、感冒后加重。

2）体征：①压痛和质硬：在枕外隆凸两侧、上项线内侧、乳突后内下、项平面、枕后上斜方肌外侧缘、枕部胸锁乳突肌后缘中点及其上、颈2棘突旁及其外上、颈2~3关节突关节等处，多为灶肌（病变组织以枕后腱弓、上斜方肌、胸锁乳突肌、头上斜肌、头下斜肌、头半棘肌、头最长肌、项韧带、颈夹肌等为多见）的附着处或神经的出口（枕大神经筋膜出口、枕小神经筋膜出口、颈丛神经筋膜出口等），在灶肌起止点稍稍背离处即为灶点规律分布所在，多有不同程度的质硬和压痛等。②颈部各向活动时，头痛症状可有减轻或加重。③椎旁的两侧椎板触诊多不平滑，局部可有台阶感（特别是颈2~3关节突关节），多伴有不同程度压痛。④棘突可有偏歪等。

3）试验：①颈部各向活动试验：症状可有不同程度的变化。②灶点按压试验：头面痛症状可有加重、减轻、甚至症状消失等变化。③弧刃针、神经阻滞、颈部高位硬膜囊外封闭等诊断性治疗，可减轻患者症状，有效者也可支持诊断。④对于疑似三叉神经痛的面痛，给予卡马西平口服试验，一般无效或效差。

4）影像学检查：①红外热成像示颈后两侧温差可不等，也可不明显。如果剃光头发，则头部两侧温差多可不对称。②X线、CT、MR等检查结果多无特异性，多可显示颈椎退行性改变、棘突偏歪、骨质增生、项韧带钙化等，诊断意义不大，但可排除鉴别一些特殊疾病，如颅脑疾患、颈椎骨折脱位、肿瘤等。

5）鉴别诊断：除外其他颈部疾患或其他疾病引起的头面痛，如颅脑、颌面或颈部的肿瘤，结核，三叉神经痛，颅脑疾患，腮腺炎，带状疱疹后神经痛，青光眼，高血压病，抑郁等。

（5）分型

根据疼痛具体部位的不同，可分为头痛型颈椎病、面痛型颈椎病、头面痛型颈椎病三种。当然，也可将其相应命名为颈源性头痛、颈源性面痛、颈源性头面痛。

4. 脊髓型颈椎病

（1）定义：脊髓型颈椎病，是指由于颈椎间盘突出、后纵韧带肥厚或骨化、黄韧带肥厚、骨质增生、椎体滑脱等原因，导致颈段椎管内脊髓不同程度地受压，从而引发一系列相应临床症状的疾病。

脊髓型颈椎病因压迫脊髓，病变较重，临床上多表现为损害脊髓平面以下的感觉减退、上运动神经元损害及椎体束征等，而出现感觉、运动、肌力、反射等的异常，甚至大小便功能障碍。

（2）诊断依据

1）症状：因病变脊髓被损害的程度、部位和范围而各异。多数病例有慢性的颈型颈椎病临床表现：颈部不适，活动不便，有僵硬感；手部可麻木疼痛，笨拙无力，表现为写字、系鞋带纽扣、用筷子等精细动作困难，持物不牢；胸部可有感觉障碍平面，但多低于损害脊髓平面；有胸束带感；下肢无力，不能快走，步态笨拙，逐步进展至肌张力增高明显时，可出现容易跌倒、跨越障碍物能力差、走路踩棉花感等；严重者可出现尿频、大小便失禁、性功能减退等异常。

2）体征：①上肢无力、步态笨拙、平衡能力可减弱。②颈椎中下段两侧椎旁多广泛质硬，但压痛可不明显，椎板可有台阶感。③低于受压脊髓平面的感觉障碍，但有时不明显。④颈部各向活动轻度受限，或受限不明显。⑤严重者四肢多可不完全瘫，下肢表现为上运动神经元瘫痪，上肢则可表现为上或下运动神经元瘫（伴有根性病变者）；由于脊髓具体受压位置和程度的不均衡，肢体两侧症状可有轻重不同。⑥四肢肌张力可增高，生理反射异常：四肢深反射活跃或亢进；腹壁反射、肛门反射、提睾反射减弱或消失。⑦下肢无力多累及股四头肌和髂腰肌；颈5脊髓以下受压时，骨间掌侧肌多萎缩。⑧病理征阳性：巴宾斯基征、踝阵挛、髌阵挛等阳性；霍夫曼征单侧阳性常最有意义。

3）试验：①颈部各向活动试验：颈部各向活动，特别是屈、伸时，肢体症状可有不同程度的变化。②颈部灶点经皮按压试验：多可出现上肢症状加重，也可出现下肢症状加重，还可出现四肢症状皆加重，但也有患者的症状无明显变化。③手部快速抓握试验：手部快速抓握，严重者在15s内常小于25～30次。

4）影像学检查：X片显示生理曲度多减小，甚至变直、反弓；病变阶段椎体后缘多有明显骨刺；椎管矢状径小，椎管矢状径与椎体比值大多小于0.75～0.8，矢状径绝对值也多小于12～14mm；受累阶段椎体后缘可有台阶等。CT检查：可清晰显示颈椎管形态及狭窄程度。能够清楚地显示骨性椎管大小；CTM（CT加脊髓造影）可清楚显示骨性椎管、硬膜囊和病变椎间盘的相互关系，还可对颈椎管横断面的各种不同组织和结构的面积及其之间的比值进行测算。MR检查：①矢状位能清晰显示颈椎管狭窄的部位及程度、脊髓受压的位置和受损程度，可以鉴别颈段脊髓受压的病因，确定病变椎间盘阶段平面，确定是否有黄韧带肥厚等。②轴位上能清晰显示椎间孔内神经根受压情况。③在T1加权像矢状位上，病变的椎间隙狭窄，椎间盘信号减弱，并向后方压迫硬膜囊及相应平面的脊髓，使之形成切迹凹陷；在T2加权像上，水肿的软组织呈高信号、变性的椎间盘呈低信号、突出的髓核则为高信号或等信号；受压脊髓可后凸弯曲、变细，可呈蜂腰状或串珠状。④能准确反映受压颈段脊髓的病理变化：在T2加权像矢状位上受压脊髓信号可增强（局部水肿所致），也可信号减弱（慢性压迫、颈髓萎缩变性所致）。

但是MRI对骨性椎管的正常及病理骨性结构显示不如CT，因骨皮质、纤维环、韧带和硬膜均为低信号或无信号，骨赘、韧带钙化或骨化等也为低信号或无信号，因此，在显示椎管退行性病变及脊髓与神经根的关系上不如常规X线平片及CT扫描。

电生理检测：本病常规辅助检查方法，可用于术中神经监测，可以潜在预防医源性的运动障碍及术后臂丛神经病变。对于鉴别外周与中枢神经的损伤或鉴别脊髓侧索硬化症或多发性硬化等疾病，有较大的临床意义。

颈段脊髓造影：因属有创检查，有过敏等并发症风险，临床较少应用，目前几乎被磁共振所完全取代，现仅对于不适宜颈椎磁共振者（如颈椎非钛合金内固定者、心脏起搏器者等）临床应用。

5）鉴别诊断：排除帕金森病、脊髓亚急性联合变性、原发性侧索硬化症、肌萎缩性侧索硬化症、颅脑和脊髓的肿瘤、脊髓粘连性蛛网膜炎、脊髓空洞症、共济失调症、颅底凹陷症、多发性硬化症、周围神经病、脊髓挥鞭样损伤等、颈椎骨折脱位合并脊髓损伤等。

5. 颈前及锁骨上型颈椎病　颈丛由第1～4颈神经的前支和第5颈神经前支的一部分组成（图7-8），位于中斜角肌和肩胛提肌上部起点的前方、胸锁乳突肌中部的深方；颈丛的分支有浅支（又称为颈丛皮支，包括枕小神经、耳大神经、颈横神经、锁骨上神经）和深支（包括肌支和与舌下神经、副神经的交通支等），当颈丛或其分支受到压迫或刺激等伤害性因素，就有可能产生相应的症状。临床上，枕小神经痛最常见多发，但在本章中已归为头面痛型颈椎病；而临床上发病率较低但并不罕见的颈横神经炎和锁骨上神经炎，其所致疼痛临床少有报道，故作者将其单独归类，并以其所支配区域特点命名为"颈前及锁骨上型颈椎病"；而至于深支的损伤，在弧刃针优势疾病的软组织损伤中相对罕见，且多属于骨科优势病种，故不再单独归类赘述。

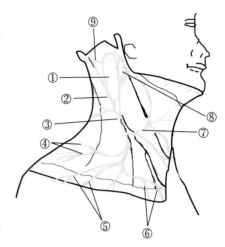

图7-8　颈丛神经
①胸锁乳突肌；②枕小神经；③颈丛神经筋膜出口；④锁骨上外侧神经；⑤锁骨上中间神经；⑥锁骨上内侧神经；⑦颈横神经；⑧耳大神经；⑨枕大神经

（1）解剖：颈横神经由第2、3颈神经前支组成，较粗大，于耳大神经下方自胸锁乳突肌后缘中点附近穿出，沿其表面横向前方内侧，达该肌前缘，穿固有筋膜后，分成上、下两支，上支与面神经颈支相连结，下支则分布于颈前部的皮肤。

锁骨上神经则起自于第3、4颈神经，自胸锁乳突肌后缘中点附近穿出后，向后下方走行，行于颈阔肌深面，达锁骨附近，穿出皮下，分为3支（内侧锁骨上神经、中间锁骨上神经、外侧锁骨上神经），分布于颈下部、胸上部和肩部的皮肤。

（2）病因：和颈丛神经病变原因较多一样，以颈横神经和锁骨上神经病变为主的本病病因也较多，常见于局部慢性劳损、外伤后遗、病毒感染等所致的炎症的刺激，或长期炎症的组织硬化改变对其造成的卡压刺激，或局部肿瘤、淋巴结的压迫等。其中，局部固有筋膜组织硬化改变对其卡压刺激原因居多。

（3）病理机制：在胸锁乳突肌后缘中点附近，为颈丛神经穿出深筋膜处，即颈横神经和锁骨上神经的筋膜出口，其周围的肌筋膜组织（如斜角肌、胸锁乳突肌、斜方肌上部等，特别是固有筋膜），最易因局部交叉肌肉之间的滑动而产生炎症水肿；当然，局部的肿瘤、病毒感染、外伤等原因也可以使其局部产生炎症水肿。久之，失代偿的结果，局部组织就会产生硬化。

各种原因所致的对颈横神经或锁骨上神经炎症的刺激或机械性的压迫，超过一定的度，化学性的刺激必将产生疼痛不适，而机械性的压迫必将产生麻木，当然既有压迫又有炎症刺激者就会出现麻痛并存的情况。

（4）分类：对疼痛者，本病主要分为两种，颈横神经炎和锁骨上神经炎。对麻木或麻痛者，本病主要分为两种，颈横神经卡压综合征和锁骨上神经卡压综合征。

（5）临床症状：①颈横神经炎或颈横神经卡压综合征时，多表现为一侧颈前部疼痛（如刀割、针刺或烧灼样等）不适，或发紧感、麻木、麻痛，但很多患者难以形容，症状可间断，也可持续。②锁骨上神经炎或锁骨上神经卡压综合征时，一侧锁骨上方、肩前内侧，或锁骨偏下的胸上部，可出现疼痛（如刀割、针刺或烧灼样等）不适，或发紧感、麻木、麻痛，但很多患者难以形容，症状可间断，也可持续。

（6）诊断依据

1）症状：同临床症状。

2）体征：①视诊无异常。②触诊：在锁骨上神经或颈横神经分布区域内可出现感觉过敏、减退或麻木；压痛和质硬，胸锁乳突肌后缘的中点附近，相当于喉结水平上下，为神经的出口（颈丛神经筋膜出口、颈横神经筋膜出口、锁骨上神经筋膜出口等），此处质硬或压痛的固有筋膜即为灶点。③动诊：颈部健侧后伸，或健侧后伸同时下颌患侧旋转，患者症状可有加重；反之则减。

3）试验：①灶点按压试验：经皮按压灶点，患者症状可有加重、减轻、甚至症状消失等变化。②神经阻滞诊断性治疗，可减轻患者症状，有效者也可支持本病的诊断。③神经干张力试验阳性：颈部健侧后伸，或健侧后伸同时下颌患侧旋转，患者症状加重；反之则减。

4）影像学检查：X片、CT、MR等不具有诊断意义。红外热成像则在受卡压支配的区域呈低温图。

5）鉴别诊断：排除肿瘤、结核、骨折脱位、癔症、心脏病、咽炎、甲状腺、带状疱疹、肺部疾病等。

（四）心因型颈椎病

心因型颈椎病，是指无器质性病因，或虽有器质性病因但却无足够器质性病变理由可以解释的一种以颈部疼痛为主的，与精神和心理障碍有关的特殊类型颈椎病。本病临床表现和传统颈椎病类似，特别是临床多和颈型颈椎病类似，但采用对颈椎病有效的传统方法治疗，却又多无效的一种慢性疼痛性临床综合征。其疼痛体验虽然真实，但其疼痛的实质不是躯体的疾病，而是心理的障碍，影响疼痛强度与功能障碍程度的，也主要是其心理障碍。

1. 分类　临床上可有两种，一种是原发性，没有任何其他原因造成器质性组织伤害，单纯由心理障碍等（如紧张、抑郁、焦虑、疑病症、不良心理暗示、癔病、妄想、幻觉等）引起。另一种为继发性，虽有各种原因造成的器质性组织伤害，但疼痛程度明显与组织受损程度不符，其所引起的功能损害程度远远超过器质性病变所能引起的损害程度，且在其疾病发展过程中，疼痛随着出现的心理障碍而加重，造成疼痛的长期化、复杂化和难治化，临床较原发性相对多见。

2. 诊断依据

（1）以慢性颈部疼痛症状为主要临床表现，但精神集中于某件事情时，往往却不感到疼痛。

（2）多伴有全身慢性疼痛不适，症状多样、多变，反复发作。

（3）多出现或伴随有较为明显的情绪问题或心理障碍，如担心、焦虑、多愁善感、紧张、抑郁、乏力、偏执、妄想等。

（4）严重影响身心、睡眠、生活、工作、社交等。

（5）病程一般超过3～6个月。

（6）并非故意或假装。

（7）性格多内向、多疑、好静默，或喜欢追求完美、或依赖性强。

（8）镇痛药等效差，甚至无效；多学科治疗，疗效甚微、无效或甚至加重。

（9）无器质性病因，或虽有器质性病因但却无足够器质性病变理由可以解释患者病情。

（10）在疼痛的发生、轻重变化规律、严重程度、恶化、持续时间等方面，心理因素作用明显。

（11）精神药物和心理治疗等可使症状缓解。

（五）食管型颈椎病

1. 定义　食管型颈椎病是指因颈椎椎体前缘骨质增生（图7-9），压迫刺激食管，致其后壁黏膜炎性渗出、不同程度的溃疡、憩室形成等病理改变，引起咽喉干涩、疼痛、明显异物、吞咽困难等咽喉、食管症状为主的一种特殊的颈椎病。

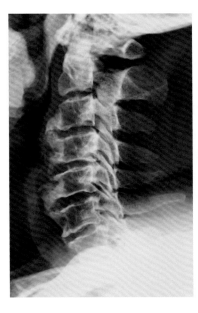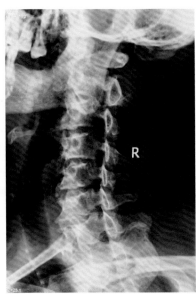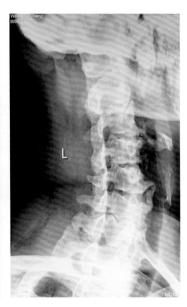

图7-9　食管型颈椎病影像

食管型颈椎病主要是椎体前缘出现骨刺，向前突出压迫食管，引起患者吞咽困难的临床症状。需要指出的是，在理论上，突出的、较长的骨刺可能刺激或压迫膈神经而出现呼吸困难，或者刺激或压迫喉返神经引起声音嘶哑等，而产生其他相应的临床表现，但此种情况，临床甚少报道。

本病药物理疗多无效，而在松解、减张颈后部软组织张力，恢复改变颈椎生理曲度等治疗则症状可减轻明显。个别患者因椎体前缘增生严重，对食管压迫明显，导致治疗周期延长，但一般无须手术；只有对于非手术治疗3月以上无效者，方考虑手术治疗。

2. 发病机制　颈椎椎体前缘骨质增生，以及颈椎生理曲度变直、反弓变化等，对食管产生直接的牵拉、挤压、压迫，导致病变部位炎性渗出的增加、黏膜分泌物减少，形成局部溃疡、憩室，进而引起一系列临床症状。

本病常见症状为：咽喉部疼痛、干涩较重，异物感明显，吞咽困难，患者口服咽炎药物无效；且疼痛症状的轻重与生理曲度变直、反弓的程度、骨赘的长短大小、椎体移位的形式及位置、患者的发病年龄、病程长短有直接关系，严重者的症状可随颈部体位改变而变化。

3. 诊断依据

（1）咽喉、食管症状为主：咽喉干涩、疼痛、明显异物、吞咽困难、音哑等吞咽困难；进硬质或干燥食物时，胸骨后疼痛症状逐渐加重。

（2）吞咽困难发展缓慢。

（3）有胸骨后的灼热与刺痛。

（4）多数表现在环状软骨水平段不适。

（5）X线平片可见有巨大的椎体前缘骨刺、X线钡餐检查局部食管有受压。

（6）食管钡餐透视、食管CT、内镜检查、食管脱落细胞学检查等排除食管癌；CT、MR、喉镜、活检等排除喉癌等。

（六）混合型颈椎病

1. 定义　混合型颈椎病是指：在前述"软组织型颈椎病（舞蹈型、震颤型、颈型、头晕型）、神经型颈椎病（神经根型、交感神经型、头面痛型、脊髓型、颈前及锁骨上型）、骨关节型（颈椎关节突关节错缝型、颈椎骨关节炎强直型）、心因型颈椎病、食管型颈椎病"5种分型13种亚型颈椎病中，有

2亚型或以上合并同时存在者，称为混合型颈椎病，在临床最为多见。

2. 诊断依据

（1）有2个或2个以上亚型颈椎病的临床表现。实际上，有些颈椎病本身就是混合型颈椎病，如脊髓型颈椎病：只要有脊髓受压，就必然合并有颈型、交感神经型颈椎病，甚至合并神经根型、骨关节型颈椎病等临床表现。神经根型颈椎病一般也多同时有颈型颈椎病的临床表现；头晕型颈椎病，一般多伴随有交感神经型颈椎病、颈型颈椎病等。

（2）有2个或2个以上亚型颈椎病的体征。

（3）试验：①颈部各向活动试验：症状可有不同程度的变化。②灶点按压试验：经皮按压灶点，患者症状可有加重、减轻、甚至症状消失等变化。③星状神经节阻滞、颈交感干神经阻滞、颈部高位硬膜囊外封闭等诊断性治疗，可减轻患者症状，有效者也可支持交感神经型颈椎病的诊断。④颈部脊神经根张力试验（如臂丛神经牵拉试验等）或椎间孔挤压试验，阳性者可支持神经根型颈椎病的诊断。⑤镇痛药试验、多学科系统足程综合治疗，皆无效者多可支持心因型颈椎病的诊断。

（4）辅助检查：X片、CT、MR、红外热像图等，除心因型颈椎病外，多个类型颈椎病的影像学有改变，但有些具有普遍性，而不一定有特异性。电生理对于神经根型颈椎病的诊断具有重要意义。

（5）鉴别诊断：排除肿瘤、结核、急性外伤、癔病、心脏病、电解质紊乱、高血压病等，以及前述各型颈椎病中需要鉴别的一些疾病。

六、弧刃针标准疗法

（一）火灸

术前常规火灸，术后每日1～2次。

（二）弧刃针微创

视频16
颈型颈椎病

视频17　急性
头晕型颈椎病

视频18　慢性
头晕型颈椎病

1. 根据需要选择合适体位　①倒坐靠背椅，双手置于靠背上端，低头使额部置于其上。②患者仰卧，头扭向一侧。③俯卧，脸面部在治疗床的趴孔内。④侧卧位。

2. 定部位　一般在颈后部、枕部，部分在锁骨上窝、肩胛间区、肩胛骨等。

3. 定组织（灶肌）、定灶点

（1）舞蹈型颈椎病和震颤性颈椎病：病变组织主要是头夹肌、颈夹肌，其次为胸锁乳突肌、上斜方肌、头半棘肌等。根据主诉、动态检查等判定灶肌，根据灶点理论触诊寻找其原发灶点。相应的灶点一般多位于乳突下、乳突后内下、项韧带中下部、颈椎及上胸椎的棘突上及其旁开、项平面等，即多位于颞骨乳突病灶区、颈和上胸的0～5线、头半棘肌项平面灶线等。

（2）颈型颈椎病：灶肌以上斜方肌、中斜方肌、肩胛提肌、头夹肌、头半棘肌、颈半棘肌、斜角肌为多见，其次为头最长肌、胸锁乳突肌、项韧带、颈夹肌、颈髂肋肌、颈最长肌、菱形肌、上后锯肌等。根据主诉、动态检查等判定灶肌，根据灶点理论触诊寻找其原发灶点。灶点灶线多位于项枕部、颈侧部、肩胛骨部、上背部等（视频16）。

（3）头晕型颈椎病：病变组织多为椎枕肌（头后大直肌、头后小直肌、头上斜肌、头下斜肌）。根据主诉、动态检查等判定灶肌，根据灶点理论触诊寻找其原发灶点。头上斜肌和头下斜肌的颈1横突尖灶点、头下斜肌和头后大直肌的颈2棘突侧端原发灶点（颈1线）、下项线灶线和颞骨乳突病灶区的头后小直肌、头后大直肌、头上斜肌原发灶点，是治愈本病的关键，尤应注意（视频17，视频18）。

（4）骨关节型颈椎病：若扳法复位，灶点在颈椎关节突关节；若需要弧刃针微创松解治疗，则灶肌同颈型颈椎病，但关节突关节错缝型具体须根据主诉、动态检查等判定灶肌。图7-10为颈2、3关节突关节错缝型颈椎病，弧刃针松解治疗的照片及X片资料。

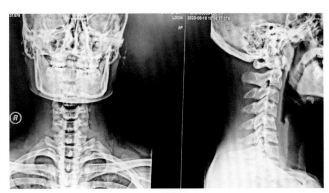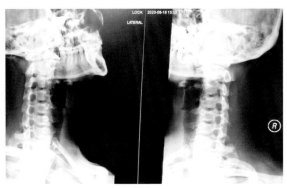

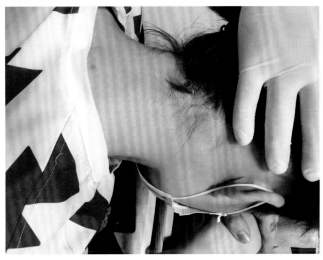

图7-10　病例：靳某，男，20岁，右颈2、3关节突关节错缝型颈椎病，
弧刃针颈2棘突右1线灶点治疗后，当即活动自如

　　而对于骨关节型颈椎病，还需注意深部小肌肉（多裂肌等）及关节突关节囊，最后根据灶点理论触诊寻找其原发灶点。

（5）神经根型颈椎病：灶肌以斜角肌、肩胛提肌、颈髂肋肌等为主，其次为头夹肌、头最长肌、颈最长肌、颈半棘肌。根据主诉、动态检查等判定灶肌，根据灶点理论触诊寻找其原发灶点。灶点常见于斜角肌的颈椎横突前结节（颈5线）或后结节（颈4线）的原发灶点，中斜角肌或后斜角肌的肋骨原发灶点、颈髂肋肌3～6肋骨的肋角灶点（背6线）等。对于部分颈神经根椎间孔卡压麻木或颈神经根炎持续疼痛者，还可以使用弧刃针椎间孔松解或同时注射消炎镇痛液的方式，解除神经根的卡压或直接消除神经根的炎症。但如果采用弧刃针注射疗法，则病变组织为颈神经根（视频19）。

（6）交感神经型颈椎病：灶肌和灶点同颈型颈椎病，和（或）头晕型颈椎病等。但如果采用弧刃针注射疗法，则病变组织为颈交感神经（视频20）。

（7）头面痛型颈椎病：灶肌以枕后腱弓、上斜方肌、胸锁乳突肌、头上斜肌、头下斜肌、头半棘肌、头最长肌等为主。根据主诉、动态检查等判定灶肌，根据灶点理论

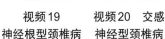
视频19　视频20　交感
神经根型颈椎病　神经型颈椎病

触诊寻找其原发灶点。相应的灶点，主要位于斜方肌上项线灶线内侧、下项线灶线、颞骨乳突病灶区、头半棘肌项平面灶线、颈0～3线等，特别注意胸锁乳突肌后缘中部的颈丛神经筋膜出口处。如有枕神经卡压，可以做枕神经卡压松解术，或颈丛神经卡压松解术并神经阻滞术等。但如果采用弧刃针注射疗法，则病变组织为颈神经根、颈丛、枕部神经。

（8）脊髓型颈椎病：灶肌和灶点，同上述各型颈椎病的相加。但如果采用弧刃针注射疗法或开放手术，则病变组织为颈部脊髓。

（9）颈前及锁骨上型颈椎病：病变组织主要为卡压锁骨上神经和颈横神经的固有筋膜。灶点常见为胸锁乳突肌后缘中点，约相当于喉结水平附近的颈丛神经筋膜出口。

（10）食管型颈椎病：同骨关节炎型颈椎病。但如果采用开放手术，则病变组织为颈部增生骨刺和食管。

（11）混合型颈椎病：灶肌和灶点，同其实际各型颈椎病的相加。

（12）心因型颈椎病：病位主要是精神心理，需要抗抑郁和心理疏导。因其常合并有其他型颈椎病，可以辅助以弧刃针标准疗法。

4. 消毒　常规消毒，准备无菌操作。

5. 麻醉　无须麻醉，仅少数敏感患者可以利多卡因等局麻。

6. 定向　右手持针，拇指指甲平齐0.7mm弧刃针斜面方向，使刀口线平齐拇指指甲方向。

7. 操作　左手拇指指切定位灶点，右手标准持针姿势，针体与皮肤及骨面垂直，依弧刃针操作标准，快速进针，直达皮下，缓慢探寻，细细体会手下感觉，对灶点间断横切操作。操作精准时，顶触感、阻力感、落空感等"针感"和"咔"声响明显。

8. 注射臭氧　每个灶点注射20μg/mL的臭氧1～2mL。

9. 出针。

10. 按压　指压患处，减少肿胀。

11. 试验　再次各方向活动颈部，未再引发疼痛或疼痛感减轻，则操作结束。如果必要，可再次定位定点，重复操作。

12. 保护　针孔常规保护（棉签、创可贴、输液贴等），为了增加治疗效果，最好是膏药外用。

13. 留诊观察　观察半小时，如无特殊不适，结束本次诊疗。

（三）口服药物

布洛芬等非甾体药物、三七片、云南红药等活血化瘀改善微循环药物。

（四）艾灸

两天后，灶点处、颈部艾灸，以温经散寒、扶正固本。

（五）体操锻炼

科学锻炼，强筋健骨，适度强化颈后肌群，牵拉颈前肌群和胸前肌群。

七、注意事项

1. 需要指出的是，本节"六型14亚型"或"六大型14小型"颈椎病的分类中，如果将胸痛型颈椎病独立出来，头面痛型颈椎病再细分为头痛型颈椎病和面痛型颈椎病，颈前及锁骨上型颈椎病也细分为颈前型颈椎病和锁骨上型颈椎病，再加上肩胛间区疼痛为主要临床表现的肩胛背神经嵌压综合征，那么，颈椎病又可分为"六型18亚型"或"六大型18小型"。

2. 臂丛神经炎和颈椎病不同，属一种单独的疾病。治疗时，根据"五定"原则，制动、休息、理疗、药物即可。必要时还需对因治疗，如肿瘤的化疗、外科手术等。

3. 颈神经根炎，多表现为脊神经根所支配区域的持续的疼痛或麻痛，病因无论是神经根的炎症，还是突出的椎间盘的压迫刺激或椎间孔的卡压，皆属于神经根型颈椎病。治疗时，对于疼痛患者：弧刃针经颈椎间孔硬膜外注射或椎间孔注射即可；对于合并麻木者，要通过影像学的支持，以分清是椎间孔内的卡压，还是椎管内的压迫，前者可采用弧刃针颈椎间孔微创闭合松解，后者在外周软组织弧刃针标准疗法无效的情况下，多需要微创或手术治疗。

4. 心因性颈椎病，其实质是精神和心理障碍。心因型的疼痛，不仅可以出现在颈部，也可以出现在躯体的任何其他部位。因医疗执业过程相对复杂，患者形形色色，故在此特别单列。但为了简化，在其他疾病的分型中不再单列。

5. 对于临床常用术语"颈源性胸痛"以及部分的"颈源性背痛"（排除肩胛背神经嵌压综合征和肩胛上神经嵌压综合征），大多是"交感神经型颈椎病"的一种，故在本文中没有单列，但对以心脏症状为主要临床表现者，则称为胸痛型颈椎病。而对于颈横神经和锁骨上神经支配区的疼痛麻木，因其不为临床熟悉和重视，临床上发病率较低但并不罕见，故予以单列。但临床实际中，应分别诊断为颈横神经嵌压综合征和锁骨上神经嵌压综合征为宜。

6. 不仅仅只是软组织型颈椎病，除心因性颈椎病以外的其他各型颈椎病，也皆应当考虑颈部软组织损伤，特别是慢性软组织损伤为本病的发病基础。

由于慢性软组织损伤的病理基础主要是硬化，而硬化组织需要减张松解，由于弧刃针结构设计的优势和优点，弧刃针在颈椎病的治疗方面优势明显、疗效突出。

实际上，不仅仅只是颈椎病，对于绝大多数的各种颈肩腰腿疼痛、神经嵌压综合征、带状疱疹后神经痛等，往往也是弧刃针的最佳适应证。

7. 对于重度骨关节炎型颈椎病，骨关节已经强直，如果患者只是僵硬和活动受限而不疼痛，一般无弧刃针治疗必要。而对于轻、中度的骨关节炎型颈椎病，如轻、中度的强直性脊柱炎，弧刃针治疗的目的在于通过对周围软组织的减张松解，调整软组织的平衡，降低骨关节（包括椎体间关节、椎间盘、关节突关节）内压，在改善缓解病痛的同时，延缓关节磨损及强直进展的速度，改善病情，而不是恢复骨关节正常的原有生理结构，更不是完全治愈除根。

8. 对于肩胛间区的疼痛，患者大多有别筋感，急性期者易诊断，慢性期者不易诊断，但皆不易治疗。如果症状变化与颈部活动有关，又排除了心肺疾患和肩胛背神经嵌压综合征，则考虑为颈椎病所致，一般多为以颈型颈椎病为主并伴随关节突关节型颈椎病的混合型颈椎病。此时一般需要同时处理颈后部及肩胛间区软组织，但需要注意的是，肩胛间区的弧刃针治疗时，一定要依照标准操作，防止气胸的发生。

9. 头晕型颈椎病，是弧刃针的优势病种，注意事项很多，但前文已有描述，在此不再赘述。

10. 关于顽固性网球肘：只要是多次治疗效果不佳的网球肘，都应考虑诊断为颈椎病，这种说法在临床有较多声音。但作者认为只要颈神经根张力试验或椎间孔挤压试验阴性者，即可排除颈椎病的诊断。只有对于颈神经根张力试验或椎间孔挤压试验表现有肘部疼痛症状同平时疼痛症状者，方可考虑为神经根型颈椎病所致。

11. 对于面痛，不一定都是颈椎病所致，可能为三叉神经痛、腮腺炎、面部软组织损伤或肿瘤等所致，在排除腮腺炎和肿瘤等特殊情况外，包括三叉神经痛、面神经痛和面神经炎等，皆可以对头面部的常见灶线、灶点或颈部的常见灶线、灶点做弧刃针微创松解或注射治疗，常可使部分面部症状（三叉神经痛、面肌痉挛、面瘫等）甚至头部、五官部、胸部等症状缓解或消失。

12. 作者的经验：①临床很多传统的其他类型头痛，如紧张性头痛、偏头痛、丛集性头痛等，实质上都是头面部或颈项部软组织的损伤所致。②颈源性头痛、枕性头痛，实质上也都归属于头面痛型颈椎病的范畴。或者更具体的来说，如果将头面痛型颈椎病再细分为头痛型颈椎病、面痛型颈椎病、头面混合型颈椎病的话，颈源性头痛和枕性头痛也都应归属于头痛型颈椎病的范畴，他们实质上也主要是颈部软组织损伤造成的。

13. 和震颤型颈椎病一样，部分上肢特发性震颤也是软组织损伤所致，损伤的软组织主要为肩胛部软组织（冈下肌、冈上肌、小圆肌、大圆肌、肱三头肌长头、肩胛下肌）和肘部软组织（旋前圆肌、旋后肌、腕长伸肌、伸肌总腱、屈肌总腱）等，部分兼具颈项部软组织损伤。

14. 关于治疗方法的选择

本病的治疗方法很多，但疗效不一，且容易复发，不免让人困惑，实际上其关键在于选择合适的治疗方法，合适的适应证，合适的工具。治疗方法的选择要依据软组织损伤的病理基础和五定原则：病理性质主要是炎症水肿者，以药物理疗为主；病理性质主要是硬化、错位者，那么治疗方法应该就要以弧刃针为主；特殊者则可能需要微创或手术。

15. 关于手术

无论是神经根型颈椎病、脊髓型颈椎病，还是腰椎间盘突出症、腰椎管狭窄症等，都有严格的手术指征，对于其中神经根或脊髓等受压明显的严重的神经根型颈椎病、脊髓型颈椎病等，一般认为需要微创（单纯的颈椎间盘突出症，射频、等离子、激光等微创即可，必要时可采用颈椎间孔镜微创治疗）或开放性手术治疗（较为复杂的神经根型颈椎病、严重的脊髓型颈椎病等，必要时需要行传统开放手术。开放手术术式较多，可采用前路、前外侧、后路手术，将病变的颈椎间盘摘除，去除增生的颈椎骨赘、肥厚的黄韧带，咬除部分椎板、关节突等，必要时椎体间植骨融合、内固定，扩大椎管、颈椎间孔，以解除神经根或脊髓受压、改善微循环，增加颈段脊柱稳定性），关于这些手术指征的报道无可厚非。但我们一定要认识到：由于颈部解剖结构复杂，微创和手术（特别是外科手术）操作困难、创伤较大、破坏性强、具有较高的风险性，且术后有发生颈椎不稳、活动度下降、慢性疼痛、花费高、恢复时间较长等弊端，因此一定要选择好适应证，对于微创或手术，一定要慎重。

需要指出的是，很多过去被认为有手术指征且确实需要手术的脊髓型颈椎病、严重的神经根型颈椎病患者，采用弧刃针、药物、理疗等非手术治疗，有相当一部分患者可以明显缓解，甚至临床治愈，这在弧刃针临床十分常见。临床甚至还有霍夫曼征阳性的患者，经治疗后转变为阴性的个案存在。

众所周知，人体代偿能力和恢复能力十分强大，很多椎管严重狭窄甚至脊髓已经变性在理论上应该瘫痪或至少肢体疼痛麻木肌力减退的患者，在实际临床上却发现该患者症状不明显甚至无症状，或者虽症状明显但经过简单的保守治疗却可以明显缓解甚至临床治愈，这种情况在临床上并不鲜见，也曾被诸多医家在学术会议或文献中广为报道。当然，作者也遇到不少。

近10年来，作者在中华医学会疼痛学分会、中国中西医结合学会疼痛学专业委员会、中华中医药学会脊柱微创专业委员会、中华中医药学会针刀医学分会、中国颈肩腰腿痛论坛等学术会议及全国颈肩腰腿痛培训精华班上，多次反复强调：除了那些肌力已经明显减退或病理征阳性明显等病情严重患者确实需要在最短时间内行手术治疗的以外，皆需要在3~6个月的保守治疗无效时，特别是弧刃针疗法治疗无效时，方可考虑微创或手术治疗。

作者个人的临床经验是：不要盲目相信影像，80%以上有手术指征的患者（神经根型颈椎病或脊髓型颈椎病，腰椎间盘突出症或腰椎管狭窄症），单纯的弧刃针疗法系统、正规、足程的治疗即可大部分消除甚或完全消除患者的症状。

作者建议：除非需要紧急手术的患者，在决定需要微创或手术前，一定要请有经验的医师采用弧刀针特色疗法治疗。如果无效，再考虑手术不迟。并且对于手术后的患者，为了减少术后复发、减少残余疼痛的发生，快速恢复颈部功能，也可以同时采用弧刃针为主的非手术治疗方案。

16. 弧刃针不仅仅只是具有微创的软组织减张松解作用，还可以把含有糖皮质激素和局麻药的消炎镇痛液直接注射在外周的软组织、颈椎间孔或经椎间孔硬膜外注射，快速对炎性组织直接消炎以消除炎症所致的疼痛。

对于上肢发凉等特殊患者，当然还可以采用射频弧刃针脉冲射频调控治疗。对于部分顽固性的单纯的椎间盘突出所致的上肢麻木疼痛，必要时还可以采用射频弧刃针髓核消融术＋臭氧髓核消融术等治疗。

17. 不厌其烦的动态检查、精细的触诊，以及对骨性标志、肌性解剖标志、灶点和灶线理论等的熟练掌握，是精准诊断的基础，是判定病变组织和灶点的关键，在软组织损伤的5个治疗原则指导下，系统正规足程正确地治疗，是疗效的保证。

18. 弧刃针微创治疗本病，一般每周每侧治疗1～2次即可，治疗后一般即可有症状改善。但较多患者有大面积顽固性慢性疼痛，灶点较多，甚至整块肌肉硬化板结形成大的病灶区，治疗往往需要弧刃针分批分次、按疗程、系统、正规、足程治疗，最好是弧刃针标准疗法综合治疗。

19. 操作应在"五定"原则和灶点理论等指导下，弧刃针标准持针姿势，严格依据操作标准及安全法则进行。

20. 基础治疗不可少：合适枕头，避免久坐及玩手机等低头活动，保暖避寒，急性期多休息少按摩，慢性期体操锻炼、颈部肌肉锻炼。

八、典型病案

一例头痛型颈椎病病案

时间：2021年03月05日15时54分，门诊号：685***4

科别：河南省中医院疼痛科门诊；主诊医师：王学昌

姓名：付*；性别：女；年龄：60岁；住址：开封市鼓楼区前新华街。

主诉：左上颈部伴全头痛8年，加重1年。

现病史：无明显原因，自诉左颈后上外侧疼痛，出现后当即可左侧头痛并很快可引发全头剧痛、眼胀，至今8年余。疼痛间断性，打牌可减，具体规律自述不清，曾当地多家医院多年多次诊治效果不佳，开始两天口服镇痛药"芬必得"一次一片即可症状消失。但近一年加重，每天都有头痛发作，需口服"芬必得"2片方能缓解，否则持续性头疼，难以忍受。近一年曾住院两次，各种治疗无效，但在河南大学某医院检查颈部血管及颅脑磁共振等排除颅脑血管疾患。4个月前，郑大某医院行寰枢椎CT：齿突不居中，棘突偏歪；血管等检查未见明显异常。发病以来，自诉每次口服镇痛药后即感胃部不适吃不下饭，大小便可，睡眠差，否认发热，近期无上感，无疫区居留史。

专科检查：平素疼痛时VAS评分8分。颈部广泛质硬，活动自如，仅右侧颈屈时左侧上颈部外上有轻度不适同平时部位，患者自诉来诊前口服镇痛药，现无头痛症状。

诊断：头痛待查

处理：嘱其头痛发作时再来诊，本次暂不予治疗。

复诊：2021年03月09日14时33分

今日来诊未服用镇痛药，疼痛处于发作期，左侧半头痛、眼胀。

查体：颈部右侧屈症状加重，按压左侧颈3横突后颈丛神经出口灶点症状加重20%。

诊断：头痛型颈椎病（左颈丛神经嵌压综合征）

处理：局部麻醉，行弧刃针左颈丛神经嵌压松解术；术程顺利，术后自诉疼痛减轻50%。

建议休息；避免受凉；必要时进一步诊治。

复诊：2021年03月26日14时58分

现仅左侧头痛，全头痛未再出现，疼痛改善程度评分40%（疼痛程度减轻40%），

处理：未予麻醉，再次行弧刃针左颈丛神经嵌压松解术；术后自诉症状当即减轻许多。

复诊：2021年04月09日14时34分

患者自诉过去多年因应用镇痛药后吃不下饭，3月26日治疗后至今未用口服镇痛药，但疼痛至今未再出现；自诉非常高兴，疗效满意。

临床治愈。

<h3 style="text-align:center">一例12岁心前区持续闷痛、心脏导管未闭术后的胸痛型颈椎病患者病案</h3>

一般情况：王某，男，12岁，平顶山市人，门诊号：71****3。

一诊时间：2021年11月16日9：23分。

地点：河南省中医院疼痛科。

主诊医师：王学昌

主诉：左心前区间断压榨疼1年余，加重持续疼痛4月。

现病史：无明显原因，可能感冒，1年前出现胸闷、上不来气，心前区深在、间断、压榨样痛，当地内科考虑"心肌炎"，住院治疗1周后症状消失，但半个月后再次复发上不来气，影响学习和生

视频21
胸痛型颈椎病

活。5个月前郑大某附院考虑为心脏导管未闭，给予介入手术，术后上不来气症状消失，但术后胸部疼痛自诉4月前渐加重至今，持续性，压榨样闷痛，严重影响日常学习、睡眠和生活。再次来郑大某附院超声和胸片等检查，心脏专家排除了心脏原因导致心前区压榨样疼痛和胸闷。今疼痛难忍，严重影响学习和生活，被送来诊。发病以来，不伴发热及上感，饮食、二便皆可，睡眠差，体重未见明显异常，无疫区居留史。

既往史：既往体健。

查体：NRS疼痛评分自述不清。颈部各向活动可，不伴心前区疼痛轻重变化，按压左颈4、5横突外侧及前方左颈3-5椎旁，原有症状加重明显，余未见明显异常。

初步诊断：胸痛型颈椎病；心脏动脉导管未闭术后。

处理：左颈上神经节嵌压松解术并刺激术（视频21），术中顶触感、阻力感、落空感和"咔"声响明显，术程顺利，疾病的疗效评分（WDES）为70%（术后患儿自诉症状减轻70%），术后观察半小时无明显不适。

复诊：2021年11月27日10：00

今日来诊，自诉症状改善明显，给予第1次弧刃针右颈上神经节嵌压松解术并刺激术治疗（视频21），术中顶触感、阻力感、落空感和"咔"声响明显，术程顺利，术后患儿自诉状和初诊时相比，疼痛已不明显，仅剩余10%症状（疾病的疗效评分为90%），疗效满意，术后观察半小时无明显不适。

复诊：2021年12月8日11：00

患儿自述胸前疼痛仅剩余10%症状，疗效满意；但右颈部上次针刺治疗处有局部疼痛，今日特来诊治处理。——考虑为弧刃针术后疼痛反应，给予局部火灸治疗，术后患儿自述颈前局部疼痛减轻20%。

复诊：2021年12月9日10：00

再次给予局部火灸治疗后，患儿诉脖子不怎么疼了。

电话随访：2022年01月12日21：00

患儿诉左心前区的压榨性疼痛症状已消失1月，坐位、行走、跑步时，皆无心前区疼痛（临床治愈），已正常学习。其母表示疗效"很神奇"。

第二节　落　　枕

一、概述

　　落枕，又名失枕，为祖国医学传统中医病名，是指无其他明确原因，而是多于睡醒或久睡后出现的颈部疼痛、活动受限，就像"身子虽已起床，但头颈仍然卧于枕"一样，故名"落枕"。本病是颈部疼痛常见病，多发病，也是颈肩部疼痛的常见原因之一，青中老年皆可见。

二、解剖

　　主要是颈部的肌肉、韧带、关节突关节，详见本书中"颈椎病"章节。

三、病因

　　1. 不良睡姿　俯卧、坐位趴睡等。

　　2. 枕头不合适　枕头形状、高低、软硬不合适。

　　3. 风寒侵袭　吹风扇、扇空调、露天睡等。

　　4. 解剖特点　颈部相对脊柱胸腰段瘦弱，活动幅度大，相对工作任务繁多，颈后部肌肉容易慢性劳损，而解剖的特点使得关节突关节相对不稳定，容易发生错位。

　　5. 退行性变　颈部软组织慢性损伤、颈椎间盘突出、骨质增生等颈椎退行性变是基础。

　　正气存内，邪不可干；邪之所凑，其气必虚。解剖特点、退行性病变是本病的内因，而不良睡姿、不合适的枕头、风寒侵袭等则是本病的外因，或者是诱因。

四、发病机制

　　睡眠姿势不良、趴睡、枕头形状高低软硬不合适等，头颈部往往处于非中立位状态，使得颈部肌肉、韧带、关节处于非生理状态，在颈部（侧方）的凸侧，长时间的肌肉静力性牵拉、关节突关节的张开状态等，就会产生局部肌肉、韧带静力性的损伤，关节突关节的错缝，导致落枕的发生。

　　在本病形成过程中，风寒侵袭也是重要的致病因素之一。风吹、寒凉可以使得颈肩部肌肉毛细血管遇冷收缩，局部微循环障碍，炎症物质产生，导致肌肉痉挛，加速局部静力性的损伤和关节突关节的错缝，形成落枕。

五、分型/诊断依据

（一）软组织型落枕（伤筋型）

　　1. 定义　软组织型落枕，是指以颈部软组织损伤为主造成的落枕，又称伤筋型落枕，可再分为伤肌肉型、伤韧带型。

2. 诊断依据

（1）症状：晨起、午睡后、夜眠醒来、趴睡后，出现颈部一侧或两侧疼痛不适、活动不利、甚至动转不能，但大多一侧为重。以项部（特别是中上）椎旁、下颈部正中、肩（主要是中斜方肌区域）、两侧颈根或其后外侧方疼痛不适居多，且多与颈部活动、姿势相关。

（2）体征：在肩胛上角、下颈椎棘突及其旁（颈0～3线）、颈根部、肩胛冈上缘、项韧带中下部（颈0线）等，多有不同程度的质硬和压痛。灶肌以中斜方肌、颈半棘肌、肩胛提肌、斜角肌为多见，其次为上斜方肌、项韧带、棘上韧带等；其中，肌肉损伤为伤肌肉型，韧带损伤为伤韧带型。

（3）试验：①颈部各向活动时，症状可有不同程度的变化：灶肌牵拉时疼痛多加重，放松时疼痛多减轻。②灶点按压试验，症状可有加重、减轻、甚至症状消失等变化。

（4）影像学检查：①红外热成像示颈后两侧温差可不等（急性）或基本相同（慢性）。②X线、CT、MR等检查结果，可显示颈椎退行性改变、棘突偏歪、骨质增生、项韧带钙化等，但无特异性，不具有诊断意义，但对鉴别排除肿瘤、结核等有帮助。

（5）鉴别诊断：①颈椎关节突关节错缝型落枕；②除外其他颈部疾患或其他疾病引起的颈部症状，如心脏病、颈部肿瘤、结核、肩周炎、骨折等。

（二）颈椎关节突关节错缝型落枕（伤关节型）

同颈椎关节突关节错缝型颈椎病，详见"颈椎关节突关节错缝型颈椎病"章节。

本病局部症状较重，僵硬明显，多为急性发作。如病程超过1～2周，则转为慢性，症状虽可明显减轻；但却可能长期轻度不适。其中，反复落枕，1年内有过3次或3次以上者属于颈椎不稳定所致，又称不稳定型落枕。

（三）混合型

既有软组织型落枕的临床表现，又有关节突关节错缝型落枕的临床表现者，称为混合型落枕。

六、弧刃针标准化治疗方案

（一）火灸

术前常规火灸，术后每日1～2次。

（二）弧刃针松解

1. 体位　根据需要，选择合适体位，①倒坐靠背椅，双手重叠置于靠背上端，低头使额部置于其上；②患者仰卧，头扭向一侧；③俯卧，面部在治疗床的趴孔内；④侧卧位。

2. 定部位　颈项部。

3. 定组织　①软组织型"落枕"：灶肌以中斜方肌、肩胛提肌、斜角肌为多见，其次为上斜方肌、项韧带、棘上韧带等，但一般1～2块肌肉病变多见。②颈椎关节突关节错缝型"落枕"：灶肌多见于颈半棘肌、斜角肌，其次为颈夹肌、头棘肌、颈最长肌、颈髂肋肌、头半棘肌、头下斜肌、头后大直肌等，但一般1～2块肌肉病变多见。③混合型颈椎病：灶肌多为前两者相加的范围内。

4. 定灶点　①软组织型"落枕"：主要在肩胛上角、下颈椎棘突及其旁（颈0～3线）、颈根部、肩胛冈上缘、项韧带中下部（颈0线）等。②颈椎关节突关节错缝型"落枕"：一般多位于颈椎棘突旁（颈1～3线）。③混合型颈椎病，灶点多在前两者相加的范围内。

5. **消毒** 常规消毒，准备无菌操作。

6. **麻醉** 一般不需要麻醉，仅少数敏感患者可以利多卡因等局麻。

7. **操作** 左手拇指指切定位灶点，右手标准持针姿势，支撑进针法，针体与皮肤及骨面垂直，快速进针，直达皮下，缓慢探寻，细细体会手下感觉，对灶点间断横切操作。操作精准时，顶触感、阻力感、落空感和"咔"声响明显。

8. **注射臭氧** 每个灶点注射20μg/mL的臭氧1～2mL。

9. **出针**。

10. **按压** 指压患处，减少肿胀。

11. **试验** 再次各向活动颈部，无疼痛或疼痛感减轻，则操作结束。如果必要，可再次定位定点，重复操作。

12. **保护** 针孔常规保护（棉签、创可贴、输液贴等），为了增加治疗效果，最好是膏药外用。

13. **留诊观察** 观察半小时，如无特殊不适，结束本次诊疗。

（三）口服药物

布洛芬等非甾体药物镇痛，三七片、云南红药等活血化瘀药物改善微循环。

（四）艾灸

两天后，灶点处、颈部艾灸，以温经散寒、扶正固本。

（五）体操锻炼

科学锻炼，强筋健骨，适度强化颈后肌群，牵拉胸前肌群。

七、注意事项

1. 不管是何种类型"落枕"，均用弧刃针处理颈项部软组织。

2. 不厌其烦的动态检查、精细的触诊，以及对骨性标志、肌性解剖标志、灶点和灶线理论等的熟练掌握，是精准诊断的基础，是判定病变组织和灶点的关键，在5个治疗原则指导下，系统正规足程正确治疗，是疗效的保证。

3. 操作应在"五定"原则和灶点理论等指导下，弧刃针标准持针姿势，严格依据操作标准及安全法则进行。

第三节 神经根椎间孔型颈椎病

一、定义

神经根椎间孔型颈椎病是指由于多种原因造成的椎间孔或颈神经根槽段的颈神经根受到压迫或刺激，而出现一系列相应阶段的脊神经刺激或功能障碍的临床综合征，其主要临床症状以颈肩背部疼痛、上肢及手指的放射性疼痛、麻木等感觉障碍，甚至以无力为主要症状，属于神经根型颈椎病的一种。

二、解剖

颈椎间孔为一骨性短管，是由上位椎骨椎弓根下切迹、下位椎骨椎弓根上切迹、椎间盘和相邻椎体及后纵韧带的后外面、相邻椎体的钩椎关节、下关节突、上关节突、关节突关节的关节囊、黄韧带等所围成的骨纤维性通道，内含神经根、脂肪组织、小血管、骨膜等软组织。

颈椎间孔可分4壁及2口，上、下壁为相邻的椎弓根上下切迹，后外侧壁为椎间关节前面的内侧，前内侧壁为钩椎关节后外侧面、椎间盘和椎体后缘，内外侧口分别由相邻椎弓根的内外侧缘围成。颈椎间孔为横截面积呈椭圆形（上下径长，上部较宽，下部较窄，中部较小）的横置漏斗状，分为内口区和外口区，内口区为其最狭窄处，因此内口区是颈神经根最易发生病变的位置。

以每个椎间孔下位椎弓根上缘内侧中点至外侧中点的距离为颈椎间孔的长度，其长度和走向各异，颈3～7椎间孔自上至下长度及大小逐渐增加，有学者测量15具正常成尸颈部标本显示：颈4～7椎间孔长度约（5.8～6.4）±（1.1～0.8）mm。

颈神经前根和后根离开脊髓后，向前外略下行走，与冠状面成约45°进入颈神经根袖，在相应的椎间孔处合成神经根，脊神经节位于椎间孔入口处，此处相对较为狭窄，容易引起卡压。在椎间孔内呈后根、前根相伴行走，两者共占据了椎间孔的1/4～1/3空间，颈3～7神经根经同一序数颈椎上方的椎间孔穿出后分为前支与后支。

从颈椎间孔外口至横突尖部有长度不等约1.5cm许近水平走行的槽状结构，即颈神经根槽，其内充填有脂肪等疏松结缔组织。颈神经根槽分为内侧区（椎弓根区）、中间区（椎动脉区）、外侧区（横突嵴）3个区域，前后根在颈椎间孔处汇合成颈神经后，同时在颈椎间孔内穿出并分为前支、后支、交通支，其主要分支仍然位于颈神经根槽内，行经椎动脉的后方和上关节突外侧部的前方，并被横突嵴所限制。当颈神经根槽内软组织发生炎症或硬化，也可能会刺激或压迫颈神经根，从而产生疼痛麻木甚至无力等一系列症状。

需要指出的是，和腰五骶一椎管内易狭窄的三叶状侧隐窝结构不同，颈椎椎管容积相对较大，因而椎管内的颈神经根受到压迫的可能较小，受压或炎症刺激的颈脊神经，一般多发生于颈椎间孔内或神经根槽中；也就是说，一般分为椎管内型和椎管外型两种分型的神经根型颈椎病，椎管外型（椎间孔内或颈神经根槽处神经根的卡压或炎症刺激）占大多数，而椎管内型较少。但由于颈神经根槽和椎间孔内的病变（椎管外型）有相当部分难以在影像学上再度区分，颈神经根槽解剖结构在临床又多不被熟悉，且可被看作是颈椎间孔的外延部分，故可将颈神经根槽部分也当成椎间孔，从而可将颈神经根槽和椎间孔内的病变（椎管外型）统称为神经根椎间孔型颈椎病。

特别指出，颈神经根槽和颈椎椎间孔的结构复杂特殊，和胸腰椎的不同，有学者通过解剖发现有一类特殊的颈椎横孔韧带，一般起自上位横突前结节下缘，止于下位横突前结节上缘靠近椎体侧，横跨在神经根前上方；也有的横孔韧带起自上位横突前结节下缘，止于下位横突后结节上缘靠近关节突侧，横跨在神经根后上方，与神经根垂直相交。实际上，上述韧带应该是横突间韧带，一般不会对颈神经根产生压迫。

三、定位方法

1. 在颈部前方，在气管旁，先触及环状软骨以定位颈6横突平面，在气管旁深入可触及颈6横突前部，手指向外移，在胸锁乳突肌深部可触及第6颈椎横突前结节，此时：若依次向上每隔1～1.5cm许，即为颈5、颈4、颈3横突前结节；若向下，则可触及第7横突前结节；若依次向外向后，可触及凹陷的颈5～6横突间孔、（推胸锁乳突肌向内，深触可及）第6颈椎横突后结节、关节突、椎板、棘突。

2．先定位颈7棘突，自颈7棘突向上，分别为颈6、颈5、颈4棘突；自颈后定位所需要棘突，沿该棘突侧方向外、向前，循椎板直至其上关节突，在上关节突外侧前方的凹陷处即为该同棘突序数的颈神经根所在的横突间孔，向内则依次为神经根槽和椎间孔。

四、病因

颈椎间孔为一骨性短管，其大小主要取决于椎间盘的高度、颈椎的生理曲度以及构成颈椎间孔各组成部分结构的变化，先天性、发育性、创伤性、退变性、肿瘤等诸多因素均可引起颈椎间孔的狭窄，颈神经根槽也如此。

临床发现，根据弧刃针疗法的软组织损伤理论，颈部软组织退变损伤所继发的颈椎间盘退变、椎间盘突出、椎间隙狭窄、关节突关节紊乱、钩椎关节和关节突关节等骨关节退变增生、黄韧带突入椎间孔及椎管内皱褶等，为引起椎间孔狭窄的主要临床病因，上述继发改变皆可引起椎间孔变形、骨性狭窄或软组织性狭窄，病变发展，达到一定程度后，进一步发展，压迫或刺激神经根袖及神经根，就会引起颈椎病患者的颈部疼痛或根性痛，伴或不伴感觉、运动、肌力的障碍，但无颈髓受损的表现。

有研究表明：与正常颈椎间孔相比，椎间隙间距缩小1mm，椎间孔面积减小20%～30%；椎间隙间距缩小2mm，椎间孔面积减小30%～40%；椎间隙间距减小3mm，椎间孔面积减小35%～45%。

五、病理

根据弧刃针疗法的软组织损伤理论，颈部软组织退变损伤，一方面会继发引起颈椎间盘退变、椎间盘突出、椎间隙狭窄、关节突关节紊乱、钩椎关节及骨关节退变增生、黄韧带突入椎间孔及椎管内皱褶等一系列改变；另一方面，继发引起的椎间隙变窄，会引起颈椎关节突关节上下滑动错乱，不仅会造成椎间孔的上下径狭窄，还会造成下位颈椎的上关节突突入颈椎间孔，造成颈椎间孔的前后径狭窄。

上述继发改变等皆可引起椎间孔骨性狭窄、变形或软组织性狭窄，压迫刺激神经根袖及神经根，病变发展，达到一定程度后，进一步发展就会引起神经根受累症状。

在颈椎间孔的上下壁（即椎弓根的上下切迹），解剖的原因出现骨质增生导致椎间孔狭窄的可能极小，引起颈神经根卡压主要是来自椎间孔的前内侧壁和后外侧壁。前内侧壁所致的颈椎间孔狭窄常见原因为突出的颈椎间盘和增生的钩椎关节，后外侧壁所致的颈椎间孔狭窄主要原因来自增生的关节突关节骨赘和（或）错位的关节突。

神经根型颈椎病的疼痛、麻木、运动、肌力障碍等一系列临床症状，是颈椎间孔狭窄引起的骨性或纤维性卡压因素所导致的颈神经根直接受到机械压迫和化学刺激病变的结果。解剖学研究表明颈5～7神经根与其对应的椎间孔横截面积比值较大，故容易发生神经卡压和刺激，这在临床中也得到了有效验证：颈5～6椎间孔、颈6～7椎间孔狭窄引起的神经根卡压临床最为多见，其次为颈4～5椎间孔狭窄。

颈椎间孔大小及神经根受压程度可随着颈椎及上肢的运动而发生变化：颈椎间孔在颈椎前屈时增大、后伸时缩小，同侧屈时减小对侧屈时增大；上肢上举时，颈神经根的压力和张力皆明显减小；颈椎后伸时，颈5～7神经根的压力明显增加。

需要指出的是，神经根型颈椎病的疼痛症状轻重与颈椎间孔狭窄的程度并不成正比，而与颈神经根所受局部炎症刺激程度一致。颈神经根受周围骨性及粘连和硬化软组织长期的压迫，不仅会造成其所支配区域的麻木、无力等症状，并且和周围损伤的软组织慢性炎症浸润刺激一起，还可导致供应颈神经根的毛细血管通透性改变，继而颈神经根会发生炎症水肿、纤维化及华勒氏变性，产生并加重疼痛症状。

六、颈椎间孔狭窄的测量方法

1. 直接测量　手术直视下，游标卡尺、贯穿探针等直接测量。

2. 间接测量　斜位X片（投照角度为45°），肉眼直视下即可明确判断是否狭窄，及大致狭窄程度。也可采用多排CT（CT切面与矢状面呈45°）、磁共振等测量。

七、颈椎间孔狭窄的辅助检查

1. X片　投照角度为45°的颈椎斜位片，能够清晰显示颈椎间孔，是颈椎病的常规检查项目，但由于是平面显示，不能显示狭窄椎间孔内神经等软组织压迫情况，故有一定的局限性。

2. 多排CT　冠状位可见椎间孔内口较外口窄，椎间孔形状不规则，边缘多不光滑。矢状位可见椎间孔多为类圆形、类椭圆形，少数为细长型、鞋型等。三维重建可显示多个椎间孔真实情况，包括大小、形态、有无狭窄、狭窄程度、骨赘等。

3. 高场强磁共振　高场强MR具有扫描层厚薄、组织空间分辨率高以及可以对图像进行任一平面重组等优点，可以较好显示解剖学细节。但相对在椎间孔显示方面，多排CT和斜位X片更具优势。

八、颈椎间孔狭窄的诊断方法

在影像学的基础上，主要有以下几个试验：

1. 压头试验（Spurling征）　颈肩部疼痛患者，患者端坐，头后仰并偏向患侧，医师用手掌在其头顶加压。出现颈痛并向患手放射者，称为压头试验阳性，常见于颈椎病患者神经根型。

2. 椎间孔分离试验　医师一手托患者下颌，另一手托住枕部，然后逐渐向上纵向牵引头部，如果患者感到颈部和上肢的疼痛减轻，即为阳性，提示神经根型颈椎病。

3. 颈椎间孔扩大试验　患者取坐位，头向健侧前方稍斜低头，扩大颈椎间孔，如果出现上肢麻木减轻，则为阳性，提示颈椎间孔狭窄。

九、诊断依据

1. 症状　具有较典型的神经根症状（上肢麻木、疼痛），其范围与颈脊神经所支配的区域一致。

2. 体征　颈部各向活动时，症状可有减轻或加重。或出现感觉异常，或（和）运动、肌力、反射等异常。

3. 试验　牵引试验、颈部脊神经根张力试验（如臂丛神经牵拉试验等）或椎间孔挤压试验阳性。症状可出现轻重变化。

4. 辅助检查　①影像学检查：（X片、CT、MR、红外热成像、生物成像等）与临床症状体征相一致。②电生理检查（肌电图、神经传导速度与诱发电位），可协助判定是否有神经损害、神经损害的定位及其范围和程度，对患者的诊断、治疗方法选择及治疗效果有客观的评价作用，并且在神经病变恢复的评定中具有客观、准确、定量等的作用。

5. 排除 胸廓出口综合征、网球肘、肘管综合征、腕管综合征、肩周炎、肱二头肌腱鞘炎、带状疱疹、臂丛神经炎、后纵韧带骨化和神经根椎管内型颈椎病，以及颈部肿瘤、结核、骨折、脱位等所致的以肩部或上肢疼痛为主的疾患。

十、排除标准

同弧刃针疗法禁忌证。

十一、分类和分型

（一）炎症型

神经根椎间孔炎症型颈椎病（炎症型），患者颈椎间孔或颈神经根槽内段脊神经以炎症水肿为主，其症状主要表现为持续性疼痛不适，严重者疼痛难忍，上肢下垂疼痛明显，上举摸对侧耳朵时疼痛可减轻。影像学检查椎管内颈神经根所受的压迫刺激多不明显。

（二）嵌压型

颈神经根椎间孔型颈椎病（嵌压型），患者颈椎间孔或颈神经根槽内段脊神经以嵌压为主，患者症状主要表现为以根性的持续性或与体位有关的间断性麻木不适为主。影像学检查：颈椎间孔内口外侧（颈椎间孔内）可有颈椎间盘突出，但对椎管内颈神经根的压迫刺激多不明显。

（三）混合型

颈神经根椎间孔型颈椎病（混合型），患者颈椎间孔或颈神经根槽内段脊神经嵌压和炎症水肿并存，其症状主要表现为持续性疼痛和麻木共存。

十二、弧刃针治疗

采用弧刃针标准化治疗方案：

1. 火灸。

2. 经椎间孔微型弧刃手术刀（MAES，即 AEN，弧刃针）微创闭合颈神经根嵌压松解术，即弧刃针微创闭合神经嵌压松解术。

MAES治疗步骤如下：

（1）体位：3种体位，根据情况选择1种：①患者薄枕、自然仰卧。②可以稍扭向对侧、颈微屈。③倒坐靠背椅，手扶靠背端坐。

（2）定病变部位：颈椎间孔。

定位方法见本节三。

（3）定病变组织：椎间孔段内除颈神经根外的病变软组织，主要是疏松或瘢痕硬化了的脂肪组织。

（4）定病灶灶点：相应颈椎间孔段神经根周围软组织，特别是颈椎间孔内口部位的软组织——炎症水肿或硬化了的脂肪组织等。

（5）消毒：常规消毒，准备无菌操作。

（6）麻醉：一般不需要麻醉。

（7）定向：将MAES与含有臭氧或消炎镇痛液（根据情况选择）的注射器套装，刀口线与针翼方向平行。右手标准持MAES，刀口线平齐拇指指甲方向。

（8）操作：左手拇指指切定位颈6前结节，标准持针、支撑进针法，MAES与皮肤及骨面垂直，经胸锁乳突肌紧贴颈6横突后结节前方（即沿颈神经根槽向内经椎间孔的后外侧壁）刺入，沿额状面稍偏前20°紧贴椎间孔后部骨壁斜向上方20°～30°缓慢刺入，刀口线同进刀方向（额状面稍偏前20°），依据操作标准，对椎间孔松解操作；操作精准时，顶触感、阻力感、落空感、虚无感等针感和"咔"声响明显，患者可能有沿上肢或上背部的触电感、沉涨感或减轻明显等症状变化（视频22）。

（9）试验：动态检查、臂丛神经牵拉试验或椎间孔挤压试验，如果患者疼痛麻木消失或疼痛有明显改善，松解操作结束。

视频22　神经根椎间孔型颈椎病

（10）注射：松解操作时，在患者症状改善后，在进入颈神经根槽大约1cm后，根据临床需要可行20μg/mL的臭氧1mL或（和）消炎镇痛液2mL注射（如果松解操作后，患者症状基本消失，不予注射，或单纯注射臭氧即可；如果仍有疼痛症状，对于炎症型或混合型患者，则臭氧注射后，再行消炎镇痛液注射或单纯消炎镇痛液注射，注射后，患肢或患肩背根性疼痛症状一般可当即消失）。如果必要，可行下一椎间孔MAES的松解及注射。

（11）出刀。

（12）按压：指压患处，减少肿胀。

（13）保护：针孔常规保护（棉签、创可贴、输液贴等），为了增加治疗效果，最好是膏药外用。

（14）留诊观察：观察半小时，患者疼痛感消失或明显减轻，则结束本次诊疗。

3. 口服药物：布洛芬、曲马多等镇痛药物，云南红药、马栗种子提取物等活血化瘀改善微循环药物，必要时泼尼松等激素应用。

4. 艾灸：两天后，颈部周围软组织的卫星灶点、边缘灶点等艾灸，以温经散寒、扶正固本。

5. 体操锻炼：科学锻炼，强筋健骨，适度强化颈部肌群，协调颈部肌肉动静态平衡，减少再度复发。

十三、注意事项

1. 颈椎间孔处解剖结构复杂，毗邻椎动脉、颈神经根、脊髓等重要组织，操作者需要熟悉解剖。

2. 准确地触诊骨性标志是基础，精准地定位定点很重要。

3. 弧刃针标准持针姿势，操作应在灶点理论指导下，严格依据操作标准及安全法则。

4. 操作宜慢，遇到放射痛异感时，立刻停止进针，必要时稍稍退针，若异感消失，回抽无鲜血无液，可直接注射。

5. 操作时，若鲜血进入注射器针管内，不必惊慌，稍稍退针，改变方向，再次探寻进针即可。

6. 标准持针姿势，进针深度严格把控，持针要稳，中间可有停顿，适时回抽，注射臭氧，并根据临床需要决定是否注射消炎镇痛液。

7. 若触诊基本功扎实，操作熟练，一般无须要超声引导，更无须C臂或CT引导操作。

8. 对于部分髓核突出明显的神经根嵌压型患者，如果神经根嵌压较为严重，则弧刃针疗法治疗时，有可能即使松解扩大了椎间孔内的部分间隙，但由于无法将突出的髓核完全推离受压迫的神经，仍有可能效果不佳。

9. 经椎间孔微型弧刃手术刀（MAES）颈神经根嵌压松解术的机理和优势：通过MAES对病变椎

间孔或颈神经根槽内硬化软组织精确的灶点微创闭合性松解，能够直接解除硬化软组织对颈神经根的机械性压迫，改善微循环并促进炎症水肿的吸收消散，从而缓解或消除症状。本疗法具有方法简单、操作简便、损伤小、微痛、安全、疗效确切、花费低、可以即刻判断疗效等优点，值得在临床上进一步推广应用。

10. 根据解剖，神经根型颈椎病分为椎管内型（少数）和椎管外型（多数），其中90%以上的椎管外型颈椎病，即神经根椎间孔型颈椎病，都可以采用弧刃针疗法并临床治愈。

十四、典型病案

患者：王*成，男，57岁，河南襄县人，就诊于河南省中医院疼痛科

医师：王学昌，首诊时间：2019年9月13日15：00

主诉：左上肢持续麻木疼痛伴左手拇示指麻木半月余。

现病史：无明显原因，左上肢自肩下经前臂直至拇示指深在纵行一溜持续性疼痛，尤以前臂中下段疼痛明显，伴左手拇指虎口麻木，低头仰头皆可加重，曾在当地口服6天药物（具体不详）但症状不减，今卧床休息疼痛不减，夜间尤甚，彻夜难眠，严重影响生活工作，来诊进一步诊治。

查体：VAS评分10分，臂丛神经牵拉试验阳性，压颈试验阳性，椎间孔扩大试验麻木症状稍减，但疼痛加重。颈部左旋、左侧屈、后仰时左前臂上段疼痛加重，左手放头顶症状减轻。磁共振如图7-11所示。

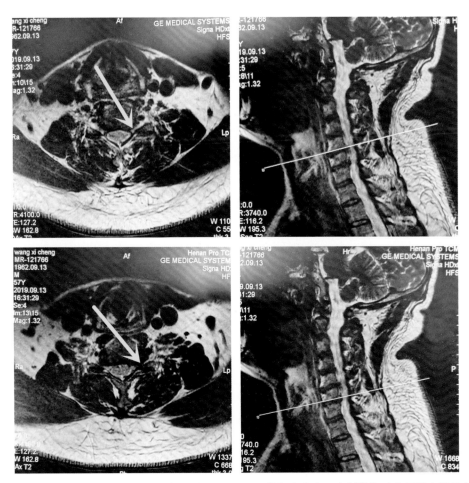

图7-11　病例（患者王*成的颈椎磁共振：颈5～7椎间盘突出，左侧椎间孔卡压狭窄明显）

诊断：神经根椎间孔型颈椎病（混合型）

处理：左侧颈5～6椎间孔行微型弧刃手术刀微创闭合颈神经根嵌压松解术。术后患者当即表示疼痛麻木完全消失。

复诊： 2019年9月20日8：40

患者自诉：首诊治疗2分钟后即不再疼痛麻木，至今疼痛未再复发，效果满意，详见视频23，今来诊询问如何保养以避免复发。嘱其充分休息，合适枕头，定期复诊，如有不适随时来诊。

复诊： 2020年12月10日电话复诊

其儿子述：患者首诊（2019年9月13日）治疗后至今未再疼痛，效果满意。

第四节　中斜角肌综合征

一、概述

中斜角肌综合征是指各种原因引起的中斜角肌病变而导致的颈部疼痛、活动受限，严重者还可伴有肩背部或上肢放射性疼痛、麻木，甚至运动障碍等一系列临床症状。本病为疼痛科和骨科的常见病多发病，诊断并不困难，但多不被重视，临床常被当作颈型颈椎病，若合并有上肢症状，常被当作神经根型颈椎病，从而导致一系列治疗效差或无效。国内曾有较少报道，但多不够详尽，且以手术治疗为主。

二、解剖

中斜角肌起于C_2至C_7横突后结节，肌纤维向外下止于第1肋骨锁骨下动脉沟后方的骨面，位于较厚的椎前筋膜深面，由第4～6颈神经的前支支配，其功能主要为侧屈颈部，亦可上提第1肋，以助深吸气。前斜角肌的后缘、中斜角肌的前缘以及第1肋骨的上面共同围成的三角形间隙称为斜角肌间隙，有臂丛和锁骨下动脉越过。

约有30%的中斜角肌变异，其腱性结构部分地起自C_{2-4}横突前结节。凡有中斜角肌起点发自横突前结节者，均与前斜角肌肌性起始部形成"剪刀式"夹角而钳夹C_5脊神经前支起始部。肩胛背神经（臂丛）是来自C_5神经根与胸长神经合干的神经，其起始部均穿过中斜角肌，在中斜角肌内斜行5～30mm，中斜角肌肌性纤维横跨其表面，分别在前、中斜角肌形成的夹角处和中斜角肌处先后两次穿行，故易在此两处遭受卡压，如果卡压则患者疼痛区多集中在肩胛间区和前锯肌上半所在的肩背部区域。

三、病因

1. 慢性劳损　长期坐位、低头人员，如办公室工作人员、驾驶员、焊工、打字员、饺子工等人群，易罹患本病。

2. 外伤　直接暴力、间接暴力所致的中斜角肌损伤等。

3. 解剖　一方面，和前后方肌肉相比，颈部侧方肌肉相对较少，侧屈时，位于颈部侧方的中斜角肌更容易因受到较大的力而损伤；另一方面，和动力肌群的斜方肌、肩胛提肌、头夹肌等相比，中斜角肌的肌肉相对较小且较为薄弱，故容易损伤；再者，中斜角肌起止于颈部和上胸部的第1肋，位于颈肩动静结合的关键部位，因此相对更容易损伤。

4. 年龄　临床发现，中青年、老年易患本病，应该与其年龄段下颈部的脊椎、关节突关节及肌肉筋膜退变有关。相对年轻人来讲，受凉、落枕、不正确的姿势时间长等为诱因，中老年人更易罹患本病。

5. 其他。

四、发病机制

当中斜角肌损伤，发生病理变化，如炎症、水肿、渗出、纤维化、痉挛、瘢痕、粘连等以及先天性异常时，即可发生局部不适、还可直接或间接地对颈5神经根以及从中斜角肌穿行的胸长神经、肩胛背神经形成压迫，引起颈部、肩胛背部及上肢疼痛等临床症状。

中斜角肌功能主要为侧屈颈部，当中斜角肌损伤，还可不同程度活动受限。病程久者，多有粘连、硬化、挛缩，引起颈椎侧弯、关节突关节错位、椎间隙及椎间孔变窄、甚至椎间盘突出或斜角肌间隙狭窄等一系列改变，甚至刺激神经血管，引起颈部不适和（或）上肢麻木疼痛，甚至运动障碍等。

中斜角肌综合征在中医属筋出槽、骨错缝，为痹症范畴，《灵枢·五变》云："粗理而肉不坚者，喜病痹"，《济生方·痹》亦云："皆因体虚，腠理空虚，受风寒湿气而成痹也"。中医认为该病的发生与先天禀赋不足、肝肾亏虚、疲劳等因素有关，因积累性劳损或感受风寒湿而诱发，使经络受阻、气血不通，为肿为痛，以致经筋疼痛。

五、临床表现

1. 姿势　重者强迫体位，病程久者，头部多稍偏向一侧，额部、颈部皮纹可有两侧不对称。

2. 感觉　以颈侧根部疼痛不适为主，重者可伴肩背部、患侧上肢酸胀麻痛，或晨起患侧手指麻木，活动后缓解，严重者病变区域可有一定程度的皮肤感觉减退。

3. 运动　轻者仅颈部活动不利，重者强迫体位，活动明显受限。

4. 肌力、腱反射方面　严重者，患肢可有肌力或腱反射减弱。

5. 其他临床表现　如头晕、头痛、咽部异物感、视物模糊、血压升高及心前区疼痛等。

六、诊断

1. 病史　多有受凉、落枕、颈部不协调姿势时间长或劳累等病史，早期轻者仅颈侧根部不适，活动不利；重者疼痛明显，强迫体位，或伴有颈肩背部疼痛不适；甚者，或伴上肢疼痛麻木症状；久病者，颈侧根部不适，头可稍偏向一侧，可伴肩臂麻木疼痛不适。

2. 一种或多种常见症状　①患侧颈根部不适；②上肢酸困沉胀或痛、麻；③患侧肩胛间区、上背部疼痛不适；④颈部各方向活动时，颈部或上肢症状轻重变化两侧不对称。

3. 动态检查　①健侧屈时，患侧中斜角肌"紧短感"，上肢症状减轻；②患侧旋转、侧屈、后伸时，患侧颈根部不适，伴有上肢症状变化加重；③低头、健侧侧屈、旋转时，症状均减轻。

4. 压痛或质硬　在2~7颈椎横突后结节（颈4线）、中斜角肌第1肋灶点等处，或C_{2-4}横突前结节（颈5线）等处（若中斜角肌变异者），多为灶点所在，多有不同程度的质硬或压痛等。

5. 试验　①中斜角肌点拨试验阳性：用拇指点按或点拨中斜角肌第1肋灶点，症状有轻重变化；②颈后伸旋试验阳性：患侧颈部后伸旋时，颈根部不适或上肢麻疼加重。

6. 辅助检查　神经电生理检查多正常，部分可显示神经传导速度减慢等，X线检查多显示骨质增生、棘突偏歪、椎间孔狭窄等，部分CT及MRI示：颈椎间盘突出。

7. 排除 颈部外伤、肿瘤、结核、臂丛神经损伤等疾患。

8. 疗效 灶点手法或弧刃针处理中斜角肌后效果明显。

符合2、3、5、7，或2、3、5、8即可诊断本病。

七、弧刃针治疗

1. 体位 颈部健侧屈坐位，或颈部健侧侧卧位（图7-12）。

2. 定部位 患侧颈根部、颈侧部。

3. 定组织 中斜角肌。

4. 定灶点 在2～7颈椎横突后结节（颈4线）、中斜角肌第1肋灶点等处，或C_{2-4}横突前结节（颈5线）等处（若中斜角肌变异者），依灶点理论寻找灶点，并以甲紫标记之（图7-12）。其中，中斜角肌第1肋灶点多为关键灶点。

5. 常规消毒。

6. 定向 右手支撑持针法（拇示指捏持针栓，中环指支撑于颈部以控制进针深度），拇指指甲平齐弧刃针斜面方向，使刀口线平齐拇指指甲方向。

7. 操作 垂直皮肤，指切进针（见图7-13），用直径0.7mm的弧刃针经皮肤快速刺入皮下，缓慢深入，寻找针感，有合适落空感停针，间断横向松解中斜角肌灶点（图7-14）。操作精准时，顶触感、阻力感、"咔"或"刺啦"声响、落空感等针感明显（视频24）。

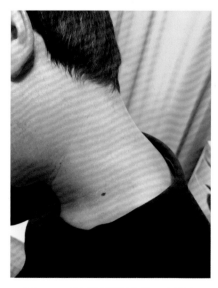
图7-12 颈部健侧屈坐位，定灶点

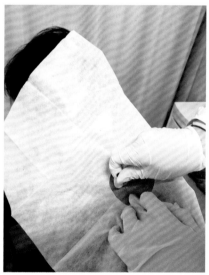
图7-13 指切进针

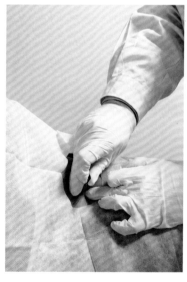
图7-14 松解灶点

视频24
中斜角肌综合征

8. 注射臭氧 每个灶点注射20μg/mL的臭氧1～2mL。

9. 出针。

10. 试验 再次动态检查、患侧后伸旋试验、健侧屈试验，对比症状改善情况，如症状显著缓解或消失，操作结束。

11. 按压 指压患处，减少肿胀。

12. 保护 针孔常规保护（棉签、创可贴、输液贴等），为了增加治疗效果，最好是膏药外用。

13. 留诊观察　观察半小时，如无不适，结束本次诊疗。

八、注意事项

1. 弧刃针治疗本病的安全技巧　因颈根部为危险区，有些学者对此顾虑较多，担心是否增加气胸风险的同时，也在怀疑盲针的操作方式，是否确为中斜角肌。对此，作者专门对一部分患者在放射科内进行操作并拍摄 X 片以证实，如图 7-15 所示。

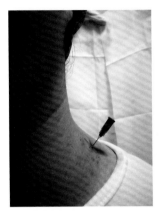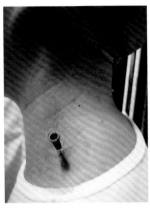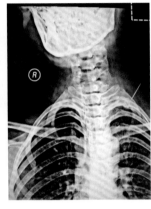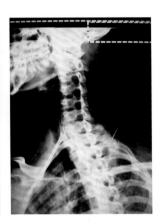

图 7-15　中斜角肌肋骨灶点的弧刃针治疗及正斜位 X 片

无数的临床实践证明，采用弧刃针标准化操作的方式，定位精准、安全可靠、效果显示快。弧刃针治疗本病，安全的技巧在于：在熟悉解剖精准定位灶点的情况下，采用左手拇指或中指指端指切定位，右手弧刃针标准支撑持针方法，指切进针方式操作，由于中斜角肌灶点体表投影皆在横突结节或第 1 肋骨处，即使经验不足者的控针技巧不够，即使弧刃针再深入，针尖顶多到达骨面，而不会伤及肺部，能够确保操作的安全。背部肺区的弧刃针操作，也与之类似。

2. 弧刃针治疗本病的关键　①精准定位灶点。②一般无须麻醉。③对病变灶点间断横切。④无菌操作。⑤指切进针，标准化操作，稳准，勿求快、勿暴力。⑥本病一般治疗 1 次即愈，必要时 1～2 周后可再行下一次治疗。⑦采用弧刃针标准化治疗方案（配合理疗、臭氧、膏药、口服药物、艾灸、锻炼等），比单纯弧刃针治疗疗效更佳，但需要指出的是：弧刃针疗法为主要治疗方法，其他为辅助方法。

3. 弧刃针治疗本病的机理　通过弧刃针松解中斜角肌高张力纤维，降低张力，相对恢复了其生理长度，一方面减张减压，改善了损伤组织的微循环，有利于炎症水肿的吸收消散，恢复了组织的物理、生化平衡；另一方面，间接解除或部分解除了颈椎侧弯、关节突关节错位、椎间隙及椎间孔变窄，以及椎间盘突出或斜角肌间隙狭窄等的病理性改变所直接或间接引起的一系列临床症状，从而达到缓解或解除疼痛的目的。

4. 弧刃针治疗本病的优势　在弧刃针松解过程中，操作全程客观，对于钝厚、质硬组织（如病变的深筋膜、腱鞘、硬结、瘢痕等），顶触感、"咔"声响、落空感和层次感明显，有助于医师判定弧刃针刃口所在的组织层次，相对安全，是操作者判定病变组织、松解完全与否和治疗效果的客观依据，犹如内镜可视化，为循证医学提供支持。

采用弧刃针的微创闭合松解术治疗，还具有无须麻醉、损伤小、风险小、操作简单、可即刻判定临床疗效、疗效确切等优点，值得临床上进一步推广应用。

5. 关于治疗方法的选择　根据弧刃针软组织疾病的"五定"原则，对于该病来说，早期患者，病变性质是无菌性炎症、水肿，通过药物、理疗和休息即可消除症状。慢性者，局部大多会有不同程度的软组织粘连、硬化、挛缩，而导致颈椎侧弯、关节突关节错位、椎间隙及椎间孔变窄、甚至椎间盘突出或斜角肌间隙狭窄等引起一系列症状，此时，中斜角肌损伤为"本"，骨质增生、椎间盘突出等为"标"，相应地，需局部松解中斜角肌以"治本"。

九、典型案例

首诊时间：2018年11月16日。地点：河南省中医院疼痛科门诊。

一般情况：丁某，女，39岁。主诊医师：王学昌。

主诉：颈痛活动受限伴左上臂放射痛1周。查体：一般情况可，右侧屈及左旋时左侧颈根部疼痛、牵拉感明显，时有放射疼至左上臂。低头、右侧屈、右旋时，症状均减轻。左中斜角肌肋骨止点处，压痛、质硬。试验：①中斜角肌第1肋灶点点拨试验阳性：用拇指点按或弹拨左中斜角肌，症状减轻明显；②颈后伸旋试验阳性：患侧颈部左后伸旋时，颈根部不适伴上肢麻疼加重。

处理：弧刃针一针疗法（左中斜角肌第1肋灶点）。

①体位：端坐，颈部健侧屈。②定部位：左颈根部。③定组织：左中斜角肌。④定灶点：左中斜角肌第1肋灶点。⑤常规消毒。⑥定向：右手标准持针，拇指指甲平齐弧刃针（规格：0.7mm的弧刃针）斜面方向，使刀口线平齐拇指指甲方向。⑦操作：左手拇指指切定位灶点，针体与皮肤垂直，快速进针，直达皮下，依操作标准，对左中斜角肌第1肋灶点间断横切操作。⑧出针。⑨按压：指压患处，减少肿胀。⑩试验：治疗后再次查体：各向活动自如，症状消失，患者满意。⑪保护：针孔常规保护。⑫留诊观察：观察半小时，无明显不适，结束本次诊疗。

复诊：1个月后复诊，患者自诉"上次治疗之后至今，没有再痛"，疗效满意。

第五节　胸小肌综合征

一、概述

胸小肌综合征临床相对少见，临床发病率稍低但并非罕见，且误诊率较高，中国知网、维普及万方网搜索"胸小肌综合征"或"过度外展综合征"，30年来，报道甚少，且更多的是与颈肋综合征、前斜角综合征、肋锁综合征和颈肋综合征一起被统称作"胸廓出口综合征"，弧刃针治疗本病临床疗效满意。

胸小肌综合征，是指喙突与外侧胸小肌的后方管道间隙狭窄致其内在的臂丛神经、锁骨下动静脉受压，而引起上肢疼痛、感觉异常、血液循环障碍等为主要临床表现的一种疾病，因症状多发生在肩关节过度外展时，又称为过度外展综合征、超外展综合征。其引起上肢麻木疼痛，与神经根型颈椎病、腕管综合征、斜角肌综合征等有很多相似之处，相对较难鉴别、容易混淆，再加上大家对此疾病认识不足，又没有较好的治疗方法，而不被广大医家重视。临床目前急需一个统一的诊断标准，以提高大家对此病的认识。

二、解剖

胸小肌位于胸大肌深面，呈三角形，起自第3～5肋软骨前面，向外上方止于肩胛骨的喙突。其功能是：近固定时，使肩胛骨向前、下降和下回旋；远固定时，提肋助吸气（图7-16）。

在胸小肌接近肩胛骨喙突止点处的深层后方形成一管道，称为胸小肌管道，有臂丛神经的内侧束、后束、外侧束自内向外依次通过，并伴有锁骨下动、静脉为主的神经血管束走行于此。

三、病因

1. 慢性劳损 胸小肌反复牵拉的活动，如打球、骑车、刷墙劳作等，皆可引起本病。

2. 外伤 直接暴力、间接暴力所致的局部软组织损伤或骨折，也易合并本病的发生。

3. 局部肋软骨的病变。

4. 解剖因素 在肩胸结合的关节部位活动较多、诸多血管神经及脂肪等皆穿行于胸小肌管内、胸小肌内宽外窄，和胸大肌相比胸小肌更多属于稳定肌肉因而相对高张力等诸多特点，决定了胸小肌管容易病变而卡压神经，产生本病。

5. 体态 临床发现，本病患者中，有含胸、圆背、肩部不同程度旋前体态者，相对多见。

6. 其他 年龄、肺气肿、全身免疫性疾病等也可能与本病相关。

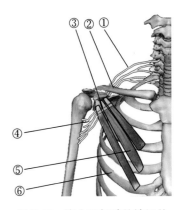

图7-16 胸小肌与臂丛神经关系示意图
①颈5神经根；②锁骨；③胸小肌灶线；④臂丛神经；⑤胸小肌；⑥第5肋骨

四、发病机制

急性外伤、慢性劳损、肋软骨病变等原因，均可导致胸小肌或后方的肋软骨及其胸小肌管道内脂肪组织等发生炎症、水肿，早期表现为急性炎症水肿，刺激神经，即可诱发出疼痛。日久则胸小肌相对发生变性、痉挛、硬化、挛缩，胸小肌管道容积减小，压力增高。当上肢外展、上举动作时，如骑车、刷墙，昂首挺胸等，可导致胸小肌进一步紧张，使走行于其中的神经血管束受到卡压刺激，导致其所支配区域发生疼痛、感觉异常、血液循环障碍等一系列临床表现。反之，如果甩手、含胸哈腰动作，则可减少胸小肌的张力，降低胸小肌管内的压力，减少对血管神经束的刺激，进而使临床症状缓解甚至消失。

临床发现，胸小肌综合征患者中，中老年者较多，且部分有含胸、圆背、肩部不同程度旋前体位，导致胸小肌肌肉相对紧张、挛缩，若此时患肩过度外展，胸小肌张力必然增加，胸小肌管道内压力也相对增加，其内的血管神经束必定更易受到卡压，故更容易发生本病。

五、临床表现

临床常见症状如下：

1. 疼痛、麻木 不同程度的疼痛、酸困不适、麻木，沿上臂向腕手放射，分布区域呈多干性，常在打球、骑车、刷墙劳作等活动时诱发，甩手可减。

2. 无力 偶有部分病变程度严重患者，胸小肌管道内臂丛神经如果受到压迫，就可能会出现肌力减退、腱反射减弱，表现为无力、肌萎缩等。

3. 偶有上肢血管受压表现 胸小肌管道内不仅有臂丛神经，还有锁骨下动、静脉为主的血管束从中穿行，如果上述血管受到压迫，就可能出现上肢（特别是手部）颜色苍白、发凉。

六、诊断

1. 放射性 疼、麻沿上臂向腕手方向扩散。

2. 多干性　部分患者上肢多个神经根分布区，特别是腕臂部的感觉异常、麻木、触觉减退；部分患者可出现无力甚或肌萎缩，腱反射减弱；部分患者上肢感觉也可无明显异常。

3. 偶有血管受压表现　部分患者上肢（特别是手部）颜色苍白、发凉。

4. 压痛　喙突内下或胸3～5肋软骨胸小肌灶点处可压痛。

5. 试验　喙突内下灶点按压试验、喙突内下部神经叩击试验、昂首挺胸肩关节外展后伸试验，可诱发甚或加重原有症状。

6. 影像学检查（X片、CT、MRI、超声、红外热成像等）排除局部肿瘤、骨折等病变。

7. 电生理检查　提示神经传导速度可有减慢等，部分患者也可正常。

8. 排除　颈部肿瘤、颈椎病、斜角肌综合征、喙锁综合征、桡管综合征、尺管综合征、腕管综合征、雷诺氏病、肩胛背部软组织损伤、周围神经炎等疾病。

一般的，符合1、5、6、8，即可诊断本病。

七、一般治疗

本病传统治疗以注射、针灸、手法、药物和理疗为主，疗效不一。保守疗效差或症状加重者，有学者建议手术治疗，但手术创伤大、费用高，一般不为患者接受，也不利于基层推广。我们认为，本病治疗应该遵循"五定"原则：早期软组织和神经炎症水肿，表现以疼痛为主者，药物消炎或注射即可；对于胸小肌挛缩、硬化卡压为主者，后期临床表现为麻木、疼痛、肌力异常者，应采用弧刃针松解胸小肌，以解除神经卡压。

临床发现，本病经皮微型弧刃手术刀（即弧刃针）微创闭合松解胸小肌治疗效果满意，一般无须开放性手术。即使对于卡压明显、病程较长、神经损害较为严重者，临床微型弧刃手术刀松解亦效果较好，但神经恢复需要一个过程，一般需要3～6个月，甚至更久。

八、微型弧刃手术刀微创闭合臂丛神经嵌压松解术治疗

1. 体位　仰卧位，屈肘90°，患肩轻度外展外旋平放于床面，暴露肩部前方。

2. 定部位　本病为放射痛，病变部位在肩关节前方内侧。

3. 定组织　胸小肌。

4. 定灶点　在胸小肌喙突内下附着点稍稍偏内侧位置，探寻胸小肌喙突灶点，并作体表标记。

5. 常规消毒。

6. 定向　选取0.7mm微型弧刃手术刀（MAES），右手支撑持刀，拇指指甲平齐斜面方向，使刀口线平齐拇指指甲方向。

7. 操作　左手拇指指切定位灶点，MAES与皮肤及骨面垂直，快速进MAES，直达皮下，缓慢探寻，逐层深入，细细体会手下感觉，对胸小肌腱灶线间断横切操作。操作精准时，顶触感、阻力感、落空感等针感和"咔"声响明显。

8. 注射臭氧　每个灶点可注射20μg/mL的臭氧1～2mL。

9. 出针。

10. 试验　昂首挺胸肩关节外展后伸试验，原有症状显著减轻或消失，操作结束。

11. 按压　指压患处，减少肿胀。

12. 保护　针孔常规保护（棉签、创可贴、输液贴等），为了增加治疗效果，最好是膏药外用。

13. 留诊观察　观察半小时，如无不适，结束本次诊疗。

九、注意事项

微型弧刃手术刀治疗本病的关键在于：①精准定位灶点。②无须麻醉。③对病变组织间断横切即可。④无菌操作。⑤操作精细、稳准，勿求快、勿暴力。⑥弧刃针治疗胸小肌综合征疗效显著，安全，一般治疗1次即愈，必要时1~2周后可再行下一次治疗。⑦采用弧刃针标准化治疗方案（配合理疗、臭氧、膏药、口服药物、艾灸、锻炼等），疗效更佳，但需要指出的是，以弧刃针疗法为主要治疗方法，其他为辅助方法。

第六节　肩胛背神经嵌压综合征

一、概述

肩胛背神经嵌压综合征，是指因肩胛背神经受压而产生的以患侧肩胛间区深在疼痛不适为主要临床表现的疾病，又称肩胛背神经卡压综合征。本病属疑难疾病，症状复杂，易迁延为慢性，是引起肩胛间区疼痛的常见病、多发病，目前尚无统一诊断标准。

二、解剖

神经起源及走形：颈神经前根、后根自脊髓发出后，在椎间孔处合成颈神经，颈神经出椎间孔后即刻分为前支、后支，每支内均含感觉、运动、交感神经纤维。肩胛背神经主要源自颈5神经根，但少部分变异者也可同时源自颈4或6神经根，或起始部常与胸长神经合干。肩胛背神经在距椎间孔边缘5~8mm处由颈神经根外侧发出后，神经走行主要分两种：在胸锁乳突肌深层，跨中斜角肌表面，或穿过部分为腱性结构的中斜角肌并在其内斜形向外、后、下走行，向后越过肩胛提肌，在肩胛骨与脊柱间的肩胛间区伴肩胛背动脉下行，分布并支配肩胛提肌和菱形肌，行程中发出细小分支至肩部和腋下软组织内。

由于肩胛背神经发出位置相对特殊，行经路线较长，各种原因造成的刺激或者卡压等损伤均能引起症状。但从上述解剖中可以看出，中斜角肌解剖的特殊性是引起肩胛背神经嵌压综合征的主要因素。

中斜角肌起于C_2至C_7横突后结节，肌纤维向外下止于第1肋的中斜角肌止点；约有30%的中斜角肌变异，其腱性结构部分地起自$C_{2~4}$横突前结节。前、中斜角肌的起点纤维相互交织成网状，皆以腱性结构为主，且两者腱性结构起始部形成"剪刀样"夹角，包裹、钳夹、固定走行期间的$C_{3~6}$脊神经前支起始部或穿行其间的肩胛背神经，是中斜角肌源性上肢痛和肩胛间区疼痛发病的解剖基础。由于肩胛背神经起始部常与胸长神经合干，且肩胛背神经和胸长神经上支同时位于C_5脊神经前支后外侧，故也易遭受前、中斜角肌的腱性结构卡压，从而出现胸部和肩胛间区不适。

三、病因

1. **解剖**　肩胛背神经的走行及起源、局部中斜角肌等的解剖特点，是本病发病的内因和基础。
2. **慢性劳损**　长期坐位或低头工作、不良卧位（枕头不适合等）、看手机时间长等，易罹患本病。
3. **外伤**　直接暴力、间接暴力所致的损伤等。

4. 包块 颈部侧方肿大的淋巴结、肿瘤、脂肪瘤等，对肩胛背神经的神经干刺激或压迫，从而造成本病的发生。

5. 风寒湿邪侵袭 吹空调、凉风、寒冷天气，易造成局部软组织微血管和毛细血管的管径变细，甚至痉挛闭塞，导致其所分布区域的细胞和组织产生缺血缺氧、炎症渗出、水肿纤维化等一系列变化，引起局部疼痛、肌痉挛，刺激或压迫肩胛背神经，引起本病的发生。

6. 年龄 临床发现，本病少年儿童少见，青壮年或老年人多见。

7. 其他 体态（脖子细长、头前位者，相对更易发生本病）、不良姿势、强直性脊柱炎等风湿免疫疾病，也会增加本病发生可能。

四、发病机制

慢性劳损、外伤、风寒湿邪侵袭等各种原因所造成的颈部软组织损伤，特别是中斜角肌中部起始于横突的部分发生损伤，炎症刺激或局部组织粘连及硬化、包块肿瘤等压迫行经其间或毗邻的肩胛背神经，是造成肩胛背神经嵌压综合征的最主要发病机制。

有学者认为，当颈神经根特别是C_5神经根受压时，常可引起肩胛背神经的卡压，同时可产生肘关节的疼痛。而作者认为：C_5神经根受压常发生在颈椎管内（神经根型颈椎病的椎管内型）或椎间孔及神经根槽内（椎间孔型），如果颈5神经根受压，诊断应该是神经根型颈椎病（椎管内型或椎间孔型）、颈5神经根炎、颈椎间盘突出症、颈5神经根卡压综合征等，而不应该诊断肩胛背神经嵌压综合征。解剖的特点，决定了肩胛背神经的卡压一般只发生于颈椎横突的外侧，此处的病变不仅可以刺激卡压肩胛背神经，当然也可刺激卡压颈神经根及局部相关的臂丛神经，产生一系列相应症状；但无论如何，肩胛背神经嵌压综合征只能是肩胛背神经的卡压所引起的综合征，只是需要说明的是，肩胛背神经嵌压综合征引起的肩胛间区疼痛，部分患者还可以同时反射性的引起上臂疼痛，造成易于和神经根型颈椎病相混淆。

五、临床表现

1. 姿势 多正常；但程度重者，头部和下颌可稍偏向一侧。

2. 疼痛部位 以单侧肩胛间区深在疼痛不适为主，但痛位模糊、痛无定位，部分可伴有前胸、侧胸或腋下不适，或可伴有上臂不适。少部分患者可表现为双侧肩胛间区疼痛。

3. 轻重变化规律 症状轻重变化常于久坐、不良卧位、颈部姿势改变、受凉、玩手机、低头时间长或劳累时出现，严重者可持续疼痛，卧床休息可减轻，部分患者有麻木或抬肩无力表现，病程久者可达数十年。

4. 运动 多正常；但部分颈部活动稍受限，健侧屈时患侧颈根部可有紧感。

5. 肌力、腱反射方面 多无异常；严重者可有肌力或腱反射减弱，但临床少见。

6. 其他 程度重者可影响睡眠，病情久者可影响精神心理，一年以上患者多有不同程度的过度关注，甚至焦虑症或抑郁的表现。

六、诊断依据

1. 症状 肩胛间区深在疼痛不适为主要临床表现，特点为痛位模糊、痛无定位，部分有麻木或抬肩无力。久坐、不良卧位（枕头不适合等）、颈部姿势改变、玩手机、受凉或劳累等，症状可加重，卧床休息减轻。

2. 动态检查 一般患侧颈部侧屈、旋转和后伸时，肩胛间区不适症状加重，反之则减或消失（但严重者也可稍加重，或持续性疼痛）。

3. 体征 颈4～6（特别是颈5）横突的外侧端，多有质硬、压痛。

4. 灶点按压试验阳性 轻力按压中斜角肌的颈4～6（特别是颈5）横突灶点，可诱发肩胛间区疼痛症状的减轻或加重变化。

5. 排除 颈型颈椎病（菱形肌损伤、肩胛提肌损伤、颈半棘肌损伤、头半棘肌损伤、前锯肌损伤、上后锯肌损伤等）、交感神经型颈椎病、心肺疾病、骨折、骨结核、肿瘤、精神心理疾病等。

七、分度、分期

（一）分度

患者以慢性炎症刺激产生的疼痛多见，单纯的卡压造成的麻木极少见。根据疼痛严重情况，采用数字评分法（Numerical Rating Scale，NRS）评分，可以将肩胛背神经嵌压综合征分为三度：

轻度：NRS评分0～3分。
中度：NRS评分4～7分。
重度：NRS评分8～10分。

（二）根据发病的时间不同，可以将本病分为急性期和慢性期

急性期：发病14天内。
慢性期：发病时间超过14天。

八、微型弧刃手术刀治疗

以慢性轻、中度肩胛背神经嵌压综合征为例，采用微型弧刃手术刀（MAES，即AEN）肩胛背神经嵌压松解术（即弧刃针微创闭合肩胛背神经嵌压松解术）治疗，要点如下：

1. 体位 患者取靠背椅骑跨位，颈部稍稍健侧屈。

2. 定部位 颈4、5、6横突外侧端质硬、压痛处。

3. 定组织 中斜角肌。

4. 定灶点 通常为中斜角肌颈5横突灶点。灶点按压试验时，如果原有症状减轻或加重50%以上即为关键灶点，30%～50%者则为卫星灶点，10%～30%者为边缘灶点，上述灶点即进MAES点，以甲紫标记。

5. 常规消毒。

6. 定向 右手标准持MAES，使针体与皮肤垂直，指甲平齐0.7mm斜面方向，则刀口线平齐拇指指甲方向。

7. 操作 刀口线平行额状面，快速进针，直达皮下，缓慢探寻，寻找针感，对上述病灶点局部微创闭合松解，操作宜慢，须细细体会手下感觉，多可闻及"咔嚓"声响，当手下有落空感或突破感时停止进针，然后稍稍退针，滑动进针法对灶点横向松解，以症状消失或明显改善为度。

8. 注射臭氧 每个灶点注射20ug/ml的臭氧1～2ml。

9.　出针。

10.　试验　再次后仰、扭转颈部，若症状缓解30～50%以上，即可停止治疗。

11.　保护、按压　输液贴覆盖局部，按压3～5分钟许。

12.　保护　针孔常规保护（棉签、创可贴、输液贴等），为了增加治疗效果，最好是膏药外用。

13.　留诊观察　观察半小时，如无不适，结束本次诊疗。

九、注意事项

1.　规范化操作，缓慢松解　无数的临床实践证明，采用弧刃针标准化操作的方式，定位精准，安全可靠，效果立显。弧刃针治疗本病，安全的技巧在于：精准定位灶点的情况下，采用左手拇指或中指指端"指切定位"，右手弧刃针标准支撑持针方法，"指切进针方式"规范化缓慢松解操作。由于中斜角肌横突灶点体表投影皆在横突结节处，即使经验不足者的控针技巧不够，即使弧刃针深入过多，针尖顶多到达骨面，而没有损伤脊髓风险；缓慢进针松解，不仅疼痛轻微，而且依据安全法则，无损伤神经根风险，能够确保操作的安全。

2.　弧刃针治疗本病的机理　通过弧刃针对病变软组织灶点的微创精准闭合减张松解，一方面降低了硬化组织（主要是中斜角肌及其腱膜）内压，改善了其微循环，促进了炎症致痛因子的吸收和消散，减少或消除了对肩胛背神经的刺激，从而消除了其疼痛症状。另一方面，还可以调整颈部动静态平衡、消除异常应力，直接解除病变硬化组织对肩胛背神经的卡压，改善微循环，促进神经根局部炎症水肿的吸收消散，消除致痛因素，从而缓解疼痛，改善功能。

3.　对于重度肩胛背神经嵌压综合征　1～2周内急性者可采用弧刃针消炎镇痛液注射治疗，慢性重度急性发作者，可先MAES肩胛部神经嵌压松解术，在退MAES之前，给予消炎镇痛液注射，标本兼治。

4.　其他　关于松解的度、疗效的关键、评估、常用治疗方法比较和选择、弧刃针治疗本病的优势、注意事项等，详见本书第十一章：周围神经嵌压综合征。

十、典型案例

一例二十余年的双侧肩胛背神经嵌压综合征

一般情况：赵某，男，40岁，沈阳人，门诊号：70***1。

初诊时间：2021年09月07日8：30。

地点：河南省中医院疼痛科。

主诊医师：王学昌

主诉：持续性上背痛二十余年，加重3年。

现病史：二十余年前，可能因长时间久坐、低头办公、吹空调出现上背部持续疼痛不适至今，右重左轻，疼痛位于两侧肩胛间区，位置深在，偶伴颈部活动不利，劳累、受凉加重，休息后症状明显缓解，自诉平素仅有轻度不适，不伴恶心、呕吐、心慌、胸闷及上肢疼痛等不适，患者以为是劳累所致，未予重视。但近3年来疼痛程度逐渐间断加重且频率增加，严重影响日常工作生活，曾在当地医院系统"按摩、针灸、理疗、拔罐、药物、神经阻滞等"治疗，但自诉效果欠佳。现双侧肩胛间区疼痛呈持续性，夜间症状明显。发病以来，不伴胸、腹、腰臀、四肢疼痛，饮食、大小便皆可，睡眠差，体重未见明显异常，否认近期发热及上感，无疫区居留史。

既往史：既往体健。

查体：一般情况可，双肩各向活动自如且无不适，颈部斜后伸45°时皆同侧颈部后外下不适，左右侧屈和旋转时皆同侧肩胛间区疼痛不适加重，反之则减，低头及后仰肩胛间区无明显不适。肩胛间区不适时，分别按压一侧颈5横突后结节，皆可触及质硬、压痛，且同侧肩胛间区疼痛症状明显减轻，而触诊颈后其他部位，虽多有质硬或轻度压痛，但无肩胛间区疼痛症状变化。

辅助检查：颈椎四位片：颈椎广泛增生，棘突不在一条直线上，椎间孔大小不一，以双侧颈5、6椎间孔狭窄为重。

初步诊断：双侧肩胛背神经嵌压综合征；颈椎病；焦虑症

鉴别诊断：

1. 颈型颈椎病　以颈肩部的疼痛不适为主（中斜方肌损伤、肩胛提肌损伤等），少部分止于肩胛间区的颈部软组织损伤（头半棘肌损伤、颈半棘肌损伤、菱形肌损伤、上后锯肌损伤等）虽也可表现为肩胛间区疼痛，却必有其原发灶点质硬压痛且伴肩胛间区疼痛症状变化，但中斜角肌颈5横突灶点按压则不会引起原有疼痛症状轻重变化。

2. 交感神经型颈椎病　一般临床表现为疼痛部位较多且复杂多样，主诉较多且多为主观症状，客观体征相对较少且多缺乏特异性，虽也可兼有肩胛间区疼痛不适，但按压中斜角肌颈5横突灶点一般不会有肩胛间区疼痛症状轻重变化。

3. 颈部骨折、骨结核、肿瘤、心肺疾病　骨折多有外伤史，查体叩击痛，明显活动受限；骨结核和肿瘤多有夜间疼、消瘦病史，X片、磁共振易排除；心肺疾病皆有其相应的症状体征，且按压中斜角肌颈5横突灶点不会有肩胛间区疼痛症状轻重变化。

4. 精神心理疾病等　精神心理疾病（焦虑症、抑郁等）临床十分常见，可单独发病，也可因长期疼痛刺激或过度关注引起，患者平素多有易生闷气、易发脾气、爱钻牛角尖、多疑、悲观、压力较大、睡眠障碍等特点。该患者因长期疼痛得不到解决，也有较大压力、悲观和睡眠差等表现。

视频25
肩胛背神经嵌压

处理：中斜角肌右侧颈5横突灶点，微型弧刃手术刀右肩胛背神经嵌压松解术，术后患者自诉右肩胛间区疼痛消失（视频25）。

2020年09月14日14：50复诊

患者自诉上次治疗后，右侧肩胛间区20年疼痛症状消失。今日来诊要求治疗左侧肩胛间区疼痛。查体：颈部左侧、左旋及左斜后伸肩胛间区疼痛症状加重，反之则减，给予中斜角肌左侧颈5横突灶点松解，微型弧刃手术刀左肩胛背神经嵌压松解术，术后患者自诉左肩胛间区疼痛消失。

2021年09月21日16：00复诊

患者来诊诉可能受凉、工作烦劳原因，右肩胛间区再度疼痛数天，但症状显著改善，仅有之前疼痛程度的30%，而左侧肩胛间区疼痛未再出现。查体，患者颈部右旋、右斜后伸时，右肩胛间区疼痛，反之则减。

再次中斜角肌右侧颈5横突灶点，微型弧刃手术刀右肩胛背神经嵌压松解术，术后患者自诉右肩胛间区疼痛消失。

第七节　下后锯肌损伤

一、概述

下后锯肌损伤，是指由于扭闪、劳损等原因所造成的下后锯肌的损伤，其临床主要表现为腰背结合部的疼痛不适，甚至活动受限等。本病临床相对少见，但误诊率较高，采用弧刃针（Arc-edge needle，AEN）治疗本病临床疗效满意。

二、解剖

下后锯肌受肋间神经支配，位于背阔肌中部深面，借腱膜起自第11、12胸椎棘突及上位第1、2腰椎棘突，肌纤维斜向外上方，止于第9～12肋骨肋角的外面，其功能是下拉肋骨向后，并固定肋骨，协助膈的呼气运动。

三、病因

1. 扭闪　多有突然转身、泼水、不协调弯腰负重等扭闪病史。

2. 劳损　弯腰劳作，特别是斜弯腰劳作，下后锯肌反复牵拉的活动，如锄地、打球、刷墙等劳作，皆可引起本病。

3. 外伤　暴力损伤，甚至合并附着部的骨折。

4. 解剖因素　下后锯肌是多条细小肌肉共同组成的，位于胸背结合处，属于运动和静止的过度缓冲结合部位，同时还能够协助呼吸特别是屏气以增加人体负重功能，上述诸多特点，决定了下后锯肌容易病变而产生疼痛。

5. 体态　临床发现，本病患者中，有脊柱侧弯、含胸、驼背体态者，相对多见。

6. 其他。

四、发病机制

扭闪、劳损、外伤等原因，均可导致下后锯肌发生炎症、水肿，早期表现急性炎症水肿、疼痛、活动受限；日久则病变组织局部相对发生纤维化、粘连、硬化、挛缩，下后锯肌生理长度和物理特性等发生改变，从而影响下后锯肌功能。当扭腰、斜弯腰、弯腰屏气搬负重物时，下后锯肌还将进一步紧张，而走形于其内的血管必将受到卡压导致相对变细，超过一定的时间，失代偿的结果，在其末端硬化部位病变组织内必将会因血液循环障碍而再次发生炎症水肿渗出、机化粘连瘢痕挛缩等一系列病理改变，恶性循环，可导致局部发生慢性疼痛、活动受限等一系列临床表现。

临床发现，下后锯肌损伤患者中，高个子、中老年者较多，且部分有含胸、驼背、脊柱侧弯，若此时弯腰劳作，屏气搬负重物时，下后锯肌张力必然增加，相对更容易发生本病。

五、临床表现

本病临床常见症状如下：

（一）负重痛、活动痛

疼痛多位于胸腰结合部一侧，常突发疼痛，急性期常呈刺痛、剧痛，慢性期则呈不同程度的疼痛、酸困不适，活动或负重时多发或加剧。

（二）吸气痛、咳嗽痛

吸气痛、咳嗽痛，打喷嚏加重，多见于急性期，慢性期者则不明显；严重者，吸气困难，需手扶按压局部方可缓解。

（三）无力

因为疼痛，患者弯腰或背负重物时，常有无力表现，如果此时强行直腰用力，则可能加剧疼痛，或者再次引发损伤；慢性期者则常不明显。

（四）活动受限

急性期或慢性期急性发作时，常有不同程度的腰部活动受限，一侧翻身困难。

六、诊断依据

1. **病史**　多有突然转身、泼水、不协调地弯腰负重等扭闪或斜弯腰劳作病史。
2. **症状**　见临床表现。
3. **体征**　下后锯肌灶点（第11、12胸椎棘突及上位第1、2腰椎棘突侧1线，第9-12肋骨肋角的外面灶点）压痛或（和）质硬。
4. **影像学**　X、CT、MR及实验室检查常无明显异常，急性期部分红外热图局部可呈高温。
5. **试验**　健侧斜弯腰试验、灶肌牵拉试验或抗阻力收缩试验，可诱发甚或加重原有症状；灶点按压试验局部症状可缓解。
6. **排除**　骨折、肿瘤、结核、骨质疏松症、其他软组织损伤等疾病。

一般的，符合2、3、5、6，即可诊断本病。

七、分期

（1）根据发病时间，本病可分为急性期和慢性期。

1～2周以内者为急性期，2周以上者则为慢性期。

（2）依据弧刃针疗法的软组织损伤理论，根据病理性质，则分为炎症期、硬化期，或混合期。

八、弧刃针治疗

1. **体位**　俯卧位，充分暴露局部。
2. **定部位**　本病为原位痛，病变部位在腰背结合部。
3. **定组织**　下后锯肌。
4. **定灶点**　下后锯肌灶点（第11、12胸椎棘突及第1、2腰椎棘突侧1线，第9-12肋骨肋角的外面灶点），作体表标记。
5. **常规消毒**。
6. **定向**　选取0.7mm弧刃针，右手支撑持针，拇指指甲平齐弧刃针斜面方向，使刀口线平齐拇指指甲方向。
7. **操作**　左手拇指指切定位灶点，针体与皮肤及骨面垂直，快速进针，直达皮下，缓慢探寻，逐层深入，细细体会手下感觉，对下后锯肌灶点间断横切操作；操作精准时，顶触感、阻力感、落空感等针感和"咔"声响明显。
8. **注射臭氧**　每个灶点可注射20μg/mL的臭氧1～2mL。

9. 出针。

10. 试验　健侧斜弯腰试验、灶肌牵拉试验或抗阻力收缩试验，原有症状可缓解甚至消失。

11. 按压　指压患处，减少肿胀。

12. 保护　针孔常规保护（棉签、创可贴、输液贴等），为了增加治疗效果，最好是膏药外用。

13. 留诊观察　观察半小时，如无不适，结束本次诊疗。

九、注意事项

（1）弧刃针治疗本病的关键在于：①精准定位灶点。②无须麻醉。③对病变组织间断横切即可。④无菌操作。⑤操作精细、稳准，勿求快、勿暴力。⑥弧刃针治疗下后锯肌损伤疗效显著，安全，一般一次即愈，必要时1-2周后可再行下一次治疗。

（2）临床发现，不仅慢性期和硬化期损伤的患者效佳，部分急性损伤和炎症期患者疗效也较满意。

（3）采用弧刃针标准化治疗方案（配合理疗、臭氧、膏药、口服药物、艾灸、锻炼等），疗效更佳，但需要指出的是，弧刃针疗法为主要治疗方法，其他为辅助方法。

十、典型案例

一例下后锯肌陈旧性损伤

一般情况：高某，男，61岁，郑州人，退休干部，住院号：33×××8。

初诊时间：2017年10月11日9：00。

主诉：右下背部疼痛6年，加重2年。

现病史：患者于6年前因左侧前屈斜弯腰抱重物时"闪腰"，突然感到右侧背下部剧痛、撕裂样，活动受限，休息2天后明显缓解，自诉仅有轻度不适，以为是受凉所致而未予重视。但后来发现不受凉时局部也疼痛，并且多发生于做饭、洗菜、刷碗等弯腰久时加重明显。近2年疼痛渐重，不动也感到不适，曾在社区诊所多次"按摩、理疗、贴膏药等"，但效果不佳。发病以来，不伴胸、腹、腰臀、四肢疼痛，饮食、睡眠、大小便皆可，否认近期发热及上感。

既往史：既往体健。

查体：胸椎生理曲度变浅，T_{11-12}，L_{1-2}椎右1线质硬、轻度压痛，右第9～12肋角外面压痛明显，向左侧斜弯腰时，右侧背下部（前述压痛处）疼痛明显，后仰侧屈时亦有轻度不适，胸廓挤压试验、胸腰椎叩击痛皆阴性，余未见明显异常。

初步诊断：右下后锯肌陈旧性损伤。

鉴别诊断：

1. 背阔肌损伤　背阔肌虽在肋骨上亦有止点，但止点多不在肋角外面，压痛灶点不一致，且背阔肌筋膜损伤疼痛部位多较广泛。

2. 强直性脊柱炎　强直性脊柱炎多男性发病，且多起病于18岁左右；还伴随腰部晨僵、活动受限等其他症状；实验室检查及脊柱和骶髂关节X线等有助于鉴别诊断，但该患者都没有。

3. 急性腰扭伤　多为腰部肌肉筋膜韧带关节的损伤，虽也可出现腰部疼痛症状，症状轻重多不一，但一般不影响呼吸、打喷嚏或咳嗽；严重者斜腰扭臀，活动受限明显，轻者则症状多可不明显；急性下后锯肌损伤虽然也是急性腰扭伤的一种，但疼痛多位于腰背结合部，而急性腰扭伤其疼痛多位于腰骶部或腰三横突部，多为急性腰椎关节突关节错缝，或为"背阔肌、棘上韧带、棘间韧带、竖脊肌、腹外斜肌、腰方肌等"的一种或多种软组织的损伤。

4．其他　肋骨骨折、脊柱骨折、肿瘤、结核等：肋骨骨折、脊柱骨折多有外伤史，肿瘤结核多有消瘦夜间疼痛史；肋骨骨折局部压痛、胸廓挤压试验阳性；脊柱骨折、结核、骨肿瘤等多有叩击痛、翻身痛；X线、MR等检查皆可以明确诊断及鉴别。

复诊： 2017年10月12日10：00

胸腰椎正侧位片、骨盆平片：下胸椎多阶段骨桥、明显增生，骶髂关节间隙可，未见明显硬化。

处理： 弧刃针微创闭合松解术（右胸9～12肋角外面的下后锯肌灶点），术后患者疼痛自诉消失，各方向活动自如。

复诊： 2017年10月15日20：00

左侧斜弯腰时疼痛消失，各方向活动自如，自诉不疼了。

复诊： 2018年2月5日16：00

患者未再出现疼痛。

第一节　腰骶部软组织损伤

一、概述

腰骶部软组织损伤，是指各种原因造成的腰骶部肌肉、筋膜等软组织损伤所导致的腰骶部疼痛疾病。又名腰部肌筋膜炎、腰部软组织损伤或腰肌劳损。祖国医学将其归为"筋伤""痹症""腰痛"范畴。

该病好发于久坐及体力劳动者，老、中、青，几乎每个成年人都有本病，并且，近年来有越来越年轻化的趋势，少年儿童发生本病也并不鲜见。

二、腰骶部解剖

（一）骨骼

腰椎一共有5个，自上而下依次序排列，分别命名为第1腰椎、第2腰椎、第3腰椎、第4腰椎和第5腰椎，共同形成脊柱腰段。正常腰段脊柱呈生理性前凸，上端的第1腰椎连接第12胸椎，第5腰椎连接骶骨底，生理性前凸的顶部为第3腰椎。

骶骨呈倒三角形，由5块骶椎融合而成，分骶骨底、骶骨尖、侧部、盆面和背侧面，构成盆腔的后上壁，其下端为骶骨尖，与尾骨相关节，上端宽阔的底与第5腰椎联合形成腰骶角。骶骨腹面凹陷，背面后凸。

尾骨也略呈倒三角形，一般在30～40岁时可由3～5节尾椎融合为一整体，底向上伸的尾骨角与骶角相关节，在尾骨角外侧，每侧有一对向外平伸的尖突，它们相当于尾椎的横突，第2尾椎的横突甚小。第3、4尾椎则退化成结节状小骨块。

（二）筋膜

腰部筋膜是腰部的深筋膜，由多层筋膜和腱膜复杂排列而成，位于腰部，分为腰背筋膜、腰方肌筋膜和腰大肌筋膜3部分（图8-1）。

1. 腰背筋膜　是全身最厚和最强大的筋膜之一，分

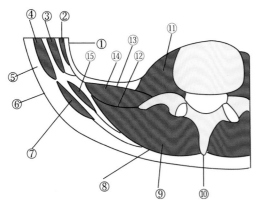

图8-1　腰部筋膜示意图
①腹横筋膜；②腹横肌；③腹内斜肌；④腹外斜肌；⑤浅筋膜；⑥表皮；⑦背阔肌；⑧胸腰筋膜浅层；⑨竖脊肌；⑩棘突；⑪腰大肌；⑫胸腰筋膜中层；⑬胸腰筋膜深层；⑭腰方肌；⑮下后锯肌

为浅深两层；在腰方肌和骶棘肌外缘，浅深两层筋膜、腰方肌筋膜相互融合，并与腹横筋膜、腹内斜肌筋膜相融合，作为腹横肌和腹内斜肌腱膜等的起点。

腰背筋膜浅层色白、较厚且坚韧，位于骶棘肌的浅面，浅层几乎覆盖了整个腰骶部，起自腰椎和骶椎的棘突、棘上韧带及髂嵴，有背阔肌、下后锯肌的起始腱膜与之融合，向下覆盖于髂骨背面，直达骶结节韧带，部分则向外下移行延续为臀大肌的筋膜起源；深层起自腰椎横突尖端和横突间韧带，位于腰方肌和骶棘肌之间。两者一方面在腰部竖脊肌外侧缘的"侧线"处汇合形成骶棘肌鞘，在外缘附近再与腰方肌腱膜汇合，从而形成腹横肌和腹内斜肌的起点；另一方面向上附着于第12肋下缘及腰肋韧带，向下附着于髂腰韧带、髂嵴和骶嵴。其上部增厚形成腰肋韧带，连接于腰1横突和第12肋之间，稳定第12肋并限制其活动度。

也有将腰方肌筋膜并入腰背筋膜，而分为前（腰方肌筋膜）、中（腰背筋膜深层）、后（腰背筋膜浅层）3层筋膜，或浅、中、深3层筋膜记述。

需要提及的是：腹横肌和腹内斜肌等行于腰方肌外侧缘时移行于腰背筋膜深层，间接附着于腰椎横突尖端。腹横肌与腹壁的其他肌肉组成所谓的"腹压肌群"以维持腹内压，因此，腹部肌肉或筋膜的收缩和牵拉，不仅可以引起腹内压的变化，还可使负荷在不同的纤维组织中传递，通过腹横肌等影响到横突尖端，对脊椎、脊柱、骨盆等产生一定的力学作用。

腰神经后支的外侧支，穿骶棘肌后，在腰背筋膜浅层下走行一段，然后穿此筋膜外缘至皮下浅筋膜中，越髂嵴后形成臀上皮神经分布于臀腿部。当其受筋膜牵拉或嵌压时，即可产生臀上皮神经分布区域的臀腿痛。

2. 腰方肌和腰大肌筋膜　腰方肌筋膜前层位于腰方肌之前，腰方肌和腰大肌之间，与外侧的腹横筋膜和腹内斜肌筋膜相连续，属腹内筋膜的一部分，后层与腰背筋膜深层相接。腰大肌筋膜为腹内筋膜所形成的单独筋膜鞘，向下与髂肌筋膜腔相连续。

（三）肌肉

1. 腰骶部伸肌

（1）棘突间肌：位于腰椎相邻棘突间，收缩时可固定相邻棘突并后伸腰椎。

（2）骶棘肌：又名竖脊肌，是腰背肌中最强大的。下端起于腰椎棘突、骶骨背面、髂嵴后部和腰背筋膜，沿脊柱后方两侧上行，为腰背筋膜所包绕。其功能为：两侧收缩时可后伸脊柱，单侧收缩时可使脊柱向同侧斜后伸。

骶棘肌粗大，自内向外分为3组肌肉，分别是棘肌、最长肌、髂肋肌。

1）棘肌　邻后正中线，起于第1、2腰椎及胸椎棘突并上行。

2）最长肌　自下而上分为背最长肌、颈最长肌、头最长肌。

3）髂肋肌　自下而上，分为腰髂肋肌、背髂肋肌、颈髂肋肌。腰段髂肋肌起自骶骨背面及髂嵴，向上分为6～7束，止于第6～12肋的肋角。

2. 腰脊柱屈肌

（1）腰大肌：腰大肌位于腹膜后的腰椎侧面，其后侧腰椎横突后为骶棘肌，外侧为腰方肌。腰大肌走行较长，上段往上可延伸至膈肌后部及纵隔最下方，往后衔接于胸腰筋膜，其肌纤维起于胸12下缘到腰5上缘的相邻椎体及椎间盘纤维环的侧面，以及T_{12}-L_4横突的前面和下缘，大部分位于T_{12}-L_4椎体与横突之间陷沟内，跨髂嵴及骶髂关节前方，穿过腹股沟韧带的肌间隙，沿髂耻隆起的前面及髋关节的前内侧，向下与髂肌结合，与髂筋膜相连续，形成髂腰肌。

（2）髂肌：扇形扁肌，起自髂窝，向内下逐渐集中，与腰大肌联合，形成髂腰肌，向下止于小转子。

（3）髂腰肌：由腰大肌向下与髂肌结合所形成，向下止于小转子。可屈髋并有内收髋和外旋髋的作用，如下肢固定，可弯腰。

（4）腹直肌：位于腹前正中线两侧，上起于第5～7肋软骨及剑突，下止于耻骨结节，呈上宽下窄带状，被2～4个位于肌浅面的腱划横行分成3～5个肌腹，全长包绕有腹直肌腱鞘。收缩时可拉躯干前倾，使腰前屈。

3. 腰脊柱侧屈肌

（1）横突间肌：位于相邻横突间，单侧收缩时侧屈腰部，双侧收缩时固定脊柱。

（2）腰方肌：位于脊柱两侧的腹后壁，为大致呈长方形的不规则扁肌，前方内侧是腰大肌，后方是竖脊肌。该肌起于髂嵴内侧半，分为髂肋纤维、髂腰纤维、腰肋纤维，外侧部髂肋肌纤维由髂嵴上行附着于第12肋下缘的外侧半，内侧部的髂腰肌纤维由髂嵴向内上分别通过4个小肌腱连于第1～4腰椎的横突尖端，内侧部的腰肋纤维则由腰2～4横突发出肌束上附第12肋，并与髂腰肌纤维相交织（图8-2）。

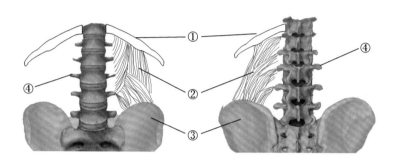

图8-2　腰方肌示意图
①第12肋；②腰方肌；③髂骨；④腰三横突

腰方肌的功能如下：单侧腰方肌收缩，会产生同侧侧屈并拉长对侧腰方肌；双侧腰方肌同时收缩，可使腰后伸；与对侧臀中肌、臀小肌共同维持骨盆的稳定，协助提髋：当臀中肌无力时，对侧腰方肌就会短缩，使腰对侧屈，引起骨盆的高低不一、长短腿问题。在吸气和被动呼气时，能稳定第12肋骨，辅助被动呼气。

（3）背阔肌：几乎占据整个腰部和下背部，位置表浅，形态扁阔，由内下斜向外上肌束由薄变厚，在腋窝后壁的肌束最厚。以腱膜的形式，起于下6个胸椎的棘突、骶正中嵴、全部的腰椎棘突、髂嵴后部的外侧唇，以及第10～12肋的外面，斜向外上方，经腋后壁，在肱骨内侧绕至大圆肌前面，止于肱骨小结节嵴。在腰部，背阔肌被深筋膜包绕，上内侧部被下斜方肌覆盖。

其功能主要是，近固定时，使上臂在肩关节处伸、内旋、内收；远固定时，如悬吊拉单杠肱骨固定时，可引体向上，并提肋以协助吸气。

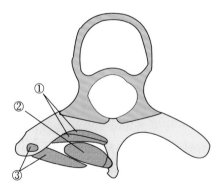

图8-3　横突棘肌示意图
①回旋肌；②多裂肌；③半棘肌

4. 腰脊柱旋转肌

（1）横突棘肌：位于竖脊肌深面，多起于横突，斜向内上斜行止于棘突。由深至浅又可分为3组，向上跨越1～2个椎板止于棘突者，称为回旋肌；跨越2～4个椎板者成为多裂肌；跨越4～6个椎板者，成为半棘肌（图8-3）。

横突棘肌功能为：单侧收缩，使腰椎同侧后伸旋、侧屈和旋转；双侧收缩可伸腰。

其中，多裂肌紧贴腰椎，位于脊椎最内侧，是附着面积最大的椎旁肌，是唯一从腰部跨越到骶部的肌肉，是维持腰骶区域稳定性最主要的肌肉，有多条肌束组成，起于下位椎体的关节突、横突和骶骨，斜行向上止于腰椎的椎板、棘突。主要功能是背伸脊柱，维持腰段脊柱的生理弯曲，维持其稳定性。

（2）腹外斜肌：位于腹前外侧壁的浅层，肌纤维由外上向前内下斜行。起于第5～12肋骨外面，后部纤维止于髂嵴前1/2部，其他则形成腹直肌前鞘，止于白线及耻骨结节。

其功能是，上固定时，两侧收缩使骨盆后倾；下固定时，一侧收缩，使脊柱同侧屈和对侧转身；两侧收缩可使脊柱前屈及降肋以协助呼气。

（3）腹内斜肌：位于腹外斜肌的深面，肌束由后外下向前内上斜行。起于胸腰筋膜、髂嵴和腹股沟韧带外侧，止于第10～12肋下缘和腹白线，其腱膜参与构成腹直肌鞘的前、后壁。

其功能和腹外斜肌大致相同。

（四）血管、神经

脊柱区（颈背腰部）的神经支配来自31对脊神经的后支（图8-4）。各脊神经后支均较前支细小，出相应的椎间孔后，在相邻横突间再度分为后内侧支和后外侧支，并支配该区的皮肤和肌肉等。每一横突间隙内均有一神经血管束从腰部筋膜深层穿出，并有交通支与腰神经后内侧支、后外侧支相交通。其中后外侧支大多经横突背面由内向外斜向下行，但也有少量经横突背面向上走行，在经过横突时皆被纤维束固定于横突背面，但其周围却均无明显疏松脂肪组织。其中，第1～3腰神经后支的外侧支除支配竖脊肌外，其皮支在竖脊肌外缘穿背阔肌的腱膜，向下跨越髂嵴后方到达臀上部皮下，又称为臀上皮神经。脊神经后内侧支则经下位椎骨上关节突根部外侧骨纤维管斜向后内下至椎板后面向下走行。

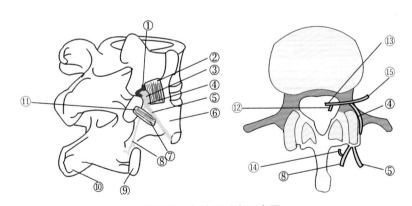

图8-4　脊神经后支示意图
①神经根管外口；②横突间韧带；③脊神经；④脊神经后支；⑤脊神经后外侧支；⑥横突；⑦乳副突韧带；⑧脊神经后内侧支；⑨关节突；⑩乳副突韧带乳突灶线；⑫后根；⑬前根；⑭关节支；⑮脊神经前支

当外伤、扭闪、劳损、受凉等各种原因导致腰部肌肉筋膜紧张痉挛、筋膜硬化肥厚、腰部软组织损伤等时，上述血管神经束及神经分支就易受到挤压、牵拉或炎症刺激，而产生腰痛等临床症状。

（五）韧带

腰脊椎之间除了椎间盘和关节突关节连接以外，尚有棘上韧带、棘间韧带、黄韧带、前纵韧带、后纵韧带、横突间韧带、髂腰韧带、骶髂关节韧带等相连，以增加腰段脊柱的稳定性。

三、病因

（一）劳损

1. **职业**　不同职业发病率不同，农民、煤矿或建筑工人等重体力劳作者易劳损罹患本病。
2. **久坐**　驾驶员、办公室人员等久坐者，皆易慢性劳损，罹患此病。
3. **劳作**　农民、煤矿或建筑工人等弯腰劳作者，相较站位或坐位劳作者，更易罹患本病。

机理：患者长期坐位或弯腰的工作姿势，使得腰段脊柱的生理弯曲相对变直甚或反弓，导致诸多的腰部肌肉、筋膜、韧带等长期处于一个被拉长的等张收缩状态，极易发生劳损，产生炎症水肿、机化粘连，硬化挛缩等一系列病理变化，导致局部疼痛不适，或伴活动受限，甚或刺激其中穿行的神经血管，引起疼痛加重或疼痛范围增加，或者出现臀痛、臀腿痛、骶尾痛、腹部不适、活动受限等。

（二）外伤

1. **闪扭**　腰部不协调的姿势下，跌扑扭闪，皆可引起腰部的软组织损伤，临床多见并引发疼痛。
2. **直接暴力**　直接暴力不仅可以引发腰部骨折，也可引发局部软组织损伤，引发疼痛。
3. **手术**　开放性的手术对于腰部的肌肉筋膜等组织必然会造成一定的直接损害，可能会引起腰部力学的不平衡，造成动静态平衡失调，导致疼痛、活动受限等发生。

（三）肥胖、饱食

肥胖、饱食等情况引起患者腹压增加，腹肌的张力通过腰部筋膜等再传递给腰椎横突、棘突、韧带等结构，必然使脊柱及其所附着的腰部肌肉韧带等间接或直接承受腹横筋膜、胸腰筋膜等较大的张力，导致腰骶部肌肉筋膜受损疼痛的机会当然也相应增多。

（四）解剖因素

1. 腰背筋膜结构复杂特殊，实际相当于一个多层结构的复合体，由肌腱、韧带、筋膜层和疏松结缔组织等构成，与周围的肌肉、肌腱、韧带、脊椎、脊柱、骨盆、腹腔内容物、腹压、血管、神经等关系密切，对脊柱和骨盆的稳定性、负压的形成和稳定等起着重要的作用。因此，一旦发生病变，必然会牵涉相关的结构组织，从而可能产生一系列的症状，如腰背广泛酸困疼痛、腹部不适、骶尾部疼痛、臀部疼痛等不适。

2. 腰部位居静态的胸廓和骨盆之间，又位于第12肋与髂嵴之间，相对处于人体中心，也是活动中心，为躯干的运动枢纽，腰骶部的肌肉筋膜，承受牵拉应力当然就相对集中，故其极易劳损或损伤，形成腰骶部肌筋膜炎。

（五）风寒湿邪

风寒湿邪，实际就是寒凉，可使背腰臀部肌筋膜紧张、痉挛，引发腰部的软组织异常应力增加，微循环障碍，导致局部炎症疼痛。

（六）其他

四、发病机制

劳损、外伤、风寒湿邪侵袭等原因，导致腰部的软组织在早期发生水肿、充血、渗出等炎症病理改变，引发局部软组织疼痛、肌肉紧张、痉挛；病情迁延发展，局部还会进一步发生机化、粘连、纤维化、瘢痕等一系列硬化病理改变，导致局部慢性疼痛的发生；久之还会引起腰椎生理曲度的异常、腰椎关节突关节的紊乱、骨质的增生等一系列改变。

另外，由于背部的胸神经和腰神经的后外侧支、后内侧支等神经分支或横突间的血管神经束等都行经腰部的肌肉筋膜等软组织之间，由于肥胖、解剖、体位姿势、外伤、劳损等原因，腰部软组织一旦损伤，则必然直接或间接影响到腰部浅深筋膜甚或穿行其间的肌肉的张力等的异常增加，从而造成其广泛痉挛、疼痛；或者间接造成对上述神经等的刺激或卡压，继而引发广泛腰痛。久之，就易形成腰骶部软组织损伤（腰部肌筋膜炎），造成慢性腰骶部广泛疼痛、骶尾痛，甚至腹部不适，或引起功能性的腹痛、男科疾病、妇科疾病等。

五、临床表现

本病可表现为腰部活动受限，但临床多主要表现为腰骶部疼痛，且具有以下几个特征：

1. 位置多表浅且相对固定，位于腰部一侧或两侧，患者常可指出详细具体的疼痛部位，但多为大面积疼痛。

2. 慢性者酸困疼痛居多；急性者疼痛性质不定，疼痛程度不一，程度稍重者多伴有活动受限。

3. 久坐、弯腰时间长、劳累后疼痛加重，腰部可僵硬，活动后减轻；休息后缓解，但再次启动活动时可有不适，且活动后症状多不明显，甚至无症状。

4. 急性患者压痛明显，慢性患者喜暖喜按。

5. 疼痛症状可反复发作，也可持续数天、数年、数十年不等。

6. 功能活动度多不受影响。

7. 有时可引起腹部不适。

8. 功能障碍，部分严重患者，可活动受限——不能直腰、不能弯腰、旋转困难；坐位不能站起，需要借力方可；腰部僵硬，翻身困难，甚至强迫体位等；轻症患者却多活动度正常。

9. 伴随症状，可伴有臀部痛、骶尾痛、臀腿痛、腹部不适等，或合并有棘上韧带炎、棘间韧带炎、第三腰椎横突综合征、臀上皮神经炎、腰椎间盘突出症、椎管狭窄症、腰椎骨关节炎、腰椎滑脱等疾病。

六、诊断依据

（一）病史

患者常有久坐、弯腰、劳损、闪扭或受凉等病史。

（二）症状

同临床表现。

（三）体征

1. 视诊 ①腰部多无明显红肿；②部分有较粗针痕或手术切口瘢痕：多见于银质针等粗针针刺治

疗或腰部手术后；③部分有脊柱侧弯，腰部左右高低不平。

2. 触诊　腰部多有大面积广泛压痛、质硬，或喜按，多位于髂骨上缘、腰椎棘突侧端、椎板、关节突、横突、骶正中嵴、骶骨背面、12肋下缘等。

3. 功能障碍　多无功能障碍，但部分严重患者有活动受限。

4. 肌肉萎缩　多无肌肉萎缩，少部分久病患者可有肌肉萎缩。

（四）试验

① 灶点按压试验阳性：按压时局部压痛、质硬、"快然"、舒适感，部分患者按压后症状亦可减轻明显、"快然"。②飞燕点水试验阳性：患者俯卧位，双手后置于身体两侧，将头、胸及四肢抬离床面，仅腹部与床接触，维持以上姿势不变，若维持时间短暂或腰部疼痛出现，即为阳性，提示有腰骶部软组织损伤或腰椎关节突关节错缝等疾病可能。③王氏试验（端坐正穿袜试验）多阴性：端坐、屈髋屈膝、正穿袜，若腰部无不适则为阴性；若两侧不适则提示腰骶部肌筋膜炎；若椎旁疼痛或骶髂关节疼痛，甚或不能完成，则多提示腰椎关节突关节错缝或骶髂关节错缝。

（五）影像

1. X片、CT　多无明显异常。

2. MRI　横断面压脂像上，多显示一些肌间隙或肌骨间隙的高信号改变，其表现为细长不规则扭曲线状、局灶性片状或结节状形态；长时间过度劳损，可引起肌肉结构的萎缩、脂肪浸润等。

3. 红外热成像　急性期患者一侧局部可有高温差改变，慢性患者改变可不明显。

（六）鉴别诊断

1. 第三腰椎横突综合征　症状多相似，久坐弯腰加重，活动后减轻；但其疼痛面积相对较小，多深在酸痛困痛，疼痛位置多在第三腰椎横突部位，灶点仅在第三腰椎横突尖端。

2. 臀上皮神经炎　症状多表现为臀腿痛或大腿后外侧痛，弯腰或久坐加重；但多单侧发病，且疼痛在臀上皮神经分布区域，痛不过膝；红外热成像：臀上部呈高温差，而大腿后外侧支配区则呈低温差改变。

3. 腰椎关节突关节错缝/骶髂关节错缝　多有扭伤或摔伤史；急性疼痛患者多疼痛明显且活动受限明显；单侧王氏试验阳性（端坐正穿袜试验，作者2011年首次提出）：多椎旁或骶髂关节疼痛，或（和）不能完成端坐正穿袜；"斜弯腰试验"阳性；"平卧侧身起床试验"阳性。其中，又以"王氏试验"阳性最为敏感，可作为诊断骶髂关节错缝和腰椎关节突关节错缝的重要依据，也可作为该病是否已治愈的标准。治疗后如果该试验转为阴性，则说明该病已临床治愈。

4. 棘上韧带炎、棘间韧带炎　疼痛位于腰部正中一点或纵向一溜；前者半弯腰疼痛，后者腰部全屈疼痛，但侧屈时两者皆不疼痛；灶点：前者位于棘突上，后者位于棘突间；弧刃针治疗本病效佳，无须麻醉，当场见效，一般1次即愈。

5. 肾结石　多有结石病史；症状表现差异较大，严重者尿频、血尿，剧痛，可放射至小腹。疼痛性质可为深在绞痛、胀痛，肾区叩击痛明显；尿常规中有红细胞，泌尿系超声可见到结石。

七、分型

1. 急性　1～2周以内患者，病变以炎症水肿为主，局部压痛明显。

2. 慢性　2周以上患者，病变以硬化挛缩为主，局部质硬、压痛或酸痛舒适感。

八、弧刃针治疗

以慢性腰骶部软组织损伤为例，弧刃针治疗步骤如下。

1. 体位　①仰卧；②俯卧，患下肢伸直，患髋外展内旋，适合髂腰肌松解。

2. 定部位　多为原位痛，病变多在腰部。

3. 定组织　骶棘肌、背阔肌、腰部筋膜、腰方肌、腹外斜肌、髂腰肌等。弧刃针治疗时，需要根据具体病情，选择相应不同的、1个或多个病变组织。

4. 定灶点　在九步诊断法精准诊断的基础上，依据灶点理论，结合动态检查触诊寻找灶点。

需要注意的是：

（1）关于灶线：由于腰骶部结构较为特殊，本病灶点多规律地分布在髂骨上缘灶线、棘突侧端灶线（腰骶1线）、12肋下缘灶线，必要时还可选择横突尖部灶线、关节突关节灶线（腰3线）、竖脊肌外缘灶线（腰6线、侧线）、臀大肌灶线、臀上灶线等。

（2）关于髂腰肌：髂腰肌多短缩，且多无直接症状，但往往需要减张松解处理，以调整腰骶腹部软组织平衡，灶点选择以小转子内上方的髂腰肌小转子灶点为主。

（3）关于腹直肌：和髂腰肌一样，腹直肌多短缩，多无直接症状，但往往可能需要减张松解处理，以调整腰骶腹部软组织平衡，灶点选择腹直肌耻骨结节上缘灶线为主。

5. 消毒　常规消毒，无菌操作。

6. 麻醉　一般不需要麻醉，仅少数敏感患者采用利多卡因局麻。

7. 定向　右手持针，拇指指甲平齐合适规格的弧刃针斜面方向，使刀口线平齐拇指指甲方向。

8. 操作　左手拇指或中指指切定位灶点，针体与皮肤及骨面垂直，快速进针，直达皮下，缓慢探寻，寻找针感，依操作标准对灶点间断横切操作。操作精准时，顶触感、阻力感、落空感等针感和"咔"声响明显。

9. 注射臭氧　每个灶点注射20μg/mL的臭氧1～2mL。

10. 出针。

11. 按压　指压患处，减少肿胀。

12. 试验　治疗后再次重复之前活动，如果无疼痛或显著减轻，则说明灶点定位准确，操作可结束；否则，再次寻找灶点，按操作标准治疗。

13. 保护　针孔常规保护（棉签、创可贴、输液贴等），为了增加治疗效果，最好是膏药外用。

14. 留诊观察　观察半小时，如无异常不适，结束本次诊疗。

九、注意事项

1. 虽然第三腰椎横突综合征、腰部棘上韧带炎、棘间韧带炎、腰椎骨关节炎等皆可以引起腰痛，其病因病理大致相同，或是腰骶部肌筋膜炎的进一步发展，但因病变组织不同，症状体征又皆和腰骶部软组织损伤不尽相同，故将其单列，不将其隶属于腰部肌筋膜炎。如果同时有上述疾病，则应分别诊断。

2. 根据软组织疾病的病理基础及其相关理论，本病实际上是腰椎间盘突出症、腰椎管狭窄症、腰椎滑脱、腰椎骨关节炎等的发病基础，往往还伴有其他软组织或骨关节的损伤。反过来，上述疾病往往多伴有不同程度的腰骶部软组织损伤，因此，需要格外重视本病，最好是早发现早治疗，最好是未病先防。

3. 弧刃针治疗本病，一般每周每侧治疗1～2次即可，治疗后即可有症状显著改善。但较多患者大面积顽固性慢性疼痛，灶点较多，甚至整块肌肉硬化板结形成大的病灶区，治疗往往需要弧刃针分批分次、按疗程、系统、正规、足程治疗，最好是弧刃针标准疗法综合治疗。

4. 操作应在五定原则和灶点理论等指导下，弧刃针标准持针姿势，严格依据操作标准及安全法则进行。

5. 采用弧刃针标准化治疗方案，疗效更佳。

6. 临床发现，部分腰骶部软组织损伤患者，临床治愈后，痛经、阳痿、腹胀、胃部不适等症状亦可减轻，甚至消失。

7. 基础治疗不可少：避免久坐及弯腰活动，保暖避寒，急性期多休息，可以佩戴护腰，慢性期加强腰背肌锻炼，同时拉伸腹肌和髂腰肌。

第二节　棘上韧带炎、棘间韧带炎

一、概述

因各种原因所致的棘上韧带或棘间韧带的无菌性炎症，称为棘上韧带炎或棘间韧带炎，又称为棘上韧带损伤或棘间韧带损伤，是临床腰背疼痛中的常见疾病。

二、解剖

棘上韧带位于棘突尖，棘间韧带位于棘突间，两者将相邻脊椎的棘突紧密相连。因两者位置相对表浅，又承担较大负荷，故较易损伤。

棘上韧带与棘间韧带一起，主要维持脊柱的稳定，限制脊柱过度前屈，是腰部伸屈功能调节的组成部分之一（图8-5）。

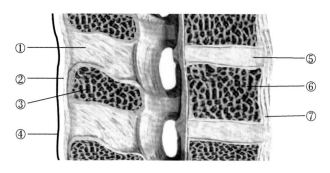

图8-5　棘上韧带与棘间韧带示意图
①棘间韧带；②棘上韧带；③棘突；④皮肤；⑤椎间盘；⑥椎体；⑦前纵韧带

棘上韧带与棘间韧带有脊神经后支的神经末梢分布，是敏感的组织，一旦受到损伤，可通过脊神经后支传入中枢引起腰痛、腹痛或反射性的臀腿痛。

1. 棘上韧带　棘上韧带色白，质韧，起自第7颈椎棘突，向上延续为项韧带，向下直至腰椎棘突尖，有一定的宽度。其构成的纤维束内的胶原纤维呈波浪状弯曲，当脊柱前屈时纤维被拉直，伸时短缩复原，故棘上韧带具有一定的弹性和韧性。

有学者指出，棘上韧带是由腰背筋膜、背阔肌、多裂肌的腱膜组成。但作者临床经验为：棘上韧带损伤所致的腰部棘突部位的疼痛特征，和背阔肌、胸腰筋膜、多裂肌等损伤所致的棘突后正中疼痛特征不尽相同；且遍查"背阔肌、腰背筋膜和多裂肌"等的解剖资料，皆起于腰椎棘突等处，或有胸腰筋膜附着于棘突、棘上韧带等。故"棘上韧带是由背阔肌、腰背筋膜、多裂肌的腱膜组成"之说值得商榷。

棘上韧带分浅、中、深3层，深层连接相邻2个棘突，其纤维与棘突骨质密切相连；中层跨越2～3个棘突；浅层跨越3～4个棘突。腰4以下几乎不存在棘上韧带（下行的棘上韧带，止于第3腰椎棘突者占22%，止于第4腰椎棘突者占73%，止于第5腰椎棘突者占5%）。

棘上韧带损伤多发生于颈7胸1段、胸椎3～5段、胸腰椎结合段的棘上韧带处。

2. 棘间韧带 棘间韧带主要连接于相邻棘突之间，前接黄韧带，后接棘上韧带，附着于棘突根部到棘突间。其纤维走行方向呈多向性，大致主要方向为斜向后上，但棘间后端有斜向后下的纤维束，椎板部纤维则斜向内上。根据其纤维起止，一般可将其分为3部：关节囊部、腹侧部、背侧部。背侧部斜向后下的纤维的主要功能与棘上韧带相同，对脊柱过屈起着节制作用。在后正中矢状位上的棘间韧带较厚，而其两侧的旁正中矢状位上则较薄。

在腰部，棘间韧带较厚且宽阔，但由于受力较大，相对极易损伤。棘间韧带损伤，临床多发生于腰4～5、腰5～骶1段等。

三、病因

（一）急性损伤

1. 直接暴力 外伤等直接的暴力损伤易导致棘上韧带的损伤，甚至发生脊柱骨折、伴或不伴棘间韧带的损伤等。

2. 扭闪 腰部不协调的姿势，如弯腰抬拿重物起身动作较猛等动作时，就易遭受急性扭闪损伤，导致急性的棘上韧带或棘间韧带损伤（通常是部分纤维撕裂，绝非完全断裂），引发疼痛。

3. 手术 开放性的手术等，对于棘上韧带或棘间韧带等可以直接造成损伤疼痛；另一方面，腰部手术对肌肉筋膜等组织必然会造成一定的直接损害，可能会引起腰部力学的不平衡，造成动静态平衡失调，导致棘上韧带或棘间韧带损伤疼痛的发生。

（二）慢性劳损

长期久坐、弯腰、下蹲等姿势工作者等，易发生棘上韧带或棘间韧带的慢性劳损。

（三）风寒湿邪

风寒湿邪，实际就是寒凉，可使背腰部软组织异常应力增加，微循环障碍，导致局部炎症疼痛。

四、发病机制

坐位、弯腰或下蹲时，脊柱处于屈曲状态，此时，腰段脊柱生理曲度相对变直，背部生理曲度相对增加，两侧骶棘肌和背阔肌等被拉伸而相对松弛，为避免躯干向前塌倒，此时主要由腰背部的韧带承受负荷、维持姿势。由于棘上韧带在后方体表最浅层，力臂杠杆最大，所承受的应力也相对最大，日积月累，应力不断反复刺激，故最易发生急性或慢性的棘上韧带牵拉性损伤。

　　但当脊柱屈曲到较大角度，如全屈时，棘间韧带就开始承受更大的力，此时如果直腰后伸，如弯腰抬拿重物动作较猛就易遭受急性损伤，导致急性的棘间韧带损伤；病情迁延不愈，或者长期慢性劳损（如长期下蹲弯腰工作、或坐矮凳工作时间过长），就易发生慢性的棘间韧带损伤。

　　另外，有腰椎间盘退变突出的中老年患者，其椎间隙相对狭窄，则棘间韧带和棘上韧带必然高度下降，处于一个相对不稳的状态，久之就易发生损伤。

　　棘上韧带或棘间韧带损伤后，初始多为炎症水肿疼痛；但当病情迁延继续，就易发生纤维化、瘢痕、硬化、挛缩等退行性病变，导致韧带的弹力减小、长度相对增加，就会使腰段脊柱生理曲度进一步相对变直，或使背部生理曲度进一步增加，导致佝腰或驼背姿势。此时，棘上韧带或棘间韧带必然会弹力减小、韧性不足，但由于躯干中心前移，力臂杠杆的原因，棘上韧带或棘间韧带受到的张力却必然增加，久之易发生血运障碍，产生慢性疼痛。

五、临床表现

　　1. 患者疼痛位置局限、固定，多发生于闪扭、久坐、弯腰、久蹲、弯腰抬拿重物时，或坐位站起瞬间。

　　2. 棘上韧带损伤，疼痛相对浅表：位于腰正中，棘突尖一点或纵向一短溜。

　　3. 棘间韧带损伤，疼痛位置相对深在：位于腰正中棘突间（多位于腰4～5、腰5～骶1棘间）。

　　4. 慢性者酸困居多，急性者性质不定，疼痛程度不一。

　　5. 劳累加重，休息减轻。

　　6. 多无功能障碍，程度重者可活动受限。

　　7. 重者，特别是棘间韧带炎，可伴有直腰困难，需借力方可直起，平卧时需要腰下垫拳方能缓解或舒适。

　　8. 偶可伴有腹部等不适。

六、诊断依据

（一）腰部棘上韧带损伤

　　1. 病史　患者有久坐、弯腰、劳损、闪扭或受凉等病史。

　　2. 症状　疼痛位置浅表，位于腰正中的棘突处一点或纵向一短溜。同临床表现。

　　3. 体征　①触诊：棘突尖压痛。②动诊：半弯腰疼痛，腰全屈和侧屈不疼。③多无功能障碍，少部分严重者可有弯腰活动受限。

　　4. 辅助检查

　　（1）MRI：如矢状位T2WI抑脂序列清晰显示病变阶段之棘突上的异常高信号，则提示棘上韧带损伤。

　　（2）超声：超声对棘上韧带损伤的观察方便快捷、图像清晰、优势明显。

　　正常的棘上韧带，声像图显示，纵切面为紧贴棘突表面的纵向带状低回声，浅面为平滑细线状强回声，与皮下脂肪分界清晰，内部回声均匀一致，相邻棘突间棘上韧带稍向内凹陷，深面与棘突表面强回声形成分界，与棘间韧带界限不清晰；横切面棘突表面被棘上韧带包括，侧方边界清晰，上下边界与纵切面相同。而病变的棘上韧带厚度均大于临近健康棘突尖棘上韧带的厚度；累及两个相邻棘突棘上韧带者，棘突间凹陷多不明显。

5. 鉴别诊断 棘间韧带损伤、背阔肌损伤、竖脊肌损伤、胸腰筋膜损伤、骨折、骨病等。

符合2、3、5，或4，皆可明确诊断。

（二）腰部棘间韧带损伤

1. 病史 患者有久坐、弯腰、劳损、闪扭或受凉等病史。

2. 症状 疼痛位置深在，位于腰正中棘突间（多位于腰4～5、腰5～骶1棘间），局限固定。同临床表现。

3. 体征 ①触诊：棘突间压痛。②动诊：腰全屈疼痛，半弯腰和侧屈不疼。③多无功能障碍，少部分严重者可有弯腰活动受限。

4. 辅助检查 MRI：如矢状位T2WI抑脂序列清晰显示病变阶段之棘突间的异常高信号，则提示该阶段的棘间韧带损伤。

5. 鉴别诊断 棘上韧带损伤、背阔肌损伤、竖脊肌损伤、胸腰筋膜损伤、骨折、骨病等。

一般的，符合2、3、5，或4，皆可明确诊断。

（三）说明

1. 很多患者没有明显的外伤、劳损、闪扭等病史。

2. 超声、磁共振对于棘上韧带或棘间韧带损伤的诊断有一定的帮助，但相对需要较高的专业影像技能，相对麻烦，且增加花费、增加时间，没必要；实际上只要符合上述两者的2、3、5三点即可明确诊断。

3. 如果超声、磁共振等影像证实有棘上韧带或棘间韧带的损伤征象，则也可以立即明确诊断。

七、弧刃针治疗

以慢性棘上韧带炎或棘间韧带炎为例，弧刃针治疗步骤如下。

1. 体位 患者俯卧，腹下垫枕。

2. 定部位 多为原位痛，病变多在腰部。

3. 定组织 相应的棘上韧带，或棘间韧带。

4. 定灶点 ①棘上韧带：一般选择胸腰结合处的棘突、颈7胸1棘突、胸3～5棘突后正中线（0线）上的原发灶点，并相应体表标记。②棘间韧带：一般选择在后正中线（0线）上腰4～5、或腰5骶1棘间韧带背侧部的原发灶点，并相应体表标记。③其他软组织：若合并其他软组织损伤，则在明确诊断的基础上，依据灶点理论触诊寻找灶点，并相应体表标记。

5. 消毒 常规消毒，准备无菌操作。

6. 麻醉 不需要麻醉。

7. 定向 右手持针，拇指指甲平齐合适规格的弧刃针斜面方向，使刀口线平齐拇指指甲方向。

8. 操作 左手拇指或中指指切定位，针体与皮肤垂直，快速进针，直达皮下，依照弧刃针操作标准，对灶点横切操作。操作精准时，顶触感、阻力感、落空感等针感和"咔"声响明显。

9. 注射臭氧 每个灶点可注射20μg/mL的臭氧1mL，也可不注射臭氧。

10. 出针。

11. 按压 指压患处，减少肿胀。

12. 试验 治疗前患者多有半弯腰或腰部全屈（90°弯腰）活动时疼痛，治疗后再次重复之前活动，如果无疼痛或疼痛显著减轻，则说明灶点定位准确，操作可结束。否则，再次寻找灶点，按操作标准治疗。

13. 保护　针孔常规保护（棉签、创可贴、输液贴等），为了增加治疗效果，最好是膏药外用。

14. 留诊观察　观察半小时，如无异常不适，结束本次诊疗。

八、注意事项

1. 棘上韧带和棘间韧带损伤常可合并出现。

2. 操作应在"五定"原则和灶点理论等指导下，弧刃针标准持针姿势，严格依据操作标准及安全法则进行。

3. 弧刃针治疗本病，一般每周治疗1次即可，1～2次即可临床治愈。如果遇到部分顽固性慢性疼痛患者效果不佳，原因可能在于诊断不对、灶点定位不准、局部感染，或合并有其他疾病等，需要相应治疗。

4. 采用弧刃针标准化治疗方案，疗效更佳。

5. 为预防复发，基础治疗不可少：避免久坐及弯腰活动，保暖避寒，急性期多休息，可以佩戴护腰，慢性期科学锻炼。

6. 体操锻炼：慢性期腰背肌强化锻炼，腹肌及髂腰肌拉伸锻炼。

第三节　第三腰椎横突综合征

一、概述

第三腰椎横突综合征，是指由于第三腰椎横突尖端所附着的软组织损伤所造成的腰部疼痛疾病，又称为腰三横突炎，属中医"腰痛""腰痹"范畴。该病好发于久坐及体力劳动者，和颈椎病一样临床常见，几乎每个腰痛的成年人都有本病，并且有越来越年轻化的趋势。

二、解剖

（一）骨骼

腰椎一共有5个，自上而下依次序排列，分别命名为第一腰椎、第二腰椎、第三腰椎、第四腰椎和第五腰椎，共同形成脊柱腰段。正常腰段脊柱呈生理性前凸，生理性前凸的顶部为第三腰椎。

第三腰椎横突位于椎体和关节突的外侧，第12肋与髂嵴之间，横突向后上略成角，向前略倾斜，其长度在5个腰椎横突中最长，由于力臂杠杆的原因，其横突所受的软组织牵拉应力必然最大。

（二）附着软组织

第三腰椎横突的腹侧、背侧、尖部和上下缘的骨面增厚粗糙，附着有相应的软组织：腹侧有腰大肌和腰方肌，横突背侧有骶棘肌、横突棘肌，尖端有腰方肌和腰背筋膜深层附着，上、下缘是横突间肌。

在腰方肌和骶棘肌外缘，来自内侧的浅深两层腰背筋膜、腰方肌筋膜相互融合后，作为腹横肌和腹内斜肌腱膜的起点，与来自外侧的腹横筋膜、腹内斜肌筋膜相融合，腹横肌和腹内斜肌间接附着在第三腰椎横突尖端。

（三）臀上皮神经

臀上皮神经是由腰1～3脊神经后外侧支组成。第2腰神经的后支大多紧贴第三腰椎横突尖端向外侧走行，穿过深筋膜经骶棘肌外缘在深浅筋膜之间下行，在腰三角处穿过腰部浅筋膜，越过髂嵴分支并分布于臀上部皮下，还有部分纤维入臀中肌和大腿后侧皮下。

三、病因

（一）劳损

1. 职业　不同职业发病率不同，农民、煤矿或建筑工人等重体力劳作者易劳损罹患本病。

2. 久坐　驾驶员、办公室人员等久坐者，皆易慢性劳损，罹患此病。

3. 劳作　农民、煤矿或建筑工人等弯腰劳作者，相较站位或坐位劳作者，更易罹患本病。

（二）外伤

1. 闪扭　较多见。腰部不协调的姿势，跌扑扭闪，皆可引起第三腰椎横突部的软组织损伤，引发疼痛。

2. 外伤　较少见。直接暴力不仅可以引发第三腰椎横突骨折，也可引发局部软组织损伤，引发疼痛。

（三）解剖因素

1. L_1和L_2横突两侧方有肋弓的遮挡，L_4和L_5横突两侧方相对有髂嵴的遮挡，而L_3横突则缺乏应力遮挡。

也就是说：当腹压增加，腹肌的张力通过髂嵴和肋弓再传递给腰椎横突时将会减少。而L_3横突的侧方则没有像髂嵴和肋弓这样的缓冲带，直接承受了腹横筋膜等较大的张力，持续地长期承受较大应力，受损疼痛的机会也相应增多。

2. L_3脊椎位居静态的胸廓和骨盆之间，又位于第12肋与髂嵴之间，相对处于腰部活动中心，相对为躯干的运动枢纽。

3. L_3横突长度在5个腰椎横突中最长，力臂杠杆的原因，其横突所受的软组织应力必然最大。

4. L_3横突肌肉附着较多，在其尖端容易造成应力集中，而产生疼痛。

众多的肌肉筋膜附着：①L_3横突的腹侧、背侧、尖端和上下缘的骨面皆增厚粗糙，附着有相应不同、大小长短和粗细不一的软组织，腹侧有腰大肌和腰方肌，横突背侧有骶棘肌、横突棘肌，上、下缘是横突间肌，尖端有腰方肌和腰背筋膜深层附于L_3横突尖部。②腹横肌和腹内斜肌间接止于第三腰椎横突尖端，腹横肌和腹内斜肌皆被其同名腱膜包绕，其后方腱膜的起点在腰方肌和骶棘肌的外缘，皆与内侧的腰方肌腱膜和腰背筋膜的浅深两层相融合，而腰背筋膜深层又止于L_3横突外侧端。③在5个腰椎横突中，第三腰椎横突尖端，腰方肌肌纤维和腰背筋膜深层纤维的附着范围最大、最为集中。

力臂杠杆的原因，在众多的横突周围软组织中，横突尖端所附着的腹横肌、腹内斜肌和腰方肌的力臂相对较大，承受牵拉应力当然就相对集中，故其极易劳损或损伤，在第三腰椎横突尖端形成疼痛，而形成腰三横突炎或第三腰椎横突综合征。

临床经验：第三腰椎横突综合征临床症状的发病机理，主要是L_3横突尖端附着的软组织损伤所造成的。

（四）风寒湿邪

风寒湿邪，实际就是寒凉，可使背腰臀部肌筋膜紧张、痉挛，引发L_3横突部的软组织异常应力增加，微循环障碍，导致局部炎症疼痛。

四、发病机制

劳损、外伤、风寒湿邪侵袭等原因，导致第三腰椎横突所附着的软组织，特别是横突尖端所附着的软组织在早期发生炎症水肿、充血、渗出等病理改变，引发局部软组织疼痛、肌肉紧张、痉挛；病情迁延发展，局部还会进一步发生机化、粘连、纤维化、硬化、瘢痕等一系列病理改变，导致局部慢性疼痛的发生。

另一方面，由于横突尖部有腰部深层筋膜及腰方肌束附着，腰方肌筋膜和腰部深层筋膜在外侧融合后，又与腹横筋膜和腹内斜肌筋膜相互融合，而腰神经的后外侧支、后内侧支等神经分支或横突间的血管神经束等都行经其间并穿行出上述腰部深浅筋膜。由于解剖、体位姿势、外伤等原因，L_3横突部软组织极易发生损伤，若一旦损伤，则必然直接或间接影响到腰部浅深筋膜甚或穿行其间的肌肉的张力的异常增加，从而造成广泛痉挛、疼痛；或者造成对上述神经等的刺激或卡压，继而引发广泛腰痛，甚至腹部不适或引起功能性的腹痛；久之，还易形成慢性腰部肌筋膜炎（肌筋膜炎），造成慢性腰部广泛疼痛。

再一方面，腰部肌肉筋膜的损伤，也必然可能会影响到L_3横突所附着的软组织的张力异常，达到一定的程度，失代偿的结果，就会导致L_3横突部所附着的软组织（主要是腰部深筋膜和腰方肌的髂腰纤维、腰肋纤维）炎症、渗出、水肿、机化、粘连、纤维化、硬化、瘢痕、挛缩等一系列病理改变，导致L_3横突局部疼痛的发生。

总的来说：解剖是基础，而劳损、外伤、风寒湿邪侵袭等原因，可以导致L_3横突部的软组织损伤疼痛，引起第三腰椎横突综合征。第三腰椎横突综合征又可以继发腰部肌筋膜炎（腰肌劳损）疼痛，或者臀上皮神经炎等疼痛，甚至腹部不适或引起功能性的腹痛。腰部肌筋膜炎也可引发第三腰椎横突综合征造成腰局部疼痛，或臀上皮神经炎腰臀腿部疼痛，腰椎间盘突出症等疾病。

五、临床表现

本病临床主要表现为腰部疼痛，且具有以下几个特征。

1. 疼痛位置模糊，患者多难以指明；疼痛位置相对深在，位于腰部一侧或两侧，患者常难以具体指出具体的疼痛部位。

2. 酸困疼痛居多，多数为慢性疼痛患者，性质为酸困疼痛，表现为腰部深在酸痛（注意与腹部病变相鉴别）。

3. 久坐或弯腰时间长疼痛加重，活动后减轻；休息后再次活动时可有不适，但活动后症状可不明显，甚至无症状。

4. 喜暖喜按，急性患者压痛明显，慢性患者喜暖喜按。

5. 疼痛症状可持续数天、数年、数十年不等。

6. 功能活动度多不受影响。

7. 有时可引起腹部不适，或功能性腹痛。

8. 第三腰椎横突尖端压痛、质硬，部分患者按压时则有舒适感。

六、诊断依据

（一）病史

久坐、弯腰劳损或闪扭等病史。

（二）症状

同临床表现。

（三）体征

L_3横突尖端多有压痛、质硬、甚至硬结，部分患者按压时则有舒适感；多无活动受限。

（四）试验

灶点按压试验阳性，按压时局部质硬，有压痛、舒适感，部分患者按压后疼痛症状亦明显减轻。

（五）X片、CT、MRI

多无明显异常，仅可见到L_3横突较长。红外热成像急性期患者局部可有高温差改变，慢性患者多无明显改变。

（六）鉴别诊断

1. 腰骶部软组织损伤（腰肌劳损）　为笼统诊断，覆盖范围较大，只要是腰部的软组织损伤广义上都属于腰肌劳损，狭义上多指广泛的腰部肌肉筋膜损伤。症状与第三腰椎横突综合征多相似，久坐弯腰加重，活动后减轻。但其要么疼痛面积相对较大，要么病变位置不在L_3横突部位，要么L_3横突背侧部虽有硬结或压痛但其尖端却无质硬或压痛。

2. 急性腰肌扭伤　和急性的第三腰椎横突综合征相比，皆对侧屈时疼痛加重，同侧屈后减轻，弯腰加重，后仰减轻；但本病疼痛位置不在L_3横突部位，灶点亦不在L_3横突尖，灶点多且广泛。

3. 臀上皮神经炎　症状表现为腰臀痛或臀腿痛，弯腰或久坐加重，但多单侧发病，且疼痛在臀上皮神经分布区域，痛不过膝。红外热成像呈高温差或低温差改变。

4. 肾结石　多有结石病史。症状表现差异较大，严重者尿频、血尿，剧痛，可放射至小腹。疼痛性质可为深在绞痛、胀痛；L_3横突无压痛，但肾区叩击痛明显。尿常规中有红细胞，泌尿系超声可见到结石。

七、分型

1. 急性　1～2周以内者，病变以炎症水肿为主，局部压痛明显。
2. 慢性　2周以上者，病变以硬化、挛缩为主，局部质硬、压痛，或痛并快乐。

八、弧刃针治疗

以慢性第三腰椎横突综合征为例，弧刃针治疗步骤如下。
1. 体位　患者俯卧，患侧在外。

2. 定位　腰部两侧。

3. 定组织　腰方肌、腰部深筋膜。

4. 定灶点　L$_3$横突尖灶点（腰方肌及胸腰筋膜中层的L$_3$横突尖灶点）。

5. 消毒　常规消毒，无菌操作。

6. 麻醉　一般不需要麻醉，仅少数敏感患者需采用利多卡因局麻。

7. 定向　右手持针，拇指指甲平齐0.7mm弧刃针斜面方向，使刀口线平齐拇指指甲方向。

8. 操作　左手拇指或中指指切定位灶点，支撑进针法，针体与水平面和人体矢状面皆成45°，与后正中线垂直，依照操作标准逐层进针，对第三腰椎横突尖端软组织横切操作。操作精准时，顶触感、阻力感、落空感等针感和"咔"声响明显（图8-6，图8-7）。

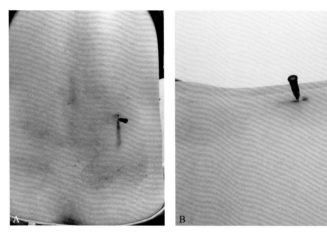

图8-6　第三腰椎横突综合征的弧刃针治疗
A. 正视图；B. 侧视图

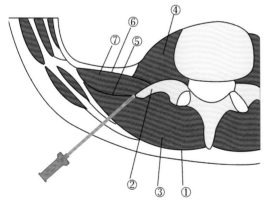

图8-7　第三腰椎横突综合征的弧刃针治疗示意图
①胸腰筋膜浅层；②第三腰椎横突；③竖脊肌；④腰大肌；⑤胸腰筋膜中层；⑥胸腰筋膜深层；⑦腰方肌

9. 试验　患者多有健侧屈痛，治疗后再次健侧屈，如果无疼痛或显著减轻，操作可结束。

10. 注射臭氧　注射20μg/mL的臭氧1～2mL。

11. 出针。

12. 按压　指压患处，减少肿胀。

13. 保护　针孔常规保护（棉签、创可贴、输液贴等），为了增加治疗效果，最好是膏药外用。

14. 留诊观察　观察半小时，患者如无异常不适，结束本次诊疗。

九、注意事项

1. 关于臀上皮神经炎，虽然第三腰椎横突综合征可诱发或伴随有臀上皮神经炎，但因臀上皮神经炎有独立的病因病机，症状体征又皆和第三腰椎横突综合征不同，故属于单独病变，不隶属于第三腰椎横突综合征，也不隶属于腰骶部软组织损伤（腰肌劳损、腰部肌筋膜炎）。

2. 久病者，第三腰椎横突综合征患者多还伴有腰肌劳损（腰骶部软组织损伤）、腰椎间盘突出症等腰部疾病。

3．临床发现，部分患第三腰椎横突综合征的年轻女患者，第三腰椎横突综合征治愈后，痛经、腹胀、胃部不适等症状亦可减轻，甚至消失。

4．第三腰椎横突综合征临床症状的发病机理，主要是 L_3 横突尖端附着的软组织损伤所造成的。对于尖端以外（L_3 横突背侧部、腹侧部、上下缘部）软组织的损伤引起的疼痛，鉴于其和尖端部的解剖明显不同，将之归类为腰骶部软组织损伤（腰肌劳损）范畴。

5．操作应在"五定"原则和灶点理论等指导下，弧刃针标准持针姿势，严格依据操作标准及安全法则进行。

6．弧刃针治疗本病，一般每周治疗1次即可，1～2次即可临床治愈。对于部分顽固者，大多不单纯仅是第三腰椎横突综合征引起，往往还伴有其他软组织或骨关节的损伤，需要腰部整体弧刃针的调整。

7．采用弧刃针标准化治疗方案，疗效更佳。

8．急性者一般可以配合注射，但据作者经验，无论急性还是慢性患者，一般皆可单一采用弧刃针治疗，效果皆满意。

9．灶点定位要精准，刺激量不宜过大（2～3刺即可）。

10．为预防复发，基础治疗不可少：患者避免久坐及弯腰活动，保暖避寒。急性期多休息，可以佩戴护腰；慢性期科学锻炼。

11．体操锻炼：慢性期患者加强腰背肌锻炼，腹肌及髂腰肌拉伸锻炼。

第四节　腰椎间盘突出症

一、概述

腰椎间盘突出症（lumbar disc herniation，LDH），俗称"腰突症"，是指腰椎间盘的各个组成部分（髓核、纤维环、软骨板），尤其是髓核和纤维环，在各种原因所致不同程度的退行性变后，腰椎间盘的纤维环部分破裂或完全破裂，使髓核突出或脱出，刺激和（或）压迫神经，而产生相应的腰腿（临床主要是下肢）疼痛、麻木、甚或下肢无力等临床症状的一种疾病。

北美脊柱外科学会（NASS）循证医学临床指南发展委员会下属的腰椎间盘突出神经根病工作组的2016年版《腰椎间盘突出症诊疗指南》对腰椎间盘突出神经根病给予如下定义：椎间盘的物质错位超过正常椎间盘边界范围，压迫神经，导致疼痛、无力、肌节麻痹或皮节感觉分布异常的一种疾病。

腰椎间盘突出症是临床常见病、多发病、疑难病，也是引起下肢疼痛麻木的常见病，在诸多病变阶段椎间盘之间，以 L_{4-5} 和 L_5S_1 两个椎间盘病变突出并引起症状者居多，有文献报道称两者占据了腰椎间盘突出症的95%，而 L_{3-4} 椎间盘突出症则为其次，至于高位的 $T_{12}L_1$、L_{1-2}、L_{2-3} 椎间盘突出症，则临床甚少。

本病属中医学"腰痛""痹证""痿证"的范畴。

二、椎间盘的解剖

（一）解剖组成

椎间盘由软骨板、纤维环和髓核3部分构成，是椎体间主要的加强联系与支持的结构。

1. 软骨板　即椎体上的软骨面，作为髓核的上下界，与相邻椎体分开，平均厚度1mm。软骨板如同膝的关节软骨，可以承受压力保护椎体。

2. 纤维环　在上、下软骨板间有一圈纤维组织，称为纤维环，是椎间盘的最主要的维持负重的组织，与上下软骨板和脊柱前、后纵韧带紧密相连。纤维环连接相邻椎体，紧密附着于软骨板上，使脊柱在运动时作为一个整体，保持脊柱的稳定性。纤维环作同心层排列，各纤维的方向彼此交错，形成不完全的环。每层纤维在两个椎体间斜行，以45°角附着于上下软骨板上。各层纤维间以90°角交叉排列，相邻两层间借黏合物质相连。纤维环的前部和外侧部较后部宽约1倍。后部较窄，层次少，相邻纤维接近平行，连接物质也较少。最内层纤维与髓核的细胞间质相融合，无明显界限。

3. 髓核　由软骨板、纤维环包裹着的一种柔软富有韧性、弹性的半流体胶状物质称为髓核，占椎间盘横切面的50%～60%，其密度随年龄而增大。椎间盘受压时变扁，髓核有向外膨出的趋势，可将施加于纤维环的纵向压力转为水平冲击，纤维环具有弹性，可以消散由髓核而来的冲击。压力消失髓核又复原，像弹簧垫一样具有缓冲作用。

4. 椎间盘的血管　幼年时期丰富，有一些微血管可分布到深层，8岁时血管逐渐闭塞，仅在软骨板遗留下许多微孔，具有半透膜性质。故在渗透压下，营养物质供应和新陈代谢产物排出可以扩散至无血管的椎间盘。

5. 椎间盘的神经　起源于窦椎神经，分布于纤维环的浅层。软骨板、纤维环的深层和髓核则无神经分布。所以，软骨板受损伤时，既无疼痛感觉产生，又无自行修复能力。

（二）椎间盘的功能

1. 维持脊柱的高度。
2. 连接上下两椎体，并使椎体间有一定的活动度。
3. 使椎体承受相同的应力。
4. 缓冲脊柱的受力。
5. 维持脊柱后方关节突关节一定的距离和高度。
6. 保持椎间孔的大小。
7. 保持脊柱的生理曲度。
8. 维持脊柱及其周围附属结构的稳定。

（三）椎间盘病变的分类

1. 椎间盘正常　椎间盘无退行性变，所有椎间盘组织均在椎间盘内。

2. 椎间盘膨出（bulging）　椎间盘纤维环环状均匀性超出椎体边缘范围，椎间盘组织没有呈局限性突出。

3. 椎间盘突出（protruded）　椎间盘组织局限性移位超过椎体边缘。移位椎间盘组织尚与原椎间盘组织相连，其基底连续部直径大于超出椎体的移位椎间盘部分。

4. 椎间盘脱出（extruded）　脱出的椎间盘组织块在椎体外缘之外并大于破裂的椎间盘间隙，并通过此裂隙位于椎管内。

对于椎间盘脱出而言，脱出的椎间盘组织在椎管内可有多种形态，可单纯向后脱出，可上翘，可脱垂，也可游离。

5. Schmorl结节　指腰椎间盘的髓核经上下软骨板的发育性或后天性裂隙突入椎体的松质骨内，使受侵入的椎体显示一圆形或半圆形凹陷缺损区，边缘多有硬化。一般无症状，或仅有腰痛，不需要手术治疗。Schmorl结节，在X线侧位片可见椎体后缘三角形翘起阴影，CT和MRI片则更典型。

（四）突出的腰椎间盘与神经根的关系

腰椎间盘突出症主要的发病机制是突出的腰椎间盘压迫和（或）刺激神经根（由于解剖的原因，临床绝大多数的腰椎间盘突出部位在椎间盘的后外侧），并且产生了相应的根性神经痛及功能障碍。

1. 腰脊神经根发出水平与椎间盘的关系　腰骶神经根自硬脊膜囊的前外侧穿出，随着序列的下降，神经根管与硬膜囊的夹角逐渐减小，在椎管内斜向外下走行，由椎弓根下经椎间孔出椎管。

骶1神经根发自 L_5 椎体下1/3或者 L_5S_1 椎间盘上缘水平，发出后斜向外下，越过 L_5S_1 椎间盘及骶1椎体后上缘入骶1椎间孔。

腰5神经根发自 $L_{4/5}$ 椎间盘或其上缘水平，斜向外下走行，越过 L_5 椎体后上部，经 L_5S_1 椎间孔发出。

腰4及以上神经根皆发自相应椎体上1/3或者中1/3水平，出硬膜囊，并沿椎弓根的内下方出椎间孔，在椎管内的走行中，不与同序数椎间盘相接触。因此，各神经根只有 L_5 及 S_1 神经根在椎管内与椎间盘的外后部相邻（图8-8）。

2. 突出椎间盘压迫神经根的序数　基于神经根的发出位置和行径路线与椎间盘的比邻关系，决定了：腰3~4及其以上的腰突症几乎都是突出的椎间盘压侵及下位神经根的硬膜内部分；而当腰4~5椎间盘突出时，则多累及腰5神经根的发出处；当腰5骶1椎间盘突出时，则可压迫骶1神经根的起始段，或骶2神经根的硬膜内部分。如为偏中央或中央型，则可影响再下1条神经根或更多的马尾神经，因而可同时有马尾神经功能障碍。

简单地说，突出物压迫行走神经根即下一出口的神经根者临床多见，即 L_{3-4}、L_{4-5}、L_5S_1 椎间盘突出，分别压迫 L_4、L_5、S_1 神经根。突出椎间盘向上潜行，

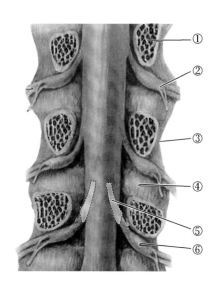

图8-8　脊神经根与椎间盘位置关系示意图
①L_3椎弓根；②L_3脊神经；③L_4椎体；④椎间盘；⑤硬膜囊内的L_5神经根；⑥L_5脊神经节

压迫上位同序数的神经根（出口神经根）的可能性极小，但临床亦曾有报道：腰椎间盘突出物压迫出口神经根者占6.4%，其中 L_{3-4}、L_{4-5}、L_5S_1 椎间盘突出压迫 L_3、L_4、L_5 神经根者分别有1例、6例、18例。

如果腰椎间盘突出块巨大且位置偏内侧或在后侧中央，或者椎间盘纤维环完全破裂，髓核碎片脱入椎管，则可导致神经根和马尾神经广泛受压，如 L_{4-5} 椎间盘大块突出可同时压迫 L_5 和 S_1 神经根。

一般情况下，突出物压迫同序数神经根可能性极小，其原因主要为上翘或向上游离的椎间盘突出，或者极外侧型椎间盘突出。如图8-9的磁共振图片，属典型的腰5骶1椎间盘大块脱出后上翘，压迫刺激损伤了腰5神经根的病例图片。

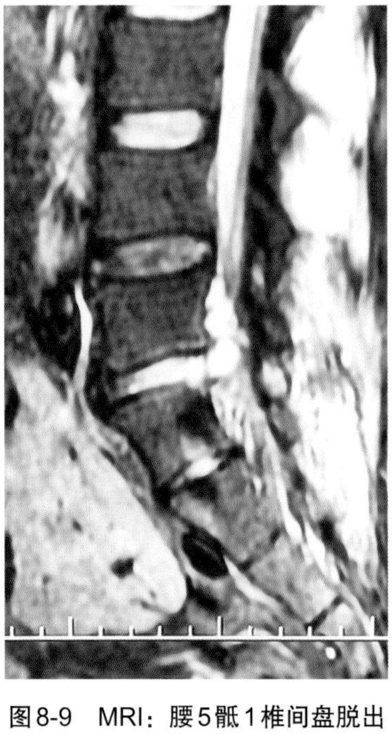

三、病因

（一）腰椎间盘突退行性变的原因

1. 外因（外力的作用）　坐、站、行、弯腰、扭转、运动等长期反复的日常活动等，所产生的外力（压力、弯曲力、扭转力等）所造成的

图8-9　MRI：腰5骶1椎间盘脱出上翘

轻微损害，日积月累、水滴石穿地反复作用于腰椎间盘，使椎间盘不断加重着退行性变或者老化的程度。

2. 内因（椎间盘自身解剖因素的弱点）

（1）椎间盘在成人之后逐渐缺乏血液循环，修复能力也较差，特别是在退行性变后，修复能力也随之逐渐微弱。

（2）椎间盘后外侧的纤维环较为薄弱，又缺乏后纵韧带的保护。

（3）后纵韧带在腰5骶1阶段平面时宽度显著减少，对纤维环的加强作用明显减弱。

（4）腰骶段先天异常：腰骶段畸形、先天闭合不全等先天异常，可使腰椎间盘受到的异常应力相应增加，单位面积的负荷相应增加，从而可能加重其退行性病变的速度，增加腰椎间盘突出症的发病率。

上述内因和外因的相互作用下，共同造成了腰椎间盘的退行性改变：髓核的退变主要表现为含水量的降低，并可因失水而致高度下降、韧性和弹性等也下降，引起椎节失稳、松动等病理改变；纤维环的退变主要表现为纤维环的变性、坚韧程度的降低，周边出现裂隙；软骨终板的退变主要表现在软骨的退变、变薄、囊性变、钙化等，以及软骨细胞死亡、纤维环附着点的松弛等。

（二）腰椎间盘突出症的影响因素

1. 职业、劳作 不同职业发病率不同，农民、煤矿或建筑工人等重体力劳作者，以及驾驶员、办公室人员等久坐者皆相对易患此病。弯腰劳作者相较站位或坐位劳作者，更易罹患本病。

2. 身高、体重、年龄 身高体重越高者，发病概率越大；20～40岁青壮年患病概率越大，而青少年相对不容易发病，40～60岁者多已经患有本病，年龄再大者则多为腰椎管狭窄症。

3. 外伤因素 腰部的部分外伤，如摔倒时臀部坐于地，所产生的腰部弯曲暴力等不仅可导致骨折等风险，也可增加本病的发病率。

4. 感受风寒湿邪 可使背腰臀部肌筋膜紧张，导致椎间压力、椎管内压力增加，椎间盘的压力必然也相应增加，本病的发病率当然也会增加。

5. 脊柱畸形 包括脊柱侧弯、对称或不对称的移行椎、畸形的腰椎、旋转错位的腰椎等等，易引起椎间盘受力不均匀，从而增加椎间盘突出的危险性。

6. 其他疾病 风湿、纤维肌痛症等。

7. 妊娠 妊娠后期，体重增加、腹压增加，椎间盘突出症的发病率也相应增加。

8. 种族、遗传因素 资料表明，有色人种发病率较低，例如，印第安人和非洲黑人等发病率较其他民族明显要低。

9. 其他。

四、发病机制

随着年龄的增长，日常生活工作和运动等反复的应力刺激，腰部软组织逐渐损伤，造成腰椎间盘的各个组成部分（髓核、纤维环、软骨板），尤其是髓核和纤维环，不同程度的压力增加，导致并加速了其发生退行性变（详见软组织损伤的病理基础及其相关理论）。累积到一定的程度，在外力作用下，常见的诱因如弯腰拿重物、腰闪、跌扑、弯腰洗脸等活动，腰椎间盘的纤维环就开始部分破裂甚或完全破裂，一方面使髓核突出或脱出于后方，或侧后方，或椎管内，刺激和（或）压迫相应脊神经根，而产生相应的腰腿（临床主要是下肢）疼痛、麻木、甚或下肢无力等一系列腰椎间盘突出症的典型临床症状。另一方面，也会使椎间隙变窄、脊椎间高度相应下降、黄韧带相对短缩肥厚、周围韧带松弛，其相应的脊椎关节突关节也发生相对的错位、周围软组织等也产生生理长度的改变等，继而产生一系列腰臀部疼痛等腰椎间盘突出症之不典型的症状或腰臀部肌肉筋膜炎的常见软组织损伤性疼痛症状，由此而使椎间关节压力增加、椎管内压增加，因而又继发刺激或压迫神经根，表现出一系列下肢疼痛麻木的典型的腰椎间盘突出症症状。

由于下腰部为动静结合处，是全身应力的中心之一，负荷较重，而下腰椎就像地基一样，更是承担着整个躯干甚至数倍躯干的重量，导致腰4～5椎间盘和腰5骶1椎间盘损伤而发生腰椎间盘突出症的概率临床最大。由于腰4～5椎间盘突出压迫的多是腰5神经根，腰5骶1椎间盘突出压迫的多是骶1神经根，而坐骨神经由腰4至骶3五条神经根组成，股神经来自第2～4腰神经，因此，腰椎间盘突出症所致的坐骨神经痛临床多见，而股神经痛相对少见。

病程日久，除神经根因炎症刺激或受长期压迫而产生部分神经功能障碍，出现下行性的疼痛、麻木、感觉减退、交感神经症状、甚或无力等症状外，突出的椎间盘与神经根、硬脊膜之间还可发生粘连，使手术剥离产生困难或传统非手术治疗效果欠佳。

多数髓核向后外侧突出而出现单侧下肢症状，少部分髓核则向后正中突出而易压迫双侧神经根致出现双侧下肢症状，还有极少数椎间盘突出发生于极外侧，即侧隐窝外侧的椎间孔内和椎间孔外侧，相对易被漏诊。

五、诊断依据

（一）临床表现

1. 腰痛　盘源性腰痛。半数以上患者先腰痛后腿痛，表现为起病缓慢的腰部深在疼痛（注意与腰部软组织损伤相鉴别），活动时加重，休息后可减轻，为椎间盘突出刺激纤维环、椎管内结缔组织、椎间孔内的脊神经根、细微的动静脉和后纵韧带中的窦椎神经纤维所致。窦椎神经终末纤维与脊神经背支的内侧分支还分布于骨膜、椎间关节韧带，并支配椎管内硬膜外血管，该神经由2/3交感神经和1/3躯体神经组成。疼痛症状可持续数天到数年不等，其疼痛部位多在腰部、腰骶部。

2. 神经痛　①大多数为坐骨神经支配区痛。因腰椎间盘突出部位多在$L_{4,5}$和L_5S_1椎间隙，故患者多有坐骨神经痛，常被迫屈髋屈膝位以减轻疼痛，站立位较坐位时严重，行走较站立位严重。当咳嗽、排便等腹压增加时，则会诱发和加重坐骨神经痛。②少部分为股神经支配区痛，临床主要表现为大腿前侧痛，主要发生在L_{1-2}、L_{2-3}、L_{3-4}的高位椎间盘突出症患者，其中部分患者还可出现腹股沟区或大腿前内侧疼痛。

3. 麻木　当椎间盘突出压迫神经根的本体感觉和触觉纤维时，会引起肢体麻木感而不出现下肢疼痛，麻木感觉区按受累神经区域的皮节分布。

4. 间歇性跛行　此系突出的椎间盘组织压迫神经根和椎管致其容积减小，当久站或久行时，椎管内相对受压的椎静脉丛静脉瘀阻扩张明显，加重了对神经根的压迫并引起缺氧症状。使神经根充血，炎症水肿反应所致。

5. 马尾综合征　马尾神经受压所致，主要见于中央型椎间盘突出症，患者会阴区有麻木感，多同时伴有一侧、双侧或左右侧交替出现坐骨神经痛。有些患者在重体力劳动后或在机械牵引和手法复位后出现，有些患者做出咳嗽、弯腰等微小动作即可诱发出现。主要症状为会阴部的感觉减退、麻木，括约肌障碍的排尿排便无力、尿潴留或二便失禁不能控制，男性性功能障碍阳痿，女性因尿潴留而假性尿失禁等。

6. 肌肉萎缩、无力、瘫痪　神经根受压严重时，肌力可不同程度降低、甚至瘫痪麻痹，肌肉则相应出现不同程度的萎缩。

7. 患肢发凉等感觉异常　脊神经为混合神经，不仅有躯体感觉纤维、躯体运动纤维、还有交感神经纤维，当因患肢疼痛刺激交感神经，可反射地引起腹腔内脏及皮肤末梢血管收缩，致相应皮肤阶段的大腿、小腿及足趾皮肤温度减低，尤以足趾为著，这一点，在红外热成像上很容易看出。

（二）体征

1. 脊柱侧弯和骨盆倾斜　严重者可出现斜腰扭臀、姿势性侧弯、骨盆倾斜等体态左右的不对称。

2. 步态和姿势　严重者常跛行，弯腰捡物时通常需要下蹲且一手扶腰部方可完成。

3. 灶点（压痛灶点、质硬灶点、混合灶点）　在明确诊断的基础上，依据灶点理论，结合动态检查等触诊寻找灶点。由于腰骶部结构较为特殊，本病原发灶点多规律地分布在髂嵴上缘和后缘灶线、骶旁灶线、棘突侧端灶线、竖脊肌外缘灶线，还有部分分布在耻骨下支灶线、横突外缘灶线、关节突灶线、髂腰肌小转子灶点等。按压部分灶点时，疼痛有时可诱发沿坐骨神经向下肢放射。

4. 活动受限　大部分患者有不同程度的腰部活动受限，急性期者尤著，以直腿弯腰最为明显。

5. 神经功能障碍

（1）感觉障碍：早期多为皮肤过敏，渐渐出现疼痛、感觉减退，严重者继之麻木。

胸12-腰1椎间盘突出症时，一般压迫的是腰1神经根，引起腹股沟部至膝部的前上1/3（自前外上斜向前内下）斜形带状区域疼痛和麻木；腰1～2椎间盘突出症时，一般是腰2神经根受压，大腿中前部1/3（自前外上斜向前内下）斜形带状区域疼痛和麻木；腰2～3椎间盘突出症时，一般为腰3神经根受压，大腿下前部1/3（自前外上斜向前内下）斜形带状区域疼痛和麻木；L_{3-4}椎间盘突出症，一般压迫的是L_4神经根，引起大腿前方和小腿前内侧皮肤感觉异常；L_{4-5}椎间盘突出症，压迫的一般是L_5神经根，引起小腿前外侧、足背前内侧、蹞趾和足底皮肤感觉异常；L_5S_1椎间盘突出症，压迫的一般是S_1神经根，引起小腿后外侧、足背外侧及3～5趾背侧皮肤感觉异常。

（2）马尾神经受压症状

马尾综合征：多见于中央型腰椎间盘突出症，表现为马鞍区（会阴部）麻木，膀胱、肛门括约肌（二便）功能障碍，阳痿或双下肢不全瘫痪。

脊髓圆锥综合征：会阴及肛门周围皮肤感觉缺失，马鞍区麻木等，多见于高位椎间盘突出。

外周圆锥综合征：脊髓L_4～S_2节段称为外周圆锥，发病时多见于踝反射或蹞反射缺如，膝反射存在或亢进。

（3）肌力减退和肌萎缩及运动障碍：L_4神经根受压，如累及股四头肌（股神经支配）则肌力减退、肌肉萎缩，患者伸膝关节无力而跛行；L_5神经根受压，可累及胫前肌和趾伸肌，使其肌力减退，严重者可出现足下垂改变而跨阈步态等；S_1神经根受压，则可累及腓骨长短肌、小腿三头肌、趾屈肌，可出现踝关节外翻、踝蹞屈和立位单腿翘足跟力减弱、足及蹞趾的屈曲力减弱，以及相应的运动功能障碍。

而高位腰椎间盘突出症（胸12至腰3椎体之间的椎间盘突出）临床非常少见，如果突出的椎间盘压迫相应的腰1～3神经，则常出现其共同支配的髂腰肌、股内收肌群、股四头肌肌力障碍，特别是股四头肌肌力障碍多见。

（4）腱反射减弱或消失：L_4神经根受压，则膝跳反射减弱或消失；S_1神经受压，则跟腱反射减弱或消失。

（5）病理征：多呈阴性。

（三）试验

1. 直腿抬高试验　自然仰卧，一侧下肢直腿抬高，若该下肢（臀腿部、小腿部或足部等）沿坐骨神经支配区出现放射性疼痛或麻木或肌肉痉挛，则为阳性，此时记录其抬高的角度，同时注明左侧和右侧。正常人在仰卧位时，被动下肢直腿抬高的角度为60°～120°，达30°～70°时，神经根可在椎间孔里拉长2～5mm，此时多无疼痛感，故以抬高70°以上且无下肢放射痛为正常。健侧直腿抬高试验阳性，多表明是腋下型。

2. 直腿抬高加强试验　在直腿抬高试验患肢阳性的角度时，稍稍下落患肢刚好致下肢症状消失，此时保持下肢角度不变，使踝关节极力背伸，若下肢（臀腿部、小腿部、足部等）沿坐骨神经支配区有放射性疼痛或麻木或肌肉痉挛为阳性。

3. 仰卧挺腹试验　当挺腹而出现腰及下肢放射性疼痛或挺腹的同时屏气咳嗽而出现腰及下肢放射性疼痛或麻木为阳性。

4. 股神经牵拉试验　下肢伸直，当髋关节处于过伸位时，大腿前侧出现沿股神经分布区的放射性疼痛或麻木，则为阳性。

5. 股神经牵拉加强试验　当髋关节处于过伸位而膝关节极度屈曲时，大腿前侧出现沿股神经分布区的放射性疼痛或麻木，则为阳性。

6. 屈颈试验　仰卧位，当颈部逐渐前屈，使下颌部向胸部方向靠近，若下肢（臀腿部、小腿部、足部）沿坐骨神经支配区出现放射性疼痛或麻木，则为阳性。

7. 屈髋伸膝试验（Kernig征）　去枕仰卧位，一侧髋关节和膝关节成90°屈曲，此时将患者小腿上抬伸膝，正常膝关节应该能够达到135°，如果出现沿坐骨神经支配区放射性疼痛或麻木，则为阳性。

（四）辅助检查

1. X线　了解腰椎大体情况，排除腰椎化脓性炎症、结核，原发肿瘤和转移癌等病变。

（1）腰椎正位片：脊柱有无侧弯、棘突偏歪、增生等情况。

（2）腰椎侧位片：①观察腰椎生理曲度有无改变；②椎间隙宽度有无改变；③有无椎体前后缘的牵引性骨刺、骨桥形成，排除腰椎失稳；④了解关节突关节退变情况，确定有无真性或假性滑脱；⑤椎体密度及有无schmorl结节（又名许莫氏结节）形成。

（3）腰椎斜位片：排除腰椎弓根处病变。

（4）腰椎动力位片：判断脊柱是否稳定。

2. CT　了解椎管大小、形状，腰椎间盘突出的位置、方向、压迫神经根的程度，及与脊髓的位置关系等。

（1）可精确测量椎管大小，确定压迫程度。

（2）可明确显示椎间盘突出的程度、方向及大小。

（3）确定椎骨的病变。

（4）显示椎间盘本身病变。

（5）显示脊髓、神经根的形态。

（6）显示椎管内情况。

（7）64排CT多平面重建等图像后处理技术还能够精确地显示脊椎及椎管内部三维空间结构特征并进行腰骶神经根重建，明确脊髓、马尾神经或神经根受压的部位、致压物的性质及椎间盘突出的类型，为临床选择合适的治疗方案提供可靠的依据，有较高的应用价值。

3. MRI

（1）确定椎间盘与神经根、硬脊膜之间的关系：膨出、突出还是游离。

（2）椎间盘本身的退变。

（3）了解纤维环有无破裂。

（4）椎体的退变。

（5）排除其他椎管内占位病变。

（6）显示受压脊髓或神经根局部情况，确定手术入路及方法。

4. 电生理检查（肌电图、神经传导速度与诱发电位）　可协助确定神经损害的定位、范围及程度，对腰椎间盘突出症患者的诊断、治疗方法选择及治疗效果有客观的评价作用，并且在神经病变恢复的评定中具有客观、准确、定量等的作用。

5. 红外热成像　可呈现明显不对称性，色彩不均匀，异常表达区域与CT、MRI检测结果基本一致，可客观地显示出病变及疼痛的部位、区域范围，与患者自诉疼痛区域相符，在腰椎间盘突出症患者的辅助诊断中有重要价值，可以用作腰椎间盘突出症的客观检查指标，可以补充和完善CT、MRI的局限性。对于鉴别假性腰椎间盘突出症、混合性腰椎间盘突出症也有着重要的临床意义。

（五）鉴别诊断

1. 腰部软组织疾病　腰肌劳损，棘上、棘间韧带损伤，第三腰椎横突综合征等。

2. 腰部骨关节疾病　腰椎关节突关节错缝、骶髂关节错缝、腰椎骨关节炎等。

3. 腰臀腿部皮神经炎　臀上皮神经炎、股外侧皮神经炎等。

4. 反射痛　臀中肌损伤、臀大肌损伤、阔筋膜张肌损伤、臀小肌损伤等假性腰椎间盘突出症造成的反射性下肢痛。

5. 干性痛　踝管综合征、腓总神经卡压综合征、腓浅神经卡压综合征、跗管综合征等神经干卡压引起的下肢疼痛麻木。

6. 丛性痛　腹盆腔肿瘤、怀孕等压迫腰丛、骶丛造成的丛性下肢痛。

7. 心因性疼痛　如抑郁等。

8. 腰椎管狭窄症、椎弓根狭部不连、脊椎滑脱症等。

9. 腰椎结核　有结核病的全身反应，腰痛较剧，X线片上可见椎体或椎弓根的破坏。CT扫描对X线片不能显示的椎体早期局限性结核病灶有独特作用。

10. 椎体转移瘤　疼痛加剧，夜间加重，患者体质衰弱，可查到原发肿瘤。X线平片可见椎体溶骨性破坏。

11. 脊膜瘤及马尾神经瘤　为慢性进行性疾患，无间歇好转或自愈现象，常有大小便失禁。脑脊液蛋白增高，奎氏试验显示梗阻。脊髓造影检查可确诊。

12. 其他。

六、分型

（一）根据突出物的方向和部位分型

腰椎间盘突出症的分型很多，根据突出的方向和部位可分为四周膨出、前突出、侧方突出、椎体内突出、后方突出（旁侧型、中央型）和极外侧突出（即侧隐窝外侧的椎间孔内和椎间孔外侧），其中以后方突出中的旁侧型和中央型最为多见，约占99%以上，极外侧型最易漏诊，而向前突出、膨出、椎体内突出则多无临床意义。

（二）根据突出物与椎管的位置分型

根据突出物与椎管的位置，椎间盘突出症主要分为3型：旁侧型、中央型、极外侧型（即侧隐窝外侧的椎间孔内和椎间孔外侧）。

1. 旁侧型（后外侧型）　髓核突出位于椎间盘的后外侧即后纵韧带的外侧缘，突出可为一侧或两侧，但以一侧居多，突出物压迫神经根引起放射性下肢痛。根据突出物与神经根的关系，此型又可分为根肩型、根腋型和根前型。

（1）根肩型（肩上型）：突出物位于神经根的肩外侧，将神经向后内侧挤压，临床表现为根性放射痛，脊柱多弯向健侧，突向患侧。

（2）根腋型（腋下型）：突出物位于神经根与硬膜囊之间，将神经根向后外方挤压。临床为根性放射痛，脊柱多弯向患侧，突向健侧。

（3）根前型：突出物位于神经根前方（腹侧），将神经根向后方挤压。临床表现为严重的根性放射痛，脊柱生理前凸消失，前后活动受限，多无侧弯畸形。

2. 中央型 髓核从椎间盘后方中央突出，压迫神经根和通过硬脊膜压迫马尾神经，引起神经根和马尾神经损伤的症状和体征。以旁中央型为多，正中央型较少。

（1）旁中央型：突出物位于椎间盘后方中央偏于一侧，主要压迫一侧神经根或马尾神经，也可两侧同时受压，但常以一侧偏重。

（2）正中央型：髓核突出位于椎间盘后方正中，一般突出范围较大，或髓核和纤维环碎块脱出位于后纵韧带下，进入硬膜外间隙，甚至突入硬膜囊内，使双侧神经根和马尾神经广泛受压。重者临床表现为大小便功能障碍和鞍区感觉障碍，严重者可致瘫痪。

3. 极外侧型 极外侧型腰椎间盘突出症的临床症状表现为相应神经根支配区的感觉、运动等功能异常，并无特异性，其症状的轻重程度取决于神经根的受压程度。CT横断面上椎管内多无异常，但椎间孔内或椎间孔外区可见低密度软组织团块影，与上位椎体同序数的神经根被淹没消失或被推挤移位。MR与CT联合应用可以优势互补，提高正确的诊断率，在MR矢状面上椎管内多无异常，但在偏外侧的椎间孔矢状面上，可见椎间孔内原有的高信号影像消失，代之以椎间盘相同信号的影像，占据椎间孔的下部甚或全部，卡压神经根。

（1）椎间孔内型：突出物位于椎间孔内区。由于椎间孔内部的空间有限，加上背根神经节位于此，当髓核脱出位于椎间孔内并贴近上位椎弓根的下缘时，神经根常常被卡压，临床常表现出放射性的下肢疼痛麻木，和（或）相应肌力的减弱，而多无腰痛。当某一椎间盘同时存在极外侧突出和后外侧突出时，上位神经根和下位神经根可同时受累，从而出现双腰脊神经根损害症状。如腰4～5椎间盘极外侧突出，除可导致腰5神经根受累的相应症状以外，还可导致腰4神经根受累，而表现出大腿前侧、小腿前内侧和内踝的放射性痛、麻，以及膝腱反射的减弱。

（2）椎间孔外型：突出物位于椎间孔外区，主要压迫一侧神经根。

（三）腰椎间盘突出症的影像学MSU分型

美国密歇根州立大学（Michgan State University，MSU）的学者提出基于MRI的腰椎间盘突出症MSU分型。

腰椎轴位片根据椎间盘突出所在位置和突出程度，划分不同区域。本研究提出基于腰椎MRI的比较简明的分型，但高质量的CT应该一样可用。

突出部位以椎管中线、关节突关节边缘分为A～C 3个区域及1～3级3个程度。

A：椎管中心；B：超过椎管中央，椎管内；C：关节突，侧隐窝区域。

1级：上关节突水平；2级：关节突关节间隙；3级：下关节突水平。

其中，基于MSU分型（图8-10）的手术策略：

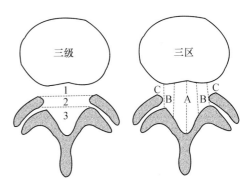

图8-10 根据椎间盘突出所在位置和突出程度的MSU分型

1级，大部分不考虑手术，1AB可能对神经节压迫，手术抑或保守治疗存在争议。

2级，尤其是2B、2AB需要手术。2A型如症状较轻，可考虑保守治疗。

3级，多数考虑手术治疗。

如图8-11所示，患者主诉为"右腰臀腿痛3年余，加重间歇性跛行（50m）1年余"，CT片根据MSU分型，可以考虑为2ABC型，应该手术，但患者由于恐惧手术而采用弧刃针治疗，经3次治疗后，症状基本消失。

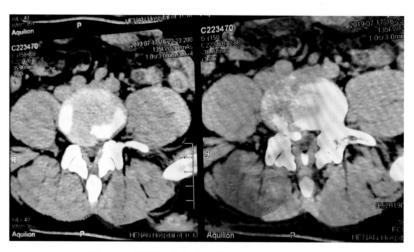

图8-11　腰椎间盘突出症的MSU分型2ABC型

（四）根据经皮椎间孔镜手术中突出物的解剖部位分型

有学者根据经皮椎间孔镜手术中突出物的解剖部位，结合影像学表现，将腰突症分为6型：椎间孔外型、椎间孔型、旁侧型、中央型、脱出游离型、特殊型。

七、诊断依据

1. 根性的下肢痛/麻木症状　呈较典型的腰骶神经根分布区域的疼痛/麻木。

2. 腰骶部叩击或灶点按压试验　可诱发下肢神经根性痛/麻，或出现症状的轻重变化。

3. 根性的神经损害体征　按神经分布区域表现感觉异常，或（和）肌肉萎缩、肌力减退、反射改变3种神经障碍体征中的1种或1种以上征象，甚可伴相应的运动障碍。

4. 神经根张力试验　如直腿抬高试验、股神经牵拉试验、屈髋伸膝试验等阳性。

5. 影像学检查与临床符合　包括X线、CT、MRI、特殊造影、红外热成像等异常改变，与临床表现一致。

6. 鉴别诊断　①腰痛：盘源性腰痛、腰部软组织损伤（包括腰肌劳损，棘上、棘间韧带损伤，第三腰椎横突综合征等）、腰骶骨关节性疼痛（腰椎关节突关节错缝、骶髂关节错缝、骨折等）、内脏牵涉痛（痛经、泌尿系结石、胃肠炎等）。②臀/髋痛：臀/髋部软组织损伤性疼痛、髋关节性疼痛（股骨头坏死、髋关节滑膜炎、髋关节骨关节炎、骨折、骨病等）、疝等。③膝踝足痛：关节痛或关节周围软组织痛。④臀腿痛/髋腿痛（特别是假性的腰椎间盘突出症），如腰部或臀部软组织损伤引起的反射性的坐骨神经痛/股神经痛、干性痛（腓总神经损伤、胫后神经卡压综合征等）、腰椎管狭窄症、腰椎峡部不连、腰椎滑脱症、股外侧皮神经炎、髂腹股沟神经炎、臀上皮神经炎等；生理性的大腿后方筋短感等。⑤中枢神经系统病变：帕金森病、脊髓亚急性联合变性、脊髓空洞症等。⑥周围神经病变：末梢神经炎、周围神经病等。⑦腰臀腿部肿瘤、脊椎转移瘤、腰椎结核等。

备注：①腰痛不是诊断腰椎间盘突出症的必要条件，更非充分条件，患者常可有腰痛病史，但是就诊时不一定有腰痛。②对于盘源性腰痛，作者不考虑将其列入腰椎间盘突出症范围，因为其和具有下肢根性症状的传统认识上的腰突症临床表现迥异，且根据软组织损伤的病理基础及其相关理论，单纯的弧刃针或传统的物理治疗，甚至简单的休息，即可充分缓解症状。

八、目前治疗存在的四大问题

腰椎间盘突出症的治疗方法很多，主要为4阶梯治疗：第1阶梯为药物、理疗、推拿、牵引、心理等无创疗法，第2阶梯为注射、针灸、弧刃针等细针疗法，第3阶梯为椎间孔镜、射频、等离子、激光、胶原酶等微创疗法，以及第4阶梯的传统的髓核摘除术、髓核摘除并植骨融合内固定等开放性手术治疗。对于卧床休息、科学锻炼、佩戴护腰等常规保养措施，也越来越受到医师的重视。

但无论采取何种治疗方法和常规保养措施，均可能存在一些不足。

（一）治疗方法较多，如何选择

治疗方法的选择，要依据软组织损伤的病理基础及"五定"原则：病理性质主要是炎症水肿者，一般采用药物（包括侧隐窝注射、骶管注射等神经阻滞治疗）理疗为主；病理性质主要是错位（髓核突出）压迫神经根者则可能需要微创手术；但根据本病的发病机制，软组织损伤硬化是"本"，椎间盘突出错位是"标"，那么治疗方法就应该要以弧刃针松解硬化了的软组织为首选；只有对于那些神经根卡压明显，出现肌力减弱明显的根性损害和（或）伴有马尾神经症状者，方优先考虑需要微创或手术治疗以处理"标"；但对于那些确需手术的患者，为了减少术后残余症状和复发，最好是在微创或手术的同时，给予弧刃针软组织松解，以标本兼治。

（二）治疗方法是标准化，还是个体化

宏观方面，弧刃针或手术操作的技巧等应该标准化，但具体灶点的选择和定位、手术方法（射频、椎间孔镜、如果采用椎间孔镜髓核摘除术时是否应用磨钻等、是否镜下融合）、手术方式（如椎间孔镜手术中，TESSYS或YESS技术）的选择等应该个体化。

但临床常见一种不好的现象：某些观念主张采用某刀或者某针治疗本病时，不管局部是病变组织还是健康组织，但凡是腰椎间盘突出症，就全部处理棘突旁、关节突关节、横突尖、椎间孔外口、臀大肌、臀中肌、内收肌等，只要操作，皆要到达骨面、骨膜下或者关节囊，从而导致患者较多的健康组织受到莫须有的医源性损伤。即使对很多患者有治疗效果，但医师却不知道原因是什么，或者如果效果不佳，却不知道是什么原因导致，以至于持有此观念的某些医师不清不楚、糊糊涂涂，很容易遇到技术瓶颈，无法提高。

（三）手术适应证的选择

对于大多数的本病患者，第1阶梯，特别是第2阶梯的非手术保守治疗效果令人满意，应该作为临床治疗的首选方法，已成为目前医师的共识。

必须手术治疗者，争议较多，但一般以下两种情况争议较少：

1. 影像学显示椎间盘突出且神经根受压明显，伴肌力明显减弱或马尾神经损伤者。

2. 合并椎管狭窄、腰椎峡部裂或腰椎滑脱者，各种保守治疗3个月到半年以上无效且明显影响生活者。

但目前临床中，微创或手术的适应证（特别是近年来镜下融合技术）有逐渐扩大化的趋势，其中的原因很多，但一个重要的原因是深受机械卡压学说的影响，认为腰椎间盘突出症患者如果不摘除突出的髓核就无法解除神经受到的卡压，就无法消除患者的症状，或者即使经保守治疗症状消失也不能持久，还可能复发。

但这些医师往往忽略了很多常见的不好解释的临床现象或者不愿面对的临床现象，如体检发现很多椎间盘突出严重甚至影像学显示神经根被湮没的患者却没有临床症状（图8-12）；如很多大块髓核脱出于椎管内导致肢体麻木的患者，经过一段时间保守治疗后髓核竟然被吸收、患者症状也消失；再如很多严重腰椎间盘突出症合并有侧隐窝狭窄明显或者腰椎滑脱者，经弧刃针治疗后，临床症状也明显缓解甚至消失；还有，很多患者微创或手术后，影像学恢复虽然极佳，但却有不同程度的残余症状，甚至症状不缓解。

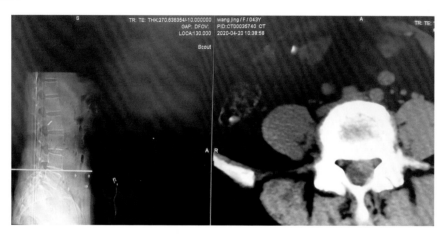

图8-12　病例（王某，女，43岁，2020年4月就诊，腰4～5椎间盘左侧大块脱出，但患者无明显症状）

其实，腰椎间盘突出症大多数患者可以经非手术疗法治疗后缓解或治愈，其机理不是将退变突出的椎间盘组织恢复原位，而是通过处理脊柱周围软组织的灶点，调整恢复软组织的动静态平衡，从而改变椎间盘组织与受压神经根的相对位置或压力大小，减轻椎间压力、降低椎管内压力、减少或解除突出部位对神经根的压迫，改善神经根的血运，消除神经根的炎症，从而缓解或消除症状。

（四）各种手术，都有1个缺憾：无论微创，还是开放性手术，仅处理了"标"（椎间盘），而对"本"（周围软组织）毫无作为

据前述，根据本病的发病机制，骨质增生、椎管狭窄、黄韧带肥厚、椎间盘突出等病理改变是"标"，而引起上述病理改变的腰部软组织损伤是"本"。

如果治疗方法仅仅选择微创或手术，仅仅处理标（椎间盘），那么即使手术再完美，如果不处理"本"（周围软组织），不能降低椎间压力、椎管内压，不能调整软组织动静态的平衡，就仍有再度复发突出、疼痛、麻木的可能，临床上很多术后复发或残余症状出现的原因就在于此（视频26）。

作者在临床中发现：①对于那些症状严重的确实需要微创或手术治标的患者，通过联合弧刃针疗法治本，标本兼治，临床效果更佳，可以更好地消除或者减少术后残余症状。②临床上微创或手术后残余症状明显的患者，通过单纯的弧刃针软组织闭合松解治疗，或者弧刃针为主的标准疗法治疗，大多都可以再度明显改善，甚至完全消除残余症状。③对于那些影像学显示髓核突出且神经根受压明显需要手术的（但不伴肌力明显减弱或马尾神经损伤者）严重腰椎间盘突出症患者、甚至合并椎管狭窄或腰椎滑脱的患者中，绝大多数通过单纯的弧刃针软组织闭合松解治疗，或者以弧

视频26　手术后疼痛

刃针为主的标准疗法治疗皆可以明显缓解甚至消除症状。④对于大多数腰椎间盘突出症，即使疼痛明显的炎症水肿患者，采用单纯的弧刃针软组织闭合松解治疗，或者以弧刃针为主的标准疗法治疗，而不采用激素注射的方法，效果大多也颇佳。（视频27）

九、弧刃针治疗

由于本病多较为复杂，临床常用弧刃针标准化治疗方案：

（一）火灸

术前常规火灸，术后每天1～2次。

（二）弧刃针松解

适合不伴肌力明显减退或马尾神经损害的各种各样的腰椎间盘突出症患者，对于腰椎间盘突出症手术失败综合征、术后残余疼痛等亦可有不同程度的作用。

弧刃针治疗步骤如下：

1. 体位 患者俯卧，腹下垫枕，头偏向一侧，双上肢置于身体两侧，自然放松。

2. 定部位 一般在腰骶、臀部，必要时在大腿根部。

3. 定组织 主要是背阔肌腰骶部、胸腰筋膜、骶棘肌、腰方肌，其次为臀大肌、臀中肌、内收肌群、阔筋膜张肌，再次为髂腰肌、腹外斜肌、腹内斜肌、腹横肌等。

4. 定灶点 在明确诊断的基础上，依据灶点理论，结合动态检查等触诊寻找灶点。多选择上述病变组织的原发灶点。由于腰骶部结构较为特殊，本病原发灶点多规律地分布在髂骨上缘灶线、骶尾旁灶线、棘突侧端灶线（腰骶1线）、伸肌群椎板灶线（2线）、竖脊肌外缘灶线（腰6线、侧线），必要时还可选择耻骨上支灶线、耻骨下支灶线、横突尖部灶线、关节突关节灶线（腰三线）、髂腰肌小转子灶点等（图8-13）。

5. 消毒 常规消毒，准备无菌操作。

6. 麻醉 一般不需要麻醉，仅少数敏感患者可以利多卡因等局麻药。

7. 定向 右手持针，拇指指甲平齐0.7mm弧刃针斜面，使刀口线平齐拇指指甲方向。

8. 操作 左手拇指或中指指切定位灶点，针体与皮肤及骨面垂直，快速进针，直达皮下，缓慢探寻，寻找针感，依操作标准对灶点间断横切操作。操作精准时，顶触感、阻力感、落空感等针感和"咔"声响明显。

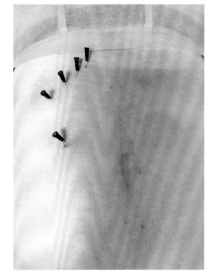

图8-13 腰三横突尖灶点和髂骨上缘灶线的弧刃针治疗

9. 注射 每个灶点注射20μg/mL的臭氧1mL。对于合并神经根炎症水肿明显者或顽固性的慢性疼痛患者，必要时可同时行侧隐窝注射或骶管注射等。

10. 出针。

11. 按压 指压患处，减少肿胀。

12. 试验 再次各向活动腰部，原有症状减轻明显或消失，则操作结束。如果必要，可再次定位定点，重复操作。

视频27 腰椎间盘巨大脱出

13. 保护 针孔常规保护（棉签、创可贴、输液贴等），为了增加治疗效果，最好是膏药外用。

14. 留诊观察 观察半小时，如无异常不适，结束本次诊疗。

（三）口服药物

布洛芬等非甾体药物，云南红药等活血化瘀改善微循环药物应用。

（四）艾灸

2天后，灶点处、腰臀处等艾灸，以温经散寒、扶正固本。

（五）体操锻炼

科学锻炼，强筋健骨，适度强化腰臀部肌群，牵拉髋部、腹部肌群和腰大肌等。

十、注意事项

1. 由于各个序列神经根的发出水平，与椎间盘及突出物位置关系相对复杂，且突出物对神经根压迫的位置及类型不同，神经根病变性质（炎症、卡压、混合）等亦不同，故本病临床表现各不相同，病情严重程度和突出物的大小、神经根管的狭窄程度等有时并不一定成正比。除了极个别必须手术的特殊情况，一般不管哪一种类型，皆可采用弧刃针治疗。很多时候，有些较严重的腰椎间盘突出症临床效果也可能较好。作者的经验，对于影像学上具有手术指征的80%以上的患者，单纯的弧刃针治疗即可大部消除甚或完全消除患者的症状。

2. 根据弧刃针疗法的软组织损伤理论，本病的发病基础实际是不同程度的腰骶部软组织损伤，但往往大多还伴有其他部位软组织（如臀部、腹部等）或骨关节的损伤，而腰椎间盘突出只是腰椎管外慢性软组织损伤的继发改变，因此，我们一般只需要对椎管外的周围软组织松解即可。

3.《宣蛰人软组织外科学》指出：无菌性炎症是引起各种疼痛，特别是颈肩腰腿疼痛的主要原因之一，是椎管内外软组织损害性疼痛的病理学基础；神经根周围的鞘膜外炎性脂肪结缔组织的化学性刺激作用于神经末梢是椎管内真正的致痛原因。突出物不会引起疼痛，疼痛（腰骶臀腿痛）来源于椎管内外损害性病变的软组织；单纯的急性机械性压迫产生的神经刺激，按压迫的不同程度表现为麻木到麻痹，而渐增的慢性机械性压迫，因神经具有强大的抗压作用，不易引起神经功能障碍的压迫征象。

4. 弧刃针治疗本病的优势：弧刃针是手术刀、针刀、注射针和针灸针创造性的结合，具有手术刀、针刀、注射针、针灸针等多种功能，是外科学、解剖学、针灸医学、针刀医学、注射疗法、微创技术的创新成果，是中国古老的针灸疗法在当代的重要继承和创新，获有国家发明专利，有多种优点。其核心优势在于其特殊的结构设计，应用于软组织闭合性松解时，和传统的"一"字带刃的其他"刀"或其他可注射"刀"相比（以0.7mm直径的弧刃针为例），同样0.7mm直径的弧刃针，其刃口仅仅0.2mm，相对仅有针灸针的微痛，但由于其刃长可达1.099mm，相对具有1.099mm的针刀松解效果。换句话说，在相对最小损伤的情况下，弧刃针可以有更大的针灸针刺激作用、更大的松解力度、相对更大的治疗效果。

5. 弧刃针治疗腰椎间盘突出症的机理：在弧刃针医学理论指导下，特别是弧刃针疗法的软组织损伤理论、灶点理论等指导下，针对各种腰椎间盘突出症，或者手术后的疼痛患者，或者确实需要手术而不愿意手术的部分患者，我们采用弧刃针对外周软组织病变的灶点闭合性地精准松解，达到松解粘连瘢痕挛缩等硬化组织、消除异常应力、调整动静态平衡、降低椎间内压、降低椎管内压、减少神经根受压、改善微循环、消除致痛因素、重建动静态平衡、解除病痛的目的。

6．弧刃针不仅仅只是具有微创的软组织减张松解作用，还可配合药物注射而具有对炎性组织直接的消炎作用等，对于椎管内慢性顽固性的炎性病变或者急性的炎性病变所引起的疼痛，在排除禁忌证的情况下，完全可以在椎管外软组织弧刃针松解，降低椎管外软组织张力调整软组织平衡、降低椎管内压、降低椎间隙内压、降低椎间孔内压、改善微循环、促进炎症物质吸收和消散的同时，采用骶管注射、侧隐窝注射、椎间孔注射等方法，把含有糖皮质激素和局麻药的消炎镇痛液（配方：2%利多卡因注射液1mL、生理盐水3～3.5mL、曲安奈德注射液10mg）直接注射在椎管内炎性组织或神经根周围，快速消除其炎症所致的疼痛。

对于下肢发凉等特殊患者，当然还可以采用射频弧刃针对脊神经根脉冲射频治疗。对于部分顽固性的单纯的椎间盘突出所致的下肢麻木，必要时还可以采用射频弧刃针髓核消融术联合臭氧髓核消融术等治疗。

7．关于手术和微创介入，手术和微创介入只是治疗疾病的方法之一，只有当某种疾病符合微创介入或手术所规定要求的标准，采用非手术治疗的方式无法治愈疾病，而采用微创或手术方式将有助于该疾病的治疗时，才能考虑微创介入或手术。

无论何种微创介入，还是手术、内固定、融合，虽然皆解除了突出的椎间盘髓核对神经根的压迫，解除了"标"，但对于引起椎间盘突出的"本"（软组织损伤）却毫无帮助，从而不可避免的必然造成了临床常见的残余症状、复发等情况的发生。针对于此，我们建议标本兼治，建议在微创手术的同时，给予弧刃针同时处理患者的软组织损伤，以最大限度地减少和避免此种情况的发生。

8．对于那些神经根卡压明显，且出现肌力明显减弱的根性损害，和（或）伴有马尾神经症状者，应优先考虑需要微创介入或手术治疗以处理"标"（椎间盘）；但为了减少术后残余症状和术后复发，术后最好是系统、正规、足程弧刃针标准化治疗，以标本兼治。对于那些椎间盘突出并神经根受压皆明显，且下肢肌力稍弱（四级）但不愿手术的椎间盘突出患者，应优先考虑弧刃针疗法，作者治疗此类疾病效果佳，如本节的典型病例。

9．不能盲目相信影像结果，应以体格检查为主：只要没有肌力减弱的根性损害和马尾神经症状，即使椎间盘突出严重甚至影像学显示神经根被湮没，或合并椎管狭窄、腰椎峡部裂或腰椎滑脱者，也可采用弧刃针治疗。

10．鉴别诊断很重要：由于解剖的原因，臀上皮神经炎的少部分患者也可以同时有小腿的放射痛症状，胎儿或腹部包块也可以压迫骶神经丛而出现坐骨神经痛，臀部软组织损伤也可以造成反射性的小腿疼痛，椎管内的包块压迫神经根或脊髓也可以出现根性的放射痛……，就很容易被误诊为腰椎间盘突出症，这就需要我们严格遵循疼痛病九步诊断法，做好诊断和鉴别诊断。

11．弧刃针微创治疗本病，一般每周每侧治疗1～2次即可，治疗后一般即可有症状改善。但较多患者大面积顽固性慢性疼痛，灶点较多，甚至整块肌肉硬化板结形成大的病灶区，治疗往往需要弧刃针分批分次、按疗程、系统、正规、足程治疗，最好是弧刃针标准疗法综合治疗。

12．操作应在"五定"原则和灶点理论等指导下，弧刃针标准持针姿势，严格依据操作标准进行。

13．单纯采用弧刃针治疗亦可，但采用弧刃针标准化治疗方案疗效更佳。

14．临床发现，部分患者临床治愈后，痛经、阳痿、腹胀、胃部不适等症状亦可减轻，甚至消失。

15．基础治疗不可少：避免久坐及弯腰活动，保暖避寒，急性期多休息，可以佩戴护腰，慢性期适度合理腰背肌锻炼，同时拉伸腹肌和髂腰肌。

十一、典型案例

一例重度腰4-5椎间盘突出症并神经根损伤患者的弧刃针疗法临床病案

一般情况：郭某，女，36岁，河南省安阳市人，门诊号：70***1。

一诊时间：2021年9月10日10：29分。

地点：河南省中医院疼痛科。

主诊医师：王学昌

主诉：腰痛伴左下肢痛1年余，加重发麻伴跛行1周。

现病史：无明显原因，腰部活动不利伴左臀腿疼痛1年余，疼痛自左臀中部向下经小腿外侧直至足跟，放射样，劳累加重，卧床休息症状可缓解，疼痛程度逐渐加重且频率增加，影响日常工作生活，曾进行CT检查，诊断为腰椎间盘突出症，在当地多家医院进行长时间系统"按摩、针灸、理疗、拔罐、药物、神经阻滞等"治疗，但自诉效果欠佳。1周前症状加重，下肢发麻，跛行，弯腰、翻身困难，下肢无力，严重影响生活，被送来诊。发病以来，不伴其他肢体疼痛，饮食、大小便正常，睡眠差，体重未见明显异常，否认怀孕，近期无发热，无疫区居留史。

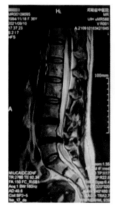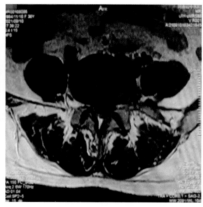

图8-14　磁共振：腰4-5椎间盘大块脱出，神经根湮没

既往史：既往体健。

查体：一般情况可，佝腰、跛行，腰、骶、臀无明显压痛，但其左髂骨上内1/2灶线、腰2～5棘突的左1线、左2线及0线质硬，左1、2趾蹼之间麻木，左跗背伸肌力和踝关节外翻肌力皆4级。直腿弯腰60°及左下肢直腿抬高试验45°阳性（左臀向下直至跟部放射痛、足跟麻）明显，腰部后伸时足跟部亦麻痛不适，余未见明显异常。

腰椎磁共振显示：腰4-5椎间盘大块脱出，几乎占据整个椎管，左椎间孔及侧隐窝完全被占据，神经根湮没。

初步诊断：腰4-5椎间盘突出症；左腰5神经根损伤。

处理：向患者及其爱人讲明，因患者肌力减退，神经根受压明显，脱出的髓核巨大，需要手术治疗。但患者及其家属表示不愿手术，执意进行弧刃针非手术治疗，如果效果不佳再考虑手术治疗。拟于次日弧刃针治疗，但治疗的目的为缓解症状、推迟或避免手术。

2021年9月11日10：00　2诊

给予第1次弧刃针微创闭合神经嵌压松解术治疗，术后患者自述腰腿轻松了，腿不麻了（见视频28）。

2021年9月18日11：00　3诊

今日来诊，步履轻松，腰部活动自如，给予第2次弧刃针微创闭合神经嵌压松解术治疗（见治疗视频），自述上次治疗后至今左下肢已不麻，疼痛缓解明显，腿脚有劲，自述疗效满意。拟继续现治疗方案1疗程，巩固疗效。

视频28　重度腰椎间盘突出症

患者分别于2021年9月25日，10月2日、9日及21日进行4~6诊。继续每周1次弧刃针治疗，疗效满意，满5次一疗程。患者自述劳累时左小腿偶有点胀感、微疼，对生活已无影响。嘱患者多卧床休息，辅助口服营养神经药物（维生素B1、甲钴胺片）促进已损伤的神经逐渐恢复，避免闪扭、劳累，以免加重神经损伤，预防症状加重，避免手术治疗。

第五节 腰椎管狭窄症

一、概述

由于对神经根管、椎间管、侧隐窝和椎间孔等的认识不同，关于对腰椎管狭窄症的定义和分类等颇多，争议也较多，综合诸多文献、教科书等，给予以下定义：腰椎管狭窄症（Lumbar spinal stenosis syndrome，LSS），又称腰椎椎管狭窄综合征，是指各种原因引起的腰椎的骨与软组织（椎体、上关节突、下关节突、椎弓根、椎板、黄韧带、椎间盘、后纵韧带等）发生组织形态或（和）结构的变化，导致腰脊神经根自硬膜囊发出处至椎间孔外口行程中任一处的狭窄，使神经根或马尾神经等受到刺激或压迫，从而引起临床一系列相应功能障碍的一类疾病，间歇性跛行为其典型临床表现。

本病是导致间歇性跛行的常见病，本节主要介绍的是退变性腰椎管狭窄症。

由于解剖原因，在5个腰椎管中，第4腰椎引起的腰椎管狭窄症最为多见。

二、解剖

椎管是由游离椎骨的椎孔和骶骨的骶管与其间的连接共同围成的管道，上接枕骨大孔与颅腔相通，下达骶管裂孔而终。其内主要有脊髓及其被膜、马尾、脊神经根、硬膜外腔及其内的结缔组织和椎内静脉丛、蛛网膜下腔及其内的脑脊液等。

椎管是一骨纤维性管道，其前壁由椎体后面、椎间盘后缘和后纵韧带构成，后壁为椎弓板、黄韧带和关节突关节，两侧壁为椎弓根和椎间孔。椎管骶段由骶椎的椎孔连成，为骨性管道。构成椎管壁的任何结构发生病变，如椎体骨质增生、椎间盘突出以及黄韧带肥厚等因素均可使椎管腔变形或变狭窄，压迫其内容物而引起一系列症状。

腰段椎管的形态各异，腰1椎孔以椭圆形为主，基本无侧隐窝，腰2、腰3的椎孔以三角形为主，大部分有不明显的侧隐窝，腰4、腰5椎孔多呈三叶形，大部分有明显的侧隐窝。腰段椎管前后径的正常测量范围是15～25mm，椎管如果由于多种原因发生骨性和软组织性结构异常，可导致1处或多处、1个平面或多个平面的狭窄，压迫腰脊神经根、脊髓及马尾，造成相应的一系列临床症状，如除椎间盘向椎管内突出外，结构性的突出物还有黄韧带肥厚、关节突骨质增生、椎体后缘骨质增生、后纵韧带骨化、椎板增厚等，而这些变化又常继发于脊椎退行性变（特别是椎间盘退变）或外伤等因素。

众所周知，椎管的容积随体位改变而有相应的改变，资料表明，腰椎从伸直位到前屈位，椎管容积增加3.5～6.0mL；后伸位时，因后壁缩短容积减小，椎间盘后突、黄韧带皱褶肥厚、椎间孔减小，使本已受压的神经根或马尾的受压程度加重。

在椎管内，腰5神经根发自$L_{4,5}$椎间盘或其上缘水平，斜向外下走行，越过L_5椎体后上部，经L_5S_1椎间孔发出。腰4及以上神经根则皆发自相应椎体上1/3或者中1/3水平，出硬膜囊，并沿椎弓根的内下方出椎间孔，在椎管内的走行中，不与同序数椎间盘相接触。因此，各神经根只有L_5及S_1神经根在椎管内与椎间盘的外后部相邻。

椎间孔为相邻的上下椎弓根等围成的垂直区域，内含神经、血管、韧带、脂肪等组织，其前壁为椎间盘和相邻椎体的后缘，后壁则为关节突关节（包含了上关节突和下关节突）和黄韧带的外侧延伸部分，上、下壁为相邻椎体的椎弓根。正常椎间孔的体内形态为曲度光滑的近椭圆形，但退变的常呈花生壳形、黄豆萌芽形等，常有不同程度的狭窄。随着脊柱的伸展到屈曲，腰椎椎间孔面积可逐渐增加，平均可增加24%；反之，当腰部由屈曲到伸展，椎间孔的面积则逐渐下降，当狭窄到一定的程度，有可能刺激或压迫椎间孔内的神经、血管、韧带、脂肪等组织，从而产生一系列的症状。

腰骶神经根自硬脊膜囊的前外侧穿出，在椎管内斜向外下走行，由椎弓根下经椎间孔出椎管。上述行程通道的任何一部分出现病变，均可对神经根产生卡压刺激导致腰臀腿痛。在上述行程通道中，盘黄间隙、侧隐窝、上关节突旁沟、椎弓根下沟和椎间孔这几个狭窄的间隙最容易出现结构异常，最容易压迫刺激腰神经根。

三、病因

1．先天或发育性因素　在脊柱的形成、生长、发育过程中，包括遗传、营养、外伤等因素所造成的椎管先天性或发育性的狭窄，多为原发性腰椎管狭窄。患者开始多无症状，大部分到中年后由于脊柱的一些退行性病变或损伤诱发，从而导致椎管狭窄症的一系列症状及体征出现。资料可查：真正的发育性腰椎管狭窄很少见，仅占3%。

2．退行性变　成年后，腰椎开始不断的退行性病变，如椎间盘突出、髓核脱出钙化、腰椎体后缘增生、椎板增厚、关节突关节增生肥大、后纵韧带钙化、黄韧带肥厚、椎体滑脱、错位、硬膜外组织水肿、粘连、血管增生曲张、椎间失稳等，均可使腰椎管内径变小，椎管容积减小，此多为继发性椎管狭窄，达到一定程度后，就可能压迫脊神经根和马尾等而产生一系列功能障碍的疾病。有资料报道：通常所说的腰椎管狭窄症指退变性腰椎管狭窄症，约占97%。

3．其他原因　不仅仅只是先天、发育和退行性病变，很多其他原因也可以导致腰椎管狭窄症，如外伤骨折、脊柱融合手术或内固定手术不佳、手术时骨块脱落、骨水泥进入椎管、部分脊柱侧弯等所造成的继发性椎管狭窄，亦可致椎管狭窄症的一系列症状及体征出现。

4．综合原因　和衰老一样，劳损为主的退行性变是不可逆的，随年龄增长是进行性加重的。在先天性、或发育性、或外伤性、或手术异物等腰椎管狭窄的基础上，退行性变常常会加重椎管狭窄，使其容积进一步减小，超过一定的程度，就会形成混合性的腰椎管狭窄症。

四、发病机制

本病以退行性病变所致的腰椎管狭窄症临床最为多见，其发病机制如下：

和腰椎间盘突出症的发病机制基本相同，随着年龄的增长，日常生活工作反复地应力刺激，腰部软组织逐渐损伤，造成腰椎间盘的各个组成部分（髓核、纤维环、软骨板）和关节突关节不同程度的压力增加，导致并加速了其发生退行性变（详见软组织损伤的病理基础及其相关理论）、三关节复合体（包括椎间盘和左右侧的关节突关节）失稳，以及一系列相应的继发改变，如椎间盘的突出、椎间隙变窄、脊椎间高度相应下降、黄韧带相对短缩肥厚、周围韧带松弛，其相应的脊椎关节突关节也发生相对的错位、周围软组织等也产生生理长度的改变、椎体后缘增生、关节突的增生、椎间孔的狭窄、腰椎滑脱等，导致腰椎管容积缩小，腰椎管狭窄。病程日久，超过一定的程度，失代偿的结果，继而就会产生一系列腰臀腿部疼痛等腰部软组织损伤或腰椎间盘突出症的症状，甚至久站久行时，椎管内相对受压的椎静脉丛静脉瘀阻扩张明显，压迫神经根或马尾神经等，造成以间歇性跛行为典型症状，甚至排便和性功能障碍等一系列腰椎管狭窄症的临床表现。

很多情况下，腰椎管狭窄症常常是多个病理因素共同作用的结果。形式表现各异：可以是单阶段的，也可以是多阶段的；可以是单纯的中央管狭窄、椎间孔狭窄或侧隐窝狭窄，也可以是混合性的；

可以是单纯的狭窄，也可合并有椎体滑脱、侧弯、不稳定；可以是椎间盘突出、黄韧带肥厚的软组织性狭窄为主，也可以是椎体后缘增生侧隐窝狭窄为主，还可以是椎间孔狭窄为主；可以是单纯一个平面的椎管狭窄，也可以是多个平面，甚至多个阶段多个平面的狭窄。

由于解剖的原因，发生在腰4～5阶段的腰椎管狭窄症最为多见，发生在高位的腰椎管狭窄症临床虽少，但应警惕，避免漏诊、误诊。

五、诊断依据

（一）病史

多起病缓慢，常有慢性腰痛病史，或腰椎间盘突出症的腰腿痛病史，或腰椎手术病史。

（二）症状

1. 间歇性跛行　当患者站立或行走时，或抱重物行走时，开始无症状，站一会儿或者走一会儿，距离少则几米，常常数百米，多则数公里，就会出现腿痛或麻木、无力等症状，并进行性加重，以致不能继续站立或出现跛行，无法继续行走；但当坐下或下蹲后，上述症状即可立即消失；当再度站立或行走时，特别是行走时，又会再次出现腿痛或麻木、无力、跛行等前述症状，如此反复，因有间歇期，故名间歇性跛行。

2. 下肢神经痛、麻、木等感觉异常，无力　疼痛、麻木感觉区按受累神经区域的皮节分布，且多于久行后出现，其中大多数为坐骨神经支配区的疼痛、麻木等感觉异常，少部分为股神经支配区，部分患者还可出现腹股沟区或大腿前内侧疼痛、麻木；无力者则按照肌节分布，严重者则软弱无力，通常多在长时间行走或站立后的下肢出现；大多一侧患肢出现症状，部分则可双下肢不适。

3. 腰部前屈位活动无症状　如骑自行车、背负重物行走、上坡等。

4. 腰部过伸位时疼痛症状常常加重　如下坡、抱小孩行走。

5. 马尾神经症状　多见于中央椎管严重狭窄的患者，主诉通常为腰骶部疼痛，会阴部感觉减退、麻木、膨胀感，双下肢疼痛、麻木感，括约肌功能障碍引起的大小便异常、男性功能障碍，多伴有一侧、双侧或左右交替出现的坐骨神经痛。

6. 部分患者可伴有腰部疼痛、僵硬、活动受限症状　由于腰椎管狭窄症常常是多因素作用的结果，故临床表现也可以是多种多样。

（三）体征

一般认为，患者症状多，体征少是本病的特点，但其实不然。

1. 脊柱侧弯、骨盆倾斜　少部分可出现斜腰扭臀、姿势性侧弯、骨盆倾斜等体态左右不对称。

2. 跛行　间歇性跛行。

3. 灶点（压痛灶点、质硬灶点、混合灶点，其中，质硬灶点多见）　多规律地分布在髂骨上缘、棘突侧端、伸肌群椎板、关节突关节，还有部分患者分布在耻骨上支、耻骨下支、横突尖部、竖脊肌外缘、髂腰肌小转子、骶旁等。

4. 活动受限　腰部前屈位时因椎管扩大而多无症状，后伸位时因椎管减小而下肢神经症状加重，所以患者多后伸活动受限，严重者甚至俯卧困难并伴下肢神经症状再现。

5. 神经根及马尾神经受压体征　部分患者可有皮节或肌节或马尾神经的相应神经刺激受压体征，如小腿或鞍区的麻木、感觉异常，严重者甚至可有部分肌力减退、肌萎缩、运动障碍、腱反射减弱或消失，括约肌功能障碍引起的大小便异常、男性功能障碍等。

（四）试验

腰部过伸试验（站位腰部后伸试验、俯卧直臂支撑挺胸试验、胸部垫高枕试验、俯卧试验）阳性，是诊断椎管狭窄症的重要体征。

腰部患侧后伸试验阳性：直腿站立，腰部在后伸的同时向患侧侧屈，其意义同上述系列腰部过伸试验，但实际更为敏感，若患下肢出现进行性的麻木、疼痛则为阳性，提示有腰椎管狭窄症。

行走试验：行走一段能够再次诱发出现间歇性跛行的路程，测试其距离，除可以判定是否为腰椎管狭窄症外，还可根据疼痛区域判定责任节段，并可了解治疗后的效果。如果行走50m时右下肢沿坐骨神经区域进行性疼痛麻木、跛行，则记录为行走试验50m右下肢阳性。其机理是步行一段距离后，椎管内静脉丛淤阻、充血，压迫、刺激脊髓或神经根，继而诱发出相应症状。

神经根阻滞试验：采用神经根阻滞技术，观察患者行走试验或腰部后伸试验等情况，若原有根性疼痛症状缓解甚至消失，则结合注射部位可以即刻判定责任节段、责任神经根，有利于手术定位。对于手术前多阶段腰椎管狭窄症责任节段的认定，神经根阻滞试验应作为常规检查。

弯腰试验、直腿抬高试验及其加强试验多为阴性。

（五）辅助检查

影像学检查方面可有X线、CT或MRI显示腰椎退行性病变，椎管中央矢状径<13mm，侧隐窝<3mm。

1. X线 是腰椎管狭窄症的基本影像学检查，可以了解腰椎大体情况，排除腰椎化脓性炎症、结核，原发肿瘤和转移癌等病变。

（1）①腰椎正位片：脊柱有无侧弯、棘突偏歪、增生等情况；②测量双侧椎弓根之间距离，当小于18mm时可考虑腰椎管狭窄。

（2）腰椎侧位片：①观察腰椎生理曲度有无改变；②椎间隙宽度有无改变；③有无椎体前后缘的骨刺、骨桥形成，排除腰椎失稳；④了解关节突关节退变情况，确定有无真性或假性滑脱；⑤椎体密度及有无schmorl结节（又名许莫氏结节）形成；⑥测量椎体后缘致椎板与棘突交界处的距离，小于13mm时，考虑椎管狭窄。

（3）腰椎斜位片：①排除腰椎弓根处病变；②了解椎间孔有无狭窄及其狭窄程度等。

（4）腰椎动力位片：判断脊柱是否稳定。

2. CT 可以了解椎管大小、形状、内容物情况，是否狭窄及其狭窄的位置、程度、类别；并可对椎管矢状径和横径、侧隐窝、椎间孔、突出物的大小等直接测量；还可了解腰椎间盘突出的位置、方向、压迫神经根的程度，与脊髓或硬膜囊的位置关系等。

64排以上CT多平面重建等图像后处理技术还能够精确地显示脊椎及椎管内部三维空间结构特征并进行腰骶神经根重建，明确脊髓、马尾神经或神经根受压的部位、致压物的性质、椎间盘突出、椎管狭窄的类型，为临床选择合适的治疗方案提供可靠的依据，有较高的应用价值。

3. MR 能够进行矢状面、冠状面和横断面的任意平面成像，显示三维结构形态及其变化；排除其他椎管内占位病变；能清晰分辨椎管内各种组织，可清晰显示蛛网膜下腔的真实形态；确定椎间盘与神经根、脊髓、硬脊膜之间的关系及其局部情况，帮助确定手术入路及方法；能精确反映硬膜囊的确切矢状径和横径，并能反映受压部位、方向、程度和致压物质的性质。

在神经根损害方面MR优于CT，但显示椎管骨性增生、骨性狭窄、突出物钙化、韧带钙化等方面不及CT，往往需要和CT结合。

4. 电生理检查 肌电图、神经传导速度与诱发电位对腰椎管狭窄症神经损害严重患者，可协助确定神经根损害的定位、范围及程度，在诊断、治疗方法选择及治疗效果方面有客观的评价作用，并且在神经病变恢复的评定中具有客观、准确、定量等作用。但对部分腰椎管狭窄症轻度的患者，常无预见性，甚至不能明确既有疾病，无法提供有效的帮助。

5. 红外热成像 有神经根损害的患者可呈现明显不对称性，色彩不均匀，异常表达区域与CT、MRI检测结果基本一致，可客观地显示出病变及疼痛的部位、区域范围，与患者自诉疼痛区域相符，在腰椎管狭窄症患者的辅助诊断中有重要价值，可以用作腰椎管狭窄症的客观检查指标，可以补充和完善CT、MRI的局限性；对于鉴别血管源性间歇性跛行、软组织损伤性间歇性跛行等假性腰椎管狭窄症，有着重要的临床意义。但对于一些轻症患者，红外热图可能正常。

需要指出的是，影像学上腰椎管狭窄程度与病情严重程度常常不成正比，相关性不明确。

六、分类和分型

根据原发还是继发，分为原发性和继发性2大类，其中，退变引起的继发性腰椎管狭窄症临床最为常见。

按解剖部位分类，包括椎间孔区域狭窄、侧隐窝狭窄以及中央椎管狭窄，临床上2个区域以上的椎管狭窄即混合性椎管狭窄更为常见。

根据临床狭窄节段数量分类：单阶段狭窄、双阶段狭窄、多阶段狭窄。

为指导临床治疗，有学者将本病分为典型的和复杂的2大类。

（1）典型腰椎管狭窄症：①以往无腰椎手术史；②无腰椎不稳；③可合并退变性滑脱，但≤Ⅰ度；④可合并退变性侧弯，但≤20°。原则上对此类患者的治疗仅采用单纯减压。

（2）复杂腰椎管狭窄症：①既往有腰椎手术史；②影像学有腰椎不稳的证据；③退变性滑脱＞Ⅰ度；④退变性侧弯＞20°。原则上对此类患者的治疗需减压、融合。

七、诊断

1. 典型的下肢间歇性跛行 久行或久站时加重，坐位或下蹲时缓解。

2. 疼痛 腰部前屈位活动多无症状，后伸位活动下肢多症状加重。

3. 可伴有神经根和马尾神经受损症状。

（1）根性的下肢痛/麻木症状，可伴/或不伴马尾神经症状：呈较典型的腰骶神经根分布区域，可伴/或不伴鞍区的疼痛、麻木。

（2）神经根及马尾神经受压体征：部分患者可有根性的皮节、肌节或马尾神经的相应神经刺激受压体征，如小腿或鞍区的麻木、感觉异常，严重者甚至可有部分肌力减退、肌萎缩、运动障碍、腱反射减弱或消失，括约肌功能障碍引起的大小便异常、男性功能障碍等。

4. 压痛 本病多无明显的压痛，但触诊可有明显的质硬。且和腰椎间盘突出症一样，灶点（压痛灶点、质硬灶点、混合灶点，其中，质硬灶点多见）多规律地分布在髂骨上缘灶线、骶旁灶线、棘突侧端灶线（腰骶1线）、伸肌群椎板灶线（2线）、关节突关节灶线（腰3线）、横突尖部灶线（腰5线）、竖脊肌外缘灶线（腰6线、侧线），还有部分患者分布在耻骨上支灶线、耻骨下支灶线、髂腰肌小转子灶点等。

5. 试验 腰部过伸试验（站位腰部后伸试验、俯卧直臂支撑挺胸试验、胸部垫高枕试验、俯卧试验）、侧后伸试验、行走试验、神经根阻滞试验阳性。

6. 影像学检查与临床症状体征相符合　包括 X 线、CT、MRI 等影像学资料显示有中央椎管和/或侧隐窝和/或椎间孔的狭窄，和红外热成像等异常改变，皆与临床表现一致。

7. 鉴别诊断　①臀腿痛/髋腿痛，特别是假性的腰椎管狭窄症：如腰部或臀部软组织损伤引起的反射性的坐骨神经痛/股神经痛、干性痛（腓总神经损伤、胫后神经卡压综合征等）、下肢血管功能不全或闭塞性脉管炎、腰椎间盘突出症、腰椎峡部不连、腰椎滑脱症等。②中枢神经系统病变：帕金森病、脊髓亚急性联合变性、脊髓空洞症、椎管内血管畸形等。③腹部和腰臀腿部肿瘤、脊椎转移瘤、腰椎结核等。

八、弧刃针标准疗法

（一）火灸

术前常规火灸；术后每天 1～2 次。

（二）弧刃针松解

适合于不伴肌力明显减退或马尾神经损害的各种各样的腰椎管狭窄症患者，对于腰椎管狭窄症手术后疼痛综合征、术后残余疼痛等亦可有不同程度的疗效。和腰椎间盘突出症要点相同，弧刃针治疗步骤如下。

1. 体位　患者俯卧，腹下垫高枕，头偏向一侧，双上肢置于身体两侧，自然放松。

2. 定位　一般在腰骶、臀部，必要时在大腿根部。

3. 定病变组织　主要是背阔肌腰骶部、胸腰筋膜、骶棘肌、腰方肌，其次为髂腰肌、腹外斜肌、腹内斜肌、腹横肌，再次为臀大肌、臀中肌、内收肌群、阔筋膜张肌。

4. 定灶点　在明确诊断的基础上，依据灶点理论，结合动态检查等触诊寻找灶点。多选择上述病变组织的原发灶点。由于腰骶部结构较为特殊，本病原发灶点多规律地分布在髂骨上缘灶线、臀大肌灶线和臀上灶线、腰棘突及骶正中嵴侧端灶线（腰骶1线）、竖脊肌外缘灶线（腰6线），必要时还可选择耻骨上支灶线、耻骨下支灶线、横突尖灶线（腰5线）、关节突关节灶线（腰3线）、髂腰肌小转子灶点等。

5. 消毒　常规消毒，准备无菌操作。

6. 麻醉　一般不需要麻醉，仅少数敏感患者可以利多卡因等局麻。

7. 定向　右手持针，拇指指甲平齐 0.7mm 弧刃针斜面，使刀口线平齐拇指指甲方向。

8. 操作　左手拇指或中指指切定位灶点，针体与皮肤及骨面垂直，快速进针，直达皮下，缓慢探寻，寻找针感，依操作标准对灶点间断横切操作。操作精准时，顶触感、阻力感、落空感等针感或"咔"声响明显。

9. 注射　每个灶点注射 20μg/mL 的臭氧 1mL；对于合并神经根炎症水肿明显者或顽固性的慢性疼痛患者，必要时可同时行侧隐窝注射或骶管注射等。

10. 出针。

11. 按压　指压患处，减少肿胀。

12. 试验　再次各向活动腰部，原有症状减轻明显或消失，则操作结束。如果必要，可再次定位定点，重复操作。

13. 保护　针孔常规保护（棉签、创可贴、输液贴等），为了增加治疗效果，最好是膏药外用。

14. 留诊观察　观察半小时，如无异常不适，结束本次诊疗。

（三）口服药物

应用布洛芬等非甾体药物镇痛，云南红药等活血化瘀改善微循环。

（四）艾灸

2天后，灶点处、腰臀处等艾灸，以温经散寒、扶正固本。

（五）体操锻炼

科学锻炼，强筋健骨，适度强化腰臀部肌群，牵拉髋部、腹部肌群和腰大肌等。

九、注意事项

1．根据弧刃针疗法的软组织损伤理论，和腰椎间盘突出症一样，本病的发病基础实际是不同程度的腰骶部软组织损伤，但往往大多伴有其他部位（如臀部、腹部等）软组织或骨关节的损伤，由于腰椎管狭窄多是腰椎管外慢性软组织损伤的继发改变，因此，我们一般只需要对椎管外病变的软组织松解即可。

2．近年来越来越多的医师研究发现，腰椎管狭窄的严重程度与其症状并不一定成正比，很多严重的腰椎管狭窄症经非手术治疗，症状明显改善甚至成功临床治愈的案例也越来越多。因此，在微创或手术之前，一般应该先采用3～6个月以上的非手术治疗，特别是弧刃针治疗正越来越多地被医师和患者接受。

3．椎间盘突出、黄韧带肥厚和关节突肥大增生是加重腰椎管狭窄临床症状的主要原因，充分的减压是保证治疗效果的关键，对于严重的腰椎管狭窄症，严重影响生活和工作，经保守治疗3～6个月无明显疗效，无明显手术禁忌证且可耐受手术者，可考虑微创介入或手术治疗。

但无论是脊柱内镜还是传统手术，虽然能够解除因为突出的椎间盘髓核、肥厚的黄韧带和狭窄的椎间孔等对神经根或马尾神经等的压迫，能够解除"标"，但对于引起腰椎管狭窄症的"本"（软组织损伤）却毫无帮助，从而增加了临床常见的残余症状、复发、效果不佳等情况发生的可能。针对于此，我们建议标本兼治，建议在微创手术的同时，给予弧刃针同时处理患者的软组织损伤，以最大限度地减少或避免上述情况的发生。

4．弧刃针微创治疗本病，一般每周每侧治疗1～2次即可，治疗后一般可有症状改善。但较多患者顽固性慢性疼痛，灶点较多，甚至整块肌肉硬化板结形成大的病灶区，治疗往往需要弧刃针分批分次、按疗程、系统、正规、足程治疗，最好是弧刃针标准疗法综合治疗。

5．操作应在"五定"原则和灶点理论等弧刃针医学理论指导下，标准持针姿势，严格依据弧刃针操作标准进行。

6．单纯采用弧刃针治疗即可，但采用弧刃针标准化治疗方案疗效更佳。

7．充分休息，避免久站久行及腰部后仰活动。

8．弧刃针治疗本病及腰椎滑脱症的机理，和腰椎间盘突出症相同，详见本章腰椎间盘突出症注意事项。

第一节　肩　周　炎

一、概述

肩周炎全称为粘连性肩关节囊炎，也叫漏肩风、凝结肩、冻结肩、肩凝症，因多发于50岁左右的中年人，又有"五十肩"之称，多因外伤、劳损、感受风寒湿邪等因素引起。

鉴于对肩关节认识的不同，肩周炎的定义较多。其中引用相对较多的是美国肩肘外科学会对于肩周炎的定义，即肩周炎是一类引起盂肱关节僵硬的粘连性关节炎，表现为肩关节周围疼痛，肩关节各个方向主动和被动活动度降低，影像学检查除骨量减少外无明显异常的疾患。也有定义为：肩周炎不是独立的疾病，而是由肩关节周围肌肉、肌腱、滑囊和关节囊等软组织的慢性炎症、粘连引起的以肩关节疼痛、活动障碍为主要症状的症候群。

而作者的定义为：肩周炎是一类引起盂肱关节周围广泛疼痛不适，各个方向主动和被动的关节活动度均降低，排除了肩袖损伤、盂肱关节滑膜炎、肩峰下滑囊炎、肱二头肌长头腱鞘炎、肿瘤、颈椎病等疾病的一种慢性肩部软组织多发性损伤疾病。

目前，本病治疗方法较多，但效果不一，重症肩周炎更是如此。

二、解剖

广义的肩关节是由胸锁关节、锁骨、肩锁关节、肩胛骨、盂肱关节、肱骨近端以及肩胛胸壁关节共同组成的复杂结构，主要包含了4个关节：盂肱关节、肩锁关节、胸锁关节、肩胛胸壁关节（图9-1）。

狭义的肩关节一般是指传统的盂肱关节，由肩胛盂和肱骨头组成。

也有人将盂肱关节称为第1肩关节，将肩峰下关节称作第2肩关节，由肱骨大结节、肩袖、肩峰下滑囊、喙肩弓组成。

肩部关节的运动比较复杂。上述诸多关节既有单独运动，又有相互之间的协同运动。而盂肱关节是人体中活动范围最大、最灵活的关节。

本章的肩关节，特指狭义的肩关节，即解剖学的盂肱关节，与盂肱关节活动受限的相关解剖如下：

（一）骨骼、关节

1. 五个关节

（1）盂肱关节：由肩胛骨关节盂和肱骨头构成，属球窝关节，是上肢活动范围最大、最具灵活的关节。其关节囊较松弛，附着于关节盂周缘和解剖颈。关节腔的滑膜层穿经纤维层膨出，形成肩胛下肌滑液囊及包裹肱二头肌长头腱的结节间滑液鞘。

（2）肩锁关节：由肩胛骨肩峰关节面与锁骨肩峰端关节面构成，属平面关节，稳定性好，可做各方向的微小运动。其关节囊较松弛，附着于关节面的周缘，并有喙锁韧带（由斜方韧带、锥状韧带组成）加固。

（3）胸锁关节：由锁骨的胸骨端关节面和胸骨柄的锁骨切迹组成。关节腔内有关节盘（有人统计，关节盘缺如的占40%，完整的占44%），胸锁关节本属鞍状关节，因有关节盘改变为球窝状关节。其关节囊坚韧，周围还有韧带加固。有3个运动轴，绕矢状轴可作上下运动（如耸肩动作），绕垂直轴可作前后运动（如含胸、扩胸运动），绕额状轴可作回旋运动（如肩部前后绕环运动）。

（4）肩胛胸壁关节：位置在第2～7肋间，由肩胛骨和胸廓后壁构成，属功能性关节，虽不具有关节的结构特征，但在功能上常被视为肩关节的一部分，肩胛骨借此关节沿胸壁活动。

（5）第二肩关节：即肩峰下关节，其上部为喙肩弓（包括肩峰、喙突及喙肩韧带），下部为肩袖及肱骨大结节，即由肱骨大结节、肩袖、肩峰下滑囊、喙肩弓组成。

虽然第二肩关节并不具备典型的关节结构，但解剖上却有许多地方与关节结构相似，如肩峰、喙肩韧带和喙突相当于关节臼窝的组成部分，肱骨大结节相当于关节的杵状突部分，而肩袖则可以比作半月板，肩峰下滑囊的滑液腔则可以比作关节腔。

其主要功能为：①喙肩弓有防止肱骨头向后上方脱位的功能。②肩关节外展和前屈时，肩部的肌肉有使肱骨头向后上方脱位的趋势，肩袖肌（特别是冈上肌）和肱二头肌收缩迫使肱骨头下降，以维持肱骨头和肩峰之间的正常间距。③肩峰下滑囊是肩峰下关节重要的润滑和应力吸收装置，使肱骨大结节在外展时能顺利通过肩峰下。

2. 肩肱、肩胸、胸锁及肩锁4个关节关系　当肩胛胸壁关节活动完全丧失时，肩部活动至少丧失1/3。上臂外展前90°内，锁骨有40°抬高。正常肩锁关节有20°活动范围，部分活动在上臂外展最初30°内完成，部分于上臂外展到135°以上时完成。胸锁与肩锁两关节活动范围的总和，等于肩胛胸壁关节的活动范围。肩胛胸壁关节、胸锁关节及肩锁关节3个关节中，以胸锁和肩锁两关节与整个肩关节的运动关系较为密切。盂肱关节、肩胛胸壁关节、胸锁关节及肩锁关节4个关节，实际是1个联动的整体，

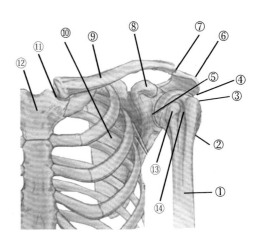

图9-1　肩关节解剖示意图
①肱骨干；②肱骨外科颈；③大结节；④第二肩关节；⑤盂肱关节间隙；⑥肩峰；⑦肩锁关节；⑧喙突；⑨锁骨；⑩肩胛胸壁关节；⑪胸锁关节；⑫胸骨；⑬小结节；⑭结节间沟

在较大幅度的肩关节活动时，必然共同参与活动，并荣辱与共。当任何一个关节出现损伤，则必然会影响到盂肱关节的活动幅度。

3. 肩肱律动　在正常的肩关节中，最初的外展30°和前屈60°是由盂肱关节单独完成（前提条件），当外展、前屈继续进行时，肩胛胸壁关节开始参与并以与肩肱关节活动度成1∶2的比例活动（即肩部每增加活动度15°时，其中盂肱关节增加10°，肩胸关节增加5°；当肩胛胸壁关节增加60°，盂肱关节增加120°时，则上肢上举角度达两者之和，为180°）。

（二）相关肌肉

1. 三角肌　分为锁骨束、肩峰束、肩胛冈束；分别起于锁骨外侧1/3、肩峰及肩胛冈，止于肱骨外侧三角肌粗隆。其功能主要是：①外展肩关节（所有肌纤维）；②屈曲、内旋、水平内收肩关节（锁

骨束、前束）；③伸展、外旋、水平外展肩关节（肩胛冈束、后束）。

2. 背阔肌 位于腰背部和胸部后外侧皮下，为全身最大的阔肌，呈直角三角形，上内侧部被斜方肌遮盖，以腱膜起自下6个胸椎棘突、全部腰椎棘突、骶正中嵴、下3肋外面、髂嵴外侧唇后1/3，止于肱骨小结节嵴。其功能主要是：使肩关节后伸、旋内及内收，高举时可拉上臂向背内侧移动。

3. 胸大肌 起于锁骨内侧端、胸骨、第1～7肋软骨，止于肱骨三角肌粗隆。其功能主要是：屈曲肩关节（锁骨部）、内收肩关节、外展肩关节、内旋肩关节、水平内收肩关节（所有）。

4. 胸小肌 位于胸大肌深面，呈三角形。起于3～5肋骨，止于肩胛骨喙突。其功能主要是：拉肩胛骨向前下方；当肩胛骨固定时，可上提肋以助吸气。

5. 肱二头肌长头 起于肩胛骨盂上结节，与肱二头肌短头在肱骨前方中部汇合为肌腹，下行止于桡骨粗隆。主要作用是：①悬吊肱骨头，防止肱骨头向外向上移位；②屈曲肩关节、肘关节；③前臂旋后及肘关节屈曲时，腱的紧张力增加，但并不沿结节间沟滑动；④肩关节屈伸运动时长腱沿结节间沟上下滑动。当肱二头肌腱鞘炎症水肿时，由于腱鞘肿胀，因此外展及内外旋均受累，且活动时局部疼痛。

6. 肱二头肌短头 起于肩胛骨喙突，与肱二头肌长头在肱骨中部汇合为肌腹，下行至肱骨下端，以肌腱形式止于桡骨粗隆和前臂腱膜。其主要功能是：近固定时，使前臂在肘关节处屈和旋外、使上臂在肩关节处屈；远固定时，肱二头肌使上臂向前臂靠拢。

7. 肩胛下肌 起于肩胛下窝，肌束向上经肩胛骨的前方，止于肱骨小结节。其功能主要是：使肩关节旋内。

8. 冈上肌 起自冈上窝止于肱骨大结节前上部，作用：外展肩关节。

9. 冈下肌 起于冈下窝内，止于肱骨大结节中后部，部分被三角肌和斜方肌遮盖。近固定时，可使上臂旋外、内收和伸展。

10. 小圆肌 位于肩关节的后面。起于肩胛骨的腋缘上2/3背面，经肩关节后部，止于肱骨大结节后下部。

11. 大圆肌 起于肩胛骨的外侧缘下部，止于肱骨结节间沟的内侧唇。其功能主要是：内收、伸展和内旋肩关节。大圆肌是背阔肌的直接协同肌，与背阔肌的功能相同，所以被称为"背阔肌的小助手"。

12. 前锯肌 起于第1～9肋骨上，止于肩胛骨的内侧缘和下角的前份。其功能主要是：①前伸、上旋、下降肩胛骨。②止点固定时，协助用力吸气。手臂撑起身体时，胸小肌与前锯肌协同使肩胛骨紧贴身体。

13. 斜方肌 斜方肌起于枕外隆凸、枕骨上项线的内侧1/3、项韧带、第7颈椎的棘突，全部胸棘突。上斜方肌纤维止于锁骨外1/3，中斜方肌纤维止于肩峰和肩胛冈上缘，下斜方肌纤维止于肩胛冈下缘内侧。

其功能主要是：上部肌纤维限制颈部过伸，中部肌纤维上提肩胛骨，下部肌纤维降低肩胛骨。

14. 肩胛提肌 是引起颈肩部疼痛的常见病变肌肉，起于颈1横突尖和2～4颈椎横突后结节，止于肩胛上角。其功能主要是上提肩胛骨。

15. 肩胛舌骨肌 起自肩胛骨上缘肩胛切迹，有时起自肩胛上横韧带，止于舌骨体外侧半。功能：下拉舌骨。损伤时，临床可表现为锁骨上窝颈胸交界处疼痛，伴有吞咽不适、吞咽困难、颈部压迫感或吞咽时颈部出现肿块。

16. 菱形肌 小菱形肌起于第7颈椎～第1胸椎棘突，大菱形肌起于第2～5胸椎棘突，皆止于肩胛骨内侧缘后份。其功能主要是回缩、上提和下回旋肩胛骨。

17. 肱三头肌长头　以扁腱起自肩胛骨的盂下结节，与起自上臂后方的内外侧头一起，在上臂后方，形成肱三头肌，共续于 1 个腱，止于尺骨鹰嘴，系上臂后群之伸肌。此肌功能为伸肘，并助肩关节后伸和内收，在悬挂、上举、过度外展时起到一定的拮抗作用。

18. 喙肱肌　起于肩胛骨喙突，止于肱骨中部内侧。主要作用是屈曲和内收肩关节。

（三）使肩胛骨和肩关节运动的主要肌肉

1. 使肩胛骨各向运动的肌肉主要如下

（1）使肩胛骨上提的肌肉：中斜方肌、菱形肌、肩胛提肌、肩胛舌骨肌。

（2）使肩胛骨下降的肌肉：斜方肌下部、前锯肌下部、胸小肌。

（3）使肩胛骨外展"前伸"的肌肉：前锯肌、胸小肌。

（4）使肩胛骨内收"后缩"的肌肉：斜方肌、菱形肌。

（5）使肩胛骨上回旋的肌肉：斜方肌的中部和下部、前锯肌、冈下肌、小圆肌、大圆肌。

（6）使肩胛骨下回旋的肌肉：胸小肌、菱形肌和肩胛提肌等。

2. 使盂肱关节各向运动的肌肉主要如下

（1）肩关节屈曲主动肌：三角肌的前部、肱肌、肱二头肌。

（2）肩关节后伸主动肌：背阔肌、大圆肌、三角肌后部、肱三头肌长头。

（3）肩关节外展主动肌：三角肌中部、冈上肌。

（4）肩关节水平后伸主动肌：三角肌后部。

（5）肩关节水平前屈主动肌：胸大肌。

（6）肩关节外旋主动肌：冈下肌、小圆肌、三角肌后束。

（7）肩关节内旋主动肌：肩胛下肌、胸大肌、背阔肌、大圆肌、三角肌前束。

三、病因

导致肩关节周围炎产生的原因很多，简单归纳如下：

（一）外伤

1. 直接暴力　暴力直接作用于肩关节，可导致局部骨折、脱位的发生，还可致单纯的肩周软组织损伤。

2. 间接暴力　在杠杆力、纵向传导、扭转力等作用下，可致肩关节周围软组织损伤的发生。

无论是直接暴力，还是间接暴力，软组织损伤发生后，大多因疼痛而影响到肩关节正常的活动度，极易病情迁延，形成肩关节疼痛及活动度的下降，导致创伤性的肩周炎。

（二）劳损

反复的劳作、静力性的劳损、不科学的锻炼等，长期反复导致累积性劳损，可以引起肩关节周围软组织产生慢性损伤，极易病情迁延，形成肩关节疼痛及活动度的下降，导致肩周炎的发生。

（三）医源性

外科手术切开等带来的创伤，在机体内必然会因为损伤组织修复所产生的瘢痕组织等而影响其功能，导致疼痛、发凉及关节活动受限等情况，形成肩周炎。

（四）退行性变

肩关节的退行性病变不仅发生于骨关节，还可发生于肩关节周围的软组织，多见于老年人、不爱运动又缺乏肩关节上举活动的中老年人、上肢外伤后肩部固定过久、中老年神经根型颈椎病等人群。由于关节长期缺乏活动，肌肉缺乏拉伸收缩锻炼，导致肌肉粘连、关节僵硬、肩关节活动度下降，甚或伴有疼痛。

（五）风寒湿邪侵袭

本病之所以有漏肩风的名称，就是与受凉风吹有着密切关系。严重时寒邪侵袭（冷风、寒凉、空调）等易造成肩关节局部微血管和毛细血管的管径变细甚至痉挛闭合，管径变细或闭合的微血管和毛细血管所支配区域的细胞、组织缺血缺氧，超过一定的时间，乏氧代谢就会产生乳酸等一系列致炎因子、组织崩解产物等，就会造成局部细胞和组织产生渗出、水肿等一系列的无菌性炎症反应，久之，就可能会发生组织粘连、瘢痕、挛缩等病理改变，导致疼痛、活动受限，形成肩周炎。

（六）风湿免疫等疾病

类风湿、强直性脊柱炎、银屑病、红斑狼疮等风湿免疫疾病，易侵犯肩关节的滑膜，引起滑膜炎病，导致关节积液，产生疼痛，影响关节功能。但在其发生发展的过程中，肩关节周围软组织也必然会由此而间接带来不同程度的萎缩、挛缩等改变，共同导致肩关节周围炎的发生。

（七）内分泌紊乱

肩周炎患者多见于50岁左右的人群，而50岁左右的人群，激素分泌水平下降、内分泌紊乱、免疫力下降较多存在。中医也认为，50岁知天命，肝肾渐衰、肾气不足、气血虚亏、筋肉失于濡养，易引起本病的发生。

（八）其他

（九）综合因素

上述较多因素中的两种或多种因素的复合导致本病。

四、发病机制

外伤、劳损、医源性损伤、风寒湿邪侵袭等，皆可引起肩关节周围软组织的炎症、水肿，导致疼痛。根据软组织损伤的两大病理基础及其相关理论，病情迁延发展就会引起软组织的纤维化、粘连、瘢痕、挛缩，不仅会引起疼痛和活动受限，还会引起肩关节囊挛缩、容积减小，导致肩关节功能障碍的发生。

对于老年人、不爱运动又缺乏肩关节上举活动的中老年人、上肢外伤后肩部固定过久、中老年神经根型颈椎病等人群，由于肩关节长期缺乏活动，肌肉缺乏拉伸收缩锻炼，退行性病变，间或同时遭遇风寒湿邪侵袭、外伤等刺激，亦会导致肌肉粘连、关节僵硬、肩关节活动度下降，甚或伴有疼痛，产生肩周炎。

五、临床表现

1. 肩部广泛疼痛　患肩部多于活动时发生疼痛，不活动不痛。轻者活动到较大幅度或劳累时方感疼痛；重者稍有活动、偶然碰撞牵拉、穿脱衣物即疼痛明显，甚至可为撕裂样剧痛；夜间睡眠时患肩不能搁压，一旦翻身搁压，则疼痛明显，影响睡眠。

2. 肩关节主动、被动活动皆受限　肩关节各方向主动或被动活动皆不同程度活动受限，以上举、外展、反手摸背、梳头动作中的1个或多个最为明显。随着病情进展，活动受限程度多于3～6个月时达到最重，严重时梳头、穿脱衣物、系内衣扣子、挠背等动作均难以完成。

3. 怕冷喜暖　患者对气候变化多较敏感，患肩常怕冷、怕风，即使在暑天，肩部也不敢吹空调；相反肩关节遇热疼痛则减。

4. 广泛压痛、质硬　多数患者在肩关节周围可触到多个明显的压痛或质硬灶点，灶点多位于肩峰、喙突、小结节嵴、盂下结节等处。

5. 肌肉萎缩　本病一般无肌肉萎缩。但对于少部分3～5年以上的重症肩周炎患者，三角肌、冈上肌、肱三头肌等可出现稍许肌萎缩，此时虽然活动度仍可能受限明显，但疼痛症状反而多不明显。

六、诊断要点

（一）病史

多无明显外伤史者，常见于50岁左右的患者；少部分有外伤手术或肩关节针刺治疗史者，可发生于各个年龄段。

（二）症状

同临床表现中的"肩部广泛疼痛""怕冷喜暖"。

（三）体征

1. 肩关节主动、被动活动皆受限，同临床表现。
2. 灶点（压痛灶点、质硬灶点、混合灶点，其中，压痛灶点和混合灶点多见）和灶线多见于肩峰外缘灶线、喙突外下灶点、小结节嵴灶线（大圆肌小结节嵴灶线、背阔肌小结节嵴灶线）、肱三头肌长头盂下结节灶线等处，部分还见于三角肌锁骨下缘灶线、三角肌肩胛冈下缘灶线、胸大肌肱骨上部灶线等。
3. 肌肉萎缩等。

（四）试验

肩关节各向主动及被动活动试验，1个或多个动作不同程度受限。

（五）辅助检查

X片、CT、MRI、超声、红外热成像等多未见明显异常，但X片可见部分患者有骨质疏松。

七、诊断依据

1. 肩周有广泛疼痛等症状，多发生于活动或硌压时。
2. 有明确多个灶点。
3. 多个方向主动活动受限。
4. 多个方向被动活动受限。
5. 影像技术：X线和CT检查除骨量减少外一般无明显异常；MRI、超声、红外热像等多有相应软组织损伤表现。
6. 排除肩关节急性外伤性疼痛、内固定术后疼痛、肩袖损伤、肱二头肌长头肌腱炎、肩峰下滑囊炎、颈椎病、骨肿瘤、结核、心脏病等疾病。

八、分级、分型及疗效评定标准

（一）分级和分度

由于肩关节的活动范围最大，无法用传统的解剖学术语精确表达其受限程度。临床现有疗效评定标准繁多，但多操作复杂且不实用，医师不能更准确、客观地记录病情，也不能更好地反映病情和疗效，更无法指导临床治疗。

根据病情严重程度，以患肩最常见的反手挠背、梳头、前屈上举和外展上举4个动作受限程度（即患侧手指所能达到部位）分级，更为客观，也更易为患者所接受，共分五级，标准如图9-2所示。

前屈上举/外展上举	梳头	反手挠背
V级	V级	V级
4线——掌指关节	大椎	T_7
IV级	IV级	IV级
3线——腕	枕外隆突	L_2
III级	III级	III级
2线——肘	巅顶	L_4
II级	II级	II级
1线——肩	眉弓	S_1
I级	I级	I级

图9-2　根据病情严重程度，肩周炎的五级分法

说明：

① 1～4线共形成5个区域，自下而上分别为 I ～ V 级。其中 I 级为严重，II 级为重度，III 级为中度，IV 级为轻度，V 级为基本正常。其中，至少1个动作为重度或严重者称为重症肩周炎。

② 前屈上举时，面对墙壁立正，健肢高举，患肢伸直（肘腕手中立位）高举所能达到相应健肢的最大高度。

③ 外展上举时，侧对墙壁立正，健肢高举，患肢伸直（肘腕手中立位）高举所能达到相应健肢的最大高度。

④ 精细诊断分度时，则取4个动作中受限严重度数者。

（二）分型

1. 按照病理性质分型

按照病理性质，可分为三型：

① 炎症型：患者肩周软组织以炎症水肿为主，其主诉症状多主要以疼痛为主：大多为不动不疼、

活动即痛，严重者稍有活动、偶然碰撞牵拉、穿脱衣物即疼痛明显，甚至可为撕裂样剧痛，甚至不动也痛；其次为活动受限：肩关节某一方向或多个方向主动或被动活动受限。本型常见于疾病早期（0～3个月许），该型临床最为多见。

②硬化型：患者肩周软组织以硬化粘连为主，其主诉症状主要表现为不同程度的活动受限或功能障碍：肩关节某一方向或多个方向的活动受限，以上举、外展、反手摸背、梳头动作中的一个或多个最为明显；疼痛症状一般不明显，且疼痛仅发生于肩关节活动至较大角度时，或半夜侧卧受压后出现。本型常见于疾病后期（6～9个月以上），病程严重者可达二十余年甚至更长时间，只是此时其主诉临床表现为肩关节活动度有不同程度的下降而已，而肩部疼痛和肌肉的萎缩，临床上患者则很少强调。

③混合型：患者肩周软组织炎症水肿和硬化粘连皆明显，其主诉症状多主要为疼痛且功能障碍：肩关节活动疼痛且某一方向或多个方向的功能障碍；夜间睡眠时患肩不能硌压，一旦翻身硌压，则疼痛明显，影响睡眠。本型常见于疾病中期（3～6个月许）。

2. 按发病时间分型

根据发病时间，也可分为三型：

①早期：常见于0～3个月许，又称为疼痛期，该型通常不被重视，临床表现一般同炎症型患者。

②中期：本型常见于3～6个月许，又称为缓解期，疼痛多有不同程度缓解，临床表现一般同混合型患者。

③后期：本型常见于6～9个月以上，又称为冻结期，没有治疗或虽经治疗但仍有不同程度的功能障碍或合并少部分疼痛症状者，临床表现一般同硬化型患者。

3. 按病变组织分型

病变组织可以是肱三头肌长头、背阔肌、胸大肌、肱二头肌短头、大圆肌、三角肌的不同肌束、喙肱韧带等，按照肩周炎的定义，上述不同组织的损伤3个或3个以上；根据临床患者实际具体病变组织的不同，又可相应分为不同分型。

（三）疗效评定标准

①痊愈：4个动作皆达Ⅴ级者即痊愈；②明显好转：4个动作皆达到Ⅳ级，或Ⅳ级、Ⅴ级同时存在者；③好转：介于无效和明显好转之间者；④无效：4个动作治疗前后级差皆为0者。

众所周知，重症肩周炎活动受限最典型的4个动作就是反手挠背、梳头、前屈上举和外展上举，根据这4个动作，特别是前3个的受限程度记录病情，并根据治疗前后效果对比，以之评定治疗效果，更为客观，也更易为患者所接受。

临床规律也提示：梳头、前屈上举困难、压痛常在盂下结节，反手挠背困难常在小结节、小结节嵴、喙突和肱骨小结节。因此，以这4个动作为基础的根据肩周炎的严重程度分度及临床疗效评定标准既反映了病情，也提示了症结所在，且更为简便、实用、客观、准确，非常适宜临床推广，对于病情评估、治疗及疗效的评定有重要指导意义。

九、弧刃针治疗

1. 体位　①患肩外展仰卧位；②健侧卧，患肢尽最大限度上举位；③健侧卧，患肢最大限度地反手挠背位。上述体位，应根据灶点不同而相应选择。

2. 定部位　本病为原位痛，病变部位在肩关节。

3. 定组织　三角肌、肱二头肌短头、肱三头肌长头、背阔肌、大圆肌等最为多见；部分患者还需要处理胸大肌等。弧刃针治疗时，需要根据具体病情，选择相应不同的一个或多个病变组织。

4. 定灶点　在明确诊断的基础上，在灶点和灶线理论等指导下，一般多选取上述病变组织的原发灶点，并标记。

5. 消毒　常规消毒，准备无菌操作。

6. 麻醉　一般不需要麻醉；敏感者可以在弧刃针操作时，用低浓度利多卡因局部麻醉。

7. 定向　右手标准持针，拇指指甲平齐弧刃针（根据灶点深浅选择相应规格的弧刃针）斜面方向，使刀口线平齐拇指指甲方向。

8. 操作　左手拇指指切定位灶点，支撑进针法，针体与皮肤及骨面垂直，对灶点间断横切操作。操作精准时，顶触感、阻力感、落空感等针感和"咔"声响明显（视频29）。

9. 注射臭氧　20μg/mL的臭氧，每个灶点注射1mL。

10. 出针。

11. 按压　指压患处，减少肿胀。

12. 保护　针孔常规保护（棉签、创可贴、输液贴、膏药等）。

视频29　肩周炎

13. 手法镇压　术后令患者尽力反手挠背至最大限度，一手压住患者肩前，另一手握住患者腕上，轻力向上缓慢微微提拉，以患者能够承受为度，保持此位置持续数秒。再令患者尽力高举，一手推压患肩胛骨向前，另手握患肘上，轻力镇压使之加大上举幅度，以患者能够承受为度，持续数秒。

14. 留诊观察　观察半小时，无明显不适，结束本次诊疗。

十、弧刃针疗法的作用机制

肩周炎是一类引起盂肱关节周围广泛疼痛不适，各个方向主动和被动的关节活动度均降低的一种慢性肩部软组织多发性损伤疾病。肩关节周围多发软组织损伤的"炎症"和"粘连、瘢痕、挛缩等硬化改变"，是引起肩关节疼痛和活动受限的根本原因。弧刃针疗法治疗肩周炎的作用机制是：通过对硬化软组织的减张松解，调整病变组织内在结构、调整长度改变、调整软组织的动静态平衡、降低关节内压、改善局部微循环，从而恢复肩关节的功能和缓解疼痛症状。

王世辉等对兔冻结肩模型中血清炎症因子等的观察表明：弧刃针刀疗法可以降低兔冻结肩模型血清中白细胞介素1、NLRP3和caspase-1水平以及白细胞介素1蛋白在滑膜组织中的表达，促进损伤组织修复，从而起到抑制冻结肩局部无菌性炎症的作用。弧刃针刀早期干预，疗效更佳。

十一、注意事项

1. 体操锻炼　术后均要求患者立即行上举、反手挠背两种静力性锻炼。

锻炼要点：患者面壁，昂首挺胸，两足并拢抵墙，①尽力前屈上举肩关节：双侧肘关节伸直位，双上肢上举到最大限度后，保持不动，在中指最高点处的墙面上画横线作为标记；②反手挠背：双上肢最大限度反手挠背，并保持不动。以患者所能承受最大限度的疼痛为度。两种锻炼交替，时间不限，次数不限，但尽可能长。可让患者通过患肢高度变化即刻了解到治疗效果，同时也可了解每日治疗进展，增强患者信心，提高患者依从性。

2. 治疗目的　需要强调的是，对于疗效的期望值不宜过高，更不宜追求活动度的完全正常。本病治疗目的仅为缓解疼痛、恢复基本关节活动度、不影响生活，因此，本标准三个动作在其V级时，皆未要求完全达到正常活动度，这样更便于临床诊疗。如果期望达到完全正常的活动度，则必然要增加治疗次数，则降低了临床治愈率、降低了患者的满意度、增加了花费。过分强调完全正常，会忽视人体自身的修复功能，意义不大。

3. 鉴别诊断很重要　作者的临床体会是：真正的肩周炎并不多，大多所谓的肩周炎其实不都是单纯的肩周炎，而往往是合并有不同程度的肩袖损伤、肱二头肌长头腱鞘炎、肩锁关节损伤（图9-3）、盂肱关节滑膜炎等；或者只是单纯的肱二头肌短头、肱三头肌长头、三角肌、肩峰下滑囊炎等的损伤，而不是肩周炎。

4. 合并症　对于常合并有肩袖损伤、肱二头肌长头肌腱炎、盂肱关节滑膜炎等的肩周炎，对病变组织治疗应该根据需要分别相应处理。精准地诊断、准确触诊骨性标志和肌性标志是基础，"五定"原则和灶点的精准治疗是疗效的关键。

5. 关于麻醉下手法大松解　需要注意的是：各种麻醉下强行手法松解，对于部分患者效果不错。但因局部麻醉常不能完全镇痛，治疗过程中多较疼痛；而全麻需要进手术室，不利于基层推广，一般也不易为患者所接受，且增加了患者的经济

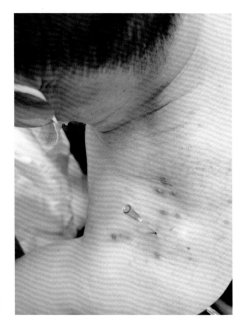

图9-3　肩锁关节损伤的弧刃针治疗

负担。该法有暴力倾向，且临床常有臂丛神经损伤、骨折、脱位等风险。

6. 疗效的关键　操作应在"五定"原则和灶点理论等指导下，弧刃针标准持针姿势，严格依据操作标准及安全法则进行，精准地诊断、准确触诊骨性标志和肌性标志是基础，精准治疗是疗效的关键；早期干预，疗效更佳。弧刃针疗法，一般每周治疗1次即可。

7. 弧刃针标准化治疗方案更佳　弧刃针治疗肩周炎疗效确切，且操作简便、安全、微痛、可以即刻判断疗效，优势明显，值得临床进一步研究及推广。如果采用弧刃针标准化治疗方案，辅助火灸、药物、体操锻炼等，疗效更佳；但要明白，弧刃针疗法为主要治疗方法，其他为辅助、次要的方法。

十二、典型案例

李某，女，52岁。

首诊时间：2012年8月14日。主诉：左肩疼痛活动受限1年半。

现病史：无明显原因，左肩渐疼、活动受限，渐重。曾口服药物、膏药、理疗、针灸、封闭、爬墙锻炼等治疗近1年（具体自诉不详），自诉效果不佳，后至今未再正规诊治。

体格检查：①视诊：一般情况可，左肩无明显红肿，无明显肌萎缩。②触诊：小结节嵴、锁骨外侧下缘、盂下结节、喙突外下皆压痛、质硬。③动诊：反手挠背Ⅰ级（至骶3后正中偏左7cm）、左手梳头Ⅴ级（大椎下稍许）、左上肢高举（前屈上举和外展上举）皆Ⅳ级（平健侧掌指关节稍下）。

诊断：左重症肩周炎（Ⅰ级）。

治疗：弧刃针松解以下灶点：三角肌锁骨下缘灶线（三角肌锁骨束灶线）、肱三头肌长头盂下结节灶线、肱二头肌短头喙突灶点（喙突外下灶点）、大圆肌小结节嵴灶线、背阔肌小结节嵴灶线。术后分别在患者反手挠背、梳头、高举至最大限度时，轻力镇压患肩数秒。

治疗结束后，再查：反手挠背Ⅳ级、左上肢高举Ⅴ级、梳头Ⅴ级。

复诊：2012年8月21日

患者诉疼痛消失，查：左肩活动自如，反手挠背、左上肢高举、梳头皆Ⅴ级，痊愈。

第二节 肩袖损伤

一、概述

肩胛下肌、冈上肌、冈下肌、小圆肌4块肌肉，形似袖口、套袖样围绕包裹于肩关节前方、上方和后方，故被称为肩袖。当上述这些肌肉发生1个或多个损伤时，皆统称为肩袖损伤。肩袖损伤一般发生于肩袖外侧的腱性部分，是引起肩关节疼痛和功能障碍的一种常见肩部疾病。

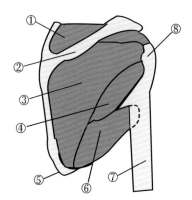

图9-4 冈上肌、冈下肌、小圆肌、大圆肌的解剖示意图
①冈上肌；②肩胛冈；③冈下肌；④小圆肌；⑤肩胛下角；⑥大圆肌；⑦肱骨；⑧大结节

二、解剖

肩袖由肩胛下肌、冈上肌、冈下肌、小圆肌组成，附着于肱骨大结节、小结节和肱骨解剖颈的边缘，位于肩峰和三角肌下方，其深层与盂肱关节囊紧密相连，浅层为三角肌下滑囊。其环绕肱骨头的上端，可在肩关节各个角度下皆将肱骨头牢牢地纳入肩胛骨关节盂内，使盂肱关节始终保持动态和静态的稳定，协助肩关节外展，且有旋转功能（图9-4）。

冈上肌：起自冈上窝，止点位于肱骨大结节的前上部，作用是使上臂外展。其上方为肩峰下三角肌下滑囊，下方是盂肱关节的关节囊，前方与喙肱韧带相邻，后方与冈下肌前部的纤维相邻。

冈下肌：起于冈下窝，止点位于肱骨大结节的中后部，作用是使上臂外旋。在进行MRI扫描时，斜冠状位和斜矢状位显示冈上肌、冈下肌肌腱最佳。

小圆肌：起自肩胛骨的外侧缘，止点位于肱骨大结节后下部，作用是使上臂外旋。

肩胛下肌：起自肩胛下窝，止点位于肱骨小结节，作用是使上臂内收、内旋。

在MRI扫描时，轴位和斜矢状位上显示小圆肌和肩胛下肌最佳。

三、病因

1. 外伤 直接暴力、摔伤等间接暴力、扭挫伤、运动损伤等是导致患者肩袖损伤的重要病因，已被广泛认可。

2. 劳损、撞击 肩关节，为生活中应用较多的人体大关节，也是人体各关节活动幅度最大和最灵活的关节之一，肩袖位于肩峰下间隙，是肩关节重要的动力肌群和稳定结构，当肩关节反复外展、上举、前屈等劳作活动时，就易发生劳损性损伤；甚至肩袖易被卡压在肩峰下和肱骨头之间，被反复"撞击"，也易导致损伤。

3. 退变 缺乏肩关节活动的老年患者，自诉没有任何外伤史，却发生了肩袖损伤，应该是单纯的肩袖肌腱退行性病变所致。

4. 解剖因素 ①肩袖位于喙肩韧带下肱骨头上的肩峰下间隙，易被肱骨头撞击；②肩袖肌肉附着在肱骨解剖颈下的大小结节，其力臂很短，而上肢其他肌群的力臂很长，故肩袖易发生退行性病变、慢性劳损或杠杆性间接暴力损伤；③冈上肌腱附着大结节处1cm内，由于缺乏血运，常被称为"乏血管危险区"，是冈上肌最常发生撕裂甚至断裂的部位。

四、发病机制

由于解剖的特殊性，再加上外伤、劳损、撞击、退变等原因，肩袖极易发生损伤，出现一系列炎症、渗出、水肿、脂肪浸润、变性、纤维化、撕裂、瘢痕、粘连、硬化等病理改变，对于冈上肌腱，甚至还可能出现完全的断裂。不仅肩袖自身会发生病理变化，并且还会继发一系列改变，如：肩袖具有稳定和支持盂肱关节的作用，一旦发生肩袖损伤，会造成肩关节的不稳和肩关节腔压力的异常改变，进而影响关节滑液的正常分泌，引起关节软骨的损伤，进而可能造成盂肱关节的新骨关节炎或滑膜炎病，两者皆可或共同导致一系列的肩关节疼痛和功能障碍症状。

有学者将肩袖损伤的病理过程分3个阶段，Ⅰ期：肩袖及肩峰下滑囊水肿和出血；Ⅱ期：肩袖纤维化和肌腱炎；Ⅲ期：肩袖撕裂，为不可逆改变。

五、临床表现

1. 疼痛　多位于三角肌上部区域的肩外、后、前侧，深在，一般不动不疼、活动或砝压疼痛、遇劳加重、休息减轻。

2. 压痛、质硬　在肱骨大结节和小结节，多可触及不同程度的质硬和压痛。

3. 肌力减弱　活动时，患者因肌肉收缩或牵拉刺激局部损伤组织，引起疼痛而不敢正常用力，或由于肌肉肌腱部分撕裂或断裂，肌力下降而影响功能。

4. 功能障碍　患者多表现为活动受限，以外展、上举、反手摸背和旋转为主。

5. 肌肉萎缩　一般无肌肉萎缩，对于久病缺乏运动患者，可表现为部分肌肉萎缩，萎缩的肌肉主要是冈上肌。

六、诊断要点

（一）病史

①外伤史：学术文献报道多有外伤、劳作、反复撞击病史，其中慢性劳损多见，但临床很多患者，自诉根本没有外伤史，也没有其他明显原因。②年龄：多发生于30岁以上各个年龄段。

（二）症状

肩关节疼痛。

（三）体征

1. 肩关节主动或被动活动皆受限，严重者可同时受限，尤以患侧上肢外展、旋转、上举和反手摸背为主。

2. 灶点（压痛灶点、质硬灶点、混合灶点，其中，压痛灶点和混合灶点多见）位于大结节或（和）小结节。

3. 肌力减弱，见临床表现。

4. 对于久病缺乏关节运动者，偶可表现为肌肉萎缩。

（四）试验

1. 撞击试验 患者坐位，医师在患者身后，一手固定患者肩部，另一手将患肩外展上举，使大结节和肩峰撞击，若冈上肌腱有损伤，则撞击时出现疼痛。

2. 落臂试验 医师让患侧上肢被动外展90°～120°，然后嘱其让患侧上肢缓慢放下，①若冈上肌断裂，可出现患肢突然坠落。②若患肢不能缓慢放下，则提示冈上肌有损伤。

3. 抬离试验（lift off test） 患者尽力反手挠背，手心向后。嘱患者将手抬离背部，必要时可以给予适当阻力。若患者手无法抬离背部，则为阳性，提示肩胛下肌损伤。

4. 振臂外旋试验 肩关节外展30°～45°，屈肘90°，快速主动或被动肩关节外旋，若肩胛下肌有损伤，患者出现肩关节前方疼痛不适，则振臂外旋实验可阳性。

5. 振臂内旋实验 肩关节外展45°～80°，屈肘90°，快速主动或被动肩关节内旋，若患者出现肩关节后外下疼痛不适，则振臂内旋实验阳性，提示小圆肌有损伤。

6. 外展零度位外旋抗阻试验 患者取坐位，屈肘90°，将双侧上臂贴于体侧，施术者站于其身后，双手放置于其前臂外侧，给予其一个阻力，嘱患者外旋肩关节使双手远离体侧，如果肩部出现疼痛即为阳性，说明冈下肌和小圆肌有损伤。

（五）辅助检查

1. X片、CT 对肩袖损伤无诊断价值，但可排除骨关节畸形或病变，可以了解肱骨头的位置及是否上移、肩峰形态、肩锁韧带钙化、大结节骨质增生、新盂肱关节骨关节炎等，对评估肩袖损伤十分必要。

2. MRI 对软组织分辨率高，三维多平面成像可以清晰地显示肩关节周围的骨骼、软组织、关节囊、囊内结构等，对肩袖等软组织损伤及盂唇损伤等具有较高的敏感性和特异性，可以准确地判断肩袖的炎症、变性，以及撕裂的程度、大小、范围、类型等，对肩袖损伤的诊断及治疗方案的选择等有意义。对于肩袖撕裂伤：MRI可见：①肌腱部分撕裂：在斜冠状面T1W1上，呈低至中等信号；肌腱、滑囊面或关节面于T2WI、PDWI序列呈局限性明显高信号，未累及肌腱全层；而肌腱整体连续性尚完整。②肩袖全层撕裂：STIR、PDWI序列出现贯通肌腱的关节面和滑囊面的局限性或弥漫性高信号，或肌腱部分缺损并伴有肌肉回缩改变者。③肩袖断裂：肌腱连续性完全中断，肌肉回缩，多见于冈上肌。

3. 关节镜 属有创检查，可在直视下即刻判断肩袖组织的撕裂及断裂的部位、大小、形态、范围等情况，在精准诊断的同时对损伤组织进行手术修复。

4. 超声 安全、无创、省时、操作简便、费用低廉，可动态观察、检测愈合过程，可重复性强，灵敏度高、特异性高，但准确率与医师个人经验和技术密切相关。

5. 红外热成像 损伤的肩袖，多在大结节或小结节的部位，可有高温差改变（图9-5）。

（六）鉴别诊断

1. 肩周炎 肩周炎虽也有疼痛和活动受限，但其大、小结节无压痛。只要大、小结节有压痛，一般即可判定有肩袖损伤，肩袖损伤仅有大结节或（和）小结节压痛。磁共振可清晰判定肩袖有无损伤。

鉴别肩袖损伤与肩周炎的11条心得：

① 年龄：肩周炎多发于50岁左右；47岁以下和53岁以上的患者大部分是肩袖损伤。②压痛的位置：肩袖损伤的压痛在大、小结节，如果大、小结节无压痛，就不是肩袖损伤，可能是肩周炎。③急

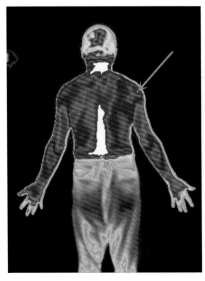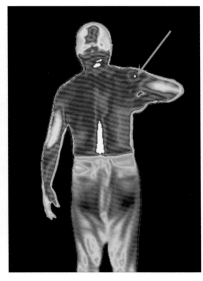

图9-5 小圆肌损伤（箭头所指）的红外热像图

性肩袖损伤者：主动活动受限，被动活动一般不受限，但也有少部分特殊。④活动受限程度：对于肩周炎来讲，主动和被动活动皆明显受限。很多慢性肩袖损伤，主动、被动活动往往受限不明显。⑤病程：慢性肩关节疼痛患者，如果说病程超过1年，疼痛又不明显，一般为慢性肩袖损伤。⑥无明显原因突然急性疼痛者：一般为肩袖损伤。⑦慢性肩袖损伤患者往往伴有不同程度的肩周炎。⑧重度肩周炎患者大多是肩袖损伤，或者合并有肩袖损伤。⑨双侧肩周炎患者很少见，一般合并有肩袖损伤，或者是肩关节滑膜炎。⑩临床上，肩周炎少、肩袖损伤多。⑪很多肩关节疼痛可能既不是肩袖损伤，也不是肩周炎。可能是三角肌损伤、肩锁关节损伤等。

2. 三角肌损伤 和肩袖损伤都有患肢外展疼痛，但三角肌损伤者灶点位于三角肌，而肩袖损伤者灶点位于大、小结节。

3. 类风湿关节炎 类风湿关节炎也可引起肩关节疼痛活动受限，但多伴有手指关节晨僵及多发关节疼痛，多双肩疼痛，肩关节间隙环周压痛，多有关节积液等；而肩袖损伤则无关节积液。

4. 盂唇损伤 多有外伤史，磁共振或CT有助于鉴别诊断。

七、分类、分级

1. 根据发病时间是否超2周分类：急性损伤、慢性损伤。

2. 根据损伤程度分类：肩袖炎、肩袖撕裂、肩袖断裂3类。

3. 对于部分厚度的肩袖撕裂分类：关节面部分撕裂、滑囊面部分撕裂、腱中部分撕裂。

4. 对于全厚肩袖撕裂分类：小撕裂（小于1cm）、中撕裂（1～3cm）、大撕裂（3～5cm）、巨大撕裂（大于5cm）。通常认为，中度撕裂可以关节镜手术；大撕裂和巨大撕裂应行开放手术治疗。

5. 依据MRI影像诊断分级。按肌腱外形是否正常、肌腱连续性是否存在、肌腱局部信号强度有无异常，分级如下：

0级：肌腱形态正常、连续性好、肌腱信号正常。

Ⅰ级：肌腱形态正常、连续性完好、肌腱内存在信号异常（呈线状或弥漫性信号增高）。

Ⅱ级：形态变薄或不规则，有一定的连续性存在，有局限性增高信号。

Ⅲ级：形态异常、信号异常、肌腱连续性完全中断，或肌肉肌腱出现收缩，可伴肩峰下滑囊积液。

其中，Ⅰ级即为非撕裂性肩袖损伤或肩袖腱炎，或肩袖炎。对于病程超过2周的，即为慢性非撕裂性肩袖损伤，或肩袖腱炎。Ⅲ级为完全断裂。介于Ⅰ级和Ⅲ级两者之间的多为Ⅱ级，临床多提示为撕裂或部分断裂。

6．根据临床实际肩袖损伤的不同，又分为单一型和复合型两类。单一型：冈上肌腱损伤、冈下肌腱损伤、小圆肌腱损伤、肩胛下肌腱损伤；复合型：前述四个肌腱的两个或多个同时损伤。

八、分度及疗效评定标准

同本书中的"肩周炎"章节内容。

九、弧刃针治疗

（一）适应证

1．主要适合于慢性非撕裂性肩袖损伤患者，即慢性肩袖腱炎，占据了肩袖损伤中的绝大多数。

2．急性肩袖损伤、撕裂一般需要患肢制动休息，后期如出现功能障碍再行弧刃针治疗。

3．肩袖断裂则需要手术。

4．对于小撕裂的慢性肩袖损伤，部分亦可采用弧刃针治疗。

5．对于部分厚度撕裂或全厚撕裂的程度虽然较大，但症状不明显或功能不影响或无手术要求的患者，不需要手术治疗，也不需要弧刃针治疗。

6．冈上肌腱撕裂采用弧刃针治疗需谨慎，以免增加断裂风险。

（二）针对慢性肩袖腱炎，弧刃针治疗步骤如下：

1．**体位**　①处理肩胛下肌小结节灶点：患者侧卧，患肩反手摸背；②处理冈下肌大结节灶点、小圆肌大结节灶点：倒坐靠背椅，患肩旋前并前屈接近90°，肘关节屈曲置于椅背上，患肩放松（图9-6）。

2．**定部位**　本病为原位痛，病变部位在肩关节。

3．**定组织**　肩胛下肌、小圆肌（图9-7）居多，冈下肌、冈上肌损伤较少。弧刃针治疗时，需要根据具体病情，选择相应的1个或多个病变组织。冈上肌腱损伤处理需慎重。

4．**定灶点**　在明确诊断的基础上，在灶点理论指导下，一般多选取上述病变组织的原发灶点，并标记。

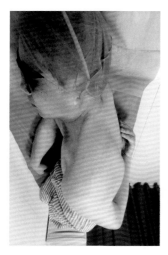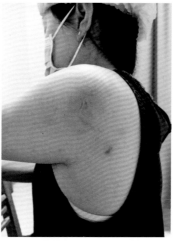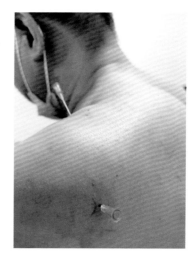

图9-6　治疗肩袖损伤的体位　　　　　图9-7　小圆肌大结节灶点的弧刃针治疗

5. **消毒**　常规消毒，准备无菌操作。

6. **麻醉**　一般不需要麻醉。对疼痛敏感患者可以在弧刃针操作时，用低浓度利多卡因局部麻醉。

7. **定向**　医师右手标准持针，拇指指甲平齐弧刃针（根据灶点深浅，选择相应规格的弧刃针）斜面方向，使刀口线平齐拇指指甲方向。

视频30　肩袖损伤

8. **操作**　医师左手拇指切定位灶点，针体与皮肤及骨面垂直，依弧刃针操作标准，对灶点间断横切操作。操作精准时，可有顶触感、阻力感、"咔"或"刺啦"声响、落空感等针感明显（视频30）。

9. **注射臭氧**　20μg/mL的臭氧，每个灶点注射1mL。

10. **出针**。

11. **按压**　指压患处，减少肿胀。

12. **保护**　针孔常规保护（棉签、创可贴、输液贴、膏药等，图9-8）。

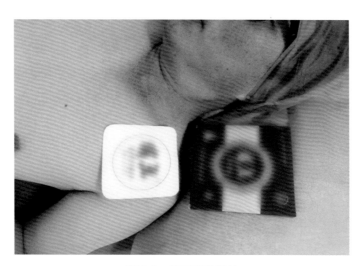

图9-8　针孔膏贴保护

13. **手法治疗**　术后令患者尽力反手挠背至最大限度，一手压住患者肩前，另一手握住患者腕上，轻力向上缓慢微微提拉，以患者能够承受为度，保持此位置持续数秒。再令患肢尽力高举，一手推压患肩胛骨向前，另手握患肘上，轻力镇压使之加大上举幅度，以患者能够承受为度，持续数秒。

14. **留诊观察**　观察半小时，无明显不适，结束本次诊疗。

十、注意事项

1. 肩袖由4块肌肉组成，肩袖损伤是一个笼统的诊断，而笼统的诊断不利于精准的治疗，临床上，很可能不是一块肩袖肌肉的损伤，往往可能是多块肩袖肌肉共同的损伤。因此，作者建议最好是精准定位病变组织、精准诊断，如冈上肌损伤、小圆肌损伤，或者肩胛下肌和小圆肌复合损伤等。如果采用弧刃针治疗，还要求精准地定位灶点。

2. 由于肩关节是一个整体，临床更多见的是，肩袖损伤常合并肩周其他软组织的损伤，如合并三角肌损伤、背阔肌损伤、肱三头肌长头损伤、喙肱韧带损伤等，则应该分别诊断，或简单诊断为：肩袖损伤合并肩周炎等。精准地诊断、准确的触诊骨性标志和肌性标志是基础，"五定"原则和灶点理论是疗效的关键。

3. 骨性解剖标志、肌肉走行、4块肌肉的腱性附着点的定位很重要，如果不熟悉，不能准确定位灶点，根本就不可能取得良好的治疗效果。

4. 对于非撕裂性的肩袖炎，或小撕裂的肩袖损伤（一般多为冈上肌腱的损伤），皆可采用非手术治疗；对于部分肌肉撕裂或全肌肉撕裂的肩袖损伤患者，如果症状不明显或不影响功能，皆可以采用非手术治疗。一般地说，撕裂伤多为冈上肌腱，而冈上肌腱损伤不影响反手摸背和被动完全上举，此时不宜弧刃针直接处理冈上肌腱，以免增加断裂风险。但对于肩胛下肌、小圆肌、冈下肌腱的损伤，弧刃针疗效佳。

5. 操作应在"五定"原则和灶点理论等指导下，弧刃针标准持针姿势，严格依据操作标准及安全法则进行。

6. 体操锻炼。术后均要求患者行最大限度被动的前屈上举、外展上举、反手挠背3种静力性锻炼。

锻炼要点：以患者所能承受最大限度的疼痛为度。3种锻炼交替，时间不限，次数不限，但要求每次锻炼时间尽可能长。可让患者通过患肢上举或反手挠背的高度变化即刻了解到治疗效果，同时也可了解到每日治疗进展，增强患者信心，提高患者依从性。

7. 肩袖损伤的分度和疗效评定标准可参考本书中肩周炎的相应标准。

8. 弧刃针治疗肩袖损伤，或合并有肩周炎的肩袖损伤，一般每周治疗1次即可。

9. 临床发现：部分磁共振显示冈上肌腱完全断裂的患者，患肩却可主动外展70°～90°并维持，原因在于磁共振显示的为断层解剖而没有全面实际反映冈上肌整体结构形态，应诊断其为不完全断裂，不一定需要手术治疗。如果同时伴有其他肩袖损伤，患者反手摸背、上举等活动受限，则弧刃针相应处理损伤的其他肩袖灶点即可，作者在此类肩袖损伤患者的治疗方面积累了大量的临床经验。

第三节　肱骨外上髁炎

一、概述

肱骨外上髁炎，又名"网球肘""肱骨外上髁综合征"等，是指由于各种急慢性损伤引起肱骨外上髁局部软组织的无菌性炎症而造成的一系列临床症候群。本病为骨科、疼痛科、颈肩腰腿痛科、针灸科、康复科临床常见病，在诸多肘部疼痛疾患中发病率位居首位。本病多发生于30～50岁，男性多见，右侧多见，大多起病缓慢，多无急性外伤史，一般呈进行性加重，易反复发作。

二、解剖

肱骨外上髁是指肱骨下端外侧明显隆起的骨性突起，在屈肘90°时易于触及，其上附着有桡侧腕短伸肌、指总伸肌、小指固有伸肌、尺侧腕伸肌、旋后肌、肘肌。一般认为，上述大部肌腱在环状韧带平面形成腱板样伸肌总腱，附着于肱骨外上髁，有微细血管、神经从中穿过。杜心如等对40例上肢伸肌总腱的形态做了观测，并提出了舟状腱膜的概念，并指出：桡侧腕短伸肌起始部呈"舟状"，为伸肌总腱的主要组成部分，腱性的"舟状腱膜"起于肱骨外上髁最突起部、外上髁下方及桡骨小头的前外侧面，并与旋后肌起始部在肱骨外上髁融合；舟状腱膜与环状韧带相愈着占12.5%，舟状腱膜牵拉、刺激环状韧带，可引起环状韧带损伤、变性；伸肌腱可分总腱型（67.5%）和非总腱型（32.5%），可以理解为舟状腱膜的损伤，是肱骨外上髁炎的首要病理变化。而桡侧腕长伸肌则附着在其上方的肱骨外上髁嵴下份，肱桡肌则又在桡侧腕长伸肌的上方，两者皆不在肱骨外上髁附着。

三、病因

1. 慢性劳损　①久提重物，长期搬运重物，如：搬运工等。②反复过度的前臂旋前、旋后活动，如羽毛球、网球运动中，交替的反手挥拍和扣球动作。③长期使用腕指背伸肌群，如长期打字、泥瓦匠、保洁员、厨师、理发师、环卫工人、部分流水线工人等。④其他。

2. 外伤　直接暴力或间接暴力所致的局部炎症。

3. 解剖因素　前臂众多的伸肌腱共同止于肱骨外上髁，易造成应力集中而损伤，并且伸肌总腱中穿行有一无名的细小血管神经束，容易卡压而损伤导致炎症刺激疼痛。

4. 医源性损伤　部分患者临床表现为肘关节外侧疼痛，但并非真的肱骨外上髁炎，临床经常见到因颈椎病或肘关节滑膜炎所致的假性肱骨外上髁炎，如果此时在肱骨外上髁处针刺、注射，就易造成局部医源性的损伤，造成在假性肱骨外上髁炎的同时，合并出现真正的肱骨外上髁炎，如图9-9磁共振所示。

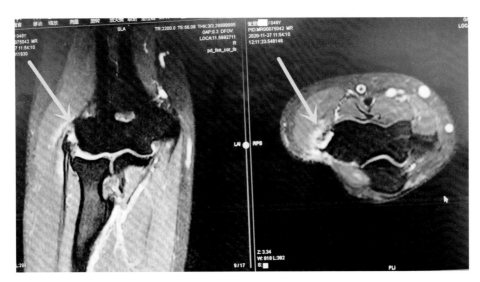

图9-9　病例（张某，女，48岁，肘关节滑膜炎患者，就诊前3个月内曾于外院多次行某带刃针具治疗）

5. 其他　肘关节骨性关节炎、肘关节滑膜炎患者，伸肌总腱相对更易于退行性变而并发本病。

综上，肱骨外上髁炎的原因多种多样，且其之间有可能相互作用、相互影响，因此有时很难判定是否单纯为某一确切具体的病因。

四、发病机制

舟状腱膜的损伤（主要是伸肌总腱的损伤），是肱骨外上髁炎的首要病理变化。

目前，本病的发病机制在解剖学基础方面的研究尚缺乏，一般认为，各种不同表现形态的反复的伸肌总腱的牵拉和收缩，导致伸肌总腱起始部的创伤、撕裂是肱骨外上髁炎的病因，局部充血、水肿，并可有渗出、粘连，部分肌腱筋膜纤维断裂、瘢痕，可见淋巴细胞浸润等，甚至微小撕脱骨折可见。但也有学者认为环状韧带变性、创伤或桡神经深支在旋后肌腱弓处受压是本病疼痛的原因。据此，肱骨外上髁炎的治疗有伸肌总腱起始部切断剥离术、环状韧带部分切除术、桡神经深支松解术及桡侧腕短伸肌腱延长术等，也均有一定疗效。

根据前述解剖学统计，舟状腱膜与环状韧带相愈着占12.5%，这部分患者中，舟状腱膜的牵拉、刺激环状韧带，可引起环状韧带损伤、变性；而相应的，环状韧带的变性损伤也可以引起舟状腱膜的损伤。同样的，由于旋后肌起始部和舟状腱膜在肱骨外上髁相连，旋后肌的损伤、高张力状态，必然会增加舟状腱膜的张力。而松解旋后肌浅层，当然也可降低舟状腱膜的张力，还可降低甚至解除邻近的桡神经深支及相邻血管束在增厚的旋后肌浅层腱弓（Frohse腱弓）的卡压，从而缓解疼痛。

五、临床表现

因前臂伸肌群肌肉较多，肱骨外上髁炎临床表现症状各不相同，但大多起病缓慢，多无急性外伤史，一般呈进行性加重，易反复发作，超过2～4周就会转化为慢性，超过3个月就会形成顽固型肱骨外上髁炎。

临床常见症状如下：

1. 疼痛　肘关节外侧、甚至合并前臂背侧上部不同程度的疼痛、酸困不适，不动不痛，常在掂拿重物、拧毛巾、扫地、打字、打球、劳作等活动时诱发疼痛，受力越大，症状越重。

2. 无力　活动时，必然有肌肉收缩，刺激损伤的伸肌总腱，会造成疼痛，由于疼痛而无法用力、不敢用力，有时甚至在接拿东西时会抓握不紧、无力，而不自主掉落。

3. 活动受限　一般活动正常。但半年以上的慢性顽固性网球肘，少部分患者可见有不同程度的肘关节活动受限，不能完全伸直。

六、诊断

（一）病史

患者缓慢起病，逐渐加重；部分患者常有药物、理疗、注射、针刀、冲击波等治疗病史。

（二）症状

见临床表现；局部一般无明显红肿。

（三）体征

肱骨外上髁局限固定压痛，部分患者环状韧带处压痛。

（四）试验

①Mill试验（前臂伸肌腱牵拉试验）阳性：前臂极度旋前、肘关节伸直，极度屈腕屈指握拳时，患者肘关节外上髁处疼痛，有时也可伴其稍下方的前臂上端背侧疼痛不适。②伸指肌腱抗阻力收缩试验阳性。③腕伸肌抗阻力收缩试验阳性。④部分患者旋后肌抗阻力收缩试验阳性。⑤伸肌总腱肱骨外上髁病灶区按压试验阳性：按压伸肌总腱肱骨外上髁病灶区，再次牵拉或抗阻力收缩试验时，疼痛可缓解。

（五）辅助检查

1. X线检查　多无异常，偶见肱骨外上髁处密度增高、骨质增生，部分有局部注射治疗病史患者可见局部骨质疏松、骨皮质不平滑，甚至囊性变、骨膜反应等。

2. 磁共振　磁共振对本病有较高的诊断价值：常见伸肌总腱近肱骨附着处信号异常、增厚、部分中断改变、甚至完全断裂、肌腱断端呈液体信号、周围软组织肿胀等。

3. 超声　高频超声能清晰显示肱骨外上髁及伸肌总腱结构与病变情况，能够为肱骨外上髁炎的临床诊断提供客观可靠的依据：正常伸肌总腱边界清晰光滑，纤维连续性好，内部回声均匀一致，CDFI示内部无血流信号；肱骨外上髁炎患者超声均可见异常回声表现：伸肌总腱增厚、边界欠清晰光整、内部回声不均匀、局灶无回声区、伸肌总腱与外上髁骨面间不规则无回声区、甚至纤维连续中断、高回声钙化灶伴声影、外上髁骨面粗糙伴骨刺凸起；CDFI示肌腱内部无血流信号或有少量血流信号，如有无回声区或回声减低区域，则其内可见少量或丰富的血流信号。

4. 红外热成像　和健侧对比，急性患者局部可有温差改变，慢性患者一般改变不明显。如果是颈椎病引起的假性肱骨外上髁炎者，局部多呈较大面积低温热图改变。

由于本病相对容易诊断，上述辅助检查临床一般较少应用。

（六）鉴别诊断

1. 肘关节滑膜炎　类风湿关节炎、银屑病、创伤、结核等均可致肘关节滑膜炎，也表现为肘关节疼痛，但滑膜炎时MRI有关节积液，肘关节间隙均有压痛；而肱骨外上髁炎为局限固定压痛，磁共振显示无关节积液。

2. 颈椎病引起的假性肱骨外上髁炎　肱骨外上髁局部压痛不明显，而颈椎活动时，肘关节疼痛多有症状轻重变化，按压颈部灶点时，肘部疼痛可以减轻或加重。

3. 肱桡关节滑囊炎　肱桡关节滑囊即肱二头肌桡骨囊，位于肱二头肌腱下方止点和桡骨粗隆前面内侧之间。灶点位置不同，易于鉴别。

4. 肘骨关节炎　肘关节多轻度广泛压痛，多有不同程度的屈伸活动受限，甚至关节强直，X片关节间隙狭窄，骨质增生明显，磁共振可有少量关节积液。

5. 骨折脱位　多有外伤史，X片、CT等可发现鉴别。

6. 肘关节扭挫伤　多有外伤史，X片多无骨折脱位，但压痛多位于副韧带、肘关节间隙，肱骨外上髁部不一定压痛。

7. 肘关节肿瘤、结核　疼痛程度轻重不一，多有夜间痛、静息痛，或为广泛疼痛，X片、磁共振、CT等多可发现，必要时可穿刺、生化检查以明确诊断。

8. 其他。

七、弧刃针标准化治疗方案

（一）火灸

术前火灸；术后则每天1～2次。

（二）弧刃针松解

适合于慢性，特别是顽固性的肱骨外上髁炎。弧刃针治疗步骤如下：

1. 体位　患者仰卧，患肩外展、屈肘90°、肱骨外上髁部在上，置于侧台或身体一侧。

2. 定部位　本病为原位痛，病变在肘关节外侧。

3. 定组织　舟状腱膜（伸肌总腱、环状韧带和旋后肌腱）。

4. 定灶点　伸肌总腱或旋后肌腱的肱骨外上髁病灶区，必要时环状韧带灶点（与舟状腱膜愈着处）。

5. 消毒　常规消毒，准备无菌操作。

6. 麻醉　对疼痛敏感的患者可以采用利多卡因局部麻醉，大部分患者不麻醉。

7. 定向　医师右手标准持针，拇指指甲平齐 0.7mm 弧刃针斜面方向，使刀口线平齐拇指指甲方向。

8. 操作　医师左手拇指指切定位灶点，针体与皮肤及骨面垂直，快速进针，直达皮下，缓慢探寻，体会手下感觉，依操作标准，对伸肌总腱间断横切操作。操作精准时，可有顶触感、阻力感、落空感等针感和"咔"声响明显（视频 31）。

9. 试验　直至患指、患腕自主背伸或抗阻力背伸时外上髁部无疼痛或轻度疼痛感，操作结束。

10. 注射臭氧　每个灶点注射 20μg/mL 的臭氧 1～2mL。

11. 出针。

12. 按压　指压患处，减少肿胀。

13. 保护　针孔常规保护（棉签、创可贴、输液贴等），为了增加治疗效果，最好外用膏药。

视频 31　网球肘

14. 留诊观察　观察半小时，再次试验，患指、患腕自主背伸或抗阻力背伸时外上髁部无疼痛或仅轻度疼痛感，结束本次诊疗。

（三）口服药物

应用布洛芬等非甾体消炎镇痛药物，三七片、云南红药等活血化瘀改善微循环药物。

（四）艾灸

2 天后，灶点、肘下伸肌群丰满处等艾灸，以温经散寒、扶正固本。

（五）体操锻炼

科学锻炼，强筋健骨，适度间断的静力性强化前臂伸肌群，减少再度粘连。

八、注意事项

1. 弧刃针治疗本病的关键

（1）精准定位灶点：由于位于前臂诸多伸肌、旋后肌、肘肌等肌腱在肱骨外上髁部形成"舟状"腱板样伸肌总腱，附着于肱骨外上髁（少部分与环状韧带相愈合），因此肱骨外上髁部实际为一个较大面积的病灶区；由于不同患者损伤的具体组织不同，因此，弧刃针具体针刺的位置必然有微小不同。而为保证疗效，治疗前体格检查很重要，精准的灶肌和灶点的判定很重要。

（2）合适体位：患侧肩外展、屈肘 90°，肱骨外上髁部在上，置于侧台或身体一侧。

（3）无菌操作：操作精细、稳准，勿求快、勿暴力。

（4）对病变间断横切，一般 2～3 刺即可。

2. 本病一般 1 次即愈，必要时 2～4 周后再行下一次治疗。

3. 采用弧刃针标准化治疗方案，比单纯弧刃针疗效更佳，但需要指出的是：弧刃针疗法为主要治疗方法，其他为辅助方法。

4. 治疗方法多选择：本病的治疗方法很多，但疗效不一，适应证的选择要依据弧刃针软组织损伤的病理基础及"五定"原则：肱骨外上髁炎的早期病理性质主要是炎症水肿，中后期的病理性质主要是硬化或混合性，那么治疗方法就要相应选择。

九、典型案例

一般情况：患者陈某，女，52岁，家政服务员。

就诊时间：2016年10月15日。地点：河南省中医院疼痛科门诊。

主诉：左肘疼痛1月余，加重1周。

来诊情况：1个月前过度劳累后出现左肘外侧困痛，提物或拧衣服时疼痛加重，休息后缓解，未曾治疗，因疼痛加重1周来诊。发病时无发热及心慌胸闷等不适，饮食、睡眠正常，二便正常。

既往史：健康，否认外伤史及颈椎病病史。

主要检查：VAS评分5分。左肘无红肿、无畸形，皮肤温度正常，肱骨外上髁部局限固定压痛明显，Mill试验阳性，余未见明显异常。

辅助检查：血常规未见异常。

诊断：左肱骨外上髁炎。

处理：①弧刃针疗法，伸肌总腱肱骨外上髁灶点松解；②充分休息，避免再次损伤；③1周后复诊；④必要时进一步诊治。

结果：①治疗后，患者左肘疼痛当即明显缓解，VAS评分2分。②2周后复诊，患者左肘疼痛消失，VAS评分0分。

随访：随访半年，左肘未再发疼痛症状。

第四节　肱骨内上髁炎

一、概述

肱骨内上髁炎，是指在内上髁部前臂屈肌总腱的慢性损伤性疾患，又称前臂屈肌总腱损伤，为肘部内侧疼痛常见病，主要表现为肘关节内侧疼痛，有时疼痛会向前臂内侧上部放散。病情严重者，较易反复，可形成顽固性肱骨内上髁炎，持物时多无力，甚至持物掉落，弧刃针治疗效果佳。属于中医学"伤筋""肘劳""肘痛"范畴，中医病名为"肘痹"。

因传统认为学生写字姿势下肘内侧摩擦过多所致，又名学生肘，但临床学生患此病者甚为少见。又有人认为是打高尔夫球较多者引起，故又名"高尔夫球肘"，但临床很少见到有打高尔夫球而发生本病者。

和肱骨外上髁炎相比，其发病原因、机理、病理生理相似，但所不同的主要是其为前臂屈肌群的牵拉损伤，而肱骨外上髁炎为前臂伸肌群的牵拉损伤。另一方面，实际生活中，由于前臂伸肌腱总是受到牵拉而屈肌腱总是处于相对放松的工作状态，因此和肱骨外上髁炎相比，肱骨内上髁炎临床相对较为少见。

二、解剖

肱骨内上髁为肱骨下端滑车偏内侧的骨性隆起，在肘部浅表，易于触及，依次附着有旋前圆肌、桡侧腕屈肌、掌长肌、指浅屈肌、尺侧腕屈肌。和肱骨外上髁的伸肌总腱相仿，这5块肌肉以总腱的形式止于肱骨内上髁，而前臂前面总共9块肌肉中剩下的4块肌肉（肱桡肌、拇长屈肌、指深屈肌、旋前方肌）的止点则不在肱骨内上髁。

三、病因

肱骨内上髁炎与多种因素相关，常见有职业、家务劳动、运动创伤。肱骨内上髁炎，其实质是肱骨内上髁部前臂屈肌总腱的慢性损伤，病因主要如下：

1. 慢性劳损　①长期的腕指屈肌群的反复牵拉收缩活动，如收银员、长期打字者、粉刷工、部分流水线工人等。②反复过度的前臂旋前旋后体育活动，特别是旋后活动，如高尔夫球、垒球、羽毛球、网球或乒乓球等运动中，反复的反手挥拍动作。③机械安装工人、木工、钳工等。④其他，如家庭主妇等。

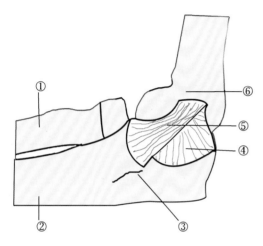

图9-10　肘关节内侧副韧带示意图
①桡骨；②尺骨；③高耸结节；④后束；⑤前束；⑥肱骨内上髁

2. 外伤　直接暴力、或间接暴力所致的局部炎症。

3. 解剖因素　前臂众多的屈肌腱和旋前圆肌共同止于肱骨内上髁，易造成应力集中而损伤疼痛。

4. 医源性损伤　部分患者临床表现为肘关节内侧疼痛，但并非都真的是肱骨内上髁炎，可能是内侧副韧带前束远端损伤等造成的假性肱骨内上髁炎（图9-10），如果此时在肱骨外上髁处针刺、注射，就易造成局部医源性的损伤，造成在假性肱骨内上髁炎的同时，合并出现真正的肱骨内上髁炎。

5. 其他　肘关节骨性关节炎、肘关节滑膜炎患者等相对更易于并发本病。

四、发病机制

肱骨内上髁炎的病因较多，其病理病机一般认为是屈肌总腱（主要是旋前圆肌和桡侧腕屈肌）反复紧张牵拉造成的肌腱无菌性炎症和退行性改变，根据软组织疾病的病理性质，它的病理改变主要是肱骨内上髁部在屈肌总腱起点附近的炎症、硬化等一系列改变，从而导致前臂屈肌和伸肌力学的不平衡，引起疼痛的发生。

五、临床表现

因前臂屈肌群肌肉较多，肱骨内上髁炎临床表现症状不尽相同，但大多起病缓慢，多无急性外伤史，一般呈进行性加重，易反复发作，超过2～4周就会转化为慢性肱骨内上髁炎。和肱骨外上髁炎相仿，临床常见症状如下：

1. 疼痛　肘关节内侧、甚至合并前臂掌侧上部不同程度的疼痛、酸困不适，不动不痛，常在前臂屈肌受到牵拉时而加重，拧毛巾、扫地、打字、打球、劳作等活动时诱发疼痛，受力越大，症状越重，随病程逐渐加重。如果前臂肌群卡压其后方的尺神经时，则可出现无名指、小指麻木，甚至手部无力。

2. 肌肉无力　上肢活动时，肌肉收缩会刺激损伤的屈肌总腱，就会造成疼痛，因疼痛而无法用力、不敢用力，有时甚至在接拿东西时会抓握不紧而不自主掉落。

3. 活动受限　一般活动正常。但半年以上的慢性顽固性肱骨内上髁炎和顽固性的肱骨外上髁炎一样，偶有轻度的肘不能完全伸直。

六、诊断

与肱骨外上髁炎相似，主要是以下几点：

（一）病史

缓慢起病，逐渐加重。部分患者常有药物、理疗、注射、针刀、冲击波等治疗病史。

（二）症状

同前述临床表现"肘关节内侧疼痛、无力、活动受限"，局部一般无明显红肿。

（三）体征

肱骨内上髁局限固定压痛。

（四）试验

①前臂屈肌腱牵拉试验阳性：在前臂极度旋后、伸直肘关节，背伸腕关节时，可引起肱骨内上髁局部疼痛加剧。②前臂屈肌腱牵拉加强试验阳性：在前臂极度旋后、伸直肘关节，背伸腕关节时，使屈腕屈指肌腱抗阻力收缩，可引起肱骨内上髁局部疼痛加剧。③肱骨内上髁灶点局部按压试验阳性：用力按压背离肱骨内上髁稍许的屈肌总腱处，再次牵拉或抗阻力收缩试验时，疼痛症状可缓解。

（五）辅助检查

和肱骨外上髁炎类似：

1. X线检查　多无异常，偶见肱骨内上髁处密度增高、骨质增生，部分注射病史患者可见局部骨质疏松、骨皮质不平滑，甚至囊性变、骨膜反应等。

2. 磁共振　磁共振对本病有较高的诊断价值：常见屈肌总腱近肱骨附着处信号异常、增厚、撕裂、周围软组织肿胀等，其中，局部软组织水肿和T2加权像高信号是最特异的特征。

3. 超声　超声能清晰显示肱骨内上髁及屈肌总腱结构与病变情况，能够为肱骨内上髁炎的临床诊断提供客观可靠的依据：正常屈肌总腱边界清晰光滑，纤维连续性好，内部回声均匀一致，CDFI示内部无血流信号；肱骨内上髁炎患者超声均可见异常回声表现：屈肌总腱肿胀、增厚、边界欠清晰光整、内部回声不均匀、局灶无回声区、屈肌总腱与内上髁骨面间不规则无回声区、甚至纤维连续中断、高回声钙化灶伴声影、内上髁骨面粗糙伴骨刺凸起；CDFI示肌腱内部有少量血流信号或血流丰富，如有无回声区或回声减低区域，则其内可见少量或丰富血流信号。

4. 红外热成像　和健侧肢体对比，炎症明显患者局部可有温差改变，慢性患者一般改变不明显。由于本病相对容易诊断，上述辅助检查临床一般较少应用，也并非必须检查。

（六）鉴别诊断

1. 肘关节滑膜炎　类风湿关节炎、银屑病、创伤、结核等均可致肘关节滑膜炎，也表现为肘关节疼痛，但滑膜炎时肘关节周围均有压痛，而肱骨内上髁炎为肱骨内上髁部局限固定压痛。

2. 肘关节内侧副韧带损伤 肘关节内侧副韧带张力试验阳性。

七、弧刃针标准化治疗方案

（一）火灸

术前常规火灸；术后可每日1次。

（二）弧刃针松解

适合于慢性，特别是顽固性的肱骨内上髁炎。以顽固性肱骨内上髁炎为例，弧刃针治疗步骤如下：

1. 体位 患者仰卧，患肩外展外旋、微屈肘、充分暴露肱骨内上髁部。

2. 定部位 肘部肱骨内上髁。

3. 定组织 屈肌总腱。

4. 定灶点 屈肌总腱肱骨内上髁灶点。

5. 消毒 常规消毒，准备无菌操作。

6. 麻醉 一般不需要麻醉，仅少数对疼痛敏感患者可以采用利多卡因局麻。

7. 定向 医师右手持针，拇指指甲平齐0.7mm弧刃针斜面方向，使刀口线平齐拇指指甲方向。

8. 操作 医师左手拇指指切定位灶点，针体与皮肤及骨面垂直，快速进针，直达皮下，缓慢探寻，细细体会手下感觉，依操作标准，对屈肌总腱间断横切操作，一般2-3刺即可。操作精准时，可有顶触感、阻力感、落空感等针感和"咔"声响明显。

9. 试验 患指、患腕自主屈曲或抗阻力屈曲时内上髁部无疼痛或轻度疼痛感，操作结束。

10. 注射臭氧 每个灶点注射20μg/mL的臭氧1～2mL。

11. 出针。

12. 按压 指压患处，减少肿胀。

13. 保护 针孔常规保护（棉签、创可贴、输液贴等），为了增加治疗效果，最好外用膏药。

14. 留诊观察 观察半小时，再次试验，患指、患腕自主屈曲或抗阻力屈曲时内上髁部疼痛感明显减轻或消失，结束本次诊疗。

（三）口服药物

应用布洛芬等非甾体药物，三七片、云南红药等活血化瘀改善微循环药物。

（四）艾灸

2天后，灶点、肘下屈肌群丰满处等艾灸，以温经散寒、扶正固本。

（五）体操锻炼

科学锻炼，强筋健骨，适度间断地静力性强化前臂屈肌群，减少再度粘连。

八、注意事项

1. 弧刃针治疗本病的优势 弧刃针松解力度大且疼痛轻微，一般不需要麻醉，治疗可以仅用1支弧刃针1次即可完成，操作简单、损伤小、痛苦小。

2. 弧刃针治疗本病的关键在于 ①精准定位灶点：由于前臂5块屈肌共同以屈肌总腱的形式附着于肱骨内上髁，因此肱骨内上髁部实际也为1个较大面积的病灶区。由于不同患者屈肌总腱的具体病变组织多有不同，因此，弧刃针具体针刺的位置必然有所微小不同。而为保证疗效，治疗前体格检查很重要，精准的灶肌和灶点判定很重要。②合适体位：肩外展外旋，肘关节微屈，充分暴露肱骨内上髁。③对病变间断横切，一般2～3刺即可。④无菌操作。⑤操作精细、稳准，勿求快、勿暴力。

3. 疗效 本病一般1次即愈，必要时2～4周后可再行下一次治疗。

本病单纯弧刃针治疗效果满意，但采用弧刃针标准化治疗方案更佳，但需要指出的是：弧刃针疗法为主要治疗方法，其他为辅助方法。

第五节 腱 鞘 炎

一、概述

腱鞘炎临床多见，多发生于手部，特别是拇指最为常见，也可以发生在肩、踝、趾部。发生在手部的称为屈指肌腱腱鞘炎，又称为弹响指、扳机指、键盘手，发生在肩部的有肱二头肌长头肌腱腱鞘炎，发生在腕部的桡骨茎突狭窄性腱鞘炎多见，发生在踝部的有腓骨长短肌腱腱鞘炎，发生在足部的有屈趾肌腱腱鞘炎。本病女性患者和中老年人是多发人群，但也可发生于任何年龄，幼儿先天性拇指腱鞘炎也不少见。在诸多腱鞘炎中，以手指屈指肌腱腱鞘炎最为多见，临床上可以见到有患者10指同时发生腱鞘炎的案例。

二、解剖

肌腱的外层，所包围的鞘管称为腱鞘，多存在于活动较大的关节部位，如肩、腕、手掌、踝、足掌等处。腱鞘可分外层的纤维层和内层的滑膜层两部分。纤维层又称腱纤维鞘，为深筋膜增厚所形成的骨性纤维性管道；滑膜层又称腱滑膜鞘，位于腱纤维鞘内，是由滑膜构成的双层套筒形的鞘管（图9-11）。

鞘管的内层包在肌腱的表面，又称为脏层；外层贴在骨面和腱纤维层的内面，又称为壁层。若手指、足趾等长期过度活动劳损，易导致腱鞘的损伤，导致疼痛并影响肌腱的滑动，形成腱鞘炎。腱滑膜鞘从骨面移行到肌腱的部分，称为腱系膜，内有供应肌腱的血管通过。

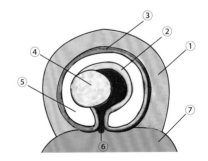

图9-11 腱鞘解剖结构示意图
①纤维层；②滑膜层脏层；③滑膜层壁层；
④肌腱；⑤鞘管（滑膜腔）；⑥腱系膜；
⑦掌骨头

三、病因

1. 解剖特点 在临近关节的腱鞘处，特别是手掌掌骨头掌侧、肩关节结节间沟、桡骨茎突处等对应的腱鞘部，其相对狭窄的骨性纤维管在解剖上处于活动较多的临近关节位置，非常容易产生腱鞘炎。

2. 慢性劳损 手工劳作者，尤其是对电脑键盘、鼠标、手机等过度使用者，肌腱与腱鞘频繁滑动摩擦，容易使局部炎症水肿、肥厚增生，产生腕手部腱鞘炎；久行者，腓骨长短肌腱鞘炎的风险相对增加。

3. 外伤　各种外伤、磕碰、拉伤、扭伤、刀伤、穿刺伤等，皆可增加腱鞘炎的风险。

4. 年龄　小儿容易患先天性拇指腱鞘炎，哺乳期妇女容易患桡骨茎突狭窄性腱鞘炎，中老年容易患屈指肌腱腱鞘炎等。

5. 先天因素　幼儿临床常见拇指先天性狭窄腱鞘炎。

6. 其他因素　骨关节炎、类风湿等免疫疾病、糖尿病、甚至是感染等也有可能引起腱鞘炎。孕期、哺乳期及更年期女性，由于激素水平等内分泌变化，发病概率较高。

四、发病机制

腱鞘多分布在人体腕部、掌部、肩部结节间沟处、踝、趾部等处，其本质是和骨一起形成骨纤维管道，其作用主要是起着肌腱滑动和使肌腱紧紧贴附于骨面，不会因关节成角运动时而绷起或左右滑动，从而增加肌腱滑动的有效性及准确性，避免"弓弦样变"。

当肌腱长时间反复、过度地来回滑动，与腱鞘组织过度摩擦，诱发炎症反应，导致肌腱和腱鞘组织炎症水肿、变性、增生、肥厚，形成狭窄，因而出现局部疼痛、硬结、肌腱在鞘管内滑动受阻，甚至肌腱嵌压、嵌顿，形成腱鞘炎。

腱鞘炎的实质是一种骨纤维管卡压症，和腕管综合征、斜角肌综合征、踝管综合征等神经卡压不同，腱鞘炎卡压的只是肌腱，但治疗都是一样的，需要去除卡压的病因，松解腕横韧带、斜角肌、分裂韧带、鞘韧带等，而不是直接刺激松解肌腱或神经血管等。

五、临床表现

因发病部位不同，腱鞘炎临床表现症状也各不相同，临床上常见的有桡骨茎突狭窄性腱鞘炎、屈指肌腱腱鞘炎、屈趾肌腱腱鞘炎、肱二头肌长头腱腱鞘炎、腓骨长短肌腱鞘炎等。

临床常见症状如下：

1. 疼痛　局部多有不同程度的疼痛不适。屈指肌腱腱鞘炎患者，常不能明确指出疼痛的部位，甚至错误表述为指间关节部位。

2. 肿胀　部分患者可有局部肿胀，甚至可穿刺抽吸出滑液，如急性重症的桡骨茎突狭窄性腱鞘炎。

3. 响声　手指腱鞘炎患者在手指屈伸时多有不同程度的弹响：当弯曲患指时，突然停留在半弯曲位，手指既不能伸直，又不能屈曲，像被突然"卡"住一样，酸痛难忍，用另一手协助扳动后，手指又能活动，产生像扳枪样的动作及弹响，故也有"扳机指"之称；而桡骨茎突狭窄性腱鞘炎患者腕部活动时多有捻发音的声响等。

4. 硬结　手指指屈肌腱狭窄性腱鞘炎患者，在掌指关节掌侧部位常见硬结，且多伴有不同程度的压痛。

5. 功能障碍　各部位腱鞘炎皆可引起关节不同程度的活动时疼痛，影响关节功能，严重者甚至导致关节强直，临床以重症拇指狭窄性腱鞘炎引起的拇指强直最为常见。

六、诊断

（一）指屈肌腱狭窄性腱鞘炎

1. 病史　一般缓慢发病，症状逐渐加重。偶有部分患者可急性发作。

2. 症状 一般患者多有不同程度的局部疼痛,早期程度稍轻者屈伸活动自如,有晨僵;稍重者屈伸可有绞绊感、弹响并伴不同程度的疼痛;后期重者可活动受限、绞索、"扳机样"症状;严重患者可出现患指强直,患指完全不能伸屈。

3. 体征 1～5掌骨头的掌侧硬结压痛,患指屈伸时可触及硬结内有滑动感、弹跳感。

4. 试验 患指连续快速屈伸试验:如患指腱鞘局部出现疼痛、屈伸不利、弹响和摩擦感,则为阳性。

5. 辅助检查 和健侧对比,超声、红外热成像、磁共振等相对客观,但因凭借临床症状、体征即可明确诊断,故本病的辅助检查一般较少应用。

6. 鉴别诊断 排除手掌腱鞘囊肿、滑囊炎、掌指关节损伤、指间关节骨关节炎、类风湿关节炎等疾病。

(二)桡骨茎突狭窄性腱鞘炎

1. 病史 缓慢发病,症状逐渐加重,多发于中老年患者、哺乳期妇女、腕部活动较多者。

2. 症状 一般多有不同程度的局部疼痛,早期程度稍轻者屈伸活动自如,有晨僵;重者屈伸可有弹响并伴不同程度的疼痛;后期重者活动受限、绞索。

3. 体征 桡骨茎突处局限固定压痛,部分患者局部微肿,腕部尺偏活动疼痛、受限。

4. 辅助检查 和健侧相比,超声、红外热成像、磁共振等相对客观,但因凭借临床症状、体征即可明确诊断,故本病的辅助检查一般临床较少应用。

5. 试验 握拳腕关节尺偏试验阳性。

6. 鉴别诊断 排除腕部外伤、舟骨骨折、第1腕掌关节损伤等疾病。

(三)肱二头肌长头肌腱炎

1. 病史 外伤或劳损皆可发病,病程缓慢,症状逐渐加重,多发于中老年患者、肩部活动较多者、类风湿关节炎患者等。

2. 症状 ①一般多有不同程度的局部疼痛,有时可放散到上臂前方,甚至直至肘前部;②可有不同程度活动受限。早期程度稍轻者屈伸活动自如,仅有肩前部疼痛,中后期病情稍重者,各向活动(特别是前屈手拿重物、患侧卧、穿脱衣服、反手摸背、外旋递物时等动作)疼痛明显,可继发肩周炎而引起不同程度肩关节功能受限。

3. 体征 肱骨上端结节间沟部局限固定压痛,肩关节反复外展、外旋动作时局部可触摸到轻微摩擦感、肌腱错动感,伴局部疼痛明显,各向活动(特别是前屈手拿重物、患侧卧、穿脱衣服、反手摸背、外旋递物时等动作)疼痛明显。对于合并肩周炎或肩关节滑膜炎的患者多还伴有肩周广泛压痛、肩关节积液、肩关节各向活动受限等。

4. 试验 肱二头肌抗阻力收缩试验及屈肘90°位前臂快速反复旋前旋后试验时,肩关节前方、肱二头肌长头肌腱周围可出现不同程度疼痛。

5. 辅助检查 超声、红外热成像、磁共振等相对客观,但因凭借临床症状、体征即可明确诊断,故本病的辅助检查一般临床较少应用。磁共振可显示肱二头肌长头腱鞘积液。

6. 鉴别诊断 排除类风湿关节炎、肩关节骨折伤筋、颈椎病、带状疱疹等疾病。

七、弧刃针标准化治疗方案

本病的发病机制是各种原因引起的肌腱和腱鞘组织炎症水肿、变性、增生、肥厚,形成狭窄,因而出现局部疼痛、硬结、肌腱在鞘管内滑动受阻,甚至肌腱嵌压、嵌顿,导致腱鞘炎。本病的实质是一种骨纤维管嵌压症,卡压的组织是肌腱,治疗需要去除卡压的病因,只要简单切开鞘韧带(腱鞘)即可。

以拇指重症屈指肌腱腱鞘炎为例，弧刃针标准化治疗方案如下：

（一）火灸

术前常规火灸；术后可每日1次。

（二）缩窄性腱鞘切开松解术

步骤如下：

1.　体位　患者仰卧，患肢外展置于侧台或身体一侧，拇指指腹端平。

2.　定位　拇指掌指关节掌侧。

3.　定病变组织　拇长屈肌腱腱鞘。

4.　定灶点　患指半屈，掌指关节掌侧硬结处的腱鞘之侧缘灶线。

5.　消毒　常规消毒铺巾，准备无菌操作。

6.　麻醉　敏感患者，可弧刃针直接刺入，先局麻后松解；一般患者不需要麻醉，直接弧刃针松解即可。

7.　定向　术者右手持针，拇指指甲平齐弧刃针斜面方向，使刀口线平齐拇指指甲方向。

8.　操作　45°腱鞘切开松解技术（视频32）：术者左手拇指指切定位灶点旁，快速进针，直达皮下，依操作常规，在肌腱与骨面之间操作，注意针体要垂直肌腱方向，且针体与指腹呈45°，对鞘韧带连续横切操作。操作精准时，可有顶触感、阻力感、"咔"或"刺啦"声响、落空感等针感明显（图9-12）。

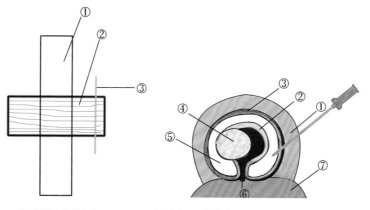

（腱鞘的连续横切）
①肌腱；②腱鞘；
③刀口线（连续横切）

（腱鞘炎弧刃针松解的进针位置及角度示意图）
①纤维层；②滑膜层脏层；③滑膜层壁层
④肌腱；⑤鞘管（滑膜腔）；⑥腱系膜；⑦掌骨头

图9-12　腱鞘的连续横切及弧刃针松解进针位置及角度示意图

视频32　腱鞘炎

9.　试验　患指连续快速屈伸试验时，患指无"绞索、屈伸不利、弹响和摩擦感"后，治疗结束。

10.　注射臭氧　可鞘内注射20μg/mL的臭氧1mL。

11.　出针。

12.　按压　指压患处，减少肿胀。

13.　保护　针孔常规保护（棉签、创可贴、输液贴等），为了增加治疗效果，患处最好外用膏药。

14.　留诊观察　观察半小时，再次患指连续快速屈伸试验，屈伸时如果仍有阻力绞绊感，可以再次治疗；如果无绞绊感，结束本次诊疗。

（三）口服药物

应用布洛芬等非甾体药物镇痛，三七片、云南红药等活血化瘀改善微循环。

（四）艾灸

2天后，灶点、肘下伸肌群丰满处等艾灸，以温经散寒、扶正固本。

（五）体操锻炼

科学锻炼，屈伸滑利关节，减少再度粘连。

八、注意事项

1. 缩窄性腱鞘切开松解术的关键 ①精准定位灶点。②合适体位：屈指肌腱腱鞘炎患者需要患指（掌指关节和指间关节）自然屈曲位；肱二头肌长头腱腱鞘炎患者，肩关节稍微外展外旋；桡骨茎突狭窄性腱鞘炎患者，腕关节尺偏位，虎口向上；足趾屈趾肌腱腱鞘炎患者，患者俯卧踝关节中立位。③对病变腱鞘灶线连续横向横切。④以硬结高点为灶点，肌腱断裂风险相对较高；以硬结侧缘的鞘韧带原发灶线为灶点，在肌腱与骨面之间依标准操作，根本无肌腱断裂的风险。⑤无菌操作。⑥操作精细、稳准，勿求快、勿暴力。⑦本病弧刃针一般1次即愈，必要时2～4周后可再行下一次治疗。⑧采用弧刃针标准化治疗方案更佳。

2. 关于术后粘连 对于部分特殊患者，即使外科手术也可能再度发生粘连，因此治疗效果可能不佳，如本文中的典型案例。

3. 关于肌腱断裂 ①肌腱韧性弹性极佳，作者曾在新鲜尸体拇指标本上实验并录制视频，采用1.0mm针刀特意横向切割肌腱上百次，结果发现肌腱仍然连续性可，屈伸自如，而没有出现断裂。②因局部长期滑动磨损，局部慢性水肿炎症硬化改变，导致本病有自发性断裂倾向，如果此时因为局部注射等有创操作治疗，而恰好又出现了迟发性的肌腱断裂，往往就会被误认为单纯是操作者的原因，因此，术前一定要做好医患沟通。

4. 安全法则 再次强调：以硬结高点为进针点直接切割，必然损伤屈指肌腱，肌腱断裂风险相对较高；以硬结侧缘的鞘韧带原发灶线为进针点，在肌腱与骨面之间依弧刃针操作标准斜行45°松解，无肌腱断裂的风险。

九、典型案例

一例双手拇指重症腱鞘炎多次术后典型案例

患者，田某，女，36岁，美容师，山西省高平市建设南路。

首次就诊时间：2012年12月26日上午8点。地点：郑州市中心医院正骨科门诊。

接诊医师：王学昌、张中义等。

主诉：双拇指疼痛活动受限7月余。

现病史：患者7月前无明显原因，可能做美容过多劳累渐双手拇指疼痛，给顾客做按摩时双手拇指不能用力，在当地经检查皆诊断为双拇指腱鞘炎，在当地医院间断打封闭针7次，仍间断发作，疼痛且不能用力，于5月前在某医院局麻下行缩窄性腱鞘切除术，术后疼痛持续不缓解；于2012年11月17日复诊考虑局部粘连，双拇指再次外科手术治疗，术后仍不缓解，持续疼痛，双手拇指不能用力，生活及美容工作受限。2012年12月7日在北京某医院就诊，仍考虑术后粘连，建议针刀治疗，遂于2012年12月15日在漯河改行针刀治疗，但术后疼痛及伸指受限仍无明显改变（图9-13）。发病以来，否认局部发热，饮食、大小便、月经正常，但自诉因局部疼痛而完全停止美容工作，家务活也从未干过，严重影响了工作生活，特来我院进一步求诊。

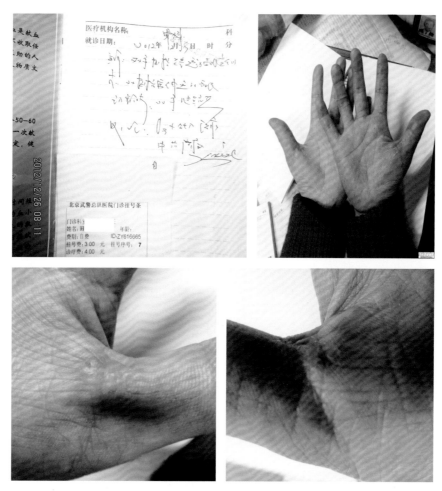

图9-13　治疗前，患者在北京的就诊病历和其手部的切口瘢痕照片

既往史：患者2011年4月在河南省某人民医院因双桡骨茎突狭窄性腱鞘炎外科手术治疗，术后局部瘢痕增生明显；另患者2次剖宫产手术，术后瘢痕增生。

体格检查：抑郁面容，双拇指掌指关节掌侧各有一纵向长约1cm许切口瘢痕，中点在指根横纹，局部无明显红肿，皮肤温度不高，皆局限轻度压痛，屈伸可不伴弹响但伸指受限，且屈伸时局部可触及握雪感，掌指关节过伸时局部紧张感且疼痛。

辅助检查：血常规（－）

诊断：重症双拇长屈肌腱狭窄性腱鞘炎多次术后。

处理：详细与患者沟通，具体介绍其病情的严重性与复杂性，结合患者1周前做过针刀治疗，为减少肌腱迟发断裂的发生，关于腱鞘及肌腱等粘连的松解暂定于2个月后。本次仅做瘢痕松解及局部注射消除炎症，患者表示理解，愿意配合治疗。

给予：弧刃针瘢痕松解术联合鞘内注射。

电话复诊：2013年1月19日10：00

今日电话随访，患者自诉：好多了，局部虽然稍痛，但已不影响给顾客美容，很满意！

复诊：2013年2月7日11：00

患者诉症状明显改善，仅局部稍痛，虽仍不能完全伸直但活动度较前也有较明显改善，来诊再次弧刃针治疗。

检查：双手拇指掌指关节局部有不明显轻微压痛，过伸拇指时前方皮肤切口瘢痕虽紧张但较前次改善明显。

再次给予局麻下弧刃针微创闭合缩窄性腱鞘切开松解术治疗，术程顺利，术后患指伸屈自如。另嘱拇指关节科学锻炼。

短信复诊　2013年4月9日21：00

患者手机短信诉：非常感谢您给我做手术，您给了我信心，让我看到了希望，我的手好多了，右手又能翘起一点了，不过还是有些疼但能正常工作了，就是现在特别忙没有时间去郑州，我想9月或者过年时让您给我做第3次手术，您看行吗？不知道我的手能不能坚持到过年再做手术，现在我们特别忙！

复诊：2014年7月7日10：00

患者来为母亲诊治颈椎病及腰椎间盘突出症时，诉双拇指早已完全康复（图9-14），现在家庭生活及工作时一点也不疼了，对疗效非常满意！

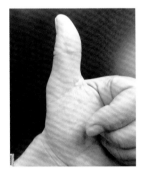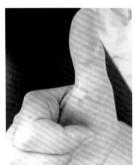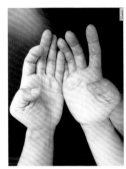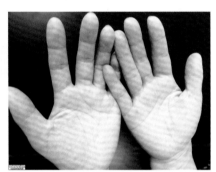

图9-14　治疗痊愈后的双手拇指正常屈伸的照片

查体：双手拇指屈伸自如，无任何压痛及弹响，右手拇指有轻度掌侧浅层软组织挛缩（因为经过外院2次传统外科手术、又有瘢痕体质），可完全伸直但不能像左手一样稍稍过伸。结合患者职业特点，患者右手现在的情况更适合其工作，患者痊愈。

讨论：

1. 顽固性疼痛的原因　患者3次术后皆疼痛，一般首先考虑粘连，但实际上患者由于瘢痕体质，粘连已不单纯是腱鞘与肌腱，其皮肤、皮下、腱鞘、肌腱之间皆相互粘连，甚至骨骼也可能参与粘连，患者自诉拇指背伸时自觉掌指关节掌侧紧张感明显即是粘连的最佳证据。这种相互粘连使局部血液循环障碍，代谢废物及炎症疼痛物质不能排出，营养物质进入困难，从而造成局部组织及鞘管内压升高进而导致长期慢性疼痛。

这种情况下，如果还像以前那样试图松解腱鞘，那么必然要重蹈覆辙。另外，因为患者半年内行2次外科手术，1周前在外院刚做过针刀治疗，之前又多次注射治疗，肌腱的韧性降低、脆性增加，那么肌腱自发性断裂的概率就会增加。因此有骨科专家会诊时指出，目前该患者的情况，最好不要做任何侵入性治疗，否则粘连会越来越严重，甚至有肌腱断裂的可能。但是，如果不做侵入性治疗，只是药物、理疗和休息，患者的炎症、粘连、瘢痕、硬化、疼痛能完全解除吗？

2. 治疗思路　实际上，患者局部组织的病理性质主要有2个：硬化与炎症，且硬化主要以浅层组织的瘢痕硬化为主，而腱鞘硬化、粘连对肌腱的卡压不明显，因为患者活动时局部无弹响。那么，根据"五定"原则，为避免损伤肌腱，弧刃针浅刺松解浅部瘢痕，不深入即可，至于炎症，当然局部注射最佳。并且，术后患者也自诉伸指时原有的紧张感没有了。

3. 锻炼　患者瘢痕体质，其病情的实质是局部组织再次粘连为主所致的术后疼痛综合征，这种情况不能单纯依靠弧刃针和注射治疗。在术后，体操锻炼的拇指静态屈伸锻炼很重要，特别是在局部组织动静态平衡尚未完全建立时。

第六节　腕管综合征

一、概念

腕管综合征（Carpal tunnel syndrome，CTS）是指由多种因素引起的腕管内压力增高，压迫正中神经引起腕以下正中神经分布区域感觉和（或）运动功能障碍的一种疾病，其发生率近年来呈逐渐上升趋势。临床表现为手第1、2、3指及第4指桡侧掌面麻木或刺痛等感觉异常的症状，右侧多见，有时也可见于双侧。症状多在清晨或夜间加重，半夜甚至可以麻醒或痛醒，甩手或活动后可以缓解。病情进展，疼痛和感觉障碍可持续加重，甚至会出现运动功能障碍，如拇指外展、对掌无力；晚期可出现鱼际肌萎缩，表现为猿手；叩击试验和屈腕试验均为阳性。

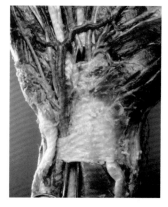

图9-15　腕横韧带的解剖图片

二、解剖

腕管是由8块腕骨与其前方的腕横韧带围成的腕掌侧骨性纤维隧道（图9-15），其结构排列非常紧密，空隙极为有限，并且构成腕管的组织较为坚韧，缺乏弹性，在腕中立位时腕容积最大、压力最小，腕管内压力随着手腕屈曲度和背伸度增大而增大。资料表明：长期过度用力使用腕部的职业工人，其腕管内压力在过度屈腕时为中立位的100倍，过度伸腕时为中立位的300倍，这种压力改变是正中神经慢性损伤的原因，腕部屈曲大于20°的计算机工作者更易患CTS，而腕部和前臂处于中立位，则可降低腕管的压力，减少CTS的发生。

腕横韧带的桡侧附于舟状骨和大多角骨，尺侧附着在豌豆骨和钩骨，其背侧为月骨、三角骨、头状骨和小多角骨。腕横韧带长2.5～3.0cm，宽1.5～2.0cm，腕横韧带近侧缘在腕横纹以远1.0cm左右，韧带中央厚约2.0mm左右。

腕部的桡侧屈腕肌、尺侧屈腕肌和掌长肌腱不进入腕管，腕管内有2～5指浅、深屈指肌腱及拇长屈肌腱穿行通过，而正中神经是唯一通过腕管的神经。正中神经被包裹在一层腱鞘结构里，并随着腕部手势的变化在鞘内自由滑移，对压力刺激非常敏感。其在不同位置的截面形状也因其所处位置的不同而相应不同，由近端初始时的椭圆形，向远端逐渐变扁。

正中神经经腕管入手掌，位于掌浅弓与指屈肌腱之间，依次发出下列分支：

1. 指掌侧总神经　3支，下行至掌指关节附近，每支分为2支指掌侧固有神经（其中桡侧的指掌侧总神经分3支），分布于拇指桡侧缘和第1～4指相对缘及桡侧3个半指的中、远节指背皮肤。同时发出肌支，支配第1、2蚓状肌。

2. 入腕管前　发出掌皮支，分布于掌心和大鱼际部皮肤。

3. 返支　在腕远侧横纹下方约2.5cm处发出，短而粗，发出后行向外上方，于拇短展肌和拇短屈肌间进入深部，支配除拇收肌以外的手外侧群肌。临床上手部手术时，应尽量避免于此处作切口，以免损伤该神经，造成拇指运动障碍。

腕管内肌腱坚韧，神经组织柔软，任何引起腕管内压力升高的因素均可使正中神经受压，而出现拇、示、中指及环指桡侧半个手指麻木，若病情进展到一定程度，正中神经返支受压时，便可发生大鱼际肌萎缩，导致拇指垂直外展功能障碍，握持能力受到影响等一系列的手部症状和功能障碍。

三、病因

作为一种典型的神经受到卡压引起的疾病，普遍认为导致腕管综合征的根本原因是各种原因引起的腕管内压力增大而使正中神经受压，常见原因主要有以下几种：

1. 慢性劳损　以下人群最易因慢性劳损罹患本病：

（1）腕手部高频劳作者，特别是手部捏、握及腕部屈伸联合运动的职业，最易发生本病。如由于电脑的普及，这种病症在办公室人员中常见，常被称为"鼠标手"；再如饺子工、牛奶工、电焊工、钳工、修车工、粉刷工、环卫工、理发师、保洁员、打字员、木工等。

（2）使用振动工具者，如电钻工人、泥瓦匠或冲击波治疗师等。

（3）其他。

2. 外伤　直接暴力、间接暴力所致的腕部损伤。如腕部的克雷氏骨折、史密斯骨折、月骨周脱位等，也易合并发生腕管综合征。

3. 解剖因素　前臂众多的9根屈指肌腱和正中神经共同穿行于腕管，诸多的腕手部活动易造成应力集中，易使正中神经受到刺激产生炎症，或直接卡压而损伤造成疼痛麻木，甚至功能障碍，肌肉萎缩。

4. 医源性损伤　部分患者临床表现为正中神经损伤症状，但并非真的腕管综合征，临床经常见到旋前圆肌损伤所致的假性腕管综合征就是这样，如果此时在腕管处针刺、注射，就易造成局部医源性的损伤，造成假性腕管综合征的同时，合并出现真正的腕管综合征。

5. 其他　一些全身性的疾病，如糖尿病、风湿或类风湿关节炎、肢端肥大症、高血压、痛风、妊娠、酒精中毒、维生素缺乏、BMI指数增加、遗传因素，以及一些长期接触或暴露于含铅或某些有机溶剂的工作环境中的职业工人，吸烟、不正确的睡姿、40～59岁的年龄和腕管综合征之间也可能存在一定的相关性。

综上，腕管综合征的原因多种多样，且其之间有可能相互作用、相互影响，因此有时很难判定是否单纯为某一确切具体的病因。

四、发病机制

腕管综合征作为一种典型的神经受到卡压刺激引起的疾病，在发病机制方面，其发生根本原因是各种原因引起的腕管内压力增大而使正中神经受到卡压，这是共识。

而导致腕管内压力增加的原因有2个方面：

1. 腕管内容物增加　研究表明：手、腕、指的运动和特定姿态，比如捏、握，加上腕的屈曲或牵伸，手指会屈曲到某个角度，以及腕管内的包块、骨块、血肿等皆可引起腕管内容物相对增加，使腕管内空间相对减少，不仅导致腕管内压力相对增加，还会引起腕管内的肌腱组织对正中神经直接造成挤压（图9-16）。

2. 腕管容积减小　腕部骨折、脱位、骨质增生等，有可能直接导致腕管的容积变小，导致腕管内容物相对增加、腕管压力增加，还会引起腕管内的肌腱组织对正中神经直接造成挤压。

当腕管内压力增大时，流入正中神经的神经外膜血液就会减少，使得神经束膜内壁和神经内膜微

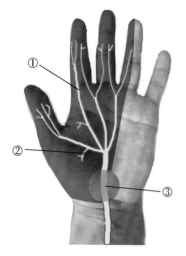

图9-16　腕正中神经卡压示意图
①指总神经；②正中神经反支；③正中神经嵌压

血管的内皮细胞上血液与神经的屏障受到破坏，导致局部缺血，产生一些炎症产物，从而导致水肿并刺激正中神经诱发一系列的临床症状。如果压力持续增大，神经内膜就也开始向组织中分泌炎症产物，渗透压的原因，就会加剧炎症水肿。这种神经局部缺血的情况和炎症产物的出现会促进成纤维细胞的增殖，并用纤维性瘢痕组织替代神经内膜和神经束膜，最后导致腕管内正中神经滑动能力和神经轴突传导能力的降低，产生一系列临床症状。

简单地说，CTS以正中神经缺血、水肿、脱髓鞘及异常冲动为主要病理生理改变。

五、临床表现

患者因病变程度轻重不同，临床表现症状不尽相同。但非外伤者，大多起病缓慢，多无急性外伤史，一般呈进行性加重，超过2～4周就会转化为慢性。有研究表明，40岁及以上是本病的高发年龄，且其发病率和患病率随年龄增加而增长。

临床常见症状如下：

1. 麻木、疼痛　临床表现为第1、2、3指及第4指桡侧掌面，及近指间关节远端的2、3指背侧面和4指桡背侧面麻木或刺痛等感觉异常（图9-17），少汗或无汗，右侧多见，有时也可见于双侧。症状多在清晨或夜间加重，半夜甚至可以麻醒或痛醒，甩手或活动几下后可以缓解；掂拿重物、拧毛巾、扫地、打字、腕手部劳作等活动时则常可诱发疼痛或麻木加重，且用力越大，加重越明显。

2. 肿胀　轻症者多无明显肿胀。重症者、外伤所致者，腕管部常有不同程度的肿胀，局部张力高，患者肿胀感明显，持续疼痛，影响夜眠。

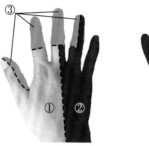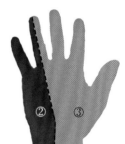

图9-17　手部的神经支配区示意图
①桡神经；②尺神经；③正中神经

3. 无力　活动时，必然有肌肉收缩牵拉，刺激损伤的腕管内组织，不仅会造成局部疼痛麻木，由于疼痛刺激而无法用力、不敢用力，有时甚至捏握重物不紧、无力，而不自主掉落。

4. 肌萎缩　可出现大鱼际肌萎缩（图9-18），甚至表现为猿手。

5. 活动受限　一般活动正常。但少部分重症患者可见有不同程度的腕关节活动幅度的减小；拇指不能外展、握掐无力、动作不灵（图9-19）。

六、诊断

（一）病史

非外伤者，大多缓慢起病，逐渐加重；外伤者则有明显外伤史。

（二）症状

同临床表现。

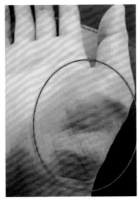

图9-18 大鱼际肌萎缩

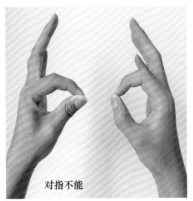
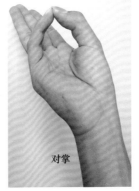
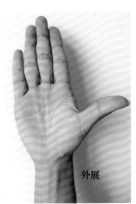

对指不能　　　　　　　　　　对掌　　　　　　　　　　外展

图9-19 正中神经损伤活动受限示意图

（三）体征

1. 腕管处局限固定压痛，部分患者局部张力明显升高。

2. 手部正中神经支配区感觉障碍。

3. 手部正中神经支配区少汗或无汗。

4. 运动神经受影响者，可出现拇外展、屈曲、对指和对掌肌力减退，活动受限，拇短展肌和拇对掌肌萎缩、大鱼际最桡侧肌肉萎缩、甚至猿手。

（四）试验

止血带试验、腕关节过伸试验、屈腕试验、腕管挤压试验、腕管叩击试验（图9-20），如出现手部正中神经分布区的胀痛、麻木感加重，即为阳性。

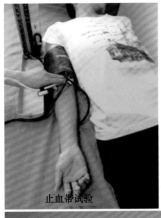
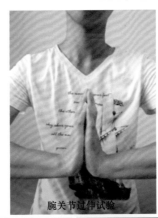
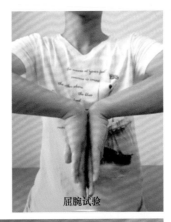

止血带试验　　　　　　　腕关节过伸试验　　　　　　　屈腕试验

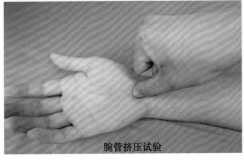
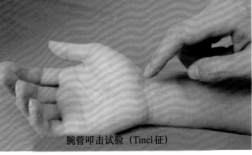

腕管挤压试验　　　　　　　腕管叩击试验（Tinel征）

图9-20 诊断正中神经损伤的5个试验

（五）辅助检查

1. 电生理检查　神经传导检测可以评估正中神经受压迫的严重程度，敏感性和特异性均较强，是公认的诊断腕管综合征的金标准。对于严重的CTS，运动和感觉甚至可以消失。对于鉴别中枢和周围神经病变、定位、定性，判断神经损伤的类型、严重程度，判断病变累及范围，电生理检查有着十分重要的临床意义。

2. 红外热成像　红外热成像技术让医师可以无损、实时、清晰、准确、及时地发现人体由于不同原因而引起的微小的温度变化，被临床广泛应用。一般来说，本病在红外热成像显示：腕管局部多呈高温热区，手部正中神经支配区多呈低温热区。在弧刃针治疗前后，红外热成像对比检查，对于松解程度的判定以及疗效判定，临床意义巨大。

3. 超声诊断　高频超声技术应用于腕管综合征的诊断于近些年得到极大关注，相较其他辅助诊断技术，超声的优势在于无创、省时以及对正中神经及其周边组织结构显示清晰。有学者应用超声对CTS患者的正中神经进行定量测试，发现豌豆骨水平和钩骨水平的正中神经横截面积有增大现象，但豌豆骨水平增大更加明显；但有的学者却发现个别CTS患者正中神经肿胀的部位仅在腕管出口处，腕管入口处正中神经的横截面积反而在正常范围。

4. MRI诊断　MRI有极好的软组织分辨力，能很好地显示腕管内结构形态、腕管体积变化和正中神经形态改变，对腕管综合征的临床及病因诊断、鉴别诊断有重要的参考价值，对术后CTS患者的复查还可以显示正中神经是否得到充分减压。但碍于其操作费时、耗费较高，较少应用于实际临床。

5. 腕管内压力测定　但由于测压需在手术时进行，无法作为常规辅助检查，且有创、操作复杂，现已逐渐淡出临床。

6. X片、CT　了解是否有骨折、骨性压迫。

依据患者的病史、症状、体征、试验，一般不需要辅助检查，即可明确诊断。但对于部分不典型的特殊患者，有时确实需要上述辅助检查的支持，方可予以明确诊断及鉴别。

（六）分度、分级

轻度（Ⅰ级）：间断疼痛或麻木，肌力正常。
中度（Ⅱ级）：持续疼痛或麻木，肌力正常。
重度（Ⅲ级）：肌力四级，且对生活工作无影响。
严重（Ⅳ级）：肌力减弱对生活有影响，或肌力三级以下，或肌萎缩明显。

（七）鉴别诊断

腕管炎：是指由多种因素引起的腕管内组织炎症水肿压力增高等所致的单纯腕部不适、无力等症状的一种疾病，和腕管综合征的病因病理相近，只是其单纯只有腕部疼痛不适，而无手部正中神经刺激症状。但其久病或重症者，多可诱发腕管综合征。临床常表现为腕手部活动时可出现腕掌部疼痛不适、腕部无力，右侧多见，有时也可见于双侧。症状多在伸腕状态下握拳、屈腕动作时加重，中立位活动则多无症状变化。病情进展，疼痛和无力症状可持续加重，甚至可压迫刺激腕正中神经而出现手部感觉运动功能障碍。

七、弧刃针微创闭合正中神经嵌压松解术（MAES微创闭合周围神经嵌压松解术）

1. 体位　患者仰卧，上臂外展，掌心向上，手腕平放治疗台上，腕关节下垫一脉枕，使腕关节稍背伸位。

2. 定位 本病实质为正中神经卡压，故病变部位在手腕掌侧的腕管处。

3. 定病变组织 腕横韧带。

4. 定灶点 腕横韧带体表投影桡侧端的近端（即舟骨结节掌面尺侧缘上部）为第1灶点，远端（大多角骨掌面尺侧缘中部）为第2灶点，2点连线即为其桡侧灶线（图9-21），甲紫体表标记。

因腕关节屈曲时皮肤滑动性较大，通常选择上述连线的中点作为进针点，根据临床具体病情，一般选择1个进针点即可。同样的，我们亦可以在腕横韧带的尺侧缘选择进针点对其尺侧灶线做松解。

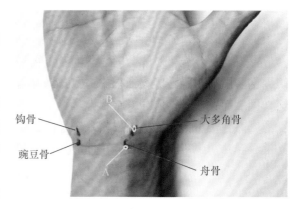

钩骨 / 豌豆骨 / 大多角骨 / 舟骨

图9-21 腕横韧带的体表图影定位

视频33 腕管综合征

5. 消毒 常规消毒，准备无菌操作。

6. 定向 术者一般右手持针，拇指指甲平齐弧刃针斜面方向，使刀口线平齐拇指指甲方向。

7. 操作 术者依操作标准，指切进针法，用直径0.7mm或0.8mm的弧刃针经皮肤快速刺入皮下，缓慢探寻，遇到顶触感即为腕横韧带，继续深入，咔声响、有落空感时不再深入，稍稍后退，再度平行正中神经方向对腕横韧带连续横向松解或部分连续松解。操作精准时，可有顶触感、阻力感、落空感等针感和"咔"声响明显（视频33）。

术者手下有松动感、无"咔"声响或者患者自诉手部麻木、胀痛明显改善即停止操作。

8. 出针。

9. 试验 腕关节过伸试验或过屈试验时，手掌部麻木刺痛感明显减轻或消失，操作结束。

10. 按压 指压患处，减少肿胀。

11. 保护 针孔常规保护（棉签、创可贴、输液贴等），为了增加治疗效果，患者最好外用膏药。必要时术后腕关节中立位制动1～4周。

12. 留诊观察 观察半小时。

八、疗效标准

1. 痊愈 治疗后临床症状及体征自诉减少90%以上，手指手腕活动自如，腕关节过伸试验、屈腕试验、腕管挤压试验、腕管叩击试验阴性，日常生活及运动后无不适。

2. 显效 治疗后临床症状较治疗前有显著改善，患者自诉症状减少50%以上，不影响生活。

3. 好转 介于显效和无效之间。

4. 无效 治疗后临床症状与体征无改善。

九、注意事项

（一）本病的治疗原则

消除病因，解除卡压，降低腕管内压力，尽早消除炎症、水肿，改善局部营养，防止肌肉萎缩，使神经、肌肉功能等得到康复。

（二）弧刃针治疗本病的优势

因为弧刃针具有松解力度大的同时，损伤却极小且疼痛轻微，无需麻醉，可以即时判定治疗效果等优点，疗效确切且治疗时通常只需要1～2个进针点，弧刃针微创闭合正中神经嵌压松解术近年来逐渐兴起，正被越来越多的医师重视。

弧刃针治疗CTS操作简便、安全性高，痛苦小、松解彻底、疗效快、临床有效率高、患者易于接受，术后并发症发生率低。因刃口小、无须麻醉，故可立即判定疗效，适合在各级医院推广使用。

（三）作用机理

应用弧刃针微创闭合正中神经嵌压松解术治疗CTS，既具有中医学针刺的作用，又有现代医学微创闭合手术的作用，不仅适合于轻中度CTS，对于部分的重度CTS也疗效明显，其机理在于通过对腕横韧带的松解，降低腕管内压，改善腕管内组织血液循环，促进炎症的吸收消散，从而达到临床治愈的目的。

当然，弧刃针还具有注射的作用，对于早期轻度的炎症水肿，或者重度的炎症水肿患者，可以先采用腕管内注射的方法以消除炎症，轻度患者自愈、重度患者炎症控制后，择期弧刃针微创治疗。

（四）弧刃针治疗本病的关键

1. 一般无须麻醉。

2. 精准定位灶点，无菌操作。

3. 操作精细、稳准，勿求快、勿暴力。由近到远，对腕横韧带灶线连续横切。一般情况下，近端部分腕横韧带连续横切即可消除症状。

4. 松解操作时，要采用滑动进针法平行松解，一个针孔即可完成治疗。

5. 轻中度者，本病一般1次即愈，必要时2～4周后再行一次治疗。

6. 炎症水肿明显的重症者，根据"五定"原则，必要时可先采用固定、药物、注射、理疗等方式，待症状缓解明显后，再行弧刃针治疗。

7. 采用弧刃针标准化治疗方案（配合物理治疗、臭氧、膏药、口服药物、艾灸、锻炼等），比单纯弧刃针疗效更佳。

第七节　第1腕掌关节骨关节炎

一、概述

第1腕掌关节骨关节炎临床常见，多见于60岁以上老年人，主要表现为第1腕掌关节部疼痛、畸形、活动受限，为腕手部疼痛常见病种。因拇指功能占据手部功能的40%，所以与拇指紧密相连的第1腕掌关节部损伤疼痛，严重影响患者手部的功能及生活质量。

二、解剖

第1腕掌关节由第1掌骨和大多角骨构成，为一凹形鞍状关节，可以屈、伸、收、展、旋转、环转各向活动，是手部诸多关节中活动度最大的关节，是拇指稳定性的基石。

第1腕掌关节活动幅度较大，其关节囊掌侧韧厚、背侧薄弱松弛，关节囊四周有韧带加强，但对具体的韧带命名、认识和数量上存在较大争议。在此，简单地将其参考文献描述如下，第1腕掌关节周围分别有前斜韧带、后斜韧带、第1掌骨间韧带和背桡侧韧带、尺侧副韧带，共同维持关节的稳定性。

在上述韧带中，前斜韧带起于大多角骨结节的掌侧，从近桡侧斜向远尺侧止于第1掌骨基底的掌尺侧结节，靠近关节面，韧带薄而松弛，在拇指对掌位时完全松弛，只有在水平外展位时紧张。有实验证实，如果切断前斜韧带，只要背侧韧带完整，腕掌关节依然可以稳定并具有功能。

桡背侧韧带起于大多角骨桡背结节，呈扇形，止于第1掌骨基底部背侧缘，后斜韧带起于大多角骨的背尺侧结节，从近桡侧斜向尺背侧呈弧形，止于第1掌骨基底部的背尺侧结节。两者统称背侧韧带复合体，对第1腕掌关节的稳定起到关键作用，可以防止关节脱位和桡背侧的半脱位。如果复合体撕裂或断裂，腕掌关节就会不稳定，发生半脱位或脱位。

第1掌骨间韧带较厚且紧，起于第2掌骨底靠近桡侧腕长伸肌腱止点的桡背侧结节，横行向外，止于第1掌骨基底背侧面的尺侧结节或基底的整个尺侧，在关节外展及旋前时，第1掌骨间韧带最紧张。

尺侧韧带，起于第1掌骨基底掌侧尺侧缘，韧带窄薄，止于第2掌骨基底掌侧桡侧缘，在关节背伸、外展及旋后时紧张。

日常生活中，手部拿、捏、持物用力过程中，拇指处于屈曲内收位，关节屈曲活动度较大，关节面的接触区域首先是掌侧，使得掌侧的前斜韧带相对松弛。而此时第1腕掌关节的桡侧因缺少骨性支持，不断承受轴向负荷和背桡侧移位的张力负荷，使得背桡侧韧带及后斜韧带易因过度牵张而容易疲劳损伤。而由于解剖及日常生活中手的抓握功能，拇指多长期缺乏外展及背伸活动，使得尺侧韧带及第1掌骨间韧带多处于挛缩状态，以至于骨关节炎时第1掌骨多处于内收位，久之，在上述各组韧带及周围的肌肉和肌腱的共同作用下，共同形成应力集中，使关节面的接触区域后移，剪力增大，易导致其周围韧带、关节囊、甚至关节软骨的慢性损伤，造成局部炎症水肿疼痛，久之就会形成慢性滑膜炎，甚至第1腕掌关节骨关节炎、半脱位。

三、病因

1. **解剖** ①杠杆应力集中：生物力学研究表明，手握3kg重物时，指间关节受力2～3kg，第1掌指关节受力5kg，而第1腕掌关节则将因为杠杆力的作用，受力可达10kg。②第1腕掌关节解剖不稳定，桡背侧关节囊相对薄弱。

2. **慢性劳损** 日常生活中，手部劳作不可缺少，再加上上述解剖的弱点，必将造成第1腕掌关节的应力集中，导致慢性损伤、骨关节炎、甚至关节脱位的发生。

3. **创伤** 直接暴力、间接暴力可以导致第1腕掌关节周围软组织的损伤、关节囊的损伤、甚至关节的脱位。

4. **风湿免疫疾病** 类风湿性关节炎、银屑病性关节炎等。

5. **其他**。

四、发病机制

日常工作生活中，拇指的主要功能是屈曲、对掌，此时外力沿纵轴直接撞击拇指，沿掌骨干传达到第1腕掌关节，从而使其背侧关节囊及背侧韧带（桡背侧韧带和后斜韧带）绷紧，由于前述杠杆应力的集中，易导致其周围韧带、关节囊、甚至关节软骨的慢性损伤，造成局部炎症水肿疼痛，久之就会形成慢性滑膜炎，甚至第1腕掌关节骨关节炎。如果暴力过大，可能会导致关节周围韧带损伤和（或）关节囊的撕裂和（或）关节软骨的损伤，形成韧带损伤、急性滑膜炎、软骨的损伤，甚至关节半脱位，后期也将形成慢性滑膜炎，甚至第1腕掌关节骨关节炎。

综上，第1腕掌关节骨关节炎的确切诱发因素较多，大致和退变、劳损、创伤等密切相关。其病理机制也较为明确，不外乎关节周围软组织的损伤、关节软骨面的退行性改变、骨赘的形成，引发严重的研磨样疼痛以及捏力明显降低。伴发而来的关节周围限制性韧带的松弛，尤其是掌骨间横韧带完全丧失了固有的功能导致关节失稳以及解剖上的关节桡背侧半脱位，则加重了关节的疼痛和关节功能的下降。

五、临床表现

1. **疼痛**　用力捏拿、拇指按压时，第1腕掌关节部疼痛明显。
2. **肿胀**　多无明显肿胀，急性发作者微肿。
3. **畸形**　和对侧相比，慢性者局部明显偏高、有台阶感，约1/3的患者可出现拇指内收畸形。
4. **活动受限**　拇指外展、对指等活动受限。

六、诊断

1. **病史**　大多有慢性、反复疼痛病史，少部分患者有外伤史、扭伤史。
2. **症状**　同临床表现。
3. **体征**　第1腕掌关节处偶有肿胀，不同程度环形压痛，拇外展、对指等指节活动受限，握力和捏力减小等；部分严重半脱位患者可有台阶感、关节不稳定的浮动感、异常活动，部分可出现拇指内收畸形（图9-22）。

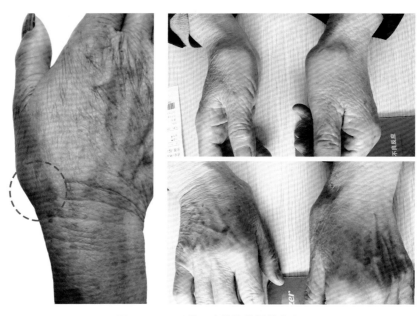

图9-22　双手第1腕掌关节骨关节炎

4. **试验**　第1腕掌关节研磨试验阳性。
5. **辅助检查**

（1）X线可明确诊断：第1腕掌关节骨关节炎影像学表现为多有第1腕掌关节半脱位的表现（图9-23）；

第一掌骨远端多有内收，第1腕掌关节间隙狭窄，关节面毛糙、不光滑、密度增高，部分有半脱位（图9-24），骨质增生等。

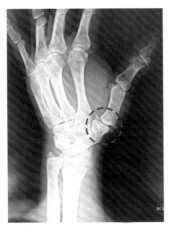

图9-23　第1腕掌关节骨关节炎患者的X片

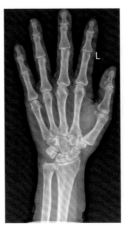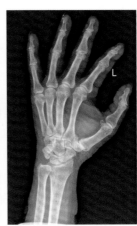

图9-24　第一腕掌关节半脱位X片

（2）磁共振、红外热成像、超声、CT等：对本病诊断也有一定帮助，但临床相对较少应用。

6. 鉴别诊断

（1）桡骨茎突狭窄性腱鞘炎：与本病发病的病位相邻，临床多有混淆，但由于解剖部位、压痛点、灶点等不同，只要认真进行体格检查，临床上不难鉴别。

（2）本奈骨折：即第1腕掌关节的骨折脱位，俗称本奈骨折。多有明确的外伤史、明显肿胀、畸形和骨擦音，X片等不难诊断该病。

七、弧刃针治疗

1. **体位**　仰卧位，2～5掌指关节微屈握虚拳，拇指极度内收。
2. **定位**　本病为原位痛，位于患手第1腕掌关节。
3. **定病变组织**
（1）第1腕掌关节滑膜。
（2）第1腕掌关节周围韧带，特别是第1掌骨间韧带和尺侧韧带。
4. **定灶点**　①第1腕掌关节背桡侧关节间隙作体表标记，拟定其关节腔为第1灶点；②必要时，在第1腕掌关节各韧带附着点稍稍背离位置，特别是第1掌骨间韧带和尺侧副韧带处，探寻原发灶点，并作体表标记。
5. **常规消毒。**
6. **定向**　选取0.7mm或0.5mm弧刃针，右手持针，拇指指甲平齐弧刃针斜面方向，使刀口线平齐拇指指甲方向。
7. **操作**　术者左手拇指指切定位灶点，针体与皮肤及骨面垂直，快速进针，直达皮下，缓慢探寻，细细体会手下感觉。首选第1灶点，做关节腔的穿刺松解减压，必要时也可同时选择其他灶点，依操作标准松解，注意弧刃针体的方向稍稍向近端倾斜。
8. **注射臭氧**　每个灶点注射20μg/mL的臭氧1mL。
9. **出针。**

10. 按压 指压患处，减少肿胀。

11. 针孔常规保护 （棉签、创可贴、输液贴等），为了增加治疗效果，最好是膏药外用。

12. 保护。

13. 留诊观察 观察半小时，如无不适，结束本次诊疗。

八、注意事项

1. 弧刃针治疗本病的关键在于：①精准定位灶点。②除敏感者外，一般无须麻醉。③对病变组织横切。④无菌操作。⑤操作精细、稳准，勿求快，勿暴力。⑥采用弧刃针标准化治疗方案（配合理疗、臭氧、膏药、口服药物、艾灸、锻炼等），疗效更佳，但需要指出的是，弧刃针疗法为主要治疗方法，其他为辅助方法。⑦充分休息，减少外力对关节的机械刺激。⑧佩戴支具可增加关节的稳定性。

2. 第1腕掌关节早期病变通常为滑膜炎。久之，反复的机械性或化学性刺激往往会导致关节软骨的退变及周围韧带的损伤。病变再进一步发展，甚至可以发生骨关节间隙的狭窄和骨赘增生等骨关节炎的一系列病理改变，甚至发生关节的半脱位。此种情况下，往往又多伴有不同程度关节周围的软组织继发损伤。

3. 本章所述的虽为第1腕掌关节骨关节炎，但对于早期的滑膜炎病变，弧刃针也可以治疗，只是仅仅单纯的关节腔注射即可，无须周围软组织松解。而对于骨关节炎明显，特别是伴有关节半脱位者，还需要患者充分休息。治疗3个月以上仍然无效者，必要时，可以考虑手术治疗，毕竟弧刃针只是对于调整软组织力学平衡有一定的作用，而对于第1腕掌关节的松动、不稳定和半脱位却无能为力。

第十章
下肢疾病

第一节 股骨头坏死

一、概述

股骨头坏死又称股骨头无菌性坏死，或股骨头缺血性坏死，是股骨头局部血运不良或中断，引发股骨头血液循环障碍，使得骨髓成分及骨细胞进一步缺血、坏死，继发相应的一系列修复改变，从而导致股骨头结构改变、股骨头塌陷，甚至关节间隙狭窄，并可伴随疼痛和功能障碍等一系列临床表现的一种骨坏死病变。本病属于中医古籍中"骨蚀"或"骨痹"的范畴，临床以儿童和青壮年多见，男多于女。

需要提及的是，国际骨循环研究会1992年对骨坏死作出修订定义：骨是由矿物和非矿物组织构成的器官，引起骨死亡的疾病，称为骨坏死。当然，也有和其类似的定义：股骨头坏死是股骨头内骨组织死亡所引起的病理生理过程。

二、解剖

成人髋关节是一个多轴的滑膜球窝型关节，包括股骨头和髋臼，属于杵臼关节，通过头臼软骨面相互接触传导压力。髋臼深，周缘附有髋臼唇，髋臼内面被覆关节软骨，髋臼窝内充满脂肪，可随关节内压的增减而被挤出或吸入，以维持关节内压的平衡。股骨头的近端为股骨颈，股骨颈的近端为股骨干。

髋关节也是一个多轴向关节，能做屈伸、收展、旋转及环转运动。但由于股骨头深嵌在髋臼中，髋臼又有关节盂缘加深，包绕股骨头近2/3，所以关节头与关节窝二者的面积差甚大，故运动范围相对较小。加之关节囊厚，限制关节运动幅度的韧带坚韧有力，因此，与肩关节相比，该关节的稳固性大，而灵活性则较差。这种结构特征是人类直立行走，重力通过髋关节传递等机能的反映。当髋关节屈曲、内收、内旋时，股骨头大部分脱离髋臼抵向关节囊的后下部，此时若外力从前方作用于膝关节，再沿股骨传到股骨头，易发生髋关节后脱位。

1. **股骨头的解剖** 成人股骨头并不是绝对规则的圆形，而是表面光滑呈近似的半球形，朝向前内上方，仅通过其内上方的圆韧带与髋臼连接，和髋臼仅在负重面上有很好的匹配。股骨头的轴线通常情况下与股

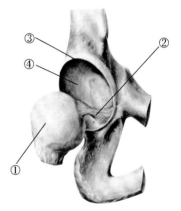

图10-1 髋关节解剖图
①股骨头；②圆韧带；
③髋臼唇；④髋臼

骨颈的轴线平行，但偶有一定程度的后倾。股骨头主要为松质骨结构，内部有大量拱形结构的骨小梁组成致密立体网状结构，其拱顶总是朝向股骨头表面，相互交叉，形态各异，该复杂网状的立体结构能最有效吸收和缓解载荷、吸收震荡。

2. 髋关节囊解剖　髋关节囊是由结缔组织构成的膜囊，厚而坚韧，附着于关节的周围，密封关节腔。关节囊的壁共有2层，外层为纤维层，内层为滑膜层。纤维层厚而坚韧，由致密结缔组织构成，含有丰富的血管和神经。滑膜层薄而柔润，由疏松结缔组织构成，衬在纤维层内面，周缘附着在关节软骨的边缘，它朝向关节腔的内面光而发亮，此面上覆盖有一层内皮细胞，滑膜表面可形成绒毛或皱襞突入关节腔内。滑膜可向关节腔分泌稍黏稠而透明的滑液，其主要成分是水和营养物质，不仅可以营养关节、减少关节中相连骨的摩擦，还可以把代谢废物不断排出体外，维护关节内环境的稳定，维持关节的功能。

股骨颈的前面全部包在囊内，后面外侧1/3露于囊外，内侧2/3包在囊内，故股骨颈骨折有囊内骨折和囊外骨折之分。关节囊周围有韧带加强，其中以前方的髂股韧带最为韧厚，它起自髂前上棘，止于转子间线，加强关节囊前部，并可限制髋关节过伸，对维持直立姿势具有重要意义。此外，关节囊后下部相对薄弱，故髋关节脱位时，股骨头大多脱向后下方。关节囊内有股骨头圆韧带，它起自髋臼，止于股骨头凹，营养股骨头的部分血管经此韧带进入股骨头。正常关节囊在伸直内旋位时紧张，而在轻度屈曲外旋位时，关节囊内可以容纳最多的关节液。

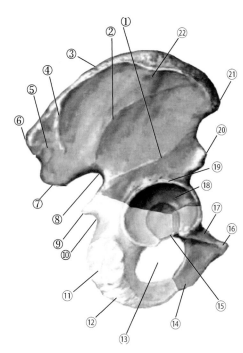

图10-2　髋臼及髋骨外侧解剖图
①臀下线；②臀前线；③髂嵴；④臀后线；⑤髂骨体；⑥髂后上棘；⑦髂后下棘；⑧坐骨大切迹；⑨坐骨棘；⑩坐骨小切迹；⑪坐骨结节；⑫坐骨支；⑬闭孔；⑭耻骨下支；⑮髋臼切迹；⑯耻骨结节；⑰耻骨上支；⑱髋臼月状面；⑲髋臼缘；⑳髂前下棘；㉑髂前上棘；㉒髂结节

3. 髋臼的解剖　髋臼与股骨头相对构成属于杵臼关节的髋关节，髋臼深，周缘附有髋臼唇加深髋臼，髋臼内面（髋臼月状面）被覆关节软骨，髋臼窝内充满脂肪，可随关节内压的增减而被挤出或吸入，以维持关节内压的平衡。在髋臼切迹上横架有髋臼横韧带，并与切迹围成一孔，有神经、血管等通过。髋臼的周缘和髋臼横韧带附着有厚而坚韧的关节囊。

4. 股骨头、股骨颈的血运　股骨头、股骨颈被关节囊所包围的部分和外界没有血管相连，其血运主要来自3个途径，且其行经路线复杂：①关节囊的动脉，来源旋股内侧动脉、旋股外侧动脉、臀下动脉和闭孔动脉，在股骨颈基底部关节囊滑膜反折处，旋股内侧动脉分为骺外动脉、上干骺端和下干骺端动脉，进入股骨颈，供应股骨颈和大部分的股骨头血运。其中，成人骺外动脉供应股骨头2/3～4/5区域的血液循环，是股骨头最主要的供血来源，小孩的股骨近端骨骺由旋股内外侧动脉供应，各占一半。旋股内侧动脉损伤是导致成人股骨头缺血坏死的主要原因。②股骨干滋养动脉，仅到达股骨颈基底部，小部分（升支）与关节囊的小动脉有吻合支。③圆韧带的小动脉较细，仅供应股骨头内下部分的血运，与关节囊的小动脉有吻合支。

股骨头的血运主要依靠关节囊和圆韧带的血管，但此2处的血管和股骨干的滋养动脉一样，均较细小，所以导致股骨头、股骨颈的血运相对较差，因此，临床治疗中存在骨折不愈合和股骨头缺血性坏死2个常见疑难问题。

5. 关节腔　里面充满起润滑和营养等作用的关节液。若滑液减少，或滑液变得黏稠，就会使代谢产物潴留于体内，关节就会因磨损而出现退行性关节炎、骨刺、骨质疏松等，关节软骨长期缺乏关节滑液还会造成骨关节坏死。若各种原因刺激滑膜，滑液增加，就会出现滑膜炎，导致关节疼痛，功能障碍。

6. 肌肉

（1）前群：主要为屈髋，有4块肌肉。

1）髂腰肌：由腰大肌和髂肌结合而成。腰大肌起自腰椎体侧面，髂肌起自髂窝，两肌向下会合后，经腹股沟韧带深面到达股部，止于小转子。作用：使髋关节前屈和旋外；下肢固定时，可使躯干前屈。

2）股直肌：是大腿前面中部较浅的一块肌肉。它起自髂前下棘和髋臼上缘，下方借髌韧带止于胫骨上端前面的胫骨粗隆。有伸膝关节及屈髋的作用。

3）缝匠肌：起自髂前上棘，斜向内下方，经膝关节内侧，止于胫骨上端内侧面，呈扁带状，是人体最长的肌。近固定时，使髋关节屈和外旋，并使膝关节屈和内旋；远固定时，两侧收缩，使骨盆前倾。

4）阔筋膜张肌：位于大腿上部前外侧，起自髂前上棘后外、髂结节，其起端的部分肌纤维与臀大肌相互交汇，向下移行为髂胫束，止于胫骨外侧髁。作用：外展髋部、紧张阔筋膜并屈大腿。

（2）后群：多位于臀部，故又称臀肌，主要使髋关节后伸、旋转和外展。主要有臀大、中、小肌和梨状肌，闭孔内、外肌和股方肌等小肌肉。

1）臀大肌：起自骶骨背面和髂骨翼外面，止于股骨的臀粗隆和髂胫束，为臀部最大的一块肌肉。作用：伸髋关节，在人体直立时，固定骨盆，防止躯干前倾。

2）臀中肌：起自髂骨翼外面，止点于股骨大转子，位于臀部外上方。作用：外展髋关节，维持良好体态。

3）臀小肌：位于臀中肌深面，也起自髂骨翼外面，被臀中肌完全覆盖，一起止于股骨大转子，收缩时使髋关节外展。

4）梨状肌：位于臀中肌内下方，起自骶骨的前面，止于大转子。作用：外展、外旋髋关节。坐骨大孔被梨状肌分隔成梨状肌上孔和梨状肌下孔，孔内有血管、神经通过。

梨状肌下方还可见闭孔内、外肌和上孖肌、下孖肌、股方肌等小肌肉，作用：收缩时外旋、内收髋关节。

（3）内侧群：位于髋关节内侧，作用：使髋关节内收。

1）耻骨肌：位于大腿内侧上部浅层。起自耻骨上支，止于股骨粗线内侧唇上部，作用：近固定时，使髋关节内收、外旋和屈；远固定时，两侧收缩，使骨盆前倾。

2）长收肌、短收肌：长收肌位于耻骨肌内侧，短收肌位于耻骨肌和长收肌深层。长收肌起自耻骨上支外面，短收肌起自耻骨下支外面，长收肌止于股骨粗线内侧唇中部，短收肌止于股骨粗线上部。两肌的作用：近固定时，使髋关节内收、外旋和屈曲；远固定时，两侧收缩，使骨盆前倾。

3）大收肌：位于大腿内侧深层，起自坐骨结节、坐骨支和耻骨下支，止于股骨粗线内侧唇上2/3及股骨内上髁。作用：近固定时，使髋关节内收、上部屈髋、下部伸髋；远固定时，两侧收缩，使骨盆后倾。

4）股薄肌：位于大腿内侧浅层，起自耻骨体和耻骨下支，止于胫骨内侧髁，作用：近固定时，使髋内收，屈髋，屈膝，膝关节内旋；远固定时，单侧收缩使骨盆向对侧倾斜，双侧收缩使骨盆前倾。

7. 韧带　腹股沟韧带、髋臼横韧带、股骨头圆韧带、髂股韧带、耻股韧带、坐股韧带、股骨头韧带、轮匝带。

腹股沟韧带是由腹外斜肌腱膜在髂前上棘至耻骨结节间向后上方反折形成，其内侧的部分纤维向

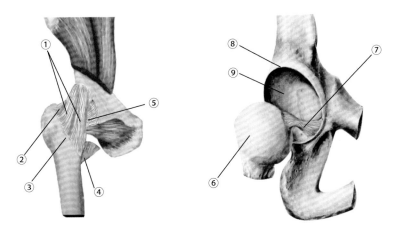

图 10-3　髋关节的韧带

①髂股韧带；②坐股韧带；③转子间线；④小转子；⑤耻股韧带；⑥股骨头；⑦圆韧带；⑧髋臼唇；⑨髋臼

下后方反折，形成腔隙韧带（又名陷窝韧带）。

在髋臼切迹上横架有髋臼横韧带，并与切迹围成一孔，有神经、血管等通过。股骨头圆韧带为关节腔内的扁纤维束，主要起于髋臼横韧带，止于股骨头凹，韧带有滑膜被覆，内有血管通过。髋关节周围有韧带加强，主要是前面的髂股韧带，长而坚韧，其深面与关节囊愈合，上方附于髂前下棘的下方，呈"人"字形，斜行的外侧髂股韧带附着于转子间线上外端的一个结节，垂直下行的内侧髂股韧带附着于转子间线的下内端；髂股韧带可限制大腿过度后伸，对维持直立姿势具有重要意义。此外，关节囊下部有三角形的耻股韧带增强，其基底部附着于髂耻隆起、耻骨上支、闭孔嵴和闭孔膜，远侧与关节囊及内侧髂股韧带的深部愈合，可限制大腿过度外展及外旋。关节囊后部有坐股韧带增强，附着于大转子，有限制大腿内旋的作用；坐股韧带起自坐骨，有 3 束组成，韧带的中部成为坐股上韧带在股骨颈后螺旋行向外上，一部分纤维与轮匝带愈合，外侧和内侧坐股下韧带环绕股骨颈后面。关节囊的纤维层呈环形增厚，环绕股骨颈的中部，称为轮匝带，能约束股骨头向外脱出，此韧带的纤维多与耻股韧带及坐股韧带相编织，而不直接附在骨面上。

8. 髋关节的神经支配　支配髋关节感觉的感觉神经变异较多，一般认为前后方各有 2 条，前方主要来自股神经、闭孔神经（少部分人还有副闭孔神经），后方主要来自坐骨神经和臀上神经。其中，临床上闭孔神经关节支受到的刺激或卡压临床多见，其典型的症状为：疼痛在髋关节深部并沿大腿内侧放射至膝关节。还有少部分为股神经关节支和坐骨神经髋关节支刺激症状，其中，前者主要表现为髋部前侧和外侧疼痛，后者主要表现为髋关节后侧（臀部）疼痛不适。根据患者疼痛的部位，一般可以大致判定患者髋部受到刺激的神经来源，并可相应地采用弧刃针对周围软组织松解或外科手术去神经化治疗。

三、病因

股骨头坏死的原因已经发现数十种，但通常认为坏死是多种因素作用的共同后果。对于坏死发病常见的原因可以简单归纳为以下几方面：

1. 解剖原因　处于关节囊内的股骨头的血运，主要依靠关节囊和圆韧带的血管，但此 2 处的血管和股骨干的滋养动脉一样，均较为细小，所以导致股骨头、股骨颈的血运相对较差，并且股骨头、股骨颈被关节囊包围部分和外界没有血管直接相连，因此，和距骨、腕舟骨一样，由于解剖的原因，在外伤、酗酒、激素等诱因作用下，易发生坏死。

2. 髋部外伤　由于股骨头大部分位于关节囊内，血运极差，髋部外伤后，股骨颈骨折或股骨头脱位等，均可影响股骨头血运，造成局部缺血，进一步发展就可能形成坏死；缺血性坏死的发生主要取决于股骨头供应血管的损伤程度，以及侧支代偿的能力。临床中，以内收型股骨颈骨折、头下型股骨颈骨折、髋关节脱位引起的股骨头坏死最为常见。

3. 激素　长期或大量使用类固醇激素所致股骨头坏死，占股骨头坏死病因的第1位。股骨头坏死的发生与摄入激素的途径和剂量有关，也与每个人个体差异和敏感性有关；长期大剂量应用糖皮质激素，总剂量过大，或短期过大剂量使用肾上腺糖皮质激素，其股骨头坏死发生率明显增高；摄入途径与坏死的关系：关节腔注射＞静注＞口服，但也有个体差异。

长期大剂量服用激素可导致基因突变使血液处于高凝低纤溶状态，高凝低纤溶介导股骨头静脉内血栓形成，导致骨内静脉压增高、瘀滞、引起动脉血流受损，造成骨细胞缺血、缺氧、坏死，使骨组织结构和功能破坏，最终引起股骨头缺血坏死。

4. 酗酒　有关酒精导致股骨头缺血坏死的发病率报道不一，但公认的是：长期过量饮酒是股骨头缺血坏死的高危因素，骨坏死的发生与酒精的累积效应有关，酒精与骨坏死具有显著的剂量反应关系。有研究指出，过量饮酒者当中约有5%发展为股骨头缺血坏死。酒精性股骨头坏死是酒精刺激肾上腺分泌糖皮质激素过多，或脂类代谢异常导致的结果，临床研究表明长期大量饮酒者，血脂明显升高。然而更多的证据表明在酒精性骨坏死发生过程中，骨髓间充质干细胞成脂分化具有重要作用，酒精诱导骨髓间充质干细胞成脂分化，并且使骨髓基质细胞成骨作用降低，当骨髓基质间充质干细胞分化为脂肪细胞时，则修复坏死骨的成骨细胞数量减少；同时，当股骨头骨髓内脂肪细胞增生时，造成骨髓内脂肪组织堆积，引起骨内压增高，血流减少，局部骨组织缺血、缺氧、最终导致骨坏死。

5. 减压病　减压病是由于所在环境的气压骤然下降而造成的症候群，股骨头坏死为减压病常见表现之一。这类患者，如潜水员、飞行人员在高压情况下，血液和组织中溶解的氮增加，环境压力降低时，已溶解的超量氮需逐渐经由肺部排出，若减压不当，压力降低过快，减压前已溶解于体内的气体（主要是氮气）脱离溶解状态，即在体内游离出来，形成气泡，而栓塞血管，使血流受阻，微循环障碍，血供减少，从而发生股骨头缺血坏死。

6. 风湿免疫性疾病　强直性脊柱炎、类风湿关节炎、红斑狼疮等风湿免疫性疾病，常侵犯髋关节的滑膜，使其炎症、增生、肥厚，一方面导致关节囊的血管变细，使营养股骨头的血运减少；另一方面也使关节内压增加，使关节软骨及软骨下骨破坏，共同导致股骨头坏死的发生。

7. 骨关节疾病　髋臼发育不良、髋内翻、先天性髋关节脱位、骨关节炎等。上述疾病可由于头臼不对称，使股骨头应力分布异常、软骨破坏，造成股骨头坏死。

8. 血液疾病　血红蛋白病、遗传性凝血功能障碍等，与股骨头坏死关系密切。

9. 代谢性疾病　Cushing综合征、高脂血症、痛风、糖尿病等易造成血液中的脂质、血糖等成分升高，血液黏稠度增加，血流减慢，从而形成较小的血栓堵塞微血管，导致骨坏死。

10. 基因多态性　有研究发现，儿童股骨头骨骺缺血性坏死（Legg-Calve-Perthes Disease）患者的一级亲属中，该病的发病率为2.5%，是普通人群的35倍，意味着存在影响该病的易感性基因。而成人股骨头坏死患者中，较多数据显示其多种基因表达也存在有显著差异。

随着股骨头坏死的基因多态性的深入研究，凝血异常相关的基因、肝酶相关基因、脂类代谢异常的相关基因、血管内皮相关基因、胶原基因等，与之相关的越来越多的易感基因在其发生发展中的作用及其机理，正在逐步被人们认识。明确股骨头坏死的遗传基因，有助于疾病的早期预测、预防和诊治。

11. 其他　高血压、动脉硬化、骨质疏松、骨营养不良性疾病、肥胖、吸烟、烧伤、中毒（砷、苯等）、辐射损伤等，皆是股骨头缺血坏死发生的危险因素，皆可增加股骨头坏死的风险。

　　特别指出，①除了上述的解剖原因之外，其他病因皆为股骨头坏死的高危因素，具有上述高危因素的人群即为股骨头坏死的高危人群。②股骨头坏死往往不是单一病因所致，而可能是多种因素共同作用的结果，是遗传因素或（和）诸多后天危险因素，长期作用于机体，综合作用下的一个复杂的病理过程。

四、病理

　　正常股骨头组织学表现为：骨小梁分布规则，按压力骨小梁和张力骨小梁分布，软骨组织排布规则，细胞分布均匀，骨陷窝内细胞均匀分布。

（一）病理组织形态学

　　成人股骨头坏死大致可分为3期：

　　1. 坏死期　骨组织和骨髓内细胞坏死，骨陷窝空虚扩大、骨小梁出现灶状坏死，但骨小梁结构未见改变。由于滑液营养，关节软骨开始没有坏死，以后呈灶状坏死、相邻骨组织充血及炎性反应。在股骨头内坏死的骨组织面积较小时，股骨头的骨组织尚能承受正常的外力和身体重力，股骨头还能保持其正常的外形。

　　有实验研究证实，骨细胞在缺血2小时后即失去生理功能，12～24小时后骨细胞则全部死亡，而骨形态的改变则大大拖后。大约4天后骨细胞陷窝开始表现出空虚。实际上，临床发现骨坏死则为期更晚，往往需要数周、数月甚至经年。

　　2. 修复期　主要是坏死组织分解，周围组织出现修复。股骨头坏死的修复过程大约在坏死后的2周开始，与坏死过程交错进行。新生血管及成纤维细胞、增生结缔组织、巨噬细胞等长入坏死区，形成肉芽组织，出现潜行性代替（爬行替代）现象，骨小梁之间的原始间叶细胞和毛细血管增生，骨小梁表面间叶细胞逐渐分化成为骨细胞并合成新骨。

　　新生骨最初以编织骨的形态覆盖整个骨小梁，逐渐增厚，继而表面变为样板骨，未分化间叶细胞和破骨细胞穿入坏死区进行吸收清除，并由新生骨替代，最后变为活骨，后经晚期塑造，变化为成熟的骨小梁。但新生骨硬度较低，接受压力后就出现软骨下骨小梁骨折。由于可从关节液中取得营养，关节软骨不发生坏死，仅在修复晚期才出现变化，失去光泽，呈黄色或者棕色，后期出现皱缩。

　　3. 股骨头形态改变、合并髋关节骨性关节炎期　在整个爬行替代修复过程中，新生血管已长入，但尚未骨化之际，可形成一个软化带，受到一定的压力作用后，如果不注重保养，均可发生形态改变甚至塌陷，且塌陷多在坏死骨与正常骨交界处。新修复的骨组织往往修复能力越强，塌陷率越高，此时由于股骨头塌陷导致关节面不光整，关节软骨应力集中，软骨细胞坏死，软骨碎裂脱落，软骨下骨质外露，股骨头呈现扁平和不规则的外形，丧失了正常的髋关节结构，形成髋关节骨关节炎。

　　股骨头坏死是一个病理演变过程，无论是哪一种分期，无论是创伤性还是非创伤性股骨头缺血性坏死，其病理变化大致相同，但往往是同时进行而绝不是截然分开的。在病情演变过程中，初始发生在股骨头的负重区，应力作用下，易出现股骨头塌陷、变形，引起疼痛、功能障碍，从而影响患者的生活质量，甚至致残。

　　需要指出的是，关节软骨的破坏是股骨头坏死的继发改变，是其病程中的一个重要环节。骨坏死后骨组织破裂、塌陷，关节软骨失去支撑，即出现关节软骨的退变破坏。一旦软骨破坏，治疗极为困难，植骨、重建血运、髓芯减压术等虽有帮助，但争议较多；为了减少疼痛，避免影响工作生活，一般认为需要人工关节置换手术处理。

（二）病理学分期

1973年，根据镜下病理学表现，Arlet等将股骨头坏死分为4期：

1期为骨髓造血功能消失，被水肿或出血或脂肪细胞所分离，出现泡沫细胞。

2期为骨髓内脂肪细胞坏死，造血性骨髓变为颗粒状。

3期为骨髓和骨小梁完全坏死。

4期为骨髓纤维化密集，坏死骨小梁上出现新生骨小梁。

（三）儿童股骨头骨骺的缺血性坏死的病理分期

儿童股骨头骨骺的缺血性坏死，即Legg-Calve-Perthes Disease，可有以下4个病理发展过程：

1. 缺血期 此期软骨下骨细胞由于缺血而坏死，骨化中心停止生长，但骺软骨仍可通过滑液吸收营养而继续发育，因受刺激反而较正常软骨增厚，临床症状不明显。

2. 血供重建期 新生血管从周围组织长入坏死骨骺，逐渐形成新骨。如致伤力持续存在，新生骨又将吸收，被纤维肉芽组织所替代，因而股骨头易受压变形。此期可持续1～4年，是治疗的关键。如处理恰当，能避免发生髋关节的畸形。

3. 愈合期 本病到一定时间后骨吸收可自行停止，继之不断骨化，直到纤维肉芽组织全部为新生骨所代替。这一过程中畸形仍可加重，且髋臼关节面软骨也可受到损害。

4. 畸形残存期 此期病变停止，畸形固定，随年龄增大最终将发展为髋关节的骨关节炎而出现新的问题。

五、发病机制

（一）股骨头坏死的软组织损伤机制

基于弧刃针疗法的软组织损伤理论，作者提出了股骨头坏死的软组织损伤机制，简单概括如下：

髋关节中，骨骼是支架，关节是枢纽，韧带关节囊是稳定结构，三者皆属于被动结构，而肌肉是动力，属主动结构。髋关节要发挥运动关节、维持关节稳定及平衡的作用，有赖于上述被动和主动结构的稳定，特别是作为动力的主动结构的稳定，肌肉是关键。

人体绝大多数工作时间都处于坐位或弯腰状态下，此时，臀部肌肉皆处于一个被牵拉下的张力状态（如臀大肌、臀中肌等），而髋部肌肉（如髂腰肌、内收肌群等）皆处于一个放松的短缩状态，根据弧刃针疗法的软组织损伤理论，处于张力状态下之骨骼肌两端延续的腱性部分，即肌肉靠近起止点的部分，相对容易产生渗出、水肿等一系列的无菌性炎症反应，病变再进一步发展，增生的成纤维细胞等虽有助于炎症的局限化，但也会导致纤维化、粘连、挛缩、瘢痕等组织结构的硬化改变，使之也发生生理长度的改变，从而损害所在肌肉的功能，同时也必将影响相对应的拮抗肌和协同肌的功能，破坏原有的髋关节周围软组织的动静态平衡，导致动静态平衡失调。再者，臀部肌肉注射（特别是自幼开始反复的肌肉注射）以及运动损伤、跌扑闪挫、久站久行、慢性劳损等，也易损伤臀部肌肉，影响肌肉的正常解剖结构，从而损害其功能，进而破坏髋关节周围软组织的动静态平衡。

在动静态平衡失调状态下，不仅会因为髋关节良好的解剖结构的微细改变导致错位，更会导致髋关节关节腔内压力的增加、允许承受的异常应力的范围减小、正常生理功能下降等一系列的改变。

在上述病理过程中，必然会带来髋关节周围肌群的疼痛、痉挛，进一步导致组织硬化、挛缩、动静态失衡加重，并且带来一系列的相应继发改变。

1. 影响到穿行于痉挛、硬化软组织中的血管，从而影响到原本较为贫瘠的股骨头、股骨颈的血供（解剖因素），增加股骨头缺血坏死的风险。

2. 病情发展到一定程度，严重者的髋关节活动范围可能会减小甚至僵硬僵直，髋臼、股骨头构成的球窝关节不能形成最佳结合状态，产生股骨头的局部应力集中和局部应力减少，髋关节分布不均的应力反复作用于股骨头，形成骨骼所受应力低于或高于股骨头允许的应力范围状态，骨质吸收增强，骨强度降低，不能适应正常状态下股骨头基本力学功能，可能导致股骨头吸收坏死、应力骨折、塌陷的发生。

3. 髋关节腔内压力的增高，不仅只是对股骨头造成应力的增加、加速软骨的损伤退变，更会影响到股骨头髓芯内的压力，使其骨内压增高，从而发生静脉瘀阻、微循环障碍，不仅会由此出现供血障碍而直接导致骨细胞和骨组织缺血、炎症、水肿等反应，而且会导致大量脂质在毛细血管内持续沉积，导致血液黏稠度增加、毛细血管堵塞、静脉回流不畅，这些因素反而又皆可促进骨内压升高，导致股骨头微循环有效灌注量减少，病程持续，可能引发并加重股骨头坏死。

4. 人类日常生活中，除了正常人体上半身的重量以外，腰髋和下肢各种姿势或运动状态时髋关节周围肌肉群舒缩对股骨头亦产生巨大的作用力，在跑跳状态下，股骨头所受应力甚至可达体重的10倍。在髋关节负重时，不仅髋关节腔内压力增高，股骨头部负重区也会发生变形，并产生一时性髓腔内压力增高，超过一定的程度，失代偿的结果，累积性应力可造成正常股骨头内出现骨组织和血管的损伤，甚至发生微骨折，损伤或微骨折过多，如果不能及时修复，则不仅会减低其机械强度，产生过度变形，还会引起多发血管损伤，导致骨坏死、塌陷。

综上，股骨头缺乏血运的解剖因素是发生股骨头坏死的基础，髋部软组织的损伤，特别是肌肉的损伤，是股骨头坏死发病机制的根本，而供血障碍、应力异常、骨内压增高等则是髋部软组织损伤造成的直接病理结果，或者说只是由此所致骨细胞坏死、股骨头坏死的完整病理过程或发病机制中的一部分，而不是发病机制之一。至于股骨头坏死、塌陷、关节间隙狭窄、髋臼骨质增生、髋关节僵直等则是髋部软组织损伤的继发结果，是表象，是"标"，而疼痛、功能障碍等则是由此而带来的症状或继发症状。

当然，国内外学者所提出的过量或长期应用激素、酗酒、吸烟、易感遗传基因、凝血功能障碍等，则是股骨头坏死的易感因素，应该皆是建立在软组织损伤的基础上。

股骨头坏死往往不是单一病因所致，而是在遗传因素、解剖因素和诸多后天危险因素（激素、外伤、酗酒等）条件下，在髋部软组织损伤和其动静态平衡失调的发病机制基础上，继而造成髋关节内压升高、股骨头的髓内压升高、股骨头微循环障碍、静脉瘀阻等，从而使得骨髓成分及骨细胞进一步缺血、坏死，并继发相应的一系列修复改变，可导致股骨头结构改变、股骨头塌陷、变形，甚至关节间隙狭窄等一系列的复杂的病理过程，并可伴随一系列疼痛和功能障碍等临床表现的一种骨坏死病变。

（二）其他几种发病机制介绍

当然，关于股骨头坏死发病机制的研究和假说目前还有很多，仍未取得突破性的进展，其具体发病机制至今不明确、不统一，下面对目前主要的几种机制简单介绍。

1. 血运障碍　目前较多普遍认为其最终的共同通路或者说结果是股骨头的血运障碍，是缺血导致了股骨头坏死，所以又将其称之为股骨头缺血性坏死。

处于关节囊内的股骨头的血运，主要依靠关节囊和圆韧带的血管，但此两处的血管和股骨干的滋养动脉一样，均较细小，所以导致股骨头、股骨颈的血运相对较差，因此，无论髋部外伤直接损害股骨头的血运，还是激素、酗酒、减压病、高脂血症、风湿病等直接或间接影响其血运，使其血管变细甚至微血管或毛细血管栓塞闭阻，都会使其血运减少，都会导致骨细胞的缺血，进而发生股骨头坏死。

但血运障碍是否是导致股骨头坏死的真正原因，较多同道对此提出了质疑，主要基于如下几点考虑：①血运障碍究竟是股骨头缺血性坏死的原因，还是股骨头坏死的结果，需要进一步研究证明。②股骨头坏死区域往往与血流分布区域不相一致。③有研究显示，进行激素治疗的红斑狼疮患者及15岁以下少年股骨头坏死患者的股骨头血运依然十分丰富。④如果认为单纯是缺血导致，那么股骨颈骨折患者常在1～3年后发生股骨头坏死，症状出现的时间又该怎么解释？

2. 股骨头、股骨颈的"骨内压增高"　引起股骨头、股骨颈的骨内压增高的原因很多，其中之一是骨髓间充质细胞向成骨细胞和脂肪细胞分化失衡，出现向脂肪细胞分化增多而成骨细胞分化减少，导致大量脂质在细胞内堆积，继而导致细胞脂肪变性和坏死；或者脂质在毛细血管内持续积累，导致血液黏稠度增加，静脉回流不畅，从而引起骨内压持续增高，髓内供血系统受到的压力增高，而引起股骨头内微血管、毛细血管循环的进一步障碍，导致供血不足、回流障碍，静脉瘀阻，出现骨细胞和骨组织缺血、炎症、水肿等反应，反而又促进了骨内压的升高，股骨头微循环有效灌注量减少，病程持续，引发股骨头坏死；同时，由于成骨细胞分化减少，使得股骨头中的骨细胞修复受阻，加速了股骨头坏死的发生；并且，由于患侧股骨头过多负重，也会增加骨内压，加重股骨头坏死的进展。

3. 骨细胞凋亡　有学者对肾移植患者移植前后分别进行骨活检，发现移植前无成骨细胞凋亡，而移植后有大量成骨细胞凋亡，且大部分未凋亡的成骨细胞由活性状态转变为无活性状态，而这些现象与糖皮质激素积累量呈显著相关。有研究对比股骨头坏死及其他疾病患者关节置换术后的股骨头标本显示，坏死股骨头内骨细胞与成骨细胞凋亡率显著高于非坏死股骨头。也有研究显示酒精性股骨头坏死和激素性股骨头坏死患者的股骨头内成骨细胞和成纤维细胞大量凋亡。

越来越多的学者认识到股骨头坏死中骨细胞凋亡的存在，其凋亡过程及其具体调控机制也正在被大家重视和研究。

4. 其他机制　关于股骨头坏死的发病机制，目前还有血循环的机械损伤学说、血管内凝血学说、脂类代谢紊乱学说、基因多态性致股骨头坏死的易感人群学说、细胞毒性与细胞损伤学说、微骨折机制、应力学说等，都有一定的道理，但至今仍未统一，但通常认为坏死是多种因素作用的共同后果。

六、诊断要点

（一）病史

大多有髋部外伤、大剂量或长期激素应用、酗酒、减压病、强直性脊柱炎或类风湿关节炎等高危因素，有髋部慢性疼痛及其相关病史。当然，也有极少数患者没有发现有任何股骨头坏死的危险因素，由于他病，在髋部体检时偶然发现本病。

（二）症状

1. 疼痛　患者在临床前期常无症状，病情发展，疼痛可进行性加重，且多发生于负重时（如久站、久行时），劳累时加重，休息或卧床后减轻。疼痛多为间歇性，严重者可静息痛，性质多为钝痛、酸痛不适、困痛、胀痛，偶有针刺样痛等。疼痛位置深，患者常自述不清，但多述发生在臀部后侧、腹股沟区，有时也可述大腿内侧或膝内侧疼痛。

2. 跛行　多在塌陷前期以后才出现。由于负重时，应力的刺激可加重局部的疼痛，故患者可跛行，且久行加重，造成中期患者间歇性跛行，后期股骨头塌陷或骨关节炎患者持续性跛行，儿童则更为明显。

（三）体征

1. 压痛和质硬　在耻骨上支灶线、耻骨下支灶线、髂嵴外缘灶线、骶旁灶线、转子间线、转子间嵴、腹股沟中点、髂前下棘、髂结节、髂后上棘、髂后下棘、大转子、小转子、坐骨支、坐骨结节等处，多为本病的灶点规律分布所在，多有不同程度的压痛和质硬等。

2. 活动受限　中期以后患者大多有髋关节内旋、外展、后伸时疼痛，屈伸不利或下蹲困难；后期骨关节炎患者，可发生髋关节微屈、外旋位关节僵直。

（四）试验

1. "4"字试验　患者仰卧，一侧下肢伸直，另一侧髋关节外展、外旋，屈髋、屈膝，以足搁置于前者膝部，使两腿构成一个"4"字。检查者一手固定下肢伸直侧的髂前下棘，一手下压屈曲的膝关节内侧使其向床面靠近，观察是否诱发同侧髋关节疼痛。正常者一侧的膝盖能够轻易碰到床面且髋关节不出现疼痛，而如果膝关节不能触及床面且屈侧髋部（特别是腹股沟部）疼痛，则为阳性，提示屈侧髋关节有病变。但也有部分患者因年龄大、肌肉缺乏弹性韧性，虽无髋关节病变，但髋关节也不易触及床面，不过，该类患者髋关节活动度一般双侧对称。

2. 反"4"字试验　患者仰卧，一侧下肢伸直，一侧膝关节在朝向对侧肩关节方向尽力屈髋屈膝状态下，髋关节同时内收内旋（刚好和"4"字试验髋关节的外展外旋方向相反），使两腿构成一个反"4"字。如果患者髋关节（腹股沟或臀后）疼痛，活动度减少或较对侧减少，则为阳性，提示髋关节病变。

3. 下肢牵引试验　平卧，患肢向下牵引，患髋关节腔压力减小，原有髋部疼痛可迅速缓解者为阳性，提示可能髋关节病变。

（五）辅助检查

1. X线　推荐骨盆平片及蛙式片。股骨头出现被硬化骨包绕坏死灶、新月征或塌陷征者，一般即可诊断。需要指出的是，部分坏死严重久病者，股骨头可被完全吸收而发生缺失，如图10-4。

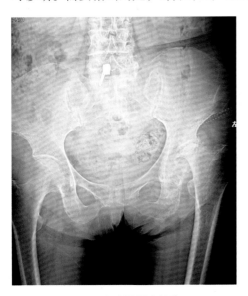

图10-4　左髋股骨头缺失

2. CT　推荐冠状位和轴位扫描并重建。可清楚显示坏死骨块的大小，而且可以明确显示坏死灶范围及修复情况，股骨头软骨下骨板断裂，股骨头塌陷的部位、塌陷的程度和修复情况等，较X片敏感。

国内有文献曾提出成人股骨头坏死诊断CT 6期分法，即分为0期：影像表现正常，骨小梁清晰，无增粗、变形；Ⅰ期：骨小梁星芒结构增粗、变形及斑片状高密度硬化区；Ⅱ期：囊状透亮及斑片状骨硬化区，骨小梁星芒结构消失；Ⅲ期：在Ⅱ期表现上出现"新月征"，有轻度关节面塌陷；Ⅳ期：股骨头失去完整性，有明显骨质破裂及关节面塌陷；Ⅴ期：股骨头肥大畸形，髋臼骨质增生及关节间隙狭窄。

3. MRI　推荐序列为T1W1、T2W2及T2W1抑脂冠状位及轴位扫描，由于其特异性、敏感度均超过99%，被公认为是诊断股骨头坏死的金标准，可早期发现股骨头坏死。典型的图像为：T1W1，带状低信号包绕脂肪（中高信号）或坏死骨（中信号）；T2W1，双线征；T2W1抑脂，病灶边缘的高信号带。对T1W1显示带状低信号，T2W1抑脂显示股骨头颈部除病灶区外骨髓水肿及关节积液（Ⅰ～Ⅲ度）者，应视病变已进展到塌陷前期或塌陷期（图10-5）。

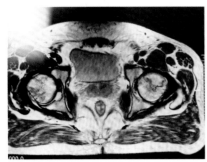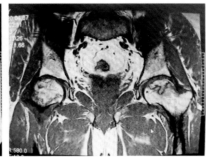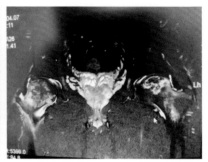

图10-5　双侧股骨头坏死的MRI

4. 红外热成像　推荐腰部以下背侧位和正侧位热图，可同时显示髋部腹股沟中部及臀后中部温度偏高。由于其为生物成像、无辐射、可即刻显示、敏感度高，故越来越多应用于临床。但需要注意的是其特异性差，以及相应干扰热图和生理热图的鉴别。

5. 核素骨扫描　敏感度高，但特异性不高。显示坏死早期呈灌注缺损（冷区）；病情进一步发展，热区中有冷区者（"面包圈"样改变）提示股骨头坏死，但一般还需要MRI证实。

6. 组织病理学检查　由于科技的进步，MRI的普及，鉴于其需侵入性操作痛苦较大的特点，不再推荐其作为常规检查，而仅局限于在做髓芯减压术或关节置换术时，方考虑其应用。一般认为骨陷窝空虚达50%以上有诊断意义；但某些活检标本未能显示上述改变，可能是因为未检取到坏死骨组织或最早期仅累及骨髓。

上述检查中，X线、CT、MRI、红外热成像应作为常规检查，而核素骨扫描和组织学检查等不建议列入常规。

（六）鉴别诊断

1. 强直性脊柱炎　可累及髋关节病变。但该病多发于青年男性，且18岁左右开始发病，并多首先侵犯骶髂关节，如发生在髋关节，早期虽多有髋关节疼痛、活动受限、跛行、关节积液，但早期通常较少坏死，后期可有关节间隙的狭窄。

2. 类风湿关节炎　是一种以对称性多关节炎，特别是肢体小关节滑膜慢性炎症为主要临床表现的自身免疫性疾病。该病以关节滑膜慢性炎症、逐渐增生形成血管翳，造成对软骨及骨关节（近指间关节、腕关节、肘关节、肩关节、膝关节、踝关节、髋关节等）的侵袭破坏，特别是近指间关节的进行性破坏为主要特征，临床表现变化多端，预后往往较差，晚期也可引起髋关节病变，但一般不会是单发髋关节的病变，并且同时还可造成多脏器、多系统的损害。

3. 老年性退行性髋关节骨关节炎　多发生于老年人，在髋关节边缘出现骨质增生、硬化、软骨退变、软骨下骨囊性变等，但无骨坏死。

4. 髋关节发育不良继发髋骨关节炎　疼痛症状出现时多见于青少年，特别是伴膝外翻者，女性居多，多可累及双侧。壮年以后，症状多渐加重，髋关节病变亦加重，可出现股骨头包裹不全，关节间隙的狭窄、消失，骨硬化、囊性变等。

5. 股骨头肿瘤　骨纤维结构不良、骨囊肿、骨巨细胞瘤、软骨母细胞瘤等发生于股骨头颈部的骨

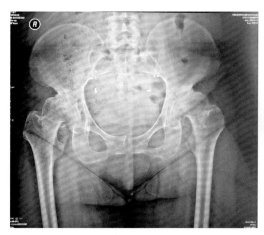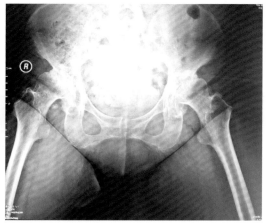

图 10-6   双侧髋关节发育不良继发髋骨关节炎

肿瘤，骨肿瘤特征明显，与股骨头坏死不难鉴别。

6. 软骨下骨不全骨折   多见于老年患者，女性多见，常单侧发病，表现为髋部突然疼痛，活动受限，跛行，MRI示：T1W1和T2W1软骨下骨低信号线，周围骨髓水肿，T2抑脂像为片状高信号。

7. 滑膜软骨瘤病   有关节疼痛、活动受限，跛行、绞锁症状，多见于青少年，MRI显示T1W1弥散性低信号，T2W1抑脂滑膜水肿，关节积液内多个低信号影；CT可显示关节内钙化游离体。

8. 骨髓水肿综合征   又名"暂时性骨质疏松症"，大多单侧发病，3～12个月水肿可自行吸收。MRI的T1W1无带状低信号，T2W1抑脂头颈部呈均匀高信号，而股骨头坏死的T1W1骨髓水肿有带状低信号，T2W1抑脂高信号不均匀，坏死病灶区呈低信号。现在观点认为，骨髓水肿不是股骨头坏死的早期表现。

9. 骨软骨病变   多见于青少年，MRI示T1W1股骨头低信号区无带状低信号，CT示骨软骨碎块，有硬化边缘，而股骨头无坏死。

七、诊断标准

由于本病早期常无症状，一经发现确诊，多已坏死较大面积、较长时间，治疗起来相对困难。又由于其危害大，致残率高，故应该重视早期发现，早期明确诊断。建议凡是髋部疼痛或"4"字试验阳性患者，特别在高危人群中，磁共振皆应作为常规检查，以便于早期确诊或排除。

无论有无高危因素，有无症状和体征，只要有以下任何一种影像学或组织病理学检查发现有股骨头坏死，即可明确诊断本病：

1. X线   股骨头有坏死灶，有硬化带包绕的坏死灶，新月征，股骨头塌陷，股骨头塌陷但关节间隙维持。

2. CT   坏死灶，坏死灶伴软骨下骨折，高密度硬化死骨，股骨头塌陷等。

3. MRI   T1W1呈带状低信号，T2W1呈双线征，T2W1抑脂呈病灶边缘的高信号带，T2W1抑脂显示股骨头颈除病灶区外骨髓水肿且T1W1带状低信号。

4. 组织病理学检查   一般认为骨陷窝空虚达50%以上有诊断意义，但某些活检标本未能显示上述改变，可能是因为未检取到坏死骨组织或最早期仅累及骨髓。

八、分类和分期

根据股骨头坏死部位的范围大小和形状，可以分为以下几类：①全头坏死：整个头部的坏死，甚至吸收，较为少见。②锥形坏死：X片或磁共振额状位显示坏死区域两侧边缘的交线在股骨头中心，形成一锥形或楔形，其主要发生在股骨头的负重区。③半月状坏死：坏死区域呈半月状，面积可大可小。④局灶性坏死：坏死区域较小，边缘多有硬化。根据发病原因，可以分类为酒精性股骨头坏死、外伤性股骨头坏死、激素性股骨头坏死等。根据发病的年龄，分类为儿童股骨头坏死，成人股骨头坏死。

分期	临床表现	影像学	病理改变
Ⅰ（临床前期，无塌陷）		MRI（＋）	
依坏死面积		核素（＋）	骨髓组织坏死
Ⅰa小＜15%	无	X线片（－）	骨细胞坏死
Ⅰb中15%～30%		CT（－）	
Ⅰc大＞30%			
Ⅱ（早期，无塌陷）		MRI（＋）	
依坏死面积			坏死灶吸收
Ⅱa小＜15%	无或轻微	X线片（±）	组织修复
Ⅱb中15%～30%		CT（－）	
Ⅱc大＞30%			
Ⅲ（中期，塌陷前期）	疼痛起始	MRI T2W1抑脂示骨髓水肿，	
依新月征占关节面长度	跛行明显	CT示软骨下骨折	软骨下骨折
Ⅲa小＜15%	疼痛中重度	X线片股骨头外轮廓中断	或经坏死骨骨折
Ⅲb中15%～30%	内旋活动受限	新月征阳性	
Ⅲc大＞30%	内旋痛		
Ⅳ（中晚期，塌陷期）	疼痛较重		
依股骨头塌陷程度	跛行加重		
Ⅳa轻＜2mm	内旋活动受限	X线片示股骨头塌陷，	股骨头塌陷
Ⅳb中2～4mm	内旋痛加重	但关节间隙正常	
Ⅳc重4mm	外展、内收活动稍受限		
	疼痛重	X线片示头变扁	软骨受累 骨关节炎
Ⅴ（晚期，骨关节炎）	跛行严重	关节间隙变窄	
	所有活动（屈曲、外展、内外旋、内收）均受限	髋臼囊性变或硬化	

说明：1.坏死面积的估计：Ⅰ、Ⅱ期需作坏死面积估计，方法是选用MRI或CT冠状位正中层面评估坏死面积，小：＜15%；中：15%～30%；大：＞30%。通过坏死累及的层面数评估坏死体积。

2. Ⅲ期需对即将发生塌陷危险评估，方法是蛙式位或正位X线片显示的新月征占关节面长度，轻：＜15%；中：15%～30%；重：＞30%。

3. Ⅳ期需对塌陷程度评估，方法是按正位或蛙式位X线片，按关节面塌陷深度测量，轻：＜2mm；中：2～4mm；重：＞4mm。

4. 对X线片未显示股骨头塌陷但出现髋部疼痛的患者，需进一步作MRI与CT检查。出现骨髓水肿或软骨下骨板断裂的改变，提示坏死已进展到将塌陷（Ⅲ期）。

5. 已发生塌陷，髋部疼痛已超过6个月，提示关节软骨已发生明显退变（Ⅴ期）。

图10-7　股骨头坏死中国分期（2015）

股骨头坏死一经确诊，则应作出分期。科学的分期可以指导制订合理的治疗方案，便于科研、便于临床、便于准确判断预后，使疗效有可比性。但由于年代的差异、专业认识角度不同、放射学诊断技术的限制、医学的逐步发展等原因，股骨头缺血性坏死的临床分期，在目前，常用的有Ficat和Arlet分期、日本骨坏死研究会的坏死定位分期、Steinberg分期、ARCO分期、中国分期（图10-7）等。有些学者还依据坏死灶占据的股骨头部位给予相应不同的分型，如日本骨坏死调查班分型和中日友好医院分型等，对于确定股骨头坏死阶段、坏死范围、坏死部位、髋臼受累情况、预后的估计、股骨头塌陷的预测、选择合理的保髋方案等有重要的价值。这些分期分型各有特色，各有优势，但也各有不足，近年来的很多分期分型往往太过复杂（如坏死面积的测定方法），计算方法太过繁琐，有的甚至还需要提高对影像科医师的要求（需要客观的影像报告），虽更加精准，虽便于科研，虽更容易判定是否适合保髋？但似乎不太贴近临床实践要求的"简单、明了、快捷"，针对于此，近年来，还有很多专家学者也提出了一些不同的分期分型体系。

必须提及的是中华关节外科杂志刊载的股骨头坏死临床中国分期（2015）。

当然，与坏死面积大小影响预后的程度相比，坏死部位也很重要，针对于此，出现了较多不同的分型，这里介绍一下日本分型和CJFH分型：

日本分型以坏死区对应髋臼负重区进行分型，将髋臼负重区分为三等份，对应坏死区占据内侧1/3位为A型，占据内侧2/3为B型，全部负重区为C1型，超过髋臼为C2型，C2型塌陷率高。

李子荣等以股骨头的三柱结构为基础，选用MRI或CT扫描冠状位正中层面，以坏死灶占据三柱结构的部位为依据，提出了CJFH分型：外侧柱占整个股骨头30%，中央柱占整个股骨头40%，内侧柱占整个股骨头30%。

以股骨头三柱结构为基础，以坏死灶占据的三柱结构情况，分为内侧型、中央型、外侧型3种。其中，内侧型坏死灶占据内侧柱，中央柱和外侧柱存留；中央型坏死灶占据中央柱和内侧柱，外侧柱存留，凡累及外侧柱的坏死均为外侧型。外侧型又分为3种情况：次外侧型坏死灶占据外、中及内侧柱，但外侧柱部分存留；极外侧型坏死灶占据外侧柱及部分中央柱，部分中央柱和内侧柱存留；全股骨头型坏死灶占据全股骨头皮质及骨髓，如图10-8所示。

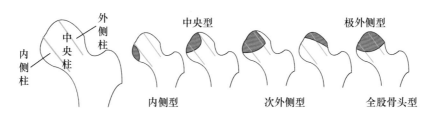

图10-8   基于三柱理论的股骨头坏死分型示意图

九、治疗原则

据前述，根据本病的发病机制，供血障碍、应力异常、骨内压增高等是髋部软组织损伤造成的直接病理结果，或者说只是由此所致骨细胞坏死、股骨头坏死的完整病理过程或发病机制中的一部分，而不是发病机制之一，髋部软组织的损伤，特别是肌肉的损伤，才是股骨头坏死发病机制的根本，至于股骨头坏死、塌陷、关节间隙狭窄、髋臼骨质增生、髋关节僵直等则是髋部软组织损伤的继发结果，是表象，是"标"，而疼痛、功能障碍等则是由此带来的症状或继发症状。

再根据弧刃针疗法的软组织损伤理论，作为慢性疼痛疾病的股骨头坏死，其病理性质早中期为以软组织硬化为主，兼有（软组织、骨、关节）炎症，而中晚期、晚期则同时兼有关节的错位，那么，针对本病，治疗原则如下：

1．基础治疗不可缺少：①限制患肢负重，建议持双拐/手杖。②保养呵护：多骑车，多游泳，多休息，少走路。③科学锻炼：内收肌拉伸锻炼，髋部外展、后伸、内旋锻炼。

2．不需手术或不愿手术的患者，应以弧刃针松解治疗软组织硬化、调整髋关节周围软组织平衡、降低关节内压、降低骨内压为主，药物、理疗等消除炎症、改善微循环为辅，对于缓解、消除症状、改善病情、改善关节功能等效果明显；对于已塌陷的中晚期患者、晚期的骨关节炎患者，部分甚至可以避免或推迟人工关节置换手术。

3．对于确实需要保髋手术或人工关节手术的严重患者，应标本兼治：弧刃针等处理髋部软组织损伤的"本"，微创介入或人工关节等手术处理"标"（塌陷、坏死的股骨头），以减少术后慢性疼痛、髋骨关节炎等的发生。

4．早发现、早治疗，特别是对于未塌陷的早中期股骨头坏死患者更是如此，可以显著延缓坏死的进展、改善关节的功能、提高生活质量，甚至对于坏死面积较小的早期患者，在医患合作、及时正规、系统足程、恰当规范的弧刃针疗法治疗情况下，部分还可以达到临床治愈的效果。

十、弧刃针治疗

临床一般采用以弧刃针疗法为主的弧刃针标准化治疗方案。

（一）火灸

术前常规火灸，术后每天1～2次。

（二）弧刃针松解

适合于各型股骨头坏死，治疗步骤如下：

1．**体位**　根据需要治疗灶点的位置，选择相应不同的体位：①仰卧，患肢屈髋屈膝外展外旋；②自然仰卧，患髋膝微屈位；③俯卧位；④侧卧位。

2．**定部位**　一般在髋部、臀部。

3．**定组织**　病变组织（灶肌）常见如下：耻骨肌、长收肌、大收肌、短收肌、股薄肌、髂腰肌、股直肌、臀大肌、臀中肌、臀小肌、阔筋膜张肌、股方肌、闭孔外肌、髂股韧带、坐股韧带，以及髋关节囊等髋关节周围软组织。

4．**定灶点**　灶点多规律分布于：①耻骨上支灶线、耻骨下支灶线、转子间嵴、臀上灶线、骶旁灶线、大转子灶线、髂前下棘灶点、臀大肌灶线、髂腰肌小转子灶点、坐骨支及坐骨下灶线、坐骨结节后外下灶线、髂胫束下部灶线等处。②髋关节腔（灶囊）：大转子下缘点与腹股沟韧带中点连线的中点（A点），或腹股沟韧带下2cm与股动脉外侧2cm的交点处（B点），为髋关节腔穿刺前方入路进针点；髂后下棘至股骨大转子下缘点连线的中外1/3点是髋关节腔后方穿刺入路进针点；股骨大转子尖上方为髋关节腔穿刺外侧入路进针点。鉴于髋关节的解剖和本病的特殊性，一般多选择前方入路穿刺点，在关节囊松解、臭氧注射后可对前方其他灶点再度松解。

5．**消毒**　常规消毒，严格无菌操作。

6．**麻醉**　一般不需要麻醉，仅少数对疼痛敏感患者可用利多卡因局麻。

7．**定向**　术者根据患者胖瘦，具体病灶的深浅，相应选择不同规格长短的弧刃针。右手持针，拇指指甲平齐弧刃针斜面方向，使刀口线平齐拇指指甲方向。

8．操作　①灶点松解：术者左手拇指指切定位灶点，右手标准持针姿势，快速进针，直达皮下，缓慢探寻，细细体会手下感觉，依操作标准对灶点间断横切操作。操作精准时，可有：顶触感、阻力感、落空感等针感和"咔"声响明显。②髋关节腔弧刃针穿刺：大转子下缘点与腹股沟韧带中点的连线为股骨颈的中轴线，0.7mm弧刃针沿此轴线方向，与髋关节冠状面呈45°，经前路穿刺A点（大转子下缘点与腹股沟韧带中点连线的中点）刺到股骨颈前方的中上1/3处即可进入髋关节腔，或B点（腹股沟韧带下2cm与股动脉外侧2cm的交点处）垂直皮肤进针到达骨面后即可；或经后路穿刺点刺入髋关节腔后部，或经外侧穿刺点刺入髋关节腔外侧部。

9．注射臭氧　①每个灶点注射20μg/mL的臭氧1mL；②髋关节腔注射20μg/mL的臭氧5～15mL。

10．出针。

11．按压　指压患处，减少肿胀。

12．保护　针孔常规保护（棉签、创可贴、输液贴等），为了增加治疗效果，最好是膏药外用。

13．留诊观察　观察半小时无特殊，结束本次诊疗。

（三）口服药物

应用布洛芬等非甾体药物，活血化瘀、补益肝肾中药等。

（四）艾灸

2天后，灶点等处艾灸，以温经散寒、扶正固本。

（五）体操锻炼

科学锻炼，强筋健骨，适度强化臀部伸肌群，拉伸髋部内侧及前方肌群（髂腰肌、髂股韧带）。

十一、注意事项

1．股骨头坏死的治疗方法选择　股骨头坏死的治疗方法很多，均有不同疗效，但也各有不足，应根据病变分期及分型、坏死体积、关节功能、患者年龄及职业、依从性、医院条件、医师技术等全面考虑，作出及时正规、系统足程、恰当规范的1种或多种联合治疗方案的个体化选择。

2．在弧刃针疗法的软组织损伤理论和灶点理论等指导下，针对诊断明确的股骨头坏死患者，皆可采用弧刃针对髋关节周围软组织病变的灶点闭合性地精准松解、关节腔的减压并臭氧注射治疗，通过松解粘连瘢痕挛缩等硬化组织、消除异常应力、调整动静态平衡，达到重建软组织平衡、消除异常应力、降低软组织内压、降低关节腔内压、降低股骨头髓内压、促进炎症因子的吸收和消散、改善股骨头微循环、改善供氧、促进坏死骨吸收和新骨形成，从而达到缓解疼痛、改善功能、修复坏死骨组织的目的。

3．鉴于本病的特殊性，无论采用何种非手术治疗，都需要较长时间，疗程皆相对较长。即使采用弧刃针疗法，一般也需要半年以上。部分坏死面积较大或在负重区者，往往需要更长的时间、更多的疗程。因此，需要医师、患者和家属有足够的耐心和信心。

4．对于无症状的晚期骨关节炎患者，如果不能手术，一般无须治疗坏死，限制负重、保养、弧刃针对症处理缓解症状即可。

5．对于无症状的非晚期、未塌陷或有症状而未累及股骨头外侧柱的患者，采用以弧刃针为主的标准疗法效果佳。

6．对于坏死体积在15%以上的非手术治疗效果欠佳的早中期患者，现多倾向保髋手术治疗，但如果不从发病机制的根本（软组织损伤）出发，不调整恢复髋关节周围软组织力学的正常平衡，则很有可能导致手术的失败、骨关节炎或者术后慢性疼痛的发生。

7. 对于严重的症状明显的塌陷患者，即使确实需要人工关节置换处理坏死股骨头的"标"，如果标本兼治，在术前、术后同时采用弧刃针松解髋关节周围软组织，调整其力学的平衡，就有可能减少术后慢性疼痛、人工关节松动等发生的可能，临床效果更佳。

8. 基础治疗不能少：①限制患肢负重：建议扶双拐/手杖。②保养呵护：多骑车，多游泳，多休息，少走路。③科学锻炼：内收肌拉伸锻炼，髋部外展、后伸、内旋锻炼。

9. 弧刃针治疗本病的效果满意，关键在于：①精准定位灶点，操作精细、稳准，勿求快、勿暴力。②关节腔注射臭氧。③无须骨髓腔穿刺减压。④严格无菌操作。⑤限制负重、保养呵护等基础治疗不可缺少。⑥本病一般需要较长时间治疗，3～6个月一个疗程。⑦对于部分病情严重确实需要手术的患者，也需要弧刃针的参与，以标本兼治。⑧采用弧刃针标准化治疗方案（配合药物、理疗、艾灸等），比单纯弧刃针疗效更佳，但需明白，弧刃针疗法为主要治疗方法。

第二节　膝关节周围多发软组织损伤

一、概述

膝关节周围多发软组织损伤，是指膝关节周围多处软组织病变所致的膝关节疾病，疼痛为其主要临床症状，严重者常伴有不同程度的膝关节功能障碍等，其病变实质是膝关节周围软组织的多发损伤，查阅文献，没有相关学者的论述和命名。但由于"膝关节周围多发软组织损伤"的名称冗长，作者一般仅用于病历书写和学术交流，为便于简写或和患者交流，作者临床多将其称为"膝周多发软组织损伤"或"膝关节周围炎"。

"膝关节周围炎"的病名，则由郑州市软组织病研究会柳登顺教授首次提出，并指出，此"炎"主要是指急慢性创伤性、劳损性炎症，或一些风湿性、类风湿性等炎症所引起的膝关节疼痛。和涵盖范围过大、病变组织认识错误、不利于指导临床治疗的膝骨关节炎诊断名称相比，柳登顺教授膝关节周围炎诊断命名的提出，是对膝关节疼痛疾病认识的进步。但膝关节周围炎的诊断指出了该病炎症的病理性质，但对于硬化、错位、骨骼肌长度改变3个病理变化却没有反映，而膝关节周围多发软组织损伤的诊断则是指出了该病的病变组织为软组织且多发，更为贴切临床。

本章中所述的软组织，不包含被关节内滑膜所包绕的前后交叉韧带以及膝关节腔内的半月板等组织，也不包含膝关节的关节囊，而是特指膝关节腔外的软组织，如脂肪垫、膝周的诸多滑囊、胫腓侧副韧带、髌韧带、鹅足腱、股四头肌等膝周诸多肌肉、皮肤、皮下组织等，当然，少部分患者膝关节局部的血管和神经也可以产生损伤病变而引起疼痛。但本节所述膝关节周围炎的"炎"，主要是由慢性劳损、跌扑闪扭或有创治疗后失治或转化为慢性所致，多属于非特异性的无菌性炎症，而对于局部感染、肿瘤、银屑病等皮肤病、带状疱疹后神经痛、类风湿关节炎等局部炎症疼痛疾病，虽也可说属于软组织的"炎"性疾病，但由于它们各自分别有特殊的病理生理、发病机制和治疗方法，通常被单独另行诊断，故不在本病讨论的范围内。

二、解剖

膝关节是人体最大、最复杂的关节，也是最易损伤的关节之一，其主要组成包括股骨下端、胫骨上端、髌骨3者之间的关节。膝关节能够活动自如、在运动和静态负荷中保持一定的稳定性且不发生脱位，主要是由前交叉韧带、后交叉韧带、胫侧副韧带、腓侧副韧带和关节囊等共同提供的稳定作用。而位于股骨远端内外侧髁和胫骨平台之间的半月板，不仅连接并维持了关节间隙的高度、缓冲力学的震荡，还增加了关节的稳定性。膝关节的主要功能为屈曲和伸直活动，当膝关节处于半屈位时还可以作轻微的旋内和旋外运动，而这些运动的动力皆有膝关节周围的肌肉所提供。

（一）膝关节主要结构

膝关节的前部：主要为股四头肌腱、髌骨、髌前结构、髌韧带及其两侧的髌内侧和髌外侧支持带。

膝关节的后部：呈菱形凹陷，即腘窝。其上内侧壁为半腱肌和半膜肌，上外侧壁为股二头肌，下内侧壁为腓肠肌内侧头，下外侧壁为腓肠肌外侧头和跖肌，顶（后部）为致密坚韧的腘筋膜（大腿阔筋膜的延续），底（前部）自上而下分别为股骨腘面、关节囊后部、腘斜韧带和腘肌及其筋膜。腘窝内有丰富的血管神经（胫神经、腘静脉、腘动脉）及其周围的脂肪组织和少许的淋巴结，其外上界还有腓总神经通过。

膝关节的内侧部：主要为胫侧副韧带、缝匠肌、股薄肌、半腱肌腱。

膝关节的外侧部：主要为腓侧副韧带及其后内侧的腘肌腱和后外侧的股二头肌。

膝关节的内部：股骨远端内外侧髁、胫骨平台、髌骨、半月板、前交叉韧带、后交叉韧带、关节囊等。

膝关节的外部：包被着皮肤、皮下组织及大腿阔筋膜等。

（二）膝关节具体结构

1. 骨骼、关节　膝关节主要结构包括股骨下端的内外侧髁、胫骨上端的胫骨平台、髌骨3者之间的关节面，其中，髌骨与股骨的髌面相接，股骨的内、外侧髁则借内外侧半月板分别与胫骨的内、外侧髁相对。

其中，髌骨为人体最大的籽骨，其前面粗糙，被股四头肌腱膜包围，后面为关节面，全部被软骨覆盖，关节面中间有一纵向骨嵴将髌骨关节软骨面分成内侧面与外侧面两部分，与股骨内外髁关节面相适应并构成髌股关节。髌骨具有保护股四头肌、增强股四头肌伸膝力量及增加膝关节旋转度等功能。

2. 主要韧带

（1）髌韧带：位于膝关节前方，为股四头肌腱的中央部纤维索，自髌骨向下止于胫骨结节。髌韧带扁平而坚韧，其浅层纤维越过髌骨向上连于股四头肌腱。

（2）腓侧副韧带：为条索状坚韧的纤维索，由浅深两层构成，深层为关节囊向下延伸的部分，浅层为长约5cm圆索状结构，上端附着于股骨外上髁，下端止于腓骨小头。股二头肌腱位于浅深两层之间，在止点前腓侧副韧带把股二头肌腱分为内、外两股。而腓侧副韧带表面大部分则被股二头肌腱所遮盖，与外侧半月板不直接相连。

由于腓侧副韧带亦偏于膝关节的后方，膝屈曲位时腓侧副韧带松弛，胫骨可稍有旋转活动。膝伸直至30°开始紧张，变得稳定，完全伸直时最紧张，可防止小腿旋转、内收、外展及过度伸直。

（3）胫侧副韧带：呈宽扁束状，位于膝关节内侧，扁而宽，呈三角形，起自股骨内收肌结节前下方的股骨内上髁，向下分为前后两束：前束纤维较长，垂直向下，经内侧膝关节间隙，止于胫骨内侧面相当于胫骨粗隆水平，为鹅足腱所覆盖，与关节囊及半月板间有疏松的结缔组织相隔；后束纤维短，在关节水平呈扇形，向后止于关节囊、半月板，并与腘斜韧带起点相连。

有学者又将胫侧副韧带分为浅、深、斜3层。

浅层分为前纵束、后上斜束和后下斜束。前纵束起自内收肌结节及其下方，止于胫骨内侧，被鹅足腱所遮盖；后上斜束起自股骨内收肌结节，向后下方止于内侧半月板、关节囊及胫骨内侧髁后缘；后下斜束部分纤维是半膜肌腱的延续，向前下与前纵束止点汇合。前纵束于膝伸直位时紧张，防止膝外翻；后上、后下斜束在屈膝30°时紧张，有防止小腿外旋的作用。

深层起自股骨内上髁下缘，止于胫骨平台内侧缘上部，是膝关节内侧关节囊的加厚部分，其中部与内侧半月板相连。

斜行纤维层始于股骨内侧髁浅层纤维的后方，向下呈扇形散开，止于关节间隙下方的胫骨内侧髁后半部，亦与内侧半月板相连。

在膝关节屈伸过程中，胫侧副韧带始终有一部分纤维处于紧张的张力状态，使膝关节内侧的股骨和胫骨始终紧紧相连，而不能远离和过度滑动，以增加膝关节的稳定性。有学者解剖发现：膝胫侧副韧带的浅层在屈膝0°、30°、60°、90°、120°时均保持紧张；深层则在0°伸膝时紧张，屈膝30°、60°、90°、120°时均松弛。

（4）前、后交叉韧带：前、后交叉韧带是膝关节重要的稳定装置之一，其外均被关节内滑膜包绕衬覆，属于关节内滑膜外韧带，位于膝关节中央稍后方。

前交叉韧带，起自胫骨髁间隆起的前方内侧之间，与外侧半月板的前角相连，斜向后上方外侧，纤维呈扇形附着于股骨外侧髁的内侧面的中1/3。前交叉韧带在伸膝时最紧张，能防止胫骨前移。

后交叉韧带，较前交叉韧带短而强韧，并较垂直。起自胫骨髁间隆起后方的斜坡之间，斜向前上方内侧，附着于股骨内侧髁的外侧面。后交叉韧带在屈膝时最紧张，可防止胫骨后移。

前交叉韧带可分为前内侧束和后外侧束，前内侧束在屈膝时主要防止胫骨前移，后外侧束在伸膝时防止膝过伸。后交叉韧带可分为前外侧束和后内侧束，其中前外侧束的线性刚度和极限负重显著高于后内侧束。膝前、后交叉韧带牢固地连结股骨和胫骨，可防止胫骨沿股骨向前、后移位。

需要指出的是：交叉韧带大体标本上虽有分束，但显微解剖显示其为有一定宽度的粗大的整束纤维，在膝关节屈伸过程中，由于股骨髁和胫骨髁的力学负荷中心在不断变化，使交叉韧带其中的一部分纤维相对紧张，而另一部分纤维则相对松弛，使得前后交叉韧带不断地、适宜地根据需要自动调整其长度和紧张度，从而使膝关节在各个屈曲的角度能够维持相对稳定。

前、后交叉韧带急性损伤可出现膝关节深部的疼痛、肿胀、关节内积血、关节错动、弹响等表现，抽屉试验阳性；后期可出现关节松动不稳、半月板损伤、创伤性关节炎等慢性疼痛。

（5）腘斜韧带：即半膜肌腱的反折部，起自胫骨内侧髁后上方，斜向外上，止于股骨外上髁后方，部分纤维与关节囊融合并强化关节囊后方。当半膜肌收缩可使腘斜韧带紧张，屈膝和使小腿内旋，并可加强关节囊后壁，防止膝关节过伸。

（6）髌内侧支持带和髌外侧支持带：股四头肌腱扩张部向下延展与关节囊融合，分别形成髌内、外侧支持带，自髌骨两侧向下，以加入胫骨骨膜的形式，分别止于胫骨结节内、外侧。其中，股内侧肌远侧部分的最远端纤维近水平位止于髌骨上内缘和内侧缘，并向下延展与髌内侧支持带融合；股外侧肌远端肌束在髌骨外上角近侧处移行为腱性结构，止于髌骨上外缘，并向下形成扩展部，与髌外侧支持带融合，向下加入胫骨外骨膜止于胫骨结节外侧。

膝关节内侧一部分髌内侧支持带连接股骨内上髁与髌骨内侧缘上2/3，称为内侧髌股韧带；而内侧髌半月板韧带起于髌骨内侧下缘，以宽阔的基底部散开止于内侧半月板前角。

在膝关节外侧部，浅表斜行支持带为髂胫束远端扩张部纤维向前斜行止于髌骨及髌腱外侧缘；深部髌外侧支持带则由外上髁髌韧带、髌股横韧带和髌胫韧带3个主要部分构成。其中，髌股横韧带起于髌骨外侧缘中部，止于髂胫束；外上髁髌骨带在髌股横韧带的上外侧，连接于股骨外上髁与髌骨外上缘之间，出现率为70%；髌胫韧带起于髌骨外下缘，向下止于胫骨临近Gerdy结节的区域。

3. 骨骼肌和肌腱

（1）股四头肌：是股四头肌、髌骨、髌腱构成的伸膝装置的重要组成部分，由股直肌、股中间肌、股外侧肌和股内侧肌组成，强大有力，其功能主要是伸膝和屈髋，并维持人体直立或膝关节屈曲状态下的各种姿势。

其中，股四头肌的4个独立肌腹汇成共同的肌腱，即股四头肌腱止于髌骨上端。股四头肌腱分为3层，浅层由股直肌形成，中层由股内侧肌和股外侧肌形成，股中间肌则形成了最深层；而股四头肌腱扩张部则向下延展与关节囊融合，分别形成髌内、外侧支持带，自髌骨两侧向下，以加入胫骨骨膜的形式，分别止于胫骨结节内、外侧。

当出现突发摔倒或弹跳等活动爆发的瞬间，股四头肌承受的收缩力峰值超出伸膝装置的某一薄弱部分的力学负荷极限时，将可能会导致其部分断裂或撕裂，直接的切割伤则可以造成股四头肌或腱的断裂。膝关节受伤后，股四头肌必然挛缩、萎缩，造成膝关节功能受限，影响关节功能的恢复。

（2）腓肠肌：腓肠肌受胫神经支配，位于小腿后方皮下，其深部为比目鱼肌（小腿部，不跨越膝关节）。此肌以内侧头和外侧头起自股骨内、外上髁的后面，向下与比目鱼肌一起在小腿上部汇合形成膨隆的小腿肚，向下续为跟腱，止于跟骨结节。此肌主要功能为屈膝，还可以使足跖屈（上提足跟）；在站立时，固定膝、踝关节，防止身体前倾。

（3）股二头肌：位于大腿后方，有长、短2个头，长头起自坐骨结节，短头起自大腿后方股骨嵴中部，长头与短头会合，在股骨下1/3处合并为一总腱止于腓骨小头。可以屈膝、伸髋、骨盆后倾，屈膝时还可使小腿外旋，能防止胫骨向前移位，受坐骨神经支配。

（4）半腱肌：半腱肌起自坐骨结节，位于大腿后面内侧浅层，其梭形肌腹长而厚，在大腿后方下行途中的约2/3处移行为长绳样的肌腱，向后内下止于胫骨上端内侧髁的内侧面。此肌与股二头肌、半膜肌一起，合称腘绳肌，在骨盆固定时，可屈膝和伸髋，并可内旋小腿，受坐骨神经支配。

（5）半膜肌：半膜肌位于大腿后方、半腱肌的深面，以扁薄的腱膜起自于坐骨结节，终止于胫骨内侧髁后面，主要作用是伸髋关节，屈膝关节并微旋内，由坐骨神经支配。

（6）腘肌：腘肌，扁薄，斜行并构成腘窝底，起于胫骨的比目鱼肌线以上的骨面（胫骨后侧的三角区域），向后外上斜行，移行为肌腱后穿过腘肌腱裂孔，穿股二头肌腱和腓侧副韧带深面，临外侧半月板，并有纤维与外侧半月板相连形成腘半月板纤维束，止自股骨外侧髁的外侧面上缘（股骨外侧髁切迹，腓侧副韧带股骨附着处的前下方），其作用主要为屈膝和内旋膝关节，限制膝关节过伸并加强关节的稳定性，受胫神经（$L_4 \sim S_2$）支配。

在半腱肌、半膜肌、股二头肌、腓肠肌、缝匠肌等诸多膝关节屈曲肌肉中，腘肌薄弱、长度和面积最小，在腘窝后方孤零零地和关节囊共同加强和保持关节后方的稳定性，因此最易损伤。在腘肌后方，紧贴有胫神经，损伤的腘肌易刺激胫神经的关节支，致膝盖前面疼痛，当然也可引起小腿肚疼、足跟痛。

（7）髂胫束：髂胫束为全身最厚的筋膜，起自髂嵴外唇的臀筋膜，且臀筋膜上1/3分成两层，中间夹裹阔筋膜张肌，两者紧密结合不易分离，后缘与臀大肌肌腱相延续后下行，在大腿外侧下部形成髂胫束，其纵行纤维明显增厚呈扁带状，下端附着范围较广泛、面积较大，如胫骨外侧髁、股骨外上髁、腓骨头、外侧膝关节囊和胫骨结节外侧，但主要附着于胫骨外侧髁。髂胫束实质为包绕大腿的深筋膜——阔筋膜的外侧增厚部分。其主要作用是增加膝关节外侧稳定性，限制胫骨内翻及旋转等（图10-9）。

（8）鹅足腱：膝关节内侧的"鹅足"，是由前中后的缝匠肌腱、股薄肌腱和半腱肌腱共同形成的联合腱，止于胫骨内侧面的近端，具有防止胫骨外旋、对抗外翻应力的作用。在鹅足腱近止点的深面与胫骨内侧髁的骨面之间，部分患者常有鹅足滑囊存在。由于肌肉拉伤、磕碰、扭伤、慢性劳损等原因，鹅足腱及其滑囊常可发生水肿、炎症、纤维化、黏连、硬化等一系列改变，是膝关节内侧发生疼痛的常见原因。

4. 髌前结构 由3层较薄的筋膜结构组成，包裹覆盖股四头肌腱、髌腱纤维膜性软组织。浅层纤维为大腿阔筋膜向下的延续，横跨并垂直于髌股纵轴走行，中间斜行层为股外侧肌和股内侧肌肌腱形成的筋膜以及股直肌的表浅筋膜纤维扩展延伸组成，其在髌骨上缘内、外交叉后，向下斜行；深层筋膜主要为股直肌和髌骨的薄层筋膜，紧密贴附于髌面和髌腱，纤维走行方向与髌腱平行。3层筋膜之间有潜在的筋膜间隙，浅层、中层自两侧向后延伸，外侧与髂胫束远端融合，内侧与缝匠肌筋膜融合，形成包裹关节的完整袖套状结构。

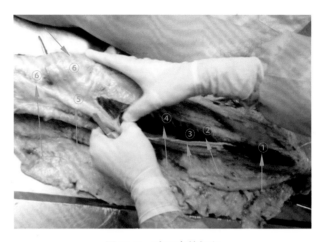

图 10-9　髂胫束的解剖
①阔筋膜张肌；②肌外膜；③髂胫束；④股外侧肌；⑤增厚呈扁带状的阔筋膜；⑥胫骨外侧髁；⑦髌前结构

5. 髌下脂肪垫 髌下脂肪垫位于关节腔外，在髌韧带的深面、髌骨下方及其两侧的深面，充填于髌骨和胫骨髁前上缘及髌韧带之间，内含丰富的血管神经。髌下脂肪垫的中央厚，向两侧伸展并逐渐变薄，中老年人两侧边缘约超过髌骨之外1cm。髌下脂肪垫具有填充关节间隙、缓冲震荡、润滑关节、衬垫并加强膝关节的稳定等作用。临床常可单独发病，也可合并半月板、软骨、韧带等损伤（图10-10）。

股四头肌收缩、膝关节伸直时，如下楼、走路后伸蹬腿、踢腿时，髌下脂肪垫所在腔隙的容积减小，压力增加，使之体积相对缩小、质地相对变得坚硬，更好地充填于其所在腔隙，衬垫并分散骨关节压力，辅助膝关节的稳定。

6. 阔筋膜 阔筋膜，其细胞成分主要是一种形态特殊的成纤维细胞，在组织学上属于致密结缔组织，大量密集的胶原纤维顺着受力方向平行排列成束（图10-11）。与肌腱等其他致密结缔组织稍有区别的是，阔筋膜除了与受力方向平行的纵行纤维外，两侧还有纤薄的横行纤维层。

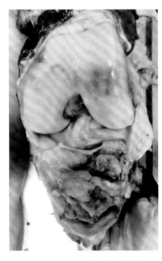

图 10-10　髌下脂肪垫

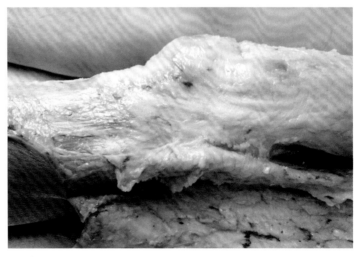

图 10-11　阔筋膜

阔筋膜是全身最厚的筋膜，包被大腿部肌肉。上附于髂嵴、腹股沟韧带、耻骨、坐骨结节和骶结节韧带，在股外侧的上部分为两层包裹阔筋膜张肌；后方与臀筋膜相续，并附于髂嵴外唇和骶中棘；下方附于髌骨、胫骨粗隆、胫骨髁及腓骨头等，向下后方续于腘筋膜。股内侧部较薄；外侧坚厚称为髂胫束，是阔筋膜张肌和臀大肌的联合腱，可协助伸膝。阔筋膜向深处发出3个肌间隔，形成3个骨筋膜鞘，分别包绕股前、后肌群及收肌群。

7. 膝周滑囊　膝关节周围是身体滑囊最多的部位，有15个甚至更多，一般分为4组：第1组，前方4个：髌上囊、髌前皮下囊、髌腱前浅囊、髌腱后深囊；第2组，外侧2个：腓骨滑囊、髂胫束滑囊；第3组，内侧2个：鹅足滑囊、胫侧副韧带滑囊；第4组，后侧7个：腓肠肌外侧滑囊、腓肠肌内侧滑囊、腓肠肌内侧头—半膜肌滑囊（Baker's 滑囊）、半膜肌滑囊、半膜肌腱—半腱肌腱间滑囊、腓腘滑囊、腘肌滑囊。

8．膝关节周围的血管与神经

（1）血管：膝关节的血供丰富，分支和侧支循环较多。

动脉主要由股动脉、腘动脉、胫前动脉、股深动脉供给，这些血管的分支构成了膝关节的动脉网：髌网、股外侧髁网、股内侧髁网、半月板周围网、髌下网、髌韧带网、滑膜网等。

静脉主要如下：大隐静脉经腘窝内后上行；小隐静脉在腘窝下角处穿腘筋膜注入腘静脉；腘静脉则由胫前静脉和胫后静脉汇合后，向上移行为股静脉伴股动脉上行。

（2）神经：膝关节的神经分布来源较多、较杂。

膝关节前部，由股神经的肌支、闭孔神经的前支、隐神经共同支配；膝关节的后部，由坐骨神经及其分支、胫神经、腓总神经，以及闭孔神经后支支配。隐神经支配膝关节的前内侧，股神经的股中间肌的肌支支配髌上部，股神经的股外侧肌的肌支支配前外侧，上述分支相互吻合并重叠分布于膝关节的前面；其中，股神经前皮支支配膝关节前面2/3的皮肤，隐神经分支则分布膝关节内侧1/3以及内上侧组织。

在膝关节的后部，闭孔神经的后支沿股动脉及腘动脉至膝关节，分布于膝关节囊的后内侧；胫神经的分支分布于膝关节囊的后侧，并发出膝上内支、膝下内支、和膝中支支配膝内侧；腓总神经的分支分布于膝关节囊的后外侧，并发出膝上外支、膝下外支。

股四头肌由股神经支配，半腱肌、半膜肌由坐骨神经与胫神经的分支支配，股二头肌的长头由坐骨神经与胫神经分支支配，股二头肌短头由腓总神经支配，腓肠肌内外侧头和腘肌则由胫神经的肌支支配。

三、病因

导致膝关节周围多发软组织损伤产生的原因很多，简单归纳如下：

（一）外伤

1. 直接暴力　暴力直接作用于膝关节，不仅可以导致局部骨折或合并有滑膜炎的发生，还可导致单纯的膝周软组织损伤，甚至可引起肌肉断裂伤（如刀伤所致）。如摔倒时膝关节着地，可导致膝关节髌前血肿疼痛等。

2. 间接暴力　在杠杆力、纵向传导、扭转力等作用下，也可以导致膝关节周围软组织损伤的发生。如摔倒时膝关节着地，可导致股四头肌腱损伤、胫侧副韧带损伤等。

（二）劳损

反复的劳作、静力性的劳损、不科学的锻炼方法等，长期反复导致累积性劳损，可以引起膝关节周围软组织产生慢性损伤。如慢性股四头肌腱炎所致的膝关节下蹲困难、上楼疼痛，鹅足腱炎导致的膝关节前内下疼痛，慢性脂肪垫炎导致的下楼梯膝关节疼痛，胫侧副韧带炎导致的膝关节内侧疼痛等。

（三）医源性

外科手术、人工关节置换术等，虽可解决一部分问题，但手术切开等所带来的创伤，在机体内必然会因为损伤组织修复所产生的瘢痕组织等而影响其功能，导致疼痛、发凉及关节活动受限等情况发生。

（四）退行性变

退行性变，多见于肥胖、运动员、膝关节过度负荷、错误锻炼、中老年人等人群，膝关节的退行性病变不仅发生于骨关节，还可发生于关节周围的软组织。而关节退行性变所致的膝骨关节炎通常伴随有不同程度的膝关节周围软组织的慢性炎性或硬化性改变，如膝骨关节炎患者多继发髌下脂肪垫炎、胫侧副韧带损伤、股四头肌和腘窝部肌肉的硬化挛缩等。

（五）风寒湿邪侵袭

寒邪侵袭（冷风、寒凉、空调）等易造成微血管和毛细血管的管径变细甚至痉挛闭合。骨骼肌的肌腹因为血管丰富且其管径较大，不易造成闭合，血运虽受影响但相对较小；而骨骼肌两端延续的腱性部分，管径变细或闭合的微血管和毛细血管所支配区域的细胞、组织缺血缺氧，超过一定的时间，无氧代谢就会产生乳酸等一系列致炎因子，就会形成局部细胞和组织产生渗出、水肿等的无菌性炎症反应，导致疼痛。

（六）下肢力线异常

髋内翻、“X”腿“O”形腿、扁平足、踝内翻等下肢力线异常的患者，由于力学的异常，不仅下肢关节易于退变，膝关节周围的软组织也易于发生退变损伤。

（七）风湿免疫疾病

类风湿、强直性脊柱炎、银屑病、红斑狼疮等风湿免疫疾病，易侵膝关节等关节的滑膜，引起滑膜炎病，最终导致关节侵蚀畸形、功能丧失。但在其发生发展的过程中，膝关节周围软组织也必然会由此而间接带来不同程度的损伤，共同导致传统的膝骨关节炎的发生。

（八）其他

四、发病机制

膝关节是人体最大、最复杂的关节，也是最易损伤的关节之一。由股骨下端、胫骨上端、髌骨3者构成的膝关节是运动的枢纽；而股骨、胫骨主要是承重、力学的传导；前交叉韧带、后交叉韧带、胫侧副韧带、腓侧副韧带和关节囊等稳定结构，则共同为膝关节提供了稳定作用，使其能够在运动和静态负荷中保持一定的稳定性且不发生脱位；而位于股骨远端内外侧髁和胫骨平台之间的半月板，不仅连接并维持了关节间隙的高度、缓冲力学的震荡，还增加了关节的稳定性。膝关节的主要功能为屈曲和伸直活动，当膝关节处于半屈位时还可以作轻微的旋内和旋外运动，而这些运动的动力皆由膝关节周围的肌肉所提供。

　　根据弧刃针疗法的软组织损伤理论，外伤、劳损、风寒湿邪侵袭等，皆可引起膝关节周围软组织的炎症和水肿，引发疼痛；病情迁延发展就会引起软组织的纤维化、粘连、瘢痕、挛缩，不仅会引起疼痛，还会导致关节功能障碍的发生；超过一定的程度，不仅会引起骨质增生，还会引起骨关节内压升高而导致髌骨软化、半月板损伤、滑膜炎，甚至膝关节的错位、半脱位、膝内翻、屈曲挛缩等情况发生，不仅会导致骨关节疼痛、关节功能障碍，并且还会加重原有的软组织损伤所造成的疼痛和功能障碍。

五、临床表现

　　1. 局部疼痛　损伤的软组织局部会因为炎症物质刺激而发生疼痛；当关节活动时，膝关节周围肌肉等软组织的牵拉、收缩或挤压等力学的作用，也必然会使损伤的局部软组织加重损伤，加重炎症刺激，而产生其疼痛。临床常见有上楼痛、下楼痛、走路痛、下蹲痛、不动不痛但活动就痛等，但一般情况下，休息时疼痛大多可缓解。

　　2. 惧冷喜暖　膝关节软组织浅薄，骨关节相对表浅，本身就容易惧冷。而对于病变的软组织，寒邪侵袭（冷风、寒凉、空调）等更易造成其微血管和毛细血管的管径变细甚至痉挛闭合，引起所支配区域的细胞、组织缺血缺氧，无氧代谢产生的乳酸等一系列致炎因子会造成局部细胞和组织产生渗出、水肿等无菌性炎症反应，导致疼痛不适。相对于膝关节大多惧冷而言，不仅病变的膝关节喜暖，健康的膝关节也喜暖，因为，在温度稍高的环境中，毛细血管相对扩张，膝关节软组织的血液循环丰富，炎症代谢产物更易被吸收，而使得膝关节相对舒适，并且还可以减缓病痛。

　　3. 跛行　由于行走时，膝关节周围肌肉、侧副韧带、脂肪垫、鹅足腱等软组织，必然会受到牵拉、收缩、挤压等物理刺激，必然会使损伤的局部软组织加重损伤，加重炎症刺激，而产生疼痛，严重者甚至可出现跛行。

　　4. 功能障碍　对于损伤的膝关节周围软组织，不仅可能会因为疼痛而导致活动受限、假性的功能障碍，还会因为部分挛缩、硬化等病变的软组织所导致的生理长度的改变，最终导致其出现真性的功能障碍和无力。如：临床常见的膝关节屈曲挛缩、不能完全下蹲、不能完全伸直等。

　　5. 乏力、肌肉萎缩　慢性疼痛患者，因缺乏活动，肌肉缺少正常外力的刺激，肌肉不仅变得相对乏力，甚至还可发生肌容积的减小，出现肌肉萎缩，进而出现骨性膨大。

六、诊断要点

（一）病史

　　一般无明显外伤史，多以反复的劳作、静力性的劳损、不科学的锻炼方法等累积性损伤为主，仅少数有跌扑闪挫等外伤经历；大多见于肥胖、运动员、膝关节过度负荷、错误锻炼、中老年等人群；大部分慢性疼痛患者多有口服药物及外用药物但效果不佳的经历，部分患者也曾有注射、针刺等侵入性治疗病史。

（二）症状

　　同临床表现。

（三）体征

　　1. 视诊　①色素沉着：多见于长期理疗、中药塌渍、熏洗、灸痕等；②内外膝眼膨隆：多见于髌下脂肪垫肥大；③肌肉萎缩：多见于长期慢性疼痛活动量减少、股神经损伤、骨折等；④针痕：多见于银质针等粗针针刺治疗后；⑤肿胀：多见于关节积液、积血，或软组织肿胀等；⑥瘀斑、青紫：多见于外伤、针刺、拔罐或刮痧等特殊治疗等；⑦畸形：膝内翻、膝外翻、膝过伸、膝屈曲挛缩、骨折畸形愈合等。

2. 触诊　①压痛：髌骨上、髌骨旁、髌尖后、胫骨结节、内外膝眼、膝关节内外侧间隙上下、鹅足腱、股骨内外侧髁的腘面、胫骨上段比目鱼肌线以上的腘面等处，局部多有压痛、组织质硬、紧张等；②皮肤温度：部分炎症明显者（感染、创伤、痛风、肿瘤等）皮肤温度较高。

3. 功能障碍　同临床表现中的"功能障碍"。

4. 肌肉萎缩　膝关节慢性疼痛患者多有不同程度的肌肉萎缩，导致相对性骨膨大。

5. 其他　下肢静脉血栓患者腘窝部可有静脉怒张、压痛等。

（四）试验

1. 膝过伸试验　医师一手握住小腿，一手按压髌骨上方，使膝关节由屈曲90°快速过伸，如果出现疼痛即为此征阳性。如疼痛位于内外膝眼，则多提示髌下脂肪垫炎；若疼痛位置深在，则多为半月板前角损伤；若疼痛剧烈，甚至时有卡顿，也可见于关节游离体嵌夹在关节间隙。

2. 膝加强过伸试验　患者仰卧位，患膝伸直放松，医师双手拇指按压内外膝眼处，余指托握腘窝，先将患膝关节稍屈曲，再快速用力伸直，若内外膝眼疼痛，则为阳性，提示髌下脂肪垫炎。

3. 膝侧副韧带紧张试验　患者仰卧，膝关节伸直，医师一手按住膝关节上方使之固定，另一手握住踝上部，分别向内、外方向用力，若出现自内向外用力时膝关节内侧疼痛或活动度加大，则提示胫侧副韧带损伤、松弛或断裂；反之则提示腓侧副韧带损伤、松弛或断裂。

4. 抗阻力伸膝试验　患者仰卧，足平放于床面，膝关节伸直状态下向上直抬腿，医师则伸手按压患者小腿的前方，朝向床面方向轻微施压，两者相互对抗，若不能直腿抬高或膝部疼痛明显则为阳性，多见于股四头肌或髌腱损伤、髌骨骨折等。

5. 抗阻力伸膝加强试验　①患者仰卧，尽力屈髋屈膝，保持屈髋姿势不变状态下，向上直抬小腿，医师则伸手按压患者小腿的前方，朝向相反方向轻微施压，两者相互对抗，若不能直腿抬高或疼痛明显则为阳性；②患者高凳或高床坐位，靠墙或手扶支撑坐稳，小腿悬空，向前伸小腿，医师则伸手按压患者小腿的前方，朝向相反方向轻微施压，两者相互对抗，若不能直腿抬高或膝部疼痛明显则为阳性。

若疼痛位于髌上则多提示有股四头肌腱炎或股四头肌腱损伤等，若疼痛位于胫骨结节则多提示髌腱损伤，若疼痛位置深在则多提示髌股关节疾病等。

6. 上楼试验　上楼膝关节屈曲时若膝部疼痛则为阳性，意义同抗阻力伸膝加强试验。

7. 下蹲试验　双足分开与肩同宽做下蹲动作，若出现髌上紧张或疼痛，多提示有不同程度的股四头肌炎症或紧张挛缩，严重者甚至或不能完成下蹲动作；若出现膝关节深在疼痛，多提示髌骨软化症、髌股关节炎、股胫关节炎、半月板后角损伤、全膝骨关节炎等。

8. 髂胫束挛缩试验　患者健侧卧位，健侧下肢在下并尽力屈髋屈膝，双手抱膝于胸前，医师立于患者身后，一手固定骨盆，另一手握患侧下肢踝部，屈膝90°，然后将髋关节外展后伸，再放松握踝部的手，让患侧下肢自然下落，正常时应落于健侧下肢的后侧。若落在健侧下肢前方、或保持上举外展姿势、或虽能下落但伴有大腿外侧的紧感，即为阳性，提示髂胫束挛缩或阔筋膜张肌挛缩。

（五）辅助检查

1. X线　是膝关节疾病最简单、最基础、最基本的检查，但对软组织影像显示欠佳。

2. CT　对损伤的软组织、半月板影像的显示，相较磁共振欠佳。

3. MRI　具有较高的软组织分辨率、多方位成像等特点，相较于关节造影、CT和关节镜、物理检查等，在膝关节骨及软组织损伤，特别是半月板损伤、软骨损伤的诊断上具有一定的优越性，是膝关节病变的常规检查方法之一。

4. 高频超声　是目前唯一可以无创显示肌腱和神经内部结构的检查手段，还可以为肌肉骨骼系统，尤其是软组织的介入操作提供高质量的实时监控。不仅可显示膝骨关节病变、骨质增生、游离体、软骨改变、关节积液，对半月板、肌肉、韧带、髌腱、滑膜、囊肿、滑囊及其他软组织疾病也有良好的显示作用。

5. 红外热成像　属功能影像技术，无辐射，具有实时显示、高敏感度、高特异度等特点，可对人体温度分布的变化进行精准的测量，并根据其温度变化清晰地反映机体代谢、神经功能和血液循环发生的改变，并据此判断病灶的部位、大小、性质，对于疾病的定位诊断、疗效判定等有着重要的意义。

6. 实验室检查　如血常规、血尿酸、CRP、类风湿套餐、凝血因子等，可排除感染、痛风、类风湿关节炎、凝血功能障碍等疾病，协助诊断，帮助判定治疗方法的选择和合适的时机。

七、诊断依据

（一）髌下脂肪垫损伤

髌下脂肪垫损伤，又称髌下脂肪垫炎，是指各种原因引起的髌下脂肪垫的水肿、增生、肥大，并导致以膝前或膝前疼痛为主的临床症候群。

其诊断标准如下：

1. 病史　多见于慢性劳损者，多无明显外伤史。

2. 症状　膝关节前下方或深在疼痛，多为酸痛困痛，程度相对较轻。一般不动不疼，多发生于上下楼时，特别是下楼时疼痛明显；走路一般不疼，重者久行或下坡疼痛；严重者膝关节不能完全伸直走路；偶有疼痛传导至腘窝或小腿者；屈膝、休息或扶手杖等减轻患肢负重的行为可缓解疼痛症状。

3. 体征　局部多无明显红肿，内外膝眼多膨胀鼓胀，膝关节髌尖后部、内膝眼或（和）外膝眼触诊可有不同程度的压痛、质硬，关节屈伸活动多可。

4. 试验　①抠髌试验阳性：医师左手下推髌骨使髌尖略翘起，右手拇指尖自下向上偏前抠按髌骨下缘及髌骨尖，若有疼痛或质硬则为阳性，疼痛位置即为灶点。②过伸试验或加强过伸试验阳性。

5. 辅助检查　①因脂肪垫为软组织，故X线片多为阴性。②髌下脂肪垫损伤，有学者依据磁共振将之分为4级：

Ⅰ级，形态正常，边缘规整，在T2WI内部可见少许线样、条状高信号，T1WI呈低或正常信号；Ⅱ级，形态大致正常，边缘模糊，在T2WI内部可见斑片状高信号，T1WI呈低信号；Ⅲ级，形态失常，边缘撕裂，在T2WI内部可见大片状高信号，T1WI呈低信号；Ⅳ级，形态不规则，边缘撕裂，可见囊状影；或脂肪垫萎缩，在T2WI呈高信号，T1WI呈低信号。

6. 鉴别诊断　①侧副韧带损伤、半月板损伤、膝关节滑膜炎：3者皆可表现为膝关节疼痛，但3者的解剖位置、病变组织不同，压痛位置不同，灶点的位置也不同，通过触诊不难判断；髌下脂肪垫炎压痛位于内外膝眼、髌尖后。②髌骨软化症、髌股关节病、股胫关节炎：3者病变位置深在，膝关节上楼、下蹲等屈曲体位时疼痛加重，而髌下脂肪垫炎则屈曲体位时疼痛减轻。

临床上，符合2、3、4、6，或2、3、4、5、6，或5、6即可诊断本病。

（二）膝鹅足炎

1. 病史 多无明显外伤史，慢性劳损者多见；个别患者或曾有扭伤史、磕碰史等。

2. 症状 膝关节前内下、胫骨内上髁部疼痛；一般不动不疼，活动即痛，启动时明显，走一会儿后减轻。

3. 体征 ①压痛：膝关节前内下、胫骨内上髁前内上的鹅足部，触诊有浅压痛。②少部分患者局部微肿，触诊有饱胀感，考虑有滑囊存在，称为鹅足滑囊炎或鹅足腱囊炎；局部如无饱胀感、无滑囊，但有疼痛症状，则称之为鹅足腱炎。

4. 试验 ①鹅足灶点按压试验阳性。②鹅足腱牵拉试验部分可阳性：患者仰卧，下肢伸直，尽力外展状态下，抓握患小腿踝上，使患膝关节内外旋转转动，若鹅足部疼痛则为阳性。

5. 辅助检查 ①红外热成像：炎症明显者，鹅足部可呈高温差改变；慢性者则一般改变不明显。②超声：多可见局部软组织增厚，回声减低或增强；有鹅足滑囊者，可见鹅足滑囊内有积液、滑膜增厚、部分慢性者偶可见鹅足滑囊的囊内有点状高回声。

6. 鉴别诊断 ①胫侧副韧带损伤、内侧半月板损伤、膝关节滑膜炎：3者皆可表现为膝关节内侧疼痛，但3者的解剖位置、病变组织和鹅足不同，压痛灶点的位置也不同，通过触诊不难判断。②髋关节滑膜炎、股骨头坏死等髋部疾病：虽也可表现为膝关节内侧疼痛，但其原因为放射痛、反射痛或牵拉痛，因此其鹅足局部多无压痛，鹅足也更无病变；而鹅足炎则为原位痛，因此局部有压痛，压痛灶点在鹅足。③骨折：多有外伤史，局部环周压痛，X片清晰可见，一般不难鉴别。

临床上符合上述2、3者，即可诊断本病。

（三）胫侧副韧带损伤

1. 病史 多无明显外伤史，慢性劳损者，膝关节内外翻患者多见；个别患者曾有轻度扭伤后慢性疼痛等病史；常规药物、理疗等治疗，对于慢性患者多欠佳。

2. 症状 膝关节内侧疼痛，程度不一。一般不动不疼，活动即痛，启动时明显，走一会儿后减轻；严重者膝关节不能完全伸直。

3. 体征 局部多无明显红肿；膝关节内侧关节间隙上下方，胫侧副韧带灶线触诊有压痛、质硬；关节屈伸活动多可，部分可有关节活动度减少。

4. 试验 ①胫侧副韧带灶点按压试验：局部大多轻度疼痛。②胫侧副韧带紧张试验：局部无活动度的增加，仅轻度疼痛。

5. 辅助检查 ①磁共振：胫侧副韧带走行及连续性完好，但信号多异常。②超声：多可见胫侧副韧带增厚，回声增强，纤维纹理欠清晰，部分有多发钙化灶；部分可有肿胀明显，有时可见无回声裂隙。③红外热成像：局部高温差改变。

6. 鉴别诊断 ①胫侧副韧带急性挫伤、撕裂或断裂伤：多有明显外伤史，疼痛症状明显，大多影响关节屈伸和行走。磁共振、超声检查可明确胫侧副韧带损伤性质、程度、具体部位。胫侧副韧带紧张试验：不仅疼痛明显，对于部分撕裂或断裂伤，还有活动度的增加。部分患者还可伴有关节积血，甚至半月板损伤。②鹅足腱炎、内侧半月板损伤、膝关节滑膜炎：3者皆可表现为膝关节内侧疼痛，但3者的解剖位置、病变组织和胫侧副韧带不同，压痛灶点的位置也不同，通过触诊不难判断。③髋关节滑膜炎、股骨头坏死等髋部疾病：虽也可表现为膝关节内侧疼痛，但其原因为放射痛、反射痛或牵拉痛，因此胫侧副韧带局部多无病变，也更无压痛；而胫侧副韧带慢性损伤则为原位痛，因此局部有压痛，压痛灶点在鹅足。④骨折：多有外伤史，局部环周压痛，X片、磁共振清晰可见，一般不难鉴别。

临床上符合上述2、3、6者，或2、3、4、6者，或符合2、3、4、5、6者，或单独符合2、5者，即可诊断。

需要注意的是：由于膝关节解剖结构复杂，在屈膝0°、30°、60°、90°、120°位时，总有一部分胫侧副韧带腱性纤维紧张以维持关节的稳定性，使膝关节内侧的股骨和胫骨始终紧紧相连而不能远离过度滑动，因此，为了精准定位灶点，必要时需要在膝关节各个屈曲角度状态下外翻膝关节寻找。如果找到了膝关节合适的角度阳性，则在松解后患者再次行走或屈伸活动时，可立即感到症状缓解明显。

（四）股四头肌腱损伤

股四头肌腱损伤多指股四头肌在髌骨上缘以上的腱性组织部分慢性损伤，临床常表现出膝前上酸困疼痛、下蹲困难为主的一种软组织疾病。其诊断标准如下：

1. 病史　多由退行性变、急性损伤或损伤后慢性迁延所致；膝关节屈曲挛缩、强直患者更为多见；常规药物、理疗等治疗，对于疼痛缓解多可，但慢性患者的功能恢复多欠佳。

2. 症状　走平路可，但上楼、爬山时膝上酸困疼痛；明显者下蹲多困难或受限，多伴有大腿前筋短感；久病患者多同时伴有髌骨软化症、骨关节炎症状。

3. 体征　外观多无红肿，久病者可有膝前上肌肉萎缩；急性者髌骨上缘压痛；慢性者压痛多不明显，但有质硬，部分可有挛缩；膝关节活动度多可，严重者可有减小。

4. 试验　上楼试验、下蹲试验阳性。

5. 辅助检查　①X片常无明显异常。②磁共振：急性者股四头肌腱多可有信号异常，慢性者则多无异常。

6. 鉴别诊断　①髌骨软化症、膝骨关节炎：疼痛位置深在，患者常指髌后关节深在位置疼痛或指不出具体疼痛位置。②股四头肌腱撕裂、断裂：超声、磁共振检查清晰可见，多有明显外伤史。③髌韧带炎：疼痛位置多在髌腱止点，胫骨结节多有不同程度的压痛。

临床中，符合2、3、4、6者，即可诊断本病。

（五）腘肌损伤

1. 病史　多由退行性变、急性扭伤或损伤后慢性迁延所致。

2. 症状　下蹲、上楼时腘窝深部疼痛，或伴不同程度屈曲受限；行走时腘窝有紧短感，偶有膝前、小腿肚放射痛。

3. 体征　①腘窝沿腘肌体表投影可触及深在的压痛、质硬、硬结。有学者指出压痛常出现在腘肌的胫骨后面的肌腹、腘肌下隐窝处和腘肌腱在外侧髁附着处，但作者临床则发现更多出现在胫骨后面的肌腹处。②下蹲、过伸膝关节时，腘窝疼痛加重，可伴受限。

4. 试验　①腘肌张力试验阳性：患者坐在高凳或诊断床上，小腿悬垂，小腿外旋，足尖向外，自然放松，然后嘱患者小腿内旋，若腘窝部位深在疼痛，即为阳性，考虑腘肌损伤；若小腿外旋幅度异常加大，则提示腘肌腱断裂可能。②小腿过伸内旋试验阳性：患者自然仰卧，医师一手扶按膝关节上方固定，另一手握踝关节将患肢在过伸状态下内旋，如果患者腘窝深部疼痛，有咔扭感，则为阳性，提示腘肌损伤。③膝关节过屈小腿内旋试验阳性：患者自然仰卧，患膝极度屈曲，髋关节也适度屈曲，医师一手扶按固定膝关节，另一手同时极度内旋小腿，如果此时患膝腘窝疼痛，则为阳性，提示腘肌损伤可能。

5. 辅助检查　①磁共振：急性患者的T2像腘肌或腘肌腱呈高信号改变；慢性患者多不易发现明显异常。②超声：连续性可，多可见腘肌增厚，回声增强，纤维纹理欠清晰；部分可有肿胀，偶可见无回声裂隙；还可以排除腘窝囊肿。

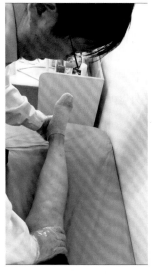

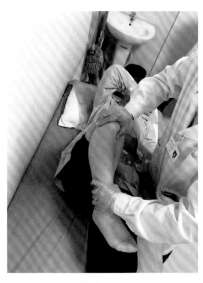

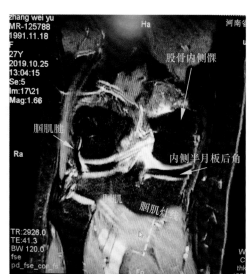

图 10-12　小腿过伸内旋试验　　图 10-13　膝关节过屈小腿内旋试验　　图 10-14　腘肌 MRI

6. 鉴别诊断　①腘窝囊肿：超声、磁共振检查清晰可见；患者腘窝外观也可有饱满，触诊按压鼓胀感，多可伴压痛。②腘肌撕裂、断裂：超声、磁共振检查清晰可见，多有外伤史。③半膜肌、股二头肌、半腱肌、腓肠肌内外侧头的慢性损伤：患者多表现为腘窝紧感，由于解剖不同，肌肉走行方向不同，灶点位置也不同，屈曲后多无疼痛。④坐骨神经痛：多为放射痛，直腿抬高试验多为阳性。

临床上，符合上述 2、3、4、6，或 2、3、4、5、6 者，或即可明确诊断。

八、分类和分型

根据软组织损伤的两大病理性质，分型如下：

（一）炎症水肿型

病变组织病理性质为炎症水肿，多为病变早期，临床主要表现为活动疼痛，偶有炎症水肿明显者可有自发疼，重度患者因疼痛而可有活动受限。

（二）硬化挛缩型

病变组织的病理性质以硬化为主，部分久病患者多有不同程度挛缩或部分组织的挛缩，多发生于病变后期，临床主要表现为僵硬、活动受限为主。

（三）混合型

病变组织的病理性质为硬化挛缩兼有炎症水肿，多发生于病变迁延 2～4 周以上的中后期，临床主要表现为僵硬、活动受限，并伴有不同程度疼痛。

九、弧刃针标准化治疗方案

（一）火灸

术前常规火灸，术后每日 1～2 次。

（二）弧刃针松解

适合于硬化挛缩型和混合型。弧刃针治疗步骤如下：

1. 体位　①患者仰卧，患膝关节自然伸直位或腘窝下垫薄枕自然伸直位，适合于髌下脂肪垫炎、股四头肌腱炎、髌腱滑囊炎、髌骨支持带挛缩、髌骨外侧关节高压症等。②患者髋膝关节屈曲外旋位，适合于膝关节胫侧副韧带损伤、鹅足炎、膝关节内侧支持带损伤等。③俯卧位：适合于腘肌损伤、腘绳肌损伤、腘窝囊肿等。④健侧卧位：适合于腓侧副韧带损伤、髂胫束挛缩等。⑤其他体位。

2. 定部位　本病为原位痛，病变部位在膝关节。

3. 定组织　髌下脂肪垫、鹅足、胫侧副韧带、股四头肌腱、腘肌、腓侧副韧带等。

4. 定灶点　在明确诊断的基础上，依据灶点理论触诊寻找灶点：①髌下脂肪垫灶团，而髌尖后附着于髌骨的稍稍背离部分为其关键灶点。②鹅足：为灶面，但临床常有鹅足腱的前、中、后不同细化区域部分压痛，则具体的压痛部位为压痛灶点；若为腱囊炎，则处理其关键灶点。③胫侧副韧带灶线，一般在平行关节间隙上下的灶线上寻找其关键灶点。④股四头肌髌骨灶线：一般在背离、平行髌骨上缘的股四头肌腱灶线上寻找关键灶点。⑤腘肌内侧灶线：一般在胫骨后面的腘肌内侧灶线上寻找关键灶点。⑥其他。如腓侧副韧带损伤，多选择其原发灶点；腓肠肌内、外侧头损伤，多选择其上方灶点。

5. 消毒　常规消毒，准备无菌操作。

6. 麻醉　一般不需要麻醉。对部分疼痛敏感患者，可以局麻。

7. 定向　右手标准持针，拇指指甲平齐弧刃针（根据灶点深浅，选择直径0.7mm相应长短的弧刃针）斜面方向，使刀口线平齐拇指指甲方向。

视频34　腘肌损伤

8. 操作　左手拇指指切定位灶点，针体与皮肤及骨面垂直，快速进针，直达皮下，依弧刃针操作标准对灶点间断横切操作。其中，①髌下脂肪垫：刀口线可不分方向，自外膝眼或内膝眼1点3针，分别向对侧膝眼、髌尖后及前两者之间方向透达。②鹅足腱炎：对鹅足部的灶点，横切操作；如有滑囊，则依然是经鹅足灶点横切透达滑囊下部即可，无须到达骨面。③股四头肌、胫侧副韧带、腘肌、腓侧副韧带、腓肠肌内外侧头等，对其相应的股四头肌髌骨灶线、胫侧副韧带灶线、腘肌内侧灶线、腓侧副韧带原发灶点、腓肠肌内、外侧头灶线等相应横切松解（视频34）。

操作精准时，可以有顶触感、阻力感、落空感等针感和"咔"声响明显。

9. 注射臭氧　髌下脂肪垫灶团注射20μg/mL的臭氧3～5mL，其他每个灶点注射1mL。

10. 出针。

11. 按压　指压患处，减少肿胀。

12. 保护　针孔常规保护（棉签、创可贴、输液贴等），为了增加治疗效果，可以外用膏药。

13. 留诊观察　观察半小时，无明显不适，结束本次诊疗。

（三）口服药物

应用布洛芬等非甾体药物镇痛，三七片等活血化瘀类药物改善微循环。

（四）艾灸

2天后艾灸，以温经散寒、扶正固本。

（五）体操锻炼

科学锻炼，滑利关节减少再度粘连，强筋健骨适度强化下肢伸肌群。

十、注意事项

1. 膝关节解剖结构复杂，毗邻腘动脉、腓总神经、胫神经、关节腔等重要组织，操作者需要熟悉解剖，严格无菌操作。

2. 膝关节解剖组织较多，可能病变的软组织也较多，不仅只是本章所述的5种常见软组织疾病，股二头肌腱损伤、膝腓侧副韧带损伤、膝周众多的滑囊炎、半膜肌损伤、术后膝关节软组织瘢痕挛缩等疾病，临床也常有发生，我们需要在熟悉解剖的基础上，精准诊断，依据五定原则及灶点理论等，精准操作。

3. 对于膝关节周围多个软组织的病变，诊断考虑膝关节周围多发软组织损伤，而1个或2个软组织病变者的诊断则相应具体命名，需要依据"五定"原则，对病变组织分别同时处理。

4. 对于单发的或多发的膝关节周围软组织损伤，在影像学上很多患者多可同时发现其伴有不同程度的髌骨软化、半月板损伤，有的还伴有滑膜炎出现关节积液等情况，此时需要一定的临床经验，判断损伤的半月板、髌骨软化等是否引起了症状，或者是否引起了主诉症状？如果没有引起症状则无须处理，如果引起了症状，则根据需要同时处理。精准地诊断、准确触诊骨性标志和肌性标志是基础，五定原则是疗效的关键。

5. 操作应在灶点理论指导下，弧刃针标准持针姿势，严格依据操作标准及安全法则进行。

6. 操作宜慢，聚精会神。腘肌操作时尤其要注意，避开腘动脉搏动处，在腘肌内侧灶线上寻找灶点，不会触及神经；但如果定点不准，如果遇到放射痛异感时，立刻停止进针，必要时稍稍退针，若异感消失，回抽无鲜血，根据需要可直接注射臭氧。

7. 对于慢性的膝关节周围软组织损伤性疾病，单纯弧刃针疗效迅速，效果一般较为满意；如果同时辅助注射臭氧，则可减少感染风险、增加局部血氧饱和度、减少炎症因子的产生并增加其代谢吸收的作用；如果灶点定位精准，操作标准，一般不需要注射激素。

8. 若触诊基本功扎实，操作熟练，一般无须要超声引导，更无须C形臂X线引导操作。当然，如果条件允许，也可以在超声、C形臂等引导下操作。

9. 运动和生活指导：①限制负重：根据情况，必要时，适时选择手杖、双拐、助行器、轮椅等合理工具，减少关节负荷，减少应力刺激。②减少或禁止高负荷运动：根据病情，减少或禁止上下楼、蹲起、爬山、跪行、跑步等运动锻炼。③避免久行。④减肥、减重。⑤纠正力线：选择合适的矫形鞋垫，辅助矫正下肢力线。⑥保护关节：保暖避寒，佩戴护膝，避免穿高跟鞋，放弃蹲便、使用坐便。⑦科学锻炼：慢走、骑车、游泳、膝关节不负重屈伸锻炼，股四头肌锻炼等。

第三节　半月板损伤

一、概述

半月板位于人体最大且最复杂的膝关节腔内，在膝关节负荷状态下，由于半月板的特殊位置和功能，使其在协助膝关节运动的过程中，很容易受到损伤或发生退行性病变，从而发生一系列的临床症状。并且，半月板损伤临床多见，治疗起来相对复杂，急需临床重视。

二、解剖

（一）形态、结构、分型

半月板位于股胫关节的关节间隙，胫骨平台的关节面上，由半月形状的纤维软骨组成，内外各有一块，即内侧半月板和外侧半月板，与关节囊连接紧密，呈游离状态，皆中心较薄，边缘肥厚，分别位于内外侧的股胫关节间隙内，内、外侧半月板的前份借膝横韧带相连。

半月板质韧、光滑、有光泽，并具有一定的弹性，半月板的形态与胫骨平台和股骨髁相适应，相对胫骨平台中心的外周边缘位置呈半环形，外周边缘部较厚，与关节囊紧密连接，距中心的内缘部薄锐，呈游离状态，皆上面凹陷，下面平坦。

内侧半月板位于股骨内侧髁及胫骨内侧髁之间，呈半圆形或"C"形，周径较外侧半月板大，前端窄、后端宽，前角附着在胫骨平台的前交叉韧带附着点之前、股骨内外髁之间，后角附着在胫骨髁间窝。根据内侧半月板后份的宽度与全长之比，临床一般将其分为极窄、窄、中、宽、极宽型5种分型。

外侧半月板位于股骨外侧髁及胫骨外侧髁之间，呈新月状或"O"形等，前后角之间有一距离不大的缺口。前角附着于前交叉韧带胫骨止点之周围并与之相融合，有少量纤维走向前交叉韧带的前外侧面，排列分散；后角附着于髁间棘的后方并常与后交叉韧带胫骨止点之后方纤维相融合，并发出一条斜行的纤维，分为两束居于后交叉韧带的前、后方，向上止于股骨内髁。临床一般根据外侧半月板的侧份宽度与整个半月板宽度之比，将其分为极窄、窄、中、宽、极宽、盘状6种分型。

半月板损伤，一般可分为边缘型撕裂、前角撕裂、后角撕裂、水平撕裂、纵行撕裂（桶柄式撕裂，已发生绞锁）、横行撕裂（多在中偏前、不易发生绞锁）等类型。

（二）血供、营养及神经支配

由于半月板属纤维软骨，外围边缘1/3部分有血管和神经支配，血供来自膝内、外侧动脉所形成的关节毛细血管丛发出的交通支。在半月板外围边缘形成环状血管网及辐射状的小分支；半月板内侧2/3无血管及神经分布支配，其营养来自滑液。

故半月板撕裂引起的疼痛必然是外围边缘1/3的半月板损伤或是其韧带附着处受到牵扯，除边缘1/3部分损伤后可以自行修复外，其他部分的半月板破裂后不能自行修复。有文献指出，半月板切除后，可由滑膜再生一个纤维软骨性的又薄又窄的半月板。正常的半月板有增加胫骨髁凹陷及衬垫股骨内外髁的作用，以增加关节的稳定性和起缓冲震荡的作用。

（三）功能

作为膝关节的组成之一，半月板有很多功能。

半月板主要附着于胫骨，可随股骨和胫骨之间的相对移动而作小范围的移动：当膝关节由屈曲到伸直时，内外侧半月板向前移动；当膝关节由伸直到屈曲时，内外侧半月板都向后移动；当大腿固定旋转小腿，或小腿固定旋转大腿时，可以产生半月板一前一后的相反运动。

鉴于半月板形态特点，可以补偿胫骨髁面与股骨髁面的不适应，增加膝关节的稳定性，维持膝关节的高度；当然，半月板还能够填充膝关节间隙，并可避免周围软组织被挤压或吸入关节腔内。

由于半月板的存在，膝关节被分成股骨—半月板、半月板—胫骨2组连结，能承受体重，传导并分散负荷、缓冲两骨面间撞击、吸收震荡，还能散布滑液、增加润滑、减少摩擦、保护关节，同时半月板前后角分布有力学感受器等，还可产生膝关节本体感觉，并将之传入大脑皮质躯体运动中枢，以调节骨骼肌的运动。

三、发病机制

（一）扭伤撕裂性外力

多因为扭闪动作导致，见于膝关节半屈曲状态下各种形式的旋转动作，如：篮球运动员转身起跳投篮瞬间，其小腿固定，大腿可能内翻、外翻、内旋、外旋或复合动作体位，此时膝关节以上身体重力向下作用于膝关节，膝关节因扭伤瞬间处于一个相对的旋转状态，最易使内侧或外侧半月板因扭伤撕裂性外力而旋转碾挫，发生撕裂损伤。青壮年膝关节半月板弹性好韧性佳，多由扭伤造成的半月板撕裂损伤居多。

（二）劳损研磨性外力

长期蹲、跪、不科学蹲起动作，频繁的锻炼、剧烈体育运动等，可使半月板长期受到股胫关节面的研磨挤压碾挫，加快半月板的退变损伤，临床多发生半月板慢性撕裂性损伤。对于已经发生扭闪撕裂的患者，或合并半月板囊肿和盘状半月板等解剖异常的患者，临床更易劳损研磨损伤导致疼痛。老年患者半月板弹性差韧性不足，损伤多为劳损研磨性外力所致。

（三）其他

四、临床表现

1. **疼痛**　半月板损伤后，膝关节多立即发生疼痛。其中，急性期患者多为剧痛，慢性期或无明显外伤史的患者多为活动时不同程度的疼痛，甚至疼痛不明显，多经久不愈，以上下坡、久行时加重居多。半月板损伤所致的膝关节疼痛，位置皆深在，患者通常直接描述为"里头痛""里面痛"，表达能力欠佳者则不能描述出具体疼痛部位。

2. **关节肿胀、关节积液**　急性期多有不同程度的关节肿胀，关节积液；慢性期有的肿胀可不明显。

3. **跛行**　由于疼痛，患者可有不同程度的跛行，多见于急性患者，或慢性合并有较多关节积液的患者。

4. **弹响、绞锁**　部分患者屈伸膝关节时，膝部可出现弹响，但不一定伴有疼痛；有的甚至突然不能屈伸，发生绞锁，稍加活动或按摩后又可活动自如。

5. **功能障碍**　急性期患者，多因疼痛而可发生不同程度的关节屈伸功能障碍，甚至绞锁，行走困难；慢性期患者，功能障碍多不明显。

五、诊断

（一）病史

患者多有膝关节扭伤史；无明显扭伤史者，一般皆有慢性深在疼痛病史。

（二）症状

同临床表现。

（三）体征

触患者内侧或外侧膝关节间隙，当膝关节由大角度屈曲开始伸直，在接近伸直位过程中，多可触及顶触感，伴不同程度压痛，压痛位置即为损伤的半月板。

（四）试验

半月板触诊试验：医师以拇指指腹平行置于膝关节内侧间隙或外侧间隙，使膝关节被动由较大角度的屈到伸，如出现指下有明显的顶触感，伴疼痛，多提示半月板损伤。

旋转屈伸试验或回旋挤压试验：患者仰卧，膝关节最大限度屈曲，医师一手拇指及示指分别置于患膝关节内外侧间隙，另一手环握踝关节上方较细处，将小腿外展外旋或内收内旋，并逐渐伸直患膝关节，如手下的关节间隙处可触及顶触感、响声、或伴疼痛，即为阳性；外侧或内侧间隙疼痛、顶触感、响声，即提示外侧或内侧半月板损伤。

俯卧挤压研磨试验：患者俯卧屈膝90°，双手握持足踝并向床面方向加压施力，同时使患小腿左右旋转，若出现膝关节深在疼痛，提示半月板（多为半月板后角）或膝关节软骨损伤可能。

（五）影像

1. MRI 具有较高的软组织分辨率、多方位成像、多序列成像、无创等特点，在半月板损伤的诊断上具有一定的优越性，是膝关节病变的常规、首选检查方法。MRI能清晰地显示半月板的变性和撕裂，能够正确判断半月板损伤的部位、形态及严重程度，且能很好显示合并损伤，并具有较高的敏感性和特异性，为临床诊断和治疗提供了可靠的客观影响信息。不同半月板损伤撕裂的MRI表现形式多样：桶柄样撕裂、水平撕裂、斜行撕裂、纵行撕裂、边缘型撕裂、前角型撕裂、后角型撕裂等。

2. 高频超声 具有及时性、经济性和可重复性的多重优点，对半月板也有良好的显示作用。正常半月板纵向扫查时为内窄外宽的三角形，回声均匀，边缘和关节囊分界不清；横切扫查时，为半月状均匀的中、强回声。当均匀的回声中出现局限性强回声或低回声暗带，并且在多个层面出现，即可判断为半月板损伤。如为模糊的、云雾状的回声增强，则提示半月板的退行性变。

3. 关节镜 为临床诊断半月板损伤的"金标准"，属有创操作，可以直视关节内部结构，准确地判定半月板是否损伤，损伤的部位、类型和程度，以及合并的关节其他病变，明确诊断，便于合理选择手术治疗方法，避免误切。同时，还可对损伤的半月板做微创手术切除或修复。但对于水平裂伤、边缘撕裂和底面病变不易发现，可能存在一定的观察死角。

（六）鉴别诊断

1. 半月板囊肿和盘状半月板 磁共振、高频超声检查有助于诊断鉴别。

2. 游离体 和半月板损伤一样，亦可引起膝关节的绞锁，但X线检查多可发现关节内有异常的高密度影。

六、分级

如果将正常半月板定义为0级，则临床一般将损伤的半月板分为3级：

Ⅰ级：组织学改变为软骨细胞的丢失和黏液样变化，MRI表现为不与关节面接触的半月板内出现点状、小结节状、球状信号增高影。

Ⅱ级：组织学改变为半月板黏液样或透明样改变加重，有裂隙或胶原碎片可见；MRI表现为半月板内出现水平或斜行线条状高信号，未达到半月板的关节面；有时可延伸到关节囊的边缘，有发展为前后角破裂的倾向，易误诊为Ⅲ级损伤。

Ⅲ级：组织学改变为半月板已发生纤维软骨板的分离或破裂明显，关节滑液渗入撕裂的半月板内，导致半月板信号增高。MRI显示条状或复杂形态的高信号，并延伸至半月板的关节面，可伴有半月板形态的改变。又可分为2个亚型：ⅢA型（线性高信号影达到关节面边缘）、ⅢB型（不规则高信号达到关节面边缘）。

上述Ⅰ级、Ⅱ级为半月板变性、退行性变，关节镜下没有明显的裂隙或撕裂，Ⅲ级则为半月板撕裂。

七、弧刃针治疗

（一）弧刃针治疗的机理

弧刃针不能直接切除或修复损伤的半月板，但根据弧刃针疗法的软组织损伤理论，对于损伤的半月板，弧刃针疗法可以治疗半月板损伤引起的膝关节疼痛，其治疗机理在于：①利用弧刃针微创软组织减张松解的机理，对因治疗，处理损伤的膝关节周围软组织，调整膝周损伤软组织的力学平衡，降低膝关节异常超应力负荷，降低半月板所受到的异常应力，同时降低膝关节内压，改善关节微循环，促进炎症因子的吸收，缓解消除疼痛；②利用弧刃针可以抽液及注射的机理，通过关节腔内抽液和注射（臭氧等）的方法，促进关节腔内积液的消除，消除炎症因子，减少对损伤半月板或关节滑膜的疼痛感受器的刺激，从而缓解或消除疼痛。

弧刃针治疗本病的目的在于缓解疼痛，延缓病情进展速度。但对于损伤较重的明显的重度半月板损伤，如半月板脱位，或合并有严重新膝骨关节炎的患者，临床疗效可能欠佳，可能需要手术治疗。

（二）弧刃针治疗

急慢性损伤患者皆适合，尤适合于慢性半月板损伤患者，特别是劳损研磨性外力所致的半月板损伤，弧刃针治疗步骤如下：

1. 体位 ①患者仰卧，患膝关节自然伸直位或腘窝下垫薄枕自然伸直位，适合于单纯半月板损伤，或合并股四头肌腱损伤、髌骨支持带挛缩、髌骨外侧关节高压症等。②患者髋膝关节微屈外旋位，适合于膝关节胫侧副韧带损伤、鹅足炎、膝关节内侧支持带损伤等。③俯卧位：适合于腘肌损伤、腘绳肌损伤、腓肠肌损伤等。④健侧卧位：适合于腓侧副韧带损伤、髂胫束挛缩等。⑤其他体位。

2. 定部位 本病为原位痛，病变部位在膝股胫关节间隙。无明显外伤，慢性研磨性外力所致慢性疼痛者，一般还合并有膝关节周围软组织损伤。

3. 定组织 一般为患膝关节滑膜。无明显外伤，慢性研磨性外力所致者，一般还合并有股四头肌腱、髌骨支持带、腘肌、腓肠肌等损伤。弧刃针治疗时，需要在明确诊断的基础上，根据具体病情，选择相应的1个或多个病变组织。

4. 定灶点 在明确诊断的基础上，依据灶点理论触诊寻找灶点：①关节腔（属病灶腔，灶囊）为必选，主要应用弧刃针的注射功能。对于慢性者，根据弧刃针软组织损伤及其相关理论，不仅需要关节腔注射臭氧等，可能还需处理引起半月板损伤的周围软组织；根据体格检查，决定是否相应选择以下灶点：②股四头肌髌骨灶线：一般在稍稍背离平行髌骨上缘的股四头肌腱灶线上。③外侧支持带髌骨灶线：髌骨外缘稍许为灶线。④胫侧副韧带灶线，一般在平行关节间隙的上下方灶线上寻找其关键灶点。⑤腓肠肌内侧头、外侧头灶线：一般在腓肠肌内外侧头上方的灶线上。⑥腘肌内侧灶线：一般在胫骨后面的肌腹内侧灶线上寻找关键灶点。⑦其他软组织。

5. 消毒　常规消毒，准备无菌操作。

6. 麻醉　一般不需要麻醉；敏感者可以在弧刃针操作时，用低浓度利多卡因局部麻醉。

7. 定向　右手标准持针，拇指指甲平齐弧刃针（根据灶点深浅，选择相应规格的弧刃针）斜面方向，使刀口线平齐拇指指甲方向。

8. 操作　①对于关节腔：可以选择弧刃针膝关节外上入路、内上入路、腘窝入路、外膝眼入路、内膝眼入路、股外侧肌腱入路等。②对于合并的其他膝周软组织损伤者：左手拇指指切定位灶点，支撑进针法，针体与皮肤及骨面垂直，对灶点间断横切操作。操作精准时，可有顶触感、阻力感、落空感和"咔"声响明显。

9. 注射臭氧　①20μg/mL的臭氧，每个灶点注射1mL；②常规膝关节腔注射20～40mL。如合并有关节积液或积血，应首先考虑滑膜炎病诊断，可先抽吸关节腔积液，再注射臭氧等。

10. 出针。

11. 按压　指压患处，减少肿胀。

12. 保护　针孔常规保护（棉签、创可贴、输液贴等），为了增加治疗效果，可外用膏药。

13. 留诊观察　观察半小时，无明显不适，结束本次诊疗。

（三）口服药物

应用布洛芬等非甾体药物镇痛，三七片等活血化瘀类药物改善微循环。

（四）艾灸

2天后，灶点艾灸，以温经散寒、扶正固本。

（五）体操锻炼

科学锻炼，适度强化股四头肌以减少萎缩，强筋健骨；不负重屈伸以滑利关节，舒筋活络。

八、注意事项

1. 本病中半月板虽为病变组织，但基于本病的特殊性，为避免加重损伤，弧刃针不对半月板直接治疗，而应该将半月板所在的关节腔定义为灶点，行臭氧注射以抗炎并增加其血氧饱和度、增加氧供，也可联合玻璃酸钠注射液或适量消炎镇痛液消除炎症，共同消除患膝症状。

2. 治疗本病，不要单纯利用弧刃针的抽液和注射的机理，还要利用弧刃针可以软组织减张松解、调整膝周软组织平衡的机理，不仅要治损伤半月板的"标"，还要治膝周软组织损伤的"本"：既要关节腔内注射臭氧或玻璃酸钠等直接消除炎症，又要处理膝周损伤了的软组织。标本兼治，可以减少反复发作，可以提高疗效，可以使疗效更持久。

对于无明显外伤史的慢性患者，应当以考虑膝周软组织损伤为根本，特别是股四头肌的硬化、前方阔筋膜、髌骨支持带、腘肌和腓肠肌的挛缩等损伤，临床最为常见，但上述损伤的软组织通常压痛并不明显，不过却都有不同程度的质硬，因多属慢性疼痛疾病，故多为质硬灶点和混合灶点。

3. 本病一般多继发或伴发滑膜炎症，多伴发不同程度的关节积液，关节腔注射臭氧也可以同时消除其产生的炎症因子、增加氧饱和度，可以作为常规治疗。当然，在无菌的情况下，也可以考虑同时给予玻璃酸钠等关节腔注射治疗，以营养软骨、润滑关节、消除炎症。

4. 对于常合并有膝关节周围软组织损伤、明显滑膜病变、髌下脂肪垫损伤、新膝骨关节炎等的半月板损伤，对病变组织治疗应该根据需要分别相应处理。精准地诊断、准确地触诊骨性标志和肌性标志是基础，五定原则和灶点理论是疗效的关键。

5. 操作应在五定原则和灶点理论等指导下，弧刃针标准持针姿势，严格依据操作标准及安全法则进行。

6. 采用弧刃针标准化治疗方案，比单纯弧刃针疗效更佳，但要明白：弧刃针疗法为主要治疗方法，其他为辅助方法。

7. 弧刃针治疗膝周灶点，一般每周1～2次；关节腔内注射臭氧，一般每周1～2次即可，由于是物理治疗，住院患者可以适量增加治疗频率。

8. 急性期患者，膝关节需要功能位固定3～4周，禁止负重。

9. 2个临床很常见也很有趣的现象：①一些在影像学上有半月板损伤且膝关节疼痛，甚至被认为需要关节镜手术的患者，经弧刃针疗法或其他疗法对膝关节腔或关节周围软组织治疗后，症状却能够部分消失甚至完全消失；但数月后复查他们的膝关节磁共振，退变撕裂损伤了的半月板却没有任何修复的迹象。②体检发现有半月板损伤，但患者却无任何症状，这种情况也很常见。

对于那些半月板损伤脱位、嵌顿绞锁的患者确实需要手术，这一点我们没有任何争议。但针对以上2个有趣现象，我们是否应慎重思考：半月板损伤手术（修复或切除）适应证的选择？是不是我们过度关注了半月板？

第四节　髌骨软化症

一、概述

髌骨软化症，又称髌骨软骨软化症、髌骨软骨炎，是指由于创伤、劳损等各种原因，使得髌骨关节面的关节软骨发生损伤，出现以整体或部分局限的软骨变性、磨损，甚或部分碎裂、剥脱、软骨下骨裸露等病理改变，以膝前慢性疼痛、摩擦感等为主要临床表现。本病发病率甚高，多发于中老年人，但近年来有越来越年轻化的趋势。

二、解剖

（一）髌骨的解剖

髌骨位于膝前皮下，易于触及，其形态上宽下尖，正面看近似倒置的圆桃形，是人体最大的籽骨。其前面毛糙，附着有髌前方纤维膜性等软组织；后方为髌骨关节面，表面覆盖着关节软骨，其中，髌骨外侧关节面一般较内侧关节面宽大。

髌骨与股骨滑车构成髌股关节，并参与保护和组成膝关节。在髌股关节周围，主要由上方的股四头肌腱、下方的髌韧带、两侧的髌骨内侧支持带和髌骨外侧支持带4者组成。

在膝关节屈伸过程中，参与关节活动的髌骨能够在股骨髁的滑车关节面沿髌骨沟滑动，参与并维持膝关节的功能。并且，髌骨不仅可以将股四头肌的收缩力传递到髌韧带，再通过髌韧带止于胫骨结节，有效地完成股四头肌的伸膝动作，还能够增大髌韧带的张力，在形成杠杆支点的情况下，能够增加杠杆的力臂，提高股四头肌伸膝的作用。

但是，在髌骨高位或低位状态下，就可能影响髌股关节的功能，加速髌股关节和股四头肌腱等膝周软组织的退变。与髌骨位置有关的指数较多，这里主要介绍Blackburne-Peel指数和Insall-Salvati指数：

Blackburne-Peel指数（图10-15）：在膝关节侧位片上，膝关节至少屈曲30°，沿胫骨平台画水平线，由髌骨关节面最下点至此线作垂线（A），此长度与髌骨关节面长度（B）之比值（A/B）。正常值范围约在0.8～1.0，大于1.0为高位髌骨（髌骨上移），低于正常值为低位髌骨（髌骨下移）。

Insall-Salvati指数（图10-16）：髌腱长度/髌骨最长对角线的长度，即LP/LT。正常值0.8～1.2，大于1.2为高位髌骨（髌骨上移）。

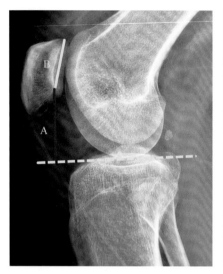 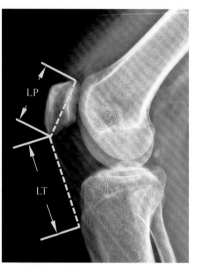

图10-15　Blackburne-Peel指数　　　图10-16　Insall-Salvati指数

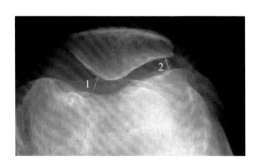

图10-17　髌股指数为1：2

由于髌周软组织力学的不平衡，有可能会造成髌骨倾斜，而在髌骨倾斜的状态下，髌股关节面的吻合关系必然会造成异常，同样也可能影响髌股关节的功能，加速髌股关节和股四头肌腱等膝周软组织的退变。髌骨倾斜的判定方法主要依赖于髌股指数（图10-17）：

髌股指数（Laurin位投射方法）：是指内侧髌股关节间隙最短距离（数字1）与外侧髌股关节最短距离（数字2）之比。正常为≤1：1.6，当>1：1.6时，可表明髌骨倾斜或半脱位。

（二）髌骨关节面的解剖

髌骨关节面不仅参与髌股关节的组成，对髌股关节疾病也产生着重要影响，赵英林等利用150例髌骨，观察了其关节面和关节软骨的形态及其与股骨内外侧髁关节面在屈膝0°～135°范围的对应关系，部分结果如下：

1. 髌骨关节面的形态 髌骨关节面依据纵行的中间纵嵴和内侧纵嵴，分为内侧部、中间部、外侧部，其中外侧部关节面的面积占总面积的60%左右；横行的上、下横嵴又将中间部和外侧部分为中上关节面、中中关节面、中下关节面、外上关节面、外中关节面、外下关节面，再加上内侧关节面，故髌股关节面又被分为7个关节面，如图10-18所示：

但由于解剖的变异，内侧纵嵴等并非都存在，故关节面分布以5～6个关节面多见，其中大多内侧部关节面只有1个，外侧部2～3个，中间部1～2个多见。

2. 滑膜皱襞覆盖髌骨关节软骨面的部位 内侧部关节面由髌内侧皱襞覆盖，中下关节面和外下关节面均有髌下皱襞覆盖。

3. 不同屈膝状态下，髌骨关节面与股骨内外侧髁关节面的关系 0°直立位时，髌骨下1/3关节面与股骨内外侧髁髌面相关节，在膝关节屈曲过程中，两关节面接触的顺序为髌骨关节面自下而

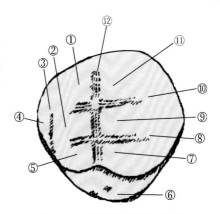

图10-18 髌股关节面示意图
①中上关节面；②中中关节面；③内侧纵嵴；④内侧关节面；⑤中下关节面；⑥髌尖；⑦外下关节面；⑧下横嵴；⑨外中关节面；⑩上横嵴；⑪外上关节面；⑫中间纵嵴

上，股骨内外侧髁关节面则从前向后地相对滑动。45°时髌骨中1/3关节面与股骨内外侧髁髌面相关节，90°时髌骨中1/3关节面与股骨内外侧髁下关节面的前部相关节，135°时髌骨上1/3关节面与股骨内外侧髁下关节面的后部相关节，见图10-19：

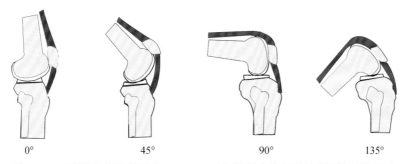

0° 45° 90° 135°

图10-19 髌股关节面在屈膝0°～135°时与股骨内外侧髁关节面的对位关系

三、病因

（一）周围软组织因素

在髌骨周围，有股四头肌、髌韧带、髌骨内侧支持带、髌骨外侧支持带、阔筋膜等软组织结构，其形态和结构的异常，如髌骨外侧支持带的挛缩、股四头肌的挛缩、阔筋膜的挛缩等，亦可影响髌骨在股骨髁间髌骨沟内的滑动轨迹，改变髌股关节正常的应力状态，甚可导致髌骨不稳等，皆可加速髌骨软骨的退行性变。

（二）劳损

上下楼梯、爬山、跑步、蹲起活动等，由于力臂杠杆的作用，髌股关节受力巨大，有人计算：膝关节屈曲90°上楼时，髌股关节受力6倍体重；下蹲时髌股关节受力则可达8～10倍体重。上述超负荷的膝关节活动，对于普通人来讲，也容易加速其关节退行性变，产生髌骨软化症、髌股关节炎、股胫

关节炎等疾病；而对于肥胖者，或上述活动较多的人，如运动员、爬山爱好者、运动健将等，更易劳损，本病相对更易发生。

（三）创伤

跌打损伤等直接暴力或间接暴力等创伤导致的髌骨软骨损伤，甚或髌骨骨折，或者髌骨骨折后的畸形愈合等，可以造成髌骨软骨进行性损害，不仅是髌骨软化症，甚可是髌股关节炎等。

（四）手术

髌骨骨折后复位不佳，或手术造成的软骨的损伤等，皆可导致关节面的受力分布异常，加速关节软骨的损伤。

（五）退行性变

膝关节的退行性病变，多见于中老年人、肥胖、运动员、膝关节过度负荷、错误锻炼、高个子等人群。

（六）自身免疫

有学者在软骨损伤患者的关节液中可发现有抗Ⅱ型胶原的抗体，由此认为关节软骨损伤后滑膜炎的病理机理可能与Ⅱ型胶原的自身免疫反应有关，提出软骨损伤的病理进程中可能有Ⅱ型胶原的自身免疫反应参与，并得出结论：机械性因子引起的关节软骨损伤，其病变关节软骨损伤的病理过程中有自体免疫的病理机理参与。

（七）局部骨关节解剖因素

软骨内没有血管、神经和淋巴管，其营养和代谢依赖于软骨受到的压力所产生的形变，使得其基质内的细胞外液与关节滑液进行物质的交换，这样的解剖结构使其和有血供的肌肉组织相比，更易退行性变而发生髌骨软化。特别是在关节滑液增多或减少的情况下，更是容易因为营养代谢障碍、滑液中的炎症因子反应而加速退行性变，发生髌骨软化；再者，髌骨的畸形或形态异常、股骨滑车的形态异常等解剖因素，可影响髌骨在股骨髁间髌骨沟内的滑动轨迹，皆可加速髌骨软骨的退行性变。

（八）风湿免疫疾病

类风湿、强直性脊柱炎、银屑病、红斑狼疮等风湿免疫疾病，易侵膝关节等关节的滑膜，引起滑膜炎病，造成关节滑液的异常，进而影响营养和润滑关节软骨的功能，造成关节软骨的炎症、损伤，加速其磨损、退行性变，导致关节间隙的狭窄、软骨下骨的裸露、关节周缘骨赘的增生、关节畸形，最终造成关节功能障碍。

（九）下肢力线异常

髋内翻、"X"腿、"O"形腿、扁平足、踝内翻等下肢力线异常的患者，由于力学非生理性的异常，膝关节易于发生退变损伤。

（十）其他

年龄、遗传、体质、骨质疏松、激素、性激素水平、受凉等皆可与髌骨退行性变有关，在产生髌骨软化的同时，在一定条件下，更可能产生疼痛症状，引起髌骨软化症。

四、发病机制

关节软骨没有血管神经分布，没有痛觉感受器，不可能产生疼痛。产生疼痛的多是髌周软组织。

日常的工作生活离不开膝关节的屈伸运动，如上下楼、下蹲、运动等。在这些活动中，随膝关节屈曲角度的加大及关节负荷的增加，膝前诸多肌肉韧带支持带等处于较高的张力状态，髌股关节也会产生高压，无论在运动或静止的一定负荷状态下，含有丰富神经末梢和微血管的滑膜组织、滑膜皱襞等易因高压状态或直接机械的卡压刺激，以及膝关节髌骨内、外侧支持带、股外侧肌腱等组织的过度张力牵拉，造成上述组织微循环障碍、缺血、酸性代谢物质积聚，而导致局部组织炎症水肿，刺激局部疼痛感受器而产生疼痛；并且，如果病情进展，还会进一步加重，产生机化、粘连、硬化、挛缩，进一步又可加重髌股关节的高压，导致恶性循环，引起髌骨软化的发生；病情进展到一定程度，还将会发生滑膜肥厚、软骨剥脱、软骨下骨裸露、骨质增生、脂肪垫肥大、关节积液等异常改变，甚至最终导致髌股关节炎、股胫关节炎，甚至全膝骨关节炎的发生。

五、临床表现

1. 膝前较大面积深在疼痛　定位模糊，难以定位，走路一般无不适，疼痛多发生于上下楼、下蹲、站起、跑步时；内外膝眼多较膨隆，部分患者内外膝眼处也可有不同程度疼痛；但不负重状态下，膝关节屈曲时，多无疼痛。

2. 功能障碍　严重者，下蹲、蹲起或起坐时相对困难，需要借力或健侧用力方能完成，否则不能完成、甚至跌倒。

3. 局部摩擦感。

4. 惧冷、喜暖。

六、诊断

（一）病史

和髌骨外侧高压综合征相同，患者一般多无明显外伤史。多以反复的劳作、静力性的劳损、不科学的锻炼（如反复的蹲起运动）等累积性劳损为主。仅少数患者可能曾有跌扑闪挫等外伤经历，但多为诱因；大多见于肥胖、运动员、膝关节过度负荷、错误锻炼方式、中老年等人群；大部分慢性疼痛患者多有口服药物及外用药物经历，部分患者曾有注射、针刺等侵入性治疗史。

（二）症状

同临床表现。

（三）体征

1. 视诊　一般无特殊。

2. 触诊　一般无明显压痛；灶点（多为质硬灶点）多位于髌骨上方。

3. 动诊　髌骨各向推移时，髌骨活动度多无减小，一般无疼痛，但可触及摩擦感。

4. 功能障碍　同临床表现中的"功能障碍"。

5. 其他　少数下肢静脉血栓患者腘窝部可有静脉怒张、压痛等。

（四）试验

①髌骨各向推移试验阴性：髌骨活动度可，虽有摩擦感，但无疼痛。②髌骨压磨试验：在用力将髌骨向后挤压的同时，上下左右滑动髌骨，多可触及明显的摩擦感，部分患者可闻及弹响或可伴有轻度疼痛。③少部分患者可伴有髌下脂肪垫炎，加强过伸试验阳性考虑为髌下脂肪垫炎等所致。

（五）辅助检查

侧位 X 片示：髌骨关节面粗糙不光滑，髌股关节间隙尚可或略狭窄，髌股关节无明显骨质增生。
轴位 X 片、CT、磁共振示：髌股关节两侧间隙相等。
磁共振示：髌骨软骨面软骨连续性存在、轮廓正常或变薄，部分有软骨缺损或伴软骨下骨异常信号，但髌股关节间隙尚可或略狭窄，关节腔无明显积液。

（六）鉴别诊断

1. 髌股外侧关节高压综合征　虽有膝前深在疼痛（髌股外侧关节高压综合征为膝前偏外疼痛，髌骨软化症为膝前疼痛，但患者通常难描述清楚），磁共振检查无关节积液，但其髌骨轴位 X 片、CT、磁共振检查等显示：髌股指数大于 1：1.6，髌股外侧关节间隙狭窄；髌骨外侧关节面硬化、高密度，严重者可伴有髌股关节炎而出现外侧髌股关节间隙明显狭窄甚至消失、软骨剥脱、骨质增生等；髌骨向内推移时髌骨活动度多减小，且可伴疼痛；而髌骨向外推移时却活动度正常，且不伴疼痛；关节镜下可见软骨损伤主要为髌股外侧关节面为主。

2. 髌股关节炎　为髌骨软化症和髌股外侧关节高压综合征等的进一步发展。和髌骨软化症、髌股外侧关节高压综合征一样，虽也有膝前深在疼痛，但其髌骨轴位 X 片、CT、磁共振检查等显示：股骨髁关节面软骨或并软骨下骨亦有损伤，髌股关节间隙明显狭窄甚至消失、骨质增生，关节软骨明显变薄、大面积甚或完全缺损、剥脱；髌骨各向推移时髌骨活动度皆减小，甚至近乎消失，疼痛不明显或可伴不同程度的疼痛；下蹲或蹲起、坐起困难，功能障碍程度较髌股外侧关节高压综合征和髌骨软化症相对为重；磁共振无或有不同程度的关节积液；多伴有不同程度的滑膜炎、半月板损伤、股胫关节炎、侧副韧带损伤等。

3. 股四头肌腱损伤　不易鉴别。部分患者虽然也可有髌骨软化的影像表现，磁共振也无关节积液，但其症状典型者多为膝上酸困疼痛、多伴有膝上筋短感，而髌骨软化症多为膝前；灶点虽然位于髌骨上缘，但要么压痛或硬化，要么挛缩；而髌骨软化症虽然实质为股四头肌腱损伤，但其相对只是轻度挛缩，由于影像学软组织损伤无法显示，从而被错误地命名为"髌骨软化症"，导致众多医师误认为髌骨软骨退行性变才是导致症状的根本原因；并且，命名实质上是本末倒置，仅仅抓住了髌骨软化的"末"，却忽视了股四头肌腱损伤的"本"，从而无法使医师在早期对"本"及时治疗，只是采用玻璃酸钠或激素关节腔注射的方法来缓解病情。

4. 滑膜炎　患者自诉深在疼痛，一般表现为膝关节膝前疼痛，活动加重；严重者自感范围较大，但难以形容，膝关节可有肿胀、胀痛，有活动即痛，部分积液明显者甚至静息痛，浮髌试验阳性；髌骨各向推移活动时，皆有不同程度的疼痛；磁共振检查可见关节积液；多见于髌股关节炎、股胫骨关节炎、痛风、类风湿关节炎等膝关节慢性疼痛患者。

七、弧刃针标准化治疗方案

（一）术前

火灸。

（二）弧刃针松解

1. **体位** 患者仰卧，患膝关节腘窝下垫薄枕，下肢自然伸直位。
2. **定部位** 本病为原位痛，病变部位在膝关节。
3. **定组织** 主要为股四头肌腱。
4. **定灶点** 一般在稍稍背离髌骨上缘的股四头肌髌骨灶线上寻找灶点。
5. **消毒** 常规消毒，准备无菌操作。
6. **麻醉** 一般不需要麻醉。
7. **定向** 右手标准持针，拇指指甲平齐（一般选择0.7mm弧刃针即可）弧刃针斜面方向，使刀口线平齐拇指指甲方向，准备横切。
8. **操作** 左手拇指指切定位，支撑进针法，针体与皮肤及额状面垂直，对灶线间断横切操作，深度勿到达关节腔。操作精准时，顶触感、阻力感、"咔"或"刺啦"声响、落空感等针感明显。
9. **注射臭氧** 每个灶点注射20μg/mL的臭氧1mL，最后髌上入路再行深入进针，关节腔注射20μg/mL的臭氧20mL。
10. **出针**。
11. **按压** 指压患处，减少肿胀。
12. **保护** 针孔常规保护（棉签、创可贴、输液贴等），为了增加治疗效果，最好是膏贴外用。
13. **留诊观察** 观察半小时，无明显不适，结束本次治疗。

（三）口服药物

应用布洛芬等非甾体药物镇痛，三七片、云南红药等活血化瘀类药物改善微循环。

（四）艾灸

2天后，在灶点、肘下伸肌群丰满处等艾灸，以温经散寒、扶正固本。

（五）体操锻炼

科学锻炼，适度拉伸股四头肌以减少负重时的关节内压，同时不负重屈伸以滑利关节，舒筋活络。

八、注意事项

1. 和传统骨关节炎的诊断名称一样，髌骨软化症的名称也极不规范，由于关节软骨没有血管神经分布，自身不可能产生疼痛症状，而临床疼痛症状实际上多来源其周围的软组织。
2. 临床上常被诊断为髌骨软化症的病例，实际上最多见的是股四头肌腱损伤、髌股外侧关节高压综合征、膝关节滑膜炎病等软组织疾病。
3. 详细阅读相关文献，发现髌骨软化症传统的定义和诊断标准不统一，对骨关节炎、髌骨软化症、髌股外侧关节高压综合征、髌股关节炎、滑膜炎或其混杂复合疾病等概念不清、认识和理解混杂，由此而带来较多问题：不利于明确诊断、不利于明确病变组织和灶点，不利于最佳方案的客观判定，不利于其正确规范治疗，不利于比较疗效，更不利于早期诊治和预防。

4. 临床上对于关节腔外的膝关节周围软组织的损伤，我们应该单独以其具体的病变组织损伤命名，如髌下脂肪垫炎、胫侧副韧带损伤、腓侧副韧带损伤、股四头肌腱损伤等；而对于多发的软组织病变，则以"膝关节周围多发软组织损伤"或"膝关节周围炎"命名。

对于膝关节腔内的病变，以临床膝关节滑膜病变产生积液多见，对此，应统一诊断为膝关节滑膜炎。如果该滑膜炎是由类风湿关节炎等所致，则第2诊断可以为类风湿关节炎等，而主诉诊断则应为膝关节滑膜炎；当然，如果是多发关节滑膜炎，则诊断应为类风湿关节炎。

5. 弧刃针疗法不仅可以联合臭氧、玻璃酸钠等关节腔注射"治标"，在取得明显疗效的同时，还可以锦上添花处理膝关节周围软组织损伤的"本"，达到标本兼治。

第五节　髌股外侧关节高压综合征

一、概述

髌股外侧关节高压综合征，多系髌骨外侧支持带等软组织紧张，导致髌骨在股骨滑车沟槽内滑动过程中向外侧倾斜、外侧偏移，造成髌股外侧关节压力增高，临床主要表现为膝前疼痛、髌骨轨迹异常和功能障碍，是导致髌股关节退行性变和骨关节炎的一种常见的髌股关节疾病，临床又称髌骨外侧高压综合征、髌股关节外侧高压症、髌骨外侧高压症、外侧髌骨挤压综合征等。

本病还有着较多不同的定义，如笔者早前的定义：髌骨外侧高压综合征，是指因髌骨外侧支持带和（或）斜束支持带等软组织紧张或挛缩，使髌股关节外侧在一定负荷状态下处于超高压状态而引起疼痛不适的一系列临床证候群。典型表现为膝关节前方深部、膝前外侧，严重者甚至伴有外膝眼处在上楼、下蹲站起等活动时疼痛不适。

相比较两个定义，前一个定义易被更多的同道接受，而后一个定义则因为局部精细解剖学资料的缺乏，而较少关注和文献引用。

本病发病率极高，多见于中老年人，是膝关节较常见的一种疾病，但多不被了解，常被当作传统的髌骨软化症或膝骨关节炎诊治。

二、解剖

髌股关节的解剖结构包括髌股关节的骨性结构和软组织结构，正常解剖结构有利于保持髌骨的稳定性和髌股关节的功能正常。

（一）髌股关节的骨性解剖结构

股骨远侧端向左右膨大，并向后弓曲，形成位置较低但体积较大的内侧髁与较小的外侧髁。由于股骨内侧髁的前后径和内外侧径均较大，故股骨在伸膝过程中必然伴有正常的旋转。两髁的前面，为关节软骨所覆盖，称为股骨滑车，在它们之间形成一纵向浅沟称髌面，与髌骨关节面相吻合，形成髌股关节。通常情况下，沟的外侧部稍高，以维持髌骨在屈膝过程中始终处在滑车中，可增加髌股关节稳定性，防止髌骨向外脱位（图10-20）。

髌骨软骨面以垂直的中央嵴分为内、外侧关节面，分别与股骨滑车凹的两侧斜坡相接触。

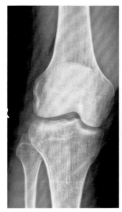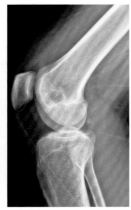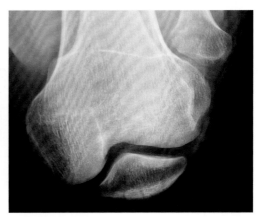

图10-20　髌股关节的骨性解剖结构

股骨滑车为髌骨的活动提供了滑动的轨道。当膝关节伸直时，髌骨脱离滑车近端，从沟中"浮起"，此时髌骨活动度最大，髌周软组织最为松弛，髌骨完全依靠软组织平衡维持外侧的稳定。而当膝关节屈曲，由于髌韧带的牵拉，髌骨会向远端及向后滑动，髌股接触面分别向股骨远端和髌骨近端转移，其外侧的滑车外侧面的高度将逐渐下降，髌股关节的接触面也会相应变化。屈曲时最初的髌股接触面是髌骨软骨面的远外侧缘，而不是髌尖（无关节面）。

在屈膝初期，髌骨并不与滑车相接触，在10°～20°屈膝时，髌骨由外上方开始向内下进入股骨的滑车沟，随着屈膝角度的加大，髌骨与滑车接触面逐渐加大，因此髌骨脱位一般发生于屈膝早期。也有研究认为：膝关节屈伸时髌骨向远端移动的同时伴随着横向（内外侧）运动轨迹：屈膝0°～22°时髌骨向内侧偏移，屈膝超过22°时又开始向外侧偏移，髌骨在屈膝22°时稳定性最差。

超过30°时，髌骨下极先接触到股骨内侧髁，由于骨性阻挡，致使髌骨改变方向，出现向外移动和外倾；继续屈膝，髌骨关节面开始逐渐下移，髌骨上极也开始接触股骨外侧髁，髌骨关节面接触面积逐渐增加向；继续屈膝达90°～120°时，髌骨滑移至股骨远端滑车沟较深的位置，髌骨和股骨滑车的关节面相匹配，髌骨稳定性逐步增加。

髌股指数PFI（Laurin位投射方法）正常情况下小于1∶1.6，当大于1∶1.6时，可表明髌骨倾斜或半脱位。

当髌股关节发育异常，如股骨滑车和髌骨形态及位置异常，均可导致髌股关节的异常，如髌股关节的不稳、髌股外侧关节的高压、髌股关节炎、髌骨脱位等。

从髌骨中点到髂前上棘连线为股四头肌牵拉力线，髌骨中点到胫骨结节连线与股四头肌牵拉力线的相交之锐角即为Q角。正常Q角男性10°～15°，女性12°～18°，Q角越大，说明髌骨外移分力越大，导致髌股关节外侧压力越大，发生髌股外侧关节高压综合征的可能性也越大。

（二）髌股关节外侧的软组织结构

髌前方纤维膜性软组织由3层较薄的筋膜结构组成，包裹覆盖股四头肌腱和髌腱。浅层纤维为阔筋膜向下的延续，横跨并垂直于髌股纵轴；中间斜行筋膜层为股外侧肌和股内侧肌肌腱的筋膜纤维和股直肌的表浅层的筋膜纤维扩展延伸，在髌骨上缘内、外交叉后，向下斜行；深层筋膜主要为股直肌和髌骨浅面的薄层筋膜，紧密贴附于髌面和髌腱，纤维走行方向与髌腱平行。3层筋膜之间有潜在的筋膜间隙，浅层、中层自两侧向后延伸，外侧与髂胫束远端融合，内侧与缝匠肌筋膜融合，形成包裹关节的完整袖套状结构。

其中，中间斜行筋膜层在髌骨上缘交叉后向下斜行的部分，可能是有些学者所称谓的斜束支持带，如：髌骨内、外斜束支持带为膝部固有筋膜，属于伸膝筋膜范畴，它亦是股内、外侧肌腱向远端延续的部分，宽约 1cm，简称为斜束。有学者报道斜束可因外力伤害而导致肥厚变粗或呈束状变硬，其则在膝部活动中伴有弹响，而发生斜束弹响征。并指出，该弹响较半月板、盘状软骨的弹响浅在，可轻易触及并诱发弹响。

根据斜束支持带与髂胫束关系的解剖特点，以及后面所述外侧支持带与髂胫束关系的解剖特点，可以推断，斜束支持带的紧张挛缩硬化，在一定负荷下，必将影响到髌股外侧关节，导致髌股外侧关节的异常高压或超高压。

股四头肌腱扩张部向下延展与关节囊融合，分别形成髌内、外支持带，自髌骨两侧向下，以加入胫骨骨膜的形式，分别止于胫骨结节内、外侧。其中，股外侧肌远端肌束在髌骨外上角近侧处移行为腱性结构，止于髌骨上外缘，并向下形成扩展部，与髌外侧支持带融合，向下加入胫骨外骨膜止于胫骨结节外侧。

在膝关节外侧部，外侧支持带由 2 个主要的结构组成：浅表斜行支持带为髂胫束远端扩张部向前斜行止于髌骨及髌腱外侧缘，是较为次要的部分；深部的横行支持带则宽阔结实，由外上髁髌骨带、髌股横韧带和髌胫韧带 3 个主要部分构成。其中，髌股横韧带起于髌骨外侧缘中部，止于髂胫束；外上髁髌骨带在髌股横韧带的上外侧，连接于股骨外上髁与髌骨外上缘之间，出现率为 70%；髌胫韧带起于髌骨外下缘，向下止于胫骨临近 Gerdy 结节的区域。或者说，外侧支持带浅层起自髂胫束，止于髌腱髌骨外缘；深层的横向束同样起自髌骨外侧缘。外侧支持带的紧张挛缩，会导致以下改变：外侧支持带的张力增加、髌骨外倾、髌股外侧关节高压，产生髌股外侧关节高压综合征，引起髌股外侧关节面磨损或退行性变加速，最终形成髌股骨关节炎。

三、病因

（一）髌股关节异常

发育、创伤、手术等原因，造成股骨滑车或（和）髌骨的形态及位置异常，均可导致髌股关节的异常，不仅可导致髌股外侧关节高压综合征，还会引起髌股关节炎、髌股关节的不稳、髌骨脱位等。

（二）Q 角加大

Q 角越大，使髌骨外移分力越大，引起髌股关节外侧压力也越大，发生髌股外侧关节高压综合征的可能也越大。

（三）髌骨外侧支持带或（和）斜束的紧张挛缩

各种原因造成的髌骨外侧支持带或（和）斜束的紧张挛缩，均可导致髌骨在股骨滑车沟槽内滑动过程中向外侧偏移或倾斜，造成髌股外侧关节压力增高，引发本病。

（四）股外侧肌腱挛缩

股外侧肌远端肌束在髌骨外上角近侧处移行为腱性结构，止于髌骨上外缘。当各种原因造成股外侧肌挛缩，就会引起髌骨外侧偏移，造成髌股外侧关节的压力增加，引发本病，加速其退行性变。

（五）风寒湿邪侵袭

髌骨外移、髌股外侧关节高压早期不一定有症状，但一旦寒邪（冷风、寒凉、空调）等侵袭，易造成皮肤、髌周支持带、肌腱、滑膜等软组织的微血管和毛细血管的管径变细，甚至痉挛闭合，导致其所支配区域的细胞、组织缺血缺氧，超过一定的时间，就会产生乳酸等一系列致炎因子、组织崩解产物等，就会造成局部细胞和组织产生渗出、水肿等一系列无菌性炎症反应，引起疼痛，导致髌骨外侧关节高压综合征。

（六）其他

和风寒湿邪侵袭一样，运动、劳损、创伤等，常可诱发本已经髌股外侧关节高压的膝关节产生疼痛，引起髌骨外侧关节高压综合征，久病者，可能还会出现肌肉萎缩，关节骨性膨大。

在上述诸多因素中，特别是前4种因素中，人们更多地关注髌骨外侧支持带，认为髌骨外侧高压综合征就是髌骨外侧支持带的紧张挛缩所致，治疗也仅仅需要松解处理髌骨外侧支持带即可。

但实际上，导致髌股外侧关节高压综合征的因素很多，其中的解剖因素也很多，对于髌骨外侧支持带紧张挛缩合并有其他解剖因素或病因改变的，如果单纯处理髌骨外侧支持带，则效果较差。

四、发病机制

各种原因造成的髌股外侧关节高压，随膝关节屈曲角度的加大及关节负荷的增加，无论在运动或静止的一定负荷状态下，含有丰富神经末梢和微血管的滑膜组织、滑膜皱襞等易因高压状态或直接机械的卡压刺激，以及膝关节髌骨外侧支持带、股外侧肌腱等组织的过度张力牵拉，造成其微循环障碍、缺血、酸性代谢物质集聚，而导致局部组织炎症水肿、疼痛、机化、粘连、硬化、挛缩，进一步又可加重髌股外侧关节的高压，导致恶性循环，引起髌骨软化、软骨下骨裸露、骨质增生、滑膜肥厚、脂肪垫肥大、关节积液等异常改变，最终导致髌股关节炎的发生。

五、临床表现

1. 患者感膝前偏外深在疼痛　疼痛位置模糊，难以定位，多发生于上下楼、下蹲、站起、跑步时。部分患者主诉外膝处也可有不同程度疼痛。但不负重状态下，膝关节伸直时，多无疼痛。

2. 功能障碍　严重患者，在下蹲、蹲起或起坐时相对困难，需要借力或健侧用力方能完成，否则不能完成甚至跌倒。

3. 局部可触及摩擦感。

4. 患者惧冷、喜暖。

六、诊断

（一）病史

患者一般多无明显外伤史。多以反复的劳作、静力性的劳损、不科学的锻炼方式（如反复的蹲起运动）等累积性劳损为主；仅少数有跌扑闪挫等外伤经历大多见于肥胖、膝关节过度负荷、错误锻炼方式、中老年等人群；大部分慢性疼痛患者有口服药物及外用药物但效果不佳的经历，部分患者也曾有注射、针刺等侵入性治疗病史。

（二）症状

同临床表现。

（三）体征

1. 视诊　一般无特殊情况。部分患者可有：①长期理疗、中药塌渍、熏洗、针灸所造成的色素沉着；②内外膝眼膨隆：多见于髌下脂肪垫肥大；③肌肉萎缩：多见于长期慢性疼痛、活动量减少、股神经损伤、骨折患者等；④针痕：多见于银质针等粗针针刺治疗后；⑤瘀斑、青紫：多见于外伤、针刺、拔罐或刮痧等特殊治疗等；⑥Q角加大、膝屈曲挛缩等。

2. 触诊　①压痛、质硬：多位于患者外侧支持带髌骨灶线、外膝、股外侧肌灶线。②皮肤温度：一般不高；但合并有局部炎症的患者（感染、创伤、痛风、肿瘤等）皮肤温度较高。

3. 动诊　向内推移患者髌骨时，髌骨活动度减小；向外推移时，髌骨活动度较好。

4. 功能障碍　同临床表现中的"功能障碍"。

5. 试验　①髌骨向内推移试验阳性：（因外侧支持带挛缩）髌骨活动度减小伴疼痛，部分可触及摩擦感；但向外推移时，髌骨活动度相对可，无疼痛。②少部分患者可伴有髌下脂肪垫炎，膝加强过伸试验阳性。

（四）辅助检查

1. CT和膝关节的轴位X片　可见髌股外侧关节间隙狭窄、髌骨向外侧倾斜，部分患者还可见到患者有不同程度的髌骨软化、外侧髌骨关节面硬化、髌股关节炎、骨质增生，也有些患者可见股骨滑车或（和）髌骨的形态及位置异常（图10-21，图10-22）。

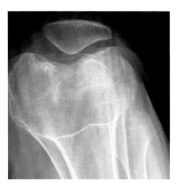　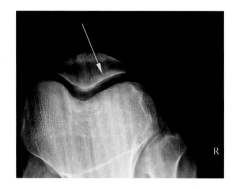

图10-21　髌骨向外侧倾斜明显　　　　图10-22　髌股外侧关节面高密度

2. MRI　通过不同的T1WI和T2WI成像显示髌股关节中骨和软组织的病变，可以成功测量髌骨、股骨滑车、髌股关节等相关测量参数，能够发现髌股关节中骨与软组织的异常，如：侧副韧带、髌韧带、内侧髌股韧带、滑车发育不良、股四头肌异常、滑囊炎等；还可以明确病变的部分、界限和范围；可以直接显示关节软骨的病理性改变以及关节面的断裂；对于评估儿童髌股关节疾病，也具有明显优势。

近年来有学者提出动态MRI检查方法，在膝关节活动的不同角度评估髌骨、股骨滑车、髌股关节等相关测量参数的测量方法。

（五）鉴别诊断

1. 髌骨软化症和髌股关节炎 疼痛位置深在，患者"仙人指路"试验（患者用自己的手指，自行指点出自己患病疼痛的部位）常指髌后关节深在位置疼痛，或指不出疼痛位置；X线、CT、磁共振检查未见到髌骨向外侧倾斜及髌股外侧关节间隙狭窄；磨髌试验阳性。

2. 股胫关节炎 相较髌股外侧关节高压综合征、髌骨软化症，疼痛位置更为深在。X片可见股胫关节骨质增生、关节间隙狭窄或内外不等，但髌股关节间隙两侧相等且髌骨没有外侧倾斜。

3. 滑膜炎 重者关节肿胀，髌骨环周、股胫关节环周压痛，磁共振可见关节积液。

4. 髌腱炎 疼痛位于髌腱止点，胫骨结节多有不同程度的压痛。

5. 股四头肌腱损伤 疼痛位于膝前髌上，多呈酸困疼痛，部分也有下蹲困难，久病者也可多伴有髌骨软化症、髌股关节炎等。

七、分类和分型

（一）骨关节型

髌股外侧关节高压综合征患者，凡影像有股骨滑车或（和）髌骨的形态及位置异常、Q角加大、髌股外侧骨关节炎者，均属骨关节型。

（二）软组织型

髌股外侧关节高压综合征患者，因髌骨外侧支持带、股外侧肌腱、斜束等软组织挛缩所导致，且无股骨滑车或（和）髌骨的形态及位置异常、Q角加大、髌股外侧骨关节炎者，均属软组织型。

八、弧刃针治疗的适应证

1. 主要适合于髌股外侧关节高压综合征软组织型。

2. 对于长期的、慢性的髌股外侧关节高压综合征软组织型，病情进展到一定程度，必然有髌股外侧关节软骨的损伤或髌骨软化所致的髌股外侧骨关节炎、甚或髌股关节炎，疾病进展为骨关节炎型，此时也可行弧刃针松解，疗效虽然可能不如单纯的软组织型，但亦有效。

3. 对于髌骨外侧倾斜及髌股外侧关节间隙狭窄不明显的软组织型，效果佳。

4. 对于挛缩软组织灶线长度较短的软组织型，弧刃针治疗后，髌骨活动度就有明显增加，效果佳。

5. 而对于挛缩广泛、连续灶点形成的灶线较长的患者，弧刃针治疗后，髌骨活动度即使可能无明显增加，但症状也可有所缓解。必要时，多次松解即可，当然，如果必要，可以采用创伤较大的手术刀（也可以在关节镜的辅助下操作）松解效果更快。

6. 对于部分骨关节型，弧刃针疗法虽不能改变骨关节的结构，但能够对其周围软组织减张松解，调整其软组织的平衡，降低软组织的张力及内压，降低骨关节内压，促进炎症物质的吸收和消散，从而达到缓解疼痛的目的。

九、弧刃针标准化治疗方案

（一）火灸

术前常规火灸，术后每日1～2次。

（二）弧刃针松解

以右膝关节为例，弧刃针治疗步骤如下：

1. 体位　自然仰卧，患肢伸直。

2. 定部位　患膝关节。

3. 定组织　髌骨外侧支持带为主、斜束支持带、股外侧肌腱等。

4. 定灶点　①外侧支持带髌骨灶线（髌外灶线）；②髌骨上缘外1/3（股外侧肌腱）灶线（髌上灶线）；③外膝眼灶点；④膝关节腔并标记。

5. 消毒　常规消毒，准备无菌操作。

6. 麻醉　一般不需要麻醉，仅少数敏感患者可以利多卡因等局部麻醉。

7. 定向　右手标准持针，拇指指甲平齐0.7mm弧刃针斜面方向，使刀口线平齐拇指指甲方向。

8. 操作　①外侧支持带髌骨灶线（髌外灶线）的松解：左手2～4指向外侧推移髌骨至最大限度，拇指指切定位灶点并抠髌骨向前使之略翘起，快速进针，直达皮下，针体与皮肤及矢状面略垂直，依操作标准对外侧支持带连续横切操作。②髌骨上缘外1/3（股外侧肌腱）灶线（髌上灶线）的松解：拇指切按髌骨上缘，同时略下推并固定髌骨，支撑进针法，针体与皮肤及髌骨关节面垂直，对股外侧肌腱连续横切操作。③外膝眼处髌下脂肪垫的松解：刀口线可不分方向，依操作标准，自外膝眼1点3针，分别向对侧膝眼、髌尖后及前两者之间方向透达。

操作精准时，顶触感、阻力感、落空感等针感和"咔"声响明显。

9. 试验　推移髌骨向内，若有活动度增加，操作结束。

10. 注射臭氧　①每个灶点注射20μg/mL的臭氧1～2mL。②外膝眼注射3～5mL。③在外膝眼髌下脂肪垫松解并注射后，调整进针方向，做膝关节腔穿刺，并关节腔注射20mL臭氧。

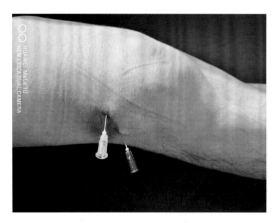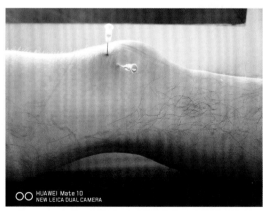

图10-23　髌股外侧关节高压综合征的弧刃针松解正视图、侧视图

11. 出针。

12. 保护　针孔常规保护（棉签、创可贴、输液贴等），为了增加治疗效果，最好是膏药外用。

13. 按压　指压患处，减少肿胀。

14. 留诊观察　观察半小时，如无特殊不适，结束本次诊疗。

（三）口服药物

应用布洛芬等非甾体药物镇痛，三七片、云南红药等活血化瘀药物改善微循环。

（四）艾灸

2天后，灶点艾灸，以温经散寒、扶正固本。

（五）体操锻炼

每天向内侧推移髌骨锻炼，拉伸硬化挛缩的软组织，并减少其再度粘连。

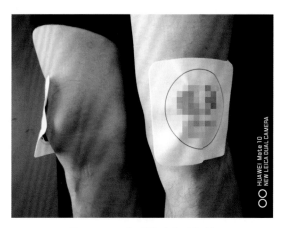

图10-24　术后针孔膏贴保护

十、注意事项

1. 由于膝部皮肤滑动较大，可以采用滑动进针法连续横向横切。一般的，外侧支持带灶线一般选1～2个进针点，股外侧肌灶线一般选1个进针点，即可完成全部连续横切。

2. 本病涉及关节腔，需严格无菌操作。

第六节　新膝骨关节炎

一、概述

膝关节疼痛患者临床常见，并且随着老龄化社会的到来，膝关节疼痛患者在数量上有渐增趋势，人们对其认识也相对丰富，但截至目前，仍有较多问题，需要探讨商榷，特别是骨关节炎，需要进一步研究。

（一）关于骨关节炎的诊断名称

20世纪70年代出现CT和磁共振，80和90年代开始逐渐普及之前，能够主要显示骨关节改变的X线检查是诊断学的主要影像证据基础，而软组织又不能很好地显影，故当医师面对病变疼痛的膝关节X片时，当然就会优先考虑是骨关节的病变，从而简单给出骨关节炎（或骨性关节炎、退行性骨关节病等名称）的诊断。

骨关节炎，特别是膝骨关节炎诊断名称的确立，究其根本，主要与医学发展的时代局限性及其由此带来的观念有关。

当然，随着宣蛰人教授软组织外科学的建立，特别是磁共振和肌骨超声等技术普及之后，尽管人们对软组织损伤理论越发地重视，但其至今仍然没有成为主流，而骨关节炎（Osteoarthritis，OA）的病名从1890年由Garrod首先提出以来，认识和观念早已经形成了传统习惯，并且也相应建立了很多诊断标准和专家共识，在医学界早已建立了权威。

（二）关于膝骨关节炎（KOA）的诊断标准

直到现在，主流医学一般仍将大多数的慢性膝关节疼痛考虑为膝骨关节病变，故仍多诊断为膝骨关节炎，并且还相应地提出了很多诊断标准、专家共识等，希望能够更为客观地给予其规范化的诊断治疗。但查阅现有的诊断标准，尽管都有所不同，但大同小异，基本上都是建立在1986年美国风湿病学院（ACR）修订的膝骨关节炎的诊断标准的基础上，如下：

1. 临床标准

（1）1个月里大多数时间有膝痛。

（2）关节活动响声。

（3）晨僵≤30分钟。

（4）年龄≥40岁。

（5）膝关节骨性肿胀不伴弹响。

（6）膝关节骨性肿胀伴弹响。

最少存在（1）、（2）、（3）、（4）或（1）、（2）、（3）、（5）或（1）、（6）即可诊断膝骨关节炎。

2. 临床＋X线＋实验室标准

（1）1个月里大多数时间有膝痛。

（2）X线关节边缘有骨赘形成。

（3）OA性滑液（至少符合：透明、黏性、WBC<2×10^6/L之两项）。

（4）不能查滑液，年龄≥40岁。

（5）晨僵≤30分钟。

（6）关节活动时弹响声。

最少存在（1）、（2）或（1）、（3）、（5）、（6）或（1）、（4）、（5）、（6）即可诊断膝骨关节炎。

在此基础上，美国风湿病学院（ACR）、美国骨科医师学会（AAOS）、欧洲抗风湿病联盟（EULAR）、国际骨关节炎研究学会（OARSI）、中国中西医结合学会骨伤科专业委员会、中华医学会骨科学分会关节外科学组等，又分别多次制定了膝骨关节炎新的诊疗指南，尽管皆有所不同，有所侧重，但诊断标准大致雷同，无实质的大的改变。在此，特别介绍中国中西医结合学会骨伤科专业委员会于2018年制定的《膝骨关节炎中西医结合诊疗指南》（图10-25），而中华医学会骨科学分会关节外科学组于2018年制定的骨关节炎诊疗指南（2018版）和其相比，则仅少了第6条磁共振影像内容。

序号	症状或体征
1	近1个月内反复膝关节疼痛
2	年龄≥50岁
3	晨僵时间≤30min
4	活动时有骨摩擦音（感）
5	X线片（站立或负重位）示关节间隙变窄、软骨下骨硬化和（或）囊性变、关节缘骨赘形成
6	MRI示软骨损伤、骨赘形成、软骨下骨骨髓水肿和（或）囊性变、半月板退行性撕裂、软骨部分或全层缺失

注：满足诊断标准1+2+3+4或1+5或1+6，可诊断KOA。

图10-25　膝骨关节炎中西医结合诊疗指南

容易看出，上述2个诊断标准，注重于症状＋年龄＋晨僵＋骨摩擦音＋骨关节的影像学改变，特别是影像学的关节间隙狭窄、软骨损伤、关节边缘骨赘等，和既往的主流的众多指南的诊断标准一样，无明显差别，对引起膝关节疼痛的重要因素，软组织损伤却皆未有提及，对于需要鉴别和排除的诊断也皆未有提及。而中华医学会骨科学分会关节外科学组等制定的《中国骨关节炎诊疗指南（2021年版）》，在临床表现中虽笼统提到"关节局部可有压痛"的模糊术语，但对诊断标准则予以回避，虽指出了部分需要借鉴别的疾病，但对最需要鉴别的引起膝关节疼痛和功能障碍的常见疾病膝关节周围软组织损伤却仍未提及。

（三）骨关节炎诊断标准存在的问题

众所周知，膝关节周围软组织的损伤也可造成膝关节疼痛和功能障碍，但诸多权威的诊断标准却丝毫未提及。那么，就可以理解为，单纯的膝关节周围软组织损伤引起的疼痛，根据上述指南所设定的标准，就也可被诊断为膝骨关节炎。而膝关节周围软组织损伤所致疼痛，属关节外病变，和半月板损伤、滑膜炎病、骨关节等关节内病变引起的"膝骨关节炎"疼痛相比，病变组织和灶点皆明显不同，治疗方法的选择也存在较大差别，故目前主流的膝骨关节炎，当然也包括其他骨关节炎，诊断标准过于笼统，欠缺精准诊断，存在着较大不足。

目前，骨关节炎造成疼痛的一个主流看法在于：骨关节炎，软骨下骨裸露，关节腔内的炎症物质刺激了软骨下骨内的感觉神经而发生疼痛。

但骨骼里到底有没有感觉神经呢？有文献指出骨骼内有感觉神经分布。但与之相反，临床有2个现象：①骨牵引术操作时，只要局麻至骨膜的一个点，电钻或锤击克氏针穿透颅骨、跟骨、胫骨结节或股骨髁上等部位的骨密质和骨松质时，患者就没有疼痛。②一期的股骨头坏死，甚至部分二期的股骨头坏死，早期通常无任何症状。——这2个现象是否能够证明骨密质、骨松质内没有感觉神经分布呢？

也有资料指出，骨骼内有稀疏的感觉神经或痛觉感受器分布。但，电钻或暴力锤击克氏针的外力直接刺激，远较日常活动甚至体育运动的间接刺激强大，但骨牵引术中的患者和早期股骨头坏死患者却没有疼痛的现象，虽然不排除可能有少量稀疏的感觉神经末梢分布，但是否说明这种稀疏的感觉神经分布可能因为太过稀疏而没有临床意义？是否可以说明，对于骨关节炎患者，不能够判定其疼痛原因为关节腔内的炎症物质刺激软骨下骨内的感觉神经所致？

相反，对于部分传统有关节积液的膝骨关节炎患者，临床通过关节腔内注射玻璃酸钠、激素或臭氧的方法，使部分患者关节腔内的积液消失，从而使疼痛症状改善甚至完全消除，这是否能够部分说明：膝骨关节炎患者的疼痛，不是软骨下骨受到炎性刺激的原因，而是关节滑膜的炎症刺激所导致。

众所周知，人体骨骼的组成有骨密质、骨松质、骨髓、骨膜，并有血管神经分布。其中，软骨内没有血管和神经分布，骨膜内有感觉神经和交感神经分布，骨密质和骨松质内有血管和植物神经（内脏传出纤维）分布，但骨密质和骨松质内有没有感觉神经分布呢？部分文献支持或仅是笼统指出骨骼内有感觉神经分布，但却没有明确指出除了骨膜以外的骨密质和骨松质内是否有感觉神经分布；部分虽有支持但其证据却缺乏权威或存在争议，更有部分只是笼统地提及骨骼内分布有神经但没有明确提及是否有感觉神经。而骨密质、骨松质和骨髓腔内感觉神经穿行的方式、分布的特点、疏密程度、精准定量及其临床意义等，权威资料更为缺乏，尚需要用科学的方法进一步地试验研究，其临床意义重大。否则，关于骨关节炎的诊断就失去了理论基础，其众多针对性的研究成果和治疗方案更是成了空中楼阁。

传统骨关节炎疼痛患者，疼痛症状一般只能是来源于存在感觉神经的关节周围软组织，包括骨膜、关节囊、半月板、骨骼肌、韧带等。因此，和传统髌骨软化症、颈椎病的名称等存在争议一样，膝骨关节炎的诊断名称和诊断标准也存在较大争议，由此还带来较多问题：

（1）容易误导医师错误地认为膝骨关节炎主要是膝骨关节自身的退行性变，从而忽视了导致其退行性病变的主要原因是周围软组织损伤；并且在治疗上也像"手电筒"一样偏重骨骼和关节腔内，而选择性地忽视了周围软组织的损伤。

（2）正是由于错误的、不规范的诊断名称的存在，导致目前众多盛行的权威的定义、诊断标准、共识等相对过于宽泛、笼统、欠具体、较混乱，不管是什么病情，不管病变组织是不是单纯的关节腔内的病变，还是单纯的关节腔外软组织的损害，还是二者兼之，只要膝痛超过1个月、影像学上出现骨赘、超过一定年龄、出现积液等，就都一概诊断为"膝骨关节炎"，影响了治疗效果。

（3）概念不清、认识和理解混杂，不能更好地细化分型，以至于面对每一个具体的膝关节疼痛患者，虽然病情具体，但却无法精准诊断，从而无法选择出相对最佳的或相对较适合的治疗方法，极不利于临床正确规范治疗，不利于较好疗效、长期疗效的取得，更不利于早期诊治和预防。如：玻璃酸钠注射液关节腔注射，对于关节腔内有轻度非特异性滑膜炎的骨关节炎效佳，但对于膝关节周围软组织损伤的"膝骨关节炎"以及较多关节积液的"膝骨关节炎"等却无效。

实际上，骨关节骨赘、软骨损伤等改变只是现象，只是软组织损伤引起的结果之一，而其原因和本质主要是膝关节周围软组织的损伤。针对骨关节炎的治疗，也不应只针对关节软骨的退行性变、关节边缘的骨质增生和半月板的损伤，而应该是治病求本，标本兼治，重视膝关节周围软组织损伤的诊治，调整膝关节周围软组织力学的平衡。

（四）问题的解决办法

就像建立在沙滩上的简易房，未来再高的科技和再多的努力也难以在其基础上改造建立起高楼大厦，如果确实要想有大的建设，就必须推倒重来。膝关节疼痛的现状也是和沙滩上的简易房一样，针对目前的认识基础，膝骨关节炎（KOA）或骨关节炎（OA）再多的诊断标准和专家共识也难以有大的突破和作为。

据上，关于膝关节局部组织损伤引起的慢性疼痛，为便于临床治疗，急需要一个更加精细适合临床的分类，在此，作者的思路是依据解剖分六大类，并相应精准诊断。

1. 膝关节疼痛依据病变解剖组织六分类

（1）关节囊病变：主要是滑膜病变，如滑膜炎、滑膜皱襞综合征、滑膜软骨瘤病等。

（2）软骨及骨关节病变：如髌骨软化症、髌股外侧关节高压综合征、髌股关节炎、股胫关节炎、全膝骨关节炎。

（3）关节腔内的组织病变：如半月板损伤、游离体等。

（4）关节外软组织病变：如膝周的肌肉、肌腱、韧带、滑囊、筋膜、皮肤等。

（5）关节内滑膜外病变：如交叉韧带损伤、髌下脂肪垫炎、髌上囊炎等。

（6）血管、神经病变：如腘窝的血栓、静脉曲张，膝周的神经炎等。

2. 除膝关节外，其他关节病变疼痛依据病变解剖组织分三类

（1）关节囊病变：如滑膜炎等。

（2）软骨及骨关节病变：如指间关节骨关节炎、髋骨关节炎、肘骨关节炎等。

（3）关节外软组织病变：如关节周围的肌肉、肌腱、韧带、滑囊、筋膜、皮肤等。

3. 新骨关节炎的概念和诊断

（1）概念：综合以上内容，传统骨关节炎的诊断名称及诊断标准明显不符合临床实际。但由于骨关节炎、膝骨关节炎的诊断名称早已被临床习惯应用，早已成为大家的"共识"，早已"约定俗成"，作者在此仍想遵从习惯继续应用"骨关节炎""膝骨关节炎"的名称，且又想与之区别开来，故思之再三，作者提出了"新骨关节炎（New Osteoarthritis，NOA）""新膝骨关节炎（New Knee Osteoarthritis，NKOA）"的命名。对新骨关节炎发生于髋、膝、踝、肩、肘、腕、指间关节、腰椎等部位，就相应命名为"新髋骨关节炎、新膝骨关节炎、新踝骨关节炎、新肩骨关节炎、新肘骨关节炎、新腕骨关节炎、新指间骨关节炎、新腰椎骨关节炎"等。

但作者在此所述的各个部位的"新骨关节炎"，仅属于上述六大分类或三大分类中的第2种分类，不包括其他分类组织损伤所造成的疼痛，和传统意义的骨关节炎有着实质的不同，相对更加具体，诊断标准更加细化，当然也不包括骨关节肿瘤、骨折、脱位等。

（2）诊断：新骨关节炎的诊断必须具备以下条件：①关节内有深在疼痛不适，甚或惧冷、僵硬、功能障碍等。②关节间隙环周轻度压痛。③影像学能够发现有软骨损伤的证据，或关节间隙狭窄的证据，或关节边缘骨赘的证据，或关节不稳、半脱位、畸形、少许关节积液，甚至半月板或关节盘损伤等异常改变的证据。④排除关节扭伤、骨折脱位、骨肿瘤、骨结核、关节感染、半月板损伤、痛风、关节周围软组织损伤、滑膜炎等所致关节疼痛和功能障碍疾患。

（3）特别说明：①对于X片等影像学显示没有明显软骨或骨关节改变，只有较多关节积液或者影像显示有较多关节积液者，或能够抽出关节积液者，均考虑诊断为滑膜炎。②对于既有骨关节明显异常改变，又有明显关节积液者，则须同时考虑两个诊断"骨关节炎""滑膜炎"。③由于关节软骨无血管和神经分布，关节内疼痛感受器的刺激来源只能来自关节囊的滑膜组织和裸露的软骨下骨，而在解剖上，滑膜组织疼痛感受器分布密集，软骨下骨分布的神经末梢相对稀疏或无，故引起疼痛的主要因素为炎症水肿的滑膜组织。滑膜的水肿和炎症及关节积液的增多，都能增加关节内部及外部组织结构的压力，而释放到关节腔内的炎症介质如乳酸、缓激肽等，能够降低外周伤害性感受器的疼痛阈值，使其对疼痛更易感，因此，有骨关节明显异常改变的新膝骨关节炎，实际上就是一种有少量关节积液、不能抽出关节积液的轻症膝关节滑膜炎，而能够抽出关节积液，或有较多关节积液者，我们称之为"滑膜炎"；尽管病名不同，实质上都是滑膜炎，关节腔内注射治疗会改善症状。④对于关节周围单个软组织的损伤，则需相应具体诊断；对于关节周围多个软组织的病变，如膝关节，则考虑膝关节周围炎或膝关节周围多发软组织损伤；如果同时合并有骨关节炎或滑膜炎，则亦应分别相应诊断。⑤对于髌骨软化症和髌股外侧关节高压综合征等，在磁共振上显示为软骨病变或者X片显示为髌骨偏移，其病变程度相对较轻，病程相对较短，鉴于两种疾病病变机制实质的相同性，实际上就是轻度髌股关节炎，或者说是膝骨关节炎的早期病变；但由于髌骨软化症的名称相对被广泛认知和习惯应用，髌股外侧关节高压综合征的病变机制又相对特别，采用弧刃针及传统的治疗方法简单有效，故仍可分别同时单独命名。⑥对于没有骨关节边缘骨赘和关节间隙狭窄、扭闪等外伤所导致的单纯的半月板损伤，或交叉韧带损伤，或者同时伴有滑膜炎者，不应简单诊断为膝骨关节炎，而应该分别诊断或叠加诊断。

（4）新骨关节炎定义：综上，作者将新骨关节炎定义如下：新骨关节炎（New Osteoarthritis，NOA）是指由多种因素引起的，以关节软骨变性、磨损、皲裂、剥脱，甚或软骨下骨裸露、炎症、水肿、囊性变、硬化，关节边缘骨赘、关节间隙狭窄、关节畸形等，且多伴有不同程度滑膜炎症、水肿、增生、肥厚为病理特征，以关节疼痛、惧冷、僵硬、功能障碍等为主要临床表现，排除或常合并有关节周围软组织损伤、明显滑膜病变和血管神经损伤的一种慢性、渐进性、退行性骨关节疾病。多发生于中老年人，可累及1个关节或多个关节。

（5）新膝骨关节炎的定义：新膝骨关节炎（New Knee Osteoarthritis，NKOA）是指由多种因素引起的，以膝关节软骨变性、磨损、皲裂、剥脱，甚或软骨下骨裸露、炎症、水肿、囊性变、硬化，关节边缘骨赘、关节间隙狭窄、关节畸形等，且多伴有不同程度滑膜炎症、水肿、增生、肥厚为病理特征，以关节疼痛、惧冷、僵硬、功能障碍等为主要临床表现，排除或常合并有膝关节周围软组织损伤、明显滑膜病变、半月板和交叉韧带损伤、髌下脂肪垫损伤和血管神经损伤等的一种慢性、渐进性、退行性骨关节疾病。多发生于中老年人，可累及1侧或2侧膝关节。

二、解剖

膝关节是人体最大、最复杂的关节，也是最易损伤的关节之一，膝关节主要结构包括股骨下端的内外侧髁、胫骨上端的胫骨平台、髌骨3者之间的关节面，其中，髌骨与股骨的髌面相接构成髌股关节，股骨的内、外侧髁则借内外侧半月板分别与胫骨的内、外侧髁相对，形成股胫关节。腓骨与胫骨上段外侧单独构成上胫腓关节，不参与膝关节的组成，但上胫腓关节及其周围组织损伤亦可引起膝部疼痛。

在膝关节周围，前面主要有上方的股四头肌、下方的髌韧带、充填于髌尖后部和股骨髁间前下部的髌下脂肪垫、髌骨两侧的内侧支持带和髌骨外侧支持带，后面主要有腓肠肌、腘绳肌（半腱肌、半膜肌、股二头肌）、腘肌。膝关节能够活动自如、在运动和静态负荷中保持一定的稳定性且不发生脱位，主要是由膝关节腔内的前交叉韧带和后交叉韧带、膝关节两侧的胫侧副韧带和腓侧副韧带、关节囊等共同提供稳定作用。而位于股骨远端内外侧髁和胫骨平台之间的内外侧半月板，不仅连接并维持了关节间隙的高度、缓冲力学的震荡，还增加了关节的稳定性。

膝关节的血供丰富、神经来源较多且较为复杂。

具体各个肌肉、韧带、髌下脂肪垫、血管、神经、关节等解剖，详见本书之膝关节周围多发软组织损伤、髌骨软化症、髌股外侧关节高压综合征等章节。关节囊及滑膜的解剖，详见滑膜炎病章节。

膝关节的主要功能为屈曲和伸直活动，当膝关节处于半屈位时还可以作轻微的旋内和旋外运动，而这些运动的动力皆由膝关节周围的肌肉所提供。

三、新膝骨关节炎病因

引起新膝骨关节炎的病因较多，主要有以下几种：

（一）周围软组织因素

在膝关节周围，有股四头肌、髌韧带、髌骨内侧支持带、髌骨外侧支持带、阔筋膜、胫侧副韧带、腓侧副韧带、股二头肌、半腱肌、半膜肌、腘肌、腓肠肌等软组织结构，其形态和结构的异常，如髌骨外侧支持带的挛缩、股四头肌腱的硬化、腓肠肌的挛缩等，亦可影响髌骨在股骨髁间髌骨沟内的滑动轨迹或股胫关节的关节面接触位置，从而改变髌股关节或股胫关节正常的应力状态，加速膝关节（包括了髌股关节和股胫关节）的退行性变，特别是软骨的退行性变、半月板和软骨下骨的退行性变等，产生关节软骨损伤、半月板损伤、关节间隙狭窄、关节边缘骨赘等，导致新膝骨关节炎。也就是说，膝周软组织损伤是根本，是病因，新膝骨关节炎是结果。

（二）劳损

在上下楼梯、爬山、跑步、蹲起等活动时，由于下肢力臂杠杆的作用，髌股关节受力巨大，有人计算：膝关节屈曲90°上楼时，髌股关节受力为体重6倍；下蹲时髌股关节受力则可达8～10倍体重；相应体位下，股胫关节也必然会受到更大的负荷。上述超负荷的膝关节活动，对于普通人来讲，也容易加速其关节退行性变，产生髌骨软化症、髌股关节炎、股胫关节炎等新膝骨关节炎疾病；而对于肥胖者，或上述活动较多的人，如运动员、爬山爱好者、运动健将等，膝关节软骨更易劳损，本病相对更易发生。

（三）创伤

跌打损伤等直接暴力或间接暴力等创伤导致的软骨损伤、关节内骨折，或者骨折后的畸形愈合等，均可以造成新骨关节炎等。

（四）手术

骨折后复位不佳或手术造成的软组织损伤，可导致关节面的受力分布异常，加速膝关节的退行性变，直接导致新膝骨关节炎。

（五）退行性变

膝关节的退行性病变，多见于中老年人、运动员、膝关节过度负荷、错误锻炼方法等人群。

（六）自身免疫

在软骨损伤患者的关节液中发现有抗Ⅱ型胶原的抗体，由此认为关节软骨损伤后滑膜炎的病理机理可能与Ⅱ型胶原的自身免疫反应有关，提出软骨损伤的病理进程中可能有Ⅱ型胶原的自身免疫反应参与。并得出结论：机械性因素引起关节软骨损伤的病理过程中有免疫参与。

（七）局部骨关节解剖因素

关节软骨内没有血管、神经和淋巴管，其营养和代谢依赖于软骨受到的压力所产生的形变，使得其基质内的细胞外液与关节滑液进行物质的交换，这样的解剖结构和有血供的肌肉组织相比，关节软骨更易退行性变而发生新骨关节炎。特别是在关节滑液增多或减少的情况下，更是容易因为营养代谢障碍、滑液中的炎症因子反应而加速退行性变，发生新骨关节炎；再者，髌骨或股骨髁部的畸形或形态异常等解剖因素，可影响髌骨在股骨髁间髌骨沟内或股胫关节面的滑动轨迹，皆可加速膝关节的退行性变。

（八）风湿免疫疾病

类风湿、强直性脊柱炎、银屑病、红斑狼疮等风湿免疫疾病，易侵及膝关节等关节的滑膜，引起滑膜炎，造成关节滑液的异常，进而影响营养和润滑关节软骨的功能，造成关节软骨的炎症、损伤，加速其磨损、退行性变，导致关节间隙的狭窄、软骨下骨的裸露、关节周缘骨赘的增生，关节畸形，最终造成膝关节功能障碍。

（九）力线异常

髋内翻、"X"形腿、"O"形腿、扁平足、踝内翻等下肢力线异常，及脊柱侧弯、驼背等躯干力线异常患者，由于力学非生理性的异常，膝关节易于退变损伤，形成新膝骨关节炎。

（十）其他

身高、年龄、遗传、体质、骨质疏松、激素、性激素水平、受凉等，皆可与膝关节退行性变有关，在产生软骨或软骨下骨损伤软化的同时，在一定条件下，更可能产生疼痛症状，引起新膝骨关节炎。

四、发病机制

日常的工作生活，离不开膝关节的屈伸负重运动，如行走、上下楼、下蹲、运动等。在这些活动中，随膝关节屈曲角度的加大，力臂杠杆的关系，膝关节负荷必然增加，膝前诸多肌肉、韧带、支持带等处于较高的张力状态，相应地，就会造成髌股关节和股胫关节的关节腔及骨骼内产生相对高压，久之，根据弧刃针疗法的软组织损伤理论，就会产生一系列病理改变。

（一）根据发病机制和病理通常发生的进程，将其分为4个时期

1. 前期（或0期） 以慢性软组织损伤、滑膜炎症、骨关节高压为主。膝关节髌骨内、外侧支持带、股四头肌、髌腱等组织的过度张力牵拉，容易导致上述软组织的炎症、水肿，以及腘后软组织的相对挛缩；就会造成髌股关节和股胫关节的关节腔及骨骼内在运动或负重时产生相对高压，进而继发含有丰富神经末梢和微血管的滑膜组织、滑膜皱襞、髌下脂肪垫等产生高压状态或受到直接机械的卡压刺激产生高压。久之，就会造成上述组织微循环障碍、缺血、缺氧、酸性代谢物质集聚，而导致局部组织炎症水肿，刺激局部疼痛感受器而产生疼痛。病情继续发展，长期炎症水肿的软组织及滑膜就会发生变性、纤维化、肥厚、粘连、硬化、挛缩等，进而在关节负重时又可加大软组织的张力，形成恶性循环，加重对滑膜组织、滑膜皱襞、髌下脂肪垫等的卡压，就会产生滑膜积液、增生、肥厚，或造成髌股关节和股胫关节的关节腔及骨骼内产生高压。

2. 早期（或1期）　以软骨轻度退变为主。随着关节内压及骨内压的升高，以及关节积液的产生，必然加速软骨的缺氧及退行性病变，使其产生营养及代谢障碍，如果病情进展，进一步加重，就会引起软骨进行性损害，软骨下骨和细胞外基质合成及降解失衡，导致软骨细胞数量减少、变薄，甚至软骨部分剥脱，进而软骨下骨裸露、水肿、硬化、囊性变。病情继续发展，就必然会导致关节间隙的狭窄、关节面应力的不均衡和关节的不稳。

影像学上，该期可有：疑似关节间隙狭窄或轻度狭窄、疑似骨赘。功能方面，关节活动度多无明显改变。

3. 中期（或2期）　以出现半月板损伤、关节间隙明显狭窄、关节不稳、关节边缘出现较小较少骨赘为主。软骨退变进一步发展，如果发生在髌股关节，髌股关节间隙必然会明显减小。如果发生在膝股胫关节，则股胫关节间隙亦会减小，导致关节间隙内的半月板必然会加速退行性病变，先是变性，继发撕裂、膝关节不稳等，而出现股胫关节的间隙进一步狭窄。

膝关节是一个整体，一方面，关节间隙狭窄必然会引起韧带松弛，带来关节失稳，为了对抗和修复关节的失稳，为了增加关节的稳定性，上述各种病理改变综合的结果是，股胫关节或髌股关节的边缘就会产生大量骨赘，以增加关节的稳定性。另一方面，关节间隙狭窄，也必然导致关节囊的挛缩，以及跨越关节间隙的肌肉、肌腱、韧带、筋膜等周围软组织生理长度改变，从而进一步造成软组织的损伤，使肌肉的力量、滑膜的炎症、关节的稳定性、关节的活动度和关节的功能等进一步损害加重，形成恶性循环。

影像学上，该期可有：较明显的关节间隙狭窄，或关节间隙两侧明显不等。功能方面，关节活动度可出现轻度减小。

4. 后期（或3期）　以关节边缘较大或大量骨赘、关节间隙几近消失为主。病情继续进一步发展，半月板进一步损伤、甚至脱位，关节间隙进一步狭窄，关节失稳加重，当严重到一定的程度时，为了增加关节的稳定性，就会产生大量骨赘，并且还可能会造成关节的内翻、外翻、半脱位、屈曲挛缩等畸形，发生重度髌股关节炎、股胫关节炎，甚至重度全膝骨关节炎。此种情况下，往往伴有不同程度的膝周软组织损伤和滑膜炎。

影像学可见关节边缘较大或大量骨赘，4个膝关节间隙（髌股关节内、外侧间隙，股胫内侧关节间隙、股胫外侧关节间隙）中的1个或以上几近消失或消失，出现明显畸形（内翻、外翻、半脱位、屈曲挛缩等）。功能方面，关节活动度可出现大幅减少。

新膝骨关节炎的病理变化，多以膝周软组织损伤为发病基础，以继发的骨关节高压为病理基础，以进行性的关节软骨丧失及继发或伴发的滑膜炎症、水肿、增生、肥厚，软骨下骨裸露、炎症、水肿、囊性变、硬化，关节间隙狭窄、关节边缘骨赘、畸形等相应的系列病理改变为特征，以膝关节疼痛、惧冷、僵硬、功能障碍、跛行等为主要临床表现。

（二）解释说明

1. 四大病理进程没有截然的间隔　大多也不是单一发生的，而往往有可能是同时发生进展的。也就是说：当前期软组织损伤导致滑膜炎、骨关节高压的同时，软骨退变损伤也已经开始发生了。而在早期软骨轻度退变发生的同时，关节间隙开始狭窄，关节开始不稳定，半月板也已经正在开始进行性损伤，关节边缘骨赘也已经有了出现的开端，只是在早期，骨赘不明显罢了。同理，当中期出现明显的半月板损伤、关节边缘骨赘时，关节间隙的狭窄已经有了一定的程度，此时往往还同时伴有关节软骨损伤在继续，以及骨赘增生在增加，和关节间隙狭窄在继续进展。当然，后期关节间隙严重狭窄时，虽然骨赘明显增生，新的关节稳定性逐渐建立，但滑膜的炎症、骨关节的高压、周围软组织的损伤可能仍在继续、仍在发展。

2. 需要注意的是　第一个病理进程（前期），不仅只是新膝骨关节炎（NKOA）的发病机制和病理基础，还是大多数骨关节慢性疼痛疾病的发病基础和根本。上述四大病理进程，可以作为传统的膝骨关节炎的病理基础，也可以作为本书作者所主张的新膝骨关节炎的病理基础，所不同的是：新膝骨关节炎，明确将膝周软组织损伤、半月板损伤、明显的滑膜炎（影像学可发现有较多关节积液者，或可抽吸出关节积液者）、骨折、骨肿瘤等疾病排除，或者说将之单列，相对更加具体。

3. 对于中期或2期中提及的"出现半月板损伤"这里明确说明，①作者将半月板损伤单独列为一种疾病，不作为含在骨关节炎内的子病种；②半月板退变损伤是退变性新膝骨关节炎进入中期的一个界限，是病理改变的一个分水岭。它的临床意义在于：只要体格检查或影像学判定有半月板损伤，又有软骨损伤，即可将其诊断为中度膝骨关节炎。

4. 根据上述四大病理进程，不仅可以作为新膝骨关节炎的发病机制和病理基础，还可以将之作为新骨关节炎的发病和病理基础。

由于其他骨关节没有半月板，大多也不像膝关节一样是复合关节，因此，新骨关节炎的发病和病理基础，相应如下：

（1）前期（或0期）：以慢性软组织损伤、滑膜炎、骨关节高压为主。

（2）早期（或1期）：以软骨轻度退变为主。影像学方面，疑似有关节间隙狭窄或轻度狭窄，疑似有骨赘。功能方面，关节活动度多无明显改变。

（3）中期（或2期）：以关节间隙明显狭窄、关节边缘出现较小、较少骨赘为主。影像学方面，有关节间隙明显狭窄，或关节间隙两侧明显不等。功能方面，关节活动度可出现轻度减小。

（4）后期（或3期）：以关节间隙几近消失、大量骨赘为主。影像学可见，关节边缘有较大或大量骨赘，骨关节间隙几近消失或消失，出现明显畸形（内翻、外翻、半脱位、屈曲挛缩等）。功能方面，关节活动度可出现大幅减少。

五、新膝骨关节炎临床表现

1. 疼痛　疼痛一般多发生于负重时，且多随着膝关节负荷的增加而疼痛相应加重，非持续性；下蹲或蹲下站起时最为明显，严重者走路负重即可产生疼痛。

2. 惧冷、喜暖　由于新膝骨关节炎的病理变化，以膝周软组织损伤为发病基础，多继发或伴发滑膜炎症、水肿、增生、肥厚等相应的系列病理改变，而惧冷、喜暖为软组织损伤的共性特征；并且膝关节相对表浅、缺乏像髋关节一样有丰厚软组织覆盖性的保护，因此，患者大多有不同程度的惧冷、喜暖。

3. 骨摩擦音　1~3期的骨关节炎，因为关节软骨有不同程度的磨损或缺失，软骨下骨裸露，关节面直接发生骨与骨的摩擦，屈伸活动时就会有不同程度的摩擦感。

4. 僵硬、功能障碍　患者早期症状一般不明显，随着病情发展到一定程度，关节囊或周围软组织可因不同程度挛缩和生理长度的改变，而出现关节主动活动度甚至被动活动度减少，强直，引起僵硬、乏力和功能障碍。久站、久坐或久蹲，起身刚开始活动时僵硬最为明显，可出现关节僵硬不适，活动后改善。

5. 跛行　由于患者行走等负重活动时，膝关节滑膜、软骨下骨等受到刺激而出现炎症疼痛，严重

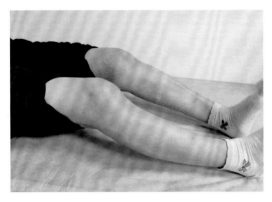

图 10-26　膝关节屈曲挛缩畸形

者可出现跛行。另外，合并有周围软组织损伤或半月板损伤等的患者，也可伴发膝周软组织或半月板的损伤疼痛。

6. 肌肉萎缩　病情严重、病程较久者，特别是 3 期久病患者，因疼痛关节缺乏活动，肌肉缺少正常外力的刺激，肌肉不仅相对乏力，甚至还可发生肌容积减小，出现肌肉萎缩，进而出现骨性膨大。

7. 关节畸形　早中期患者一般不明显，随着病情发展到晚期一定程度，软骨层剥脱，半月板损伤，关节间隙狭窄明显，骨赘增生明显等，皆可导致膝外翻、膝内翻、屈曲挛缩等畸形。

六、新膝骨关节炎诊断

（一）诊断标准

1. 膝关节内有深在疼痛感，或惧冷、僵硬及功能障碍等。
2. 膝关节间隙有压痛。
3. 影像学有关节软骨损伤的证据。
4. 影像学有关节间隙狭窄的证据。
5. 影像学有关节边缘骨赘的证据。
6. 有骨关节摩擦音（感）。
7. 积液波动试验或浮髌试验阴性，或影像学有少量关节积液的证据。
8. **鉴别诊断**　本病属慢性、渐进性、退行性骨关节疾病，常合并有膝关节周围软组织损伤、滑膜炎、半月板损伤、交叉韧带损伤、髌下脂肪垫炎、血管神经损伤等软组织疾病，和骨折、骨肿瘤、骨结核等骨骼病变、关节脱位等一样，皆需要相应鉴别排除。

注：满足 1、2、7、8 和（3、4、5、6）中的 1 个或 1 个以上，皆可诊断为本病。

（二）解释说明

鉴于新的诊断标准，和传统的各种骨关节炎的诊断标准不同，需要说明和解释如下：

1. 关于疼痛的时间　传统各种共识和标准，一般要求近 1 个月内反复膝关节疼痛，不利于早期诊断、早期治疗。如，如果遇到 1～2 周内的膝关节疼痛患者，该如何诊断呢？诊断不明确，怎么去治疗？因此从临床角度出发，不宜限定发病的时间。

而按照新膝骨关节炎的诊断标准，即使对于因劳累或扭伤等所致"过去虽有软骨退变或关节间隙狭窄，但过去没有疼痛症状"的初发疼痛或再发疼痛患者，也可早期诊断为新膝骨关节炎。

2. 关于年龄　各种传统 KOA 诊断共识和标准，一般要求年龄≥40 岁，但实际临床中，较多青少年、青壮年患者，因为剧烈的体育运动或外伤等继发原因，而导致出现关节软骨损伤退变，甚至关节间隙狭窄、关节边缘骨赘等情况，鉴于其病理病机、辅助检查和治疗方面与中老年患者并无差别，故不应该将这部分患者排除骨关节炎的诊断。

3. 关于晨僵　晨僵和疼痛一样，属于患者的主观感受，也可属于体征，可因患者病情轻重不同而晨僵时间不一，虽然大多数的患者晨僵≤30 分钟，但实际临床中，严重的接近关节强直者，晨僵时间通常要更长；另外，很多软组织损伤的患者，如鹅足腱炎、胫侧副韧带损伤、腘肌损伤等，也会出现关节晨僵。但晨僵不是骨关节炎的独特体征，30分钟的时间限制在诊断上也毫无意义。

4. 关于影像学　肌骨超声在膝骨关节炎的诊断上很有特色，并且具有花费少、可即时成像、可引导穿刺治疗等优点，只是熟悉该项诊断技术的医师相对较少，而没有在临床中普遍应用。关节镜、CT、放射性核素、分子成像等技术，也优点鲜明，不可完全被替代。而现有的膝骨关节炎的诊断标准中，大多仅有对X片或（和）磁共振的要求，缺乏新颖性、完整性和前瞻性。故新膝骨关节炎的诊断标准中，只笼统要求有影像学的证据即可，也就是说：影像学可以包含，但不局限于X片和磁共振；并且，有关节软骨损伤、关节间隙狭窄、关节边缘骨赘的证据即可，而根本没有必要对这些影像分别加以详尽地描述，如：磁共振显示有软骨损伤、软骨下骨裸露、水肿、囊性变、半月板撕裂、软骨部分或全层缺失；X片显示关节间隙狭窄、软骨下骨硬化、关节边缘骨赘等。

另外，也不能盲目迷信影像学所见，有一些患者，尽管他们关节间隙狭窄的程度很明显、关节活动度也有减小，但是他们可能在一段时期内没有症状，还有一些患者依靠一些器具的帮助和生活的养护可以正常工作生活并且可以避免疼痛。那么，对于上述情况，我们只能说影像上患者有骨质增生、关节边缘骨赘、关节间隙狭窄等，但因为没有症状，不能诊断为新膝骨关节炎。但如果是经过治疗后，症状消失，患者满意，可以认为是新膝骨关节炎临床治愈。

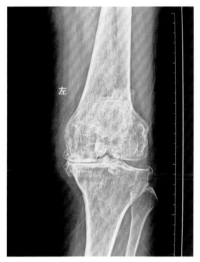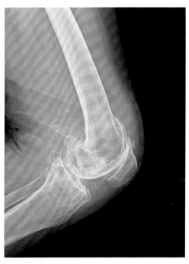

图 10-27　新膝骨关节炎患者的正侧位X片

5. 关于深在疼痛　和浅在的皮肤、肌肉损伤的局部疼痛不一样，和神经损伤的放射痛不一样，和臀部损伤的反射痛不一样，和神经病理性疼痛的持续灼烧痛不一样，和内脏损伤的牵涉痛也不一样，对于发生在膝关节的原位痛，新膝骨关节炎的疼痛位置深在，患者通常直接描述"里头疼""里面疼"，表达能力欠佳者则不能描述出具体病位。

6. 关于其他症状和体征　新膝骨关节炎，除了膝关节内有深在疼痛，还有惧冷、喜暖、僵硬、功能障碍、跛行、肌肉萎缩、关节畸形等特殊症状或体征，但要么不是本病所特有的典型症状或体征（如惧冷、喜暖、僵硬、功能障碍、跛行、肌肉萎缩、髌骨活动度减小），要么必然有骨赘（如骨性膨大），故没有必要全部罗列。

七、分类、分型和影像学分级、分期

（一）分类

和骨关节炎的分类相同，新膝骨关节炎和新骨关节炎，也可以分为原发性和继发性两类。

继发性新膝骨关节炎主要发生于青壮年，也可以继发于中老年或少年，主要为创伤、劳损、退行性变、手术、半月板损伤或交叉韧带损伤等所致的关节不稳定、下肢力线异常、解剖异常等所致。

原发性新膝骨关节炎或膝骨关节炎多发生于中老年人，无明确的全身或局部诱因，与遗传、激素、体质有一定的关系。

（二）分型

膝关节主要由髌股关节和股胫关节组成，按照膝骨关节炎的具体发病部位，根据临床影像学的表现，可将新膝骨关节炎具体分型如下：

1. 新髌股关节炎　骨关节炎主要发生在髌股关节，而股胫关节大致正常。

2. 新股胫关节炎　骨关节炎主要发生在股胫关节，而髌股关节大致正常。

3. 新全膝骨关节炎　同时有股胫关节炎和髌股关节炎，多见于久病者，老年和重体力劳动者居多。

（三）影像学分级

根据新膝骨关节炎的病理病机、诊断标准及相关解释，依据影像学软骨损伤及关节间隙的狭窄程度，分级如下：

1级：软骨轻度损伤；或（和）关节间隙疑似狭窄或轻度狭窄、关节间隙稍不等。

2级：关节间隙明显狭窄、关节间隙明显不等。

3级：4个膝关节间隙（髌股关节内、外侧间隙，股胫内侧关节间隙或股胫外侧关节间隙）中的1个或以上几近消失或消失。

需要解释说明的是：

关于关节间隙狭窄程度的判定，早、中期之间的界限是多少合适为宜，或者说"轻度狭窄"和"明显狭窄"之间的界限是什么，作者认为，不宜拿具体的数字来定量界限。但如果非要用数字界限的话，作者建议是关节间隙狭窄程度比值50%（狭窄程度比值＝患侧关节间隙狭窄高度/相对或正常关节间隙高度。如果是膝关节，则是股胫关节或髌股关节左右两侧间隙高度的比值，如：如果是内侧股胫关节间隙明显狭窄、膝内翻，则患膝关节间隙狭窄程度比值＝内侧股胫关节间隙高度/外侧股胫关节间隙高度；再如：如果轴位髌骨片显示外侧髌股关节间隙狭窄明显，则患膝关节间隙狭窄程度比值＝外侧髌股关节间隙高度/内侧髌股关节间隙高度）。如果一侧关节间隙狭窄程度比值达20%，即可定义为几近消失，影像学定义为3级。

新膝骨关节炎的影像学分级1、2、3级，临床分别对应根据严重程度分期的早期、中期、后期。

（四）根据关节病变和关节活动受限的严重程度，早、中、后分期

1. 早中后3期　借鉴新膝骨关节炎的发病机制和病理进程，为了便利临床诊疗，根据骨关节病变和关节活动受限的严重程度，将其分为3期：

（1）早期，或称轻度新膝骨关节炎：以软骨轻度退变为主要特点。

影像学：有软骨轻度退变、疑似关节间隙狭窄或轻度狭窄、疑似有骨赘；功能方面，关节活动度多无明显改变，日常活动基本不受影响。

（2）中期，或称中度新膝骨关节炎：出现半月板损伤、关节不稳、关节边缘出现较小骨赘为主要特点。

影像学方面，多有半月板损伤、关节边缘较小骨赘、关节间隙明显狭窄或关节间隙两侧明显不等。功能方面，关节活动度可出现轻度减小。

（3）后期，或称重度新骨关节炎。以关节间隙几近消失为主要特点。

影像学可见4个膝关节间隙（髌股关节内、外侧间隙，股胫内侧关节间隙或股胫外侧关节间隙

中的1个或以上几近消失或消失，出现明显畸形，关节边缘较大或大量骨赘。功能方面，关节活动度可出现大幅减少。

只要影像学出现有关节间隙狭窄，即可根据其狭窄程度，依据新膝骨关节炎的影像学分级1、2、3级，相应判定其属于早期、中期，还是后期。

2. 解释说明

（1）关于关节间隙狭窄程度的判定，详见本节影像学分级的解释说明。

（2）关于早、中期的鉴别：实际上，没有半月板的损伤，只有软骨损伤，就是早期；有半月板的退变损伤又有软骨损伤，就是中期或后期。而有无半月板损伤的判定，可以借助磁共振或超声等来判断，也可以依据临床体格检查（回旋挤压试验、旋转屈伸试验、关节间隙屈伸顶触感试验）来判断。

（3）无论早、中、后期，磁共振关节或超声等都可见有少许积液，但本病关节腔穿刺不能抽吸出来积液。如果影像学显示关节有较多积液，或可抽吸出关节积液，则定义为滑膜炎。如果还同时符合新膝骨关节炎的诊断标准，则应分别相应诊断和治疗，但有较多关节积液和疼痛时，滑膜炎多是主诉诊断，治疗应以滑膜炎的治疗为主。

（4）只要有关节间隙几近消失或消失，就是后期。

（5）大多发生在髌股关节的新膝骨关节炎，或称之为新髌股关节骨关节炎，在中、后期，髌骨活动度，特别是横向的活动度，有不同程度减小或几乎无活动度；而发生在股胫关节的新膝骨关节炎，或称之为新股胫关节炎，在中、后期，膝关节屈伸活动度不同程度减小或强直。

（6）关节活动度可出现轻度减小、大幅减少，并不是判定中期和后期的绝对标准，有部分患者关节间隙几近消失，但活动度仅轻度减小，疼痛也并不明显。

（7）骨赘是继发改变，中期往往有较小、较少骨赘，后期往往有较多、较大骨赘。据此，Kellgren-Lawrence膝关节骨性关节炎（KOA）X线平片的分级标准，列出了"可能有骨赘、小的骨赘、中等量骨赘、大量骨赘"，但相互之间精准的界限是什么？至今未有文献报道并详细探讨。过度关注骨赘，在占居绝大多数的可以非手术治疗的膝关节疼痛患者中，又有多少临床意义呢？值得深思。

（8）关节边缘骨赘多是软组织损伤所造成的关节间隙狭窄、关节不稳等继发而来的，以骨赘数量和大小作为骨关节炎分期的依据意义不大，不如按照关节间隙狭窄的程度更准确。临床也发现有很多患者，其关节间隙狭窄的程度几近消失，但关节边缘骨赘较小且少量，两者并不同步。

（9）临床上，关节间隙狭窄程度比值、关节屈伸活动度减少和骨赘增生程度，3者并不一定都成正比。

（五）根据疼痛程度分期

1. 无症状期 症状不明显，数字评分法（NRS）疼痛评分0～1分。

2. 缓解期 日常生活基本不受影响，短距离行走、起立、下蹲、上下楼时膝关节仅轻度疼痛，视觉模拟量表（VAS）疼痛评分2～3分。

3. 疼痛期 短距离行走、起立、下蹲、上下楼、久行劳累时，中度以上疼痛，视觉模拟量表（VAS）疼痛评分4分以上。其中，4～7分为中度疼痛，8～10分为重度疼痛。

八、弧刃针治疗

指导思想：根据发病机制，本病多以膝周软组织损伤为发病基础，以其继发的骨关节高压为病理基础，以进行性的关节软骨丧失及继发或伴发的滑膜炎症、水肿、增生、肥厚，软骨下骨裸露、炎症、水肿、囊性变、硬化，关节间隙狭窄、关节边缘骨赘、畸形等相应的系列病理改变为特征，以膝关疼痛、惧冷、僵硬、功能障碍、跛行等为主要临床表现。应对因处理，标本兼治，治疗膝周软组织损伤（特别是髌骨外侧支持带的挛缩，股四头肌的硬化，阔筋膜、腘肌和腓肠肌的挛缩等）为"本"，治疗病变关节的滑膜炎为"标"，以快速去除症状。

对于新膝骨关节炎，弧刃针治疗的实质，是微创治疗，临床上，我们一般采用以弧刃针疗法为主的弧刃针标准化治疗方案。

（一）火灸

术前常规火灸；术后每天1～2次。

（二）弧刃针松解

以慢性中度新膝骨关节炎为例，弧刃针治疗步骤如下：

1. 体位　①患者仰卧，患膝关节自然伸直位或腘窝下垫薄枕自然伸直位，适合于股四头肌腱损伤、髌骨支持带挛缩、髌骨外侧关节高压症等。②患者髋膝关节屈曲外旋位，适合于膝关节胫侧副韧带损伤、鹅足炎、内侧支持带损伤等。③俯卧位：适合于腘肌损伤、腘绳肌损伤、腓肠肌损伤等。④健侧卧位：适合于腓侧副韧带损伤、髂胫束挛缩等。⑤其他体位。

2. 定部位　本病为原位痛，病变部位在膝关节。

3. 定组织　股四头肌腱、阔筋膜、髌外侧支持带、胫侧副韧带、腘肌、腓肠肌等损伤最为多见。弧刃针治疗时，需要根据具体病情，选择相应不同的1个或多个病变组织。

4. 定灶点　在明确诊断的基础上，依据灶点理论触诊寻找灶点，常见如下：①膝关节腔，需要利用弧刃针的注射功能。②股四头肌髌骨灶线，一般在稍稍背离髌骨上缘的股四头肌腱灶线上。③外侧支持带髌骨灶线，在髌骨外缘许。④胫侧副韧带灶线，一般在平行关节间隙的上、下方灶线上寻找其关键灶点。⑤腓肠肌内、外侧头灶线，一般在腓肠肌内、外侧头上方的原发灶线上。⑥腘肌内侧灶线，一般在胫骨后面的内侧灶线上寻找关键灶点。⑦其他软组织，如：内侧支持带髌骨灶线（髌内灶线）、髂胫束下部原发灶点、腓侧副韧带灶线、髌下脂肪垫灶点等。其中，关节腔必选。其他则根据实际病情决定（视频35）。

5. 消毒　常规消毒，准备无菌操作。

6. 麻醉　一般不需要麻醉；对疼痛敏感者可以在弧刃针进针后，操作前，用低浓度利多卡因等局部麻醉。

7. 定向　右手标准持针，拇指指甲平齐弧刃针（根据灶点深浅，选择相应规格的弧刃针）斜面方向，使刀口线平齐拇指指甲方向。

8. 操作　左手拇指指切定位灶点，针体与皮肤及骨面垂直，快速进针，直达皮下，依操作标准，对灶点间断横切操作。操作精准时，顶触感、阻力感、落空感等针感和"咔"声响明显。

9. 注射臭氧　20μg/mL的臭氧，每个灶点注射1mL；膝关节腔常规注射20～40mL。

10. 出针。

11. 按压　指压患处，减少肿胀。

12. 保护　针孔常规保护（棉签、创可贴、输液贴等），为了增加治疗效果，也可外用膏贴。

13. 留诊观察　观察半小时，无明显不适，结束本次诊疗。

视频35　膝骨关节炎

（三）口服药物

应用布洛芬等非甾体药物镇痛，三七片、云南红药等活血化瘀药物改善微循环。

（四）艾灸

2天后，膝周艾灸，以温经通络、祛风散寒、扶正固本。

（五）体操锻炼

科学锻炼，适度拉伸和强化股四头肌以减少负重时的关节内压，同时不负重屈伸以滑利关节，舒筋活络，减少组织再度粘连。

九、注意事项

1. 治疗目的 缓解或消除疼痛，延缓病情进展，改善关节功能，提高生活质量。

2. 对因治疗 治疗本病应当考虑膝周软组织损伤为根本，特别是髌骨外侧支持带的挛缩、股四头肌的硬化、前方阔筋膜、腘肌和腓肠肌的挛缩等，临床最为常见，也是引起本病的最常见原因。但上述损伤的软组织通常压痛并不明显，不过却都有不同程度的质硬，因多属慢性疼痛疾病，故多为质硬灶点或混合灶点。

与膝周上述软组织损伤的鉴别，主要在于：局部疼痛症状还是关节深在疼痛症状，压痛是否明显，是压痛灶点、混合灶点还是质硬灶点，影像学表现等。

如：股外侧肌硬化挛缩导致的髌股关节炎，也属于新膝骨关节炎，和股外侧肌损伤及股外侧肌炎的鉴别要点在于：虽然病变组织相同，皆为股外侧肌损伤；虽然灶点相同，大多为髌上外侧股外侧肌的灶线处。但前者症状主要为关节深在疼痛，而股外侧肌损伤及股外侧肌炎疼痛部位多在于髌上；前者症状往往也可合并有后者的髌上疼痛症状，但后者却不一定合并有前者的关节深在疼痛症状。前者多无明显压痛，而后者多有压痛。髌骨轴位片看髌股外侧关节间隙，前者多有减小，而后者多两侧等宽；磁共振，前者关节软骨可有损伤、可有少量积液，而股外侧肌损伤则多无。

3. 关节腔注射 根据发病机制，本病多继发或伴发滑膜炎症、水肿、增生、肥厚的病理改变，故实质为轻症的滑膜炎，因此关节腔注射臭氧以消除炎症因子、增加氧饱和度可以作为常规治疗；当然，在无感染的情况下，也可以考虑同时给予玻璃酸钠等关节腔注射治疗，以营养软骨、润滑关节、消除炎症。

4. 标本兼治 治疗本病，处理膝周软组织损伤为治本，关节腔注射臭氧等为治标；标本兼治，可以减少反复发作，可以提高疗效，可以使疗效更持久。

5. 标准治疗 膝关节是一个整体，所以对常合并有膝关节周围软组织损伤、明显滑膜病变、髌下脂肪垫损伤、半月板损伤等的新膝骨关节炎，对病变组织治疗应该根据需要分别相应精准治疗。而精准的诊断、准确地触诊骨性标志和肌性标志是疗效的关键。

6. 标准操作 操作应在五定原则和灶点理论等指导下，弧刃针标准持针姿势，严格依据操作标准及安全法则进行。

7. 运动和生活指导 ①限制负重：根据情况，必要时，适时选择手杖、双拐、助行器、轮椅等合理工具，减少关节负荷，减少应力刺激。②减少或禁止高负荷运动：根据病情，减少或禁止上下楼、蹲起、爬山、跪行、跑步等运动锻炼。③避免久行。④减肥、减重。⑤纠正力线：选择合适的矫形鞋垫，辅助矫正下肢力线。⑥保护关节：保暖避寒，佩戴护膝，避免穿高跟鞋，放弃蹲便方式、使用坐便方式。⑦科学锻炼：慢走、骑车、游泳、膝关节不负重屈伸锻炼，加强股四头肌锻炼等。

8. 关于手术治疗 由于传统KOA的诊断较为模糊，范围较宽泛，且一般多指的是股胫关节炎，髌股关节炎往往当成了特殊表现的KOA。

但实际上，对从属于轻度或中度新膝骨关节炎的髌骨软化症、髌股外侧关节高压综合征或股胫关节炎，甚至部分较为重度的且符合人工关节置换指征的患者，作者采用对挛缩的股四头肌、腘肌、副韧带或支持带等灶肌弧刃针微创松解治疗的方式，均取得较为满意的疗效。

对于程度严重的传统意义的KOA，在符合各项手术指征的情况下，在患者对扶杖及弧刃针等非手术治疗效果欠满意，或患者对关节的功能要求较高的情况下，可以采用关节镜探查清理或人工关节置换等手术治疗。但需要指出的是，为了消除手术后的残余疼痛，为了减少术后再发疼痛，建议术后仍采用弧刃针处理膝周软组织的损伤，"治本"以提高疗效。

第七节　踝管综合征

一、定义

踝管综合征（Tarsal tunnel syndrome，TTS），亦称为跗管综合征或跗管综合征，是由于胫神经在通过位于内踝后下方的踝管中时被卡压或刺激所引起的一系列临床症候群。其临床虽非常见，但也并不少见，其治疗方法较多，但疗效不一。

二、解剖

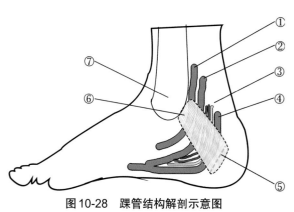

图10-28　踝管结构解剖示意图
①胫后肌腱；②趾长屈肌腱；③胫后动、静脉及胫神经；④蹬长屈肌腱；⑤分裂韧带跟骨灶线；⑥分裂韧带；⑦内踝

踝管由小腿固有筋膜形成的自后向前斜行的屈肌支持带、跟骨内侧面、距骨后内侧面、胫骨远端后内侧部、内侧副韧带和跟腱围构而成，位于内踝后下方，管长2.0～2.5cm，横断面大致呈梭形，厚约1cm，其实质是一种骨纤维管。其顶为屈肌支持带，底由距骨、跟骨、关节囊、三角韧带及距下关节的相应部分组成。踝管内组织自前往后依次为：胫后肌腱、趾长屈肌腱、胫后动脉和胫后静脉、胫神经、蹬长屈肌腱（图10-28）。踝管系小腿后深层骨筋膜间室的延续，管壁韧硬，几无伸缩性，可限制其内的肌腱和血管神经

等滑脱或过度位移，是小腿后部组织结构通向足底的重要路径，小腿和足底感染可经此管相互蔓延。

其中，内踝部的屈肌支持带，又称分裂韧带，是足踝部的固有筋膜在内踝的后下方增厚形成，近似三角形。此韧带的深面发出3个纤维隔，将踝管分隔为4个骨纤维管，分别容纳胫后肌腱、胫后动静脉和胫后神经、趾长屈肌腱、蹬长屈肌腱。

伴随踝关节的位置变化，踝管的容积也可相应变化：当踝中立位时踝管容积最大，其次为踝关节内翻位，外翻位时踝关节容积最小。

在踝管内，胫神经走行于内踝后下方的蹬长屈肌腱和胫后动脉之间，绝大多数在踝管内，极少数在踝管上方，胫神经又分为足底内、外侧神经以及跟骨内侧神经，分别支配足底内、外侧以及足跟下部的绝大部分。足底内侧神经感觉支支配足底内侧半，并分支3个趾神经，足底外侧神经则支配足底外侧。但跟骨内侧神经的分支数目（1～5支）差异较大，起点分布范围个体差异也较大，一般在踝管上10cm许——踝

管内——内踝尖前下3~4cm之间，但更多位于踝管内。

三、病因

任何引起踝管变小或踝管内容物体积增大的因素，都可以直接或间接对胫神经或其分支造成压迫或刺激，引起临床症状。影响因素主要概括如下：

（一）踝足外伤

踝足扭伤、内踝骨折移位等，皆可引起踝管及其内容物的损伤，导致软组织炎症水肿，使得踝管管腔变小、变狭窄，或骨折移位直接使得踝管管腔狭窄，引起胫神经的卡压，从而产生一系列的临床症状。

（二）慢性劳损

久站、久行、跑跳等活动，可导致踝管内肌腱因反复往返摩擦滑动而产生慢性炎症、渗出、水肿、增粗，导致踝管管腔容积相对减小，或炎症渗出物直接刺激神经，引起胫神经卡压或刺激而产生的一系列临床症状。

（三）占位性病变

踝管内的包块，如腱鞘囊肿、脂肪瘤、神经鞘瘤、血管畸形、血管瘤，以及踝管内壁内踝的增生、足跟内翻、畸形的跟骨等，皆可使得踝管受压，踝管容积减小，从而易引起胫神经的卡压刺激而产生一系列症状。

（四）发育异常

扁平足、跟骨和距骨内侧异常的纤维、屈肌支持带增厚、距跟融合等，皆可导致踝管狭窄、容积减小，从而易引起胫神经卡压。

（五）其他

踝部骨折内固定、踝部手术或术后的瘢痕组织、胫后静脉曲张、感染、类风湿关节炎等，皆可引起踝管相对狭窄、容积减小，从而易引起胫神经卡压。

四、发病机制

如前所述，任何引起踝管变小（骨折、内固定、瘢痕、发育型狭窄、屈肌支持带肥厚等）或踝管内容物体积增大（慢性劳损引起的踝管内肌腱炎症水肿、椎管内各种包块、静脉曲张、感染等）的因素，都可以直接或间接对踝管内的胫神经或其分支造成机械性的压迫，造成足跟下或足底的麻木，或化学性的刺激造成足跟下或足底的疼痛，或机械性的压迫与化学性的刺激并存而形成既有麻木又有疼痛的临床综合征。

五、临床表现

1. 疼痛 足底或跟下疼痛，多发生于久站久行劳累时，通常休息后可减轻甚或消失。疼痛向足底放射最为常见，但也有一少部分仅表现为跟下疼痛而被误诊为跟痛症，只有极少部分人表现为跟下并足底疼痛。

2. 麻木　足底或跟下麻木，可发生于久站久行踩踏等活动劳累时，活动后减轻甚或消失；但也可因受压明显而表现为持续性。

3. 自主神经营养障碍症状　皮肤干燥、不出汗、皮肤温度低等。

4. 血管受压症状　发凉、足底皮肤温度低。

5. 运动障碍和肌肉萎缩　胫神经踝管平面损伤明显，可出现胫神经所支配的足底和足趾肌肉运动障碍和肌肉萎缩。

需要注意的是：以上5个方面症状，不一定都同时出现，可以主要表现为1个症状。临床最多见的主诉症状仅仅是疼痛，运动障碍则最罕见。也可以同时表现为多个症状。

六、诊断

（一）病史

内踝后下疼痛多不明显，足底或跟下疼痛或麻木为其主要临床表现，可单侧，也可双侧起病；多无明显外伤史，多有久站、久行、长期踩踏史。部分患者可有外伤骨折史、有创操作治疗史、外科手术史、内踝内固定史等。

（二）症状

足底或跟下的胫神经支配区疼痛或麻木等，严重者可有皮肤干燥、不出汗、皮肤温度低等自主神经营养障碍症状，或血管受压足底发凉症状。具体详见临床表现。

（三）体征

视诊：外观多无异常。部分外伤骨折手术者，局部可有瘀肿、畸形、瘢痕等；部分踝管包块者局部可能高突、肿胀、包块、静脉曲张等；部分患者可伴有跟内翻畸形、平板足等。

触诊：内踝后下与跟腱和跟骨之间的凹陷有压痛、叩击痛，并可诱发胫神经足底支配区或跟下的跟骨内侧神经支配区疼痛或麻木，或原有症状加重；部分病情严重患者，可有皮肤温度低。

动诊：一般踝关节活动自如，且不伴胫神经支配区（跟下或足底）不适；但部分严重者，可有足跟下或足底不适。

（四）试验

灶点按压试验：按压踝管，局部压痛或伴质硬，可诱发胫神经足底支配区或跟下的跟骨内侧神经支配区疼痛或麻木，或原有症状加重。

Tinel征阳性：叩击踝管，可诱发出胫神经足底支配区或跟下的跟骨内侧神经支配区疼痛或麻木，或原有症状加重。

踝关节背屈外翻试验阳性：部分严重者，可诱发出胫神经足底支配区或跟下的跟骨内侧神经支配区疼痛或麻木，或原有症状加重。

直腿抬高试验：如果典型的沿坐骨神经支配区的放射痛呈阳性，则多可鉴别判定为坐骨神经痛所致，而非踝管综合征。

（五）辅助检查

1. X线和CT　可排除或判定有无踝部骨折、畸形、骨肿瘤、内固定等。

2. 磁共振和超声　可判定踝管内软组织是否有水肿、软组织包块等。

3. 红外热成像　病变的踝管处多为高温热图。通过双侧足底的热图对比患足温差，可判定足底疼痛麻木的性质：是炎症还是神经卡压。

4. 电生理检查　相对客观，可通过感觉传导速度、运动诱发电位的幅度和持续时间等的测定，判定是否有胫后神经损伤及其损伤程度，损伤平面等。

5. 血常规和 CRP 等　可判定是否有感染，但不能为确诊踝管综合征提供直接的证据。

（六）鉴别诊断

1. 踝部或跟部的骨折、脱位、骨肿瘤、畸形愈合　多有踝部或跟部外伤史；早期局部瘀肿；甚至畸形、骨擦音和活动受限；X 片、CT 等可明确诊断并判定有无内固定、骨肿瘤、畸形愈合等。

2. 足底慢性软组织损伤　足底局部多压痛明显，而踝管综合征者多无明显压痛。红外热图多呈高温差，而踝管综合征者多呈低温差。

3. 踝管内包块及静脉曲张　局部多高突，超声或磁共振可明确判定有无包块及静脉曲张。

4. 跟痛症　跟下或跟骨结节内侧突多有局部压痛，而踝管综合征的跟下或跟骨结节内侧突局部按压通常疼痛不明显，但却有踝管部位的压痛、灶点按压试验阳性等。

5. 多发性神经病　多双侧肢体远端对称性、末梢性感觉障碍，呈手套、袜子样套状分布；感觉障碍多由趾端逐渐向上发展，严重者可有下运动神经元瘫痪，表现为肌无力、肌萎缩和肌束颤动等。

七、分类和分型

（一）按照病因分类

1. 单纯型踝管综合征　单纯由慢性劳损所致的踝管综合征，称为单纯性踝管综合征，临床最为多见。

2. 复杂型踝管综合征　由引起踝管变小（骨折、内固定、瘢痕、发育型狭窄、屈肌支持带肥厚等），或除慢性劳损以外的踝管内容物体积相对增大（椎管内各种包块、血管畸形或静脉曲张、感染等）所致的，称为复杂性踝管综合征。

（二）按照病变特点分类

1. 炎症水肿型　临床表现为疼痛者。

2. 神经卡压型　临床表现为麻木者。

3. 混合型　既有麻木，又有疼痛者。

（三）按发病时间分类

1. 急性踝管综合征　发病 2 周内。

2. 慢性踝管综合征　发病超过 2 周（含 2 周）。

（四）按疾病严重程度

轻度（Ⅰ级）：间断疼痛或麻木，肌力正常。

中度（Ⅱ级）：持续疼痛或麻木，肌力正常。

重度（Ⅲ级）：肌力四级，且对生活工作无影响。

严重（Ⅳ级）：肌力减弱对生活有影响；或肌力三级以下。

八、微型弧刃手术刀周围神经嵌压松解术治疗

对于急性轻、中度的踝管综合征，一般踝管内注射治疗即可。对于慢性轻、中度踝管综合征，甚至部分重度的踝管综合征（单纯型的最佳，但部分复杂型的踝管综合征也可以），通常都可以采用微型弧刃手术刀（MAES，即弧刃针）治疗。

以轻中度慢性踝管综合征患者为例，微型弧刃手术刀微创闭合周围神经嵌压松解术（MAES胫后神经嵌压松解术）要点如下：

1. **体位**　仰卧，髋膝关节屈曲90°，髋关节外旋，大腿贴于床面，充分暴露内踝。
2. **定部位**　内踝后下。
3. **定组织**　分裂韧带。
4. **定灶点**　分裂韧带跟骨灶线。
5. **常规消毒**。
6. **定向**　右手标准持针姿势，拇指指甲平齐MAES斜面方向，使刀口线平齐拇指指甲方向。
7. **操作**　用直径0.7mm的MAES，使针体与皮肤垂直，刃口方向与分裂韧带方向垂直，指切快速进刀，直达皮下。细细体会手下感觉，缓慢深入探寻，寻找针感，对病灶点进行连续横向松解。操作精准时，顶触感、阻力感、落空感等针感和"咔"声响明显。
8. **注射臭氧**　注射20μg/mL的臭氧1～2mL。
9. **出针**。
10. **保护**　针孔常规保护（棉签、创可贴、输液贴等），为了增加治疗效果，最好是膏药外用。
11. **按压**　指压患处，减少肿胀。
12. **留诊观察**　观察半小时，如无不适，结束本次诊疗。

九、注意事项

（一）关于复杂型踝管综合征

众所周知，人体代偿能力强大。临床发现，很多内踝骨折甚至移位或踝关节脱位、内踝骨折内固定松动、平足症、内踝手术瘢痕、严重下肢静脉曲张、踝管内囊肿、胫后肌腱炎等特殊患者，并没有出现踝管综合征。也就是说，有踝管综合征的患者，如果合并出现了上述情况，也不一定都需要手术。也就是说，如果发现上述合并的特殊情况，虽然可以说有外科手术的指征，但并不一定必须外科手术才能解决。

对于急性的复杂型的重度或严重踝管综合征，部分可能需要急诊手术。而对于慢性的复杂型的重度踝管综合征，经MAES微创治疗无效者，方考虑限期内镜或开放性手术。

（二）MAES治疗本病的关键

①精准定位灶点。②一般无须麻醉；对疼痛敏感者，可以局部麻醉。③对病变灶点连续横切，长约0.5～0.8cm即可。④无菌操作。⑤指切进针，标准化操作，缓慢、稳准，勿求快、勿暴力。⑥本病一般1～2次即可消除疼痛，必要时1～2周后可再行下一次治疗。⑦采用弧刃针标准化治疗方案（配合休息、理疗、臭氧、膏药、口服药物、艾灸、锻炼等），比单纯弧刃针疗效更佳，但需要指出的是：弧刃针松解为主要治疗方法，其他为辅助方法。⑧对于部分神经损害较重出现麻木无力的患者，即使解除了胫后神经的嵌压，疗效短时间内可能仍然欠佳，因为即使解除了神经的嵌压，已经部分损害了的神经也需

要较长时间的修复，症状当然也需要较长时间恢复，而对于部分神经损害严重者则可能无法恢复。

（三）MAES治疗本病的机理

通过MAES松解分裂韧带的高张力纤维，降低组织张力，相对恢复其生理长度，一方面既对分裂韧带减张，另一方面又对踝管做了减压，既降低了踝管内压，又改善了分裂韧带和踝管内组织的微循环，有利于包括胫神经在内的踝管内组织的炎症水肿的吸收消散，有利于恢复组织的力学和生化的平衡，从而达到缓解或解除疼痛的目的。

（四）基础治疗不可少

1. **休息**　必要时卧床，减少对跟部机械和物理的刺激。
2. **减少负重**　避免久站、久行、踩踏活动等，减少再损伤。
3. **支具**　对于平足症、跟骨内翻等引起本病者，需要矫形鞋垫或者矫形支具等支持。

（五）弧刃针治疗本病损伤小、疗效佳，应作为本病首选疗法

除了急性、复杂的严重踝管综合征（建议手术）外，弧刃针皆应作为本病首选治疗方法。

第八节　跟　痛　症

一、定义

跟痛症，是临床常见病、多发病，广义是指足跟部疼痛疾病的总称，包含疾病较多。但临床一般多指的是狭义的跟痛症，特指跟下疼痛，而将跟后疼痛（如跟腱滑囊炎）、跟骨疾病（跟骨高压症、骨折等）、踝足部疾病（侧副韧带损伤、腓骨长短肌腱损伤、足心痛、足部疾病等）等排除。本章介绍的是指狭义的跟痛症，主要包括2种疾病：跟下脂肪垫炎、跖腱膜炎。

二、解剖

足跟部主要包括跟骨及其周围软组织，与狭义跟痛症相关的解剖主要为跟骨、跟下部软组织、跟内侧部组织、足弓。

（一）跟骨

跟骨位于足踝后下，由一薄层骨皮质包裹丰富的松质骨构成，为足部最大的骨，其几何形状极不规则，异常复杂。其结构主要分5部分：前部、体部、结节部、载距突部、丘部。关节要有前方的跟骰关节面和跟骨上方的跟距关节面（又分为前距、中距、后距关节面，3者分别与距骨的前跟、中跟、后跟关节面相关节，并组成距下关节）。需要提及的是，中距下关节与后距下关节间有一斜向前外侧开口较宽的窦道，称跗骨窦。跟骨后部宽大，向下移行于跟骨结节，跟腱附着于跟骨结节后面中下1/3。

足底部主要是3点负重，足跟部负重约50%，踇趾和小趾跖骨头部联合负重约50%。

（二）跟下部软组织

足跟下部皮肤较厚，特别是其角质层较厚，不易吸收外用药物。其深层为脂肪垫，位居跟骨结节

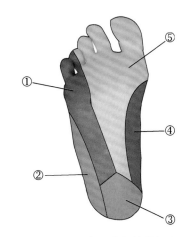

图10-29　跟下和足底部的神经支配
①足底外侧神经；②腓肠神经；③胫神经跟
骨内侧支；④隐神经；⑤足底内侧神经

的跖侧面与皮肤之间，为由纵向的弹性纤维组织形成的致密间隔分割了的脂肪组织包块，因其像垫子一样垫在骨骼与皮肤之间，能够缓冲震荡而被命名。跟下脂肪垫面积较大，几乎占据了整个跟下部，厚度个体差异较大，有的较厚，有的菲薄，平均厚度约14mm许，主要功能为均匀分散应力，缓冲震荡，保护跟部血管神经等组织，易因负重受压而发生形变，在跟骨结节跖侧面的最低点（多不在跟底正中，而是稍偏内），特别容易因退变劳损或持久慢性损伤而炎症疼痛。在跟骨与跟下脂肪垫之间，极少数人有跟下滑囊存在，可以缓冲震荡。在跟骨结节跖侧面的前部有内侧突和外侧突，是跖腱膜和足底小肌肉（小趾展肌、趾短屈肌、踇展肌、踇短屈肌、足底方肌等）的起点。

胫神经在内踝上方3横指处发出1～5支（因解剖个体差异而不同）足跟内侧神经，下行穿过跟下脂肪垫并分布于跟下正中及内侧皮肤及跟骨内侧的骨膜，而外侧足跟少许皮肤则有腓肠神经跟骨外侧支分布（图10-29）。

（三）跟骨内侧部组织

跟骨内侧面皮下软组织较厚，骨面呈弧形凹陷，在其中1/3前内有一扁平突起的载距突，其上有三角韧带、跟舟足底韧带等附着。

跟骨内侧，深筋膜在内踝后下与跟骨内侧面之间增厚形成屈肌支持带（分裂韧带），与跟骨内侧及内踝共同形成骨纤维管——踝管。

踝管长2.0～2.5cm，横断面呈梭形，其内自前往后依次为胫后肌腱、趾长屈肌、胫后动静脉和胫神经、踇长屈肌腱。踝管为小腿后深层骨筋膜间室的延续，管壁硬厚，缺乏弹性，易因踝足部活动过多而导致其内的肌腱及血管神经束产生炎症而产生踝管综合征，引起足跟下疼或足底疼痛、麻木等不适。

（四）足弓

足弓是由诸多跗骨、跖骨形成的拱形结构，分足横弓、内侧纵弓和外侧纵弓。足弓形态的稳定依赖于足底的跖腱膜、韧带和肌肉等软组织结构的正常以及骨骼结构的正常，其功能主要是：在负重时使重力从踝关节经距骨向下稳定均匀分布于跟骨及足前掌，保证直立、运动等任何负重状态下足部生理结构的稳定状态。骨骼、韧带、肌肉3者任何结构的异常皆可导致足弓的异常，同样，足弓的异常也必然容易影响骨骼、韧带、肌肉的正常功能，导致足底、足踝疼痛或足部畸形（高弓足、扁平足等）的发生，还可以影响下肢力线，而导致膝、髋、脊柱的力学改变，从而产生疼痛、畸形等病理状态。

如前所述，足弓形态的稳定依赖于足底的跖腱膜、韧带和肌肉等软组织结构的正常以及骨骼结构的正常。但实际上，足弓形态的维持主要依靠跖腱膜。

跖腱膜由内侧带、中央带、外侧带3部分组成，跖腱膜中央带最厚且坚韧，起自跟骨结节内侧突前方，向前分为5支，与5个足趾的屈肌纤维鞘及跖趾关节侧面相融合；内侧带和外侧带较薄弱，分别覆盖踇展肌和小趾展肌；跖腱膜的中央带和内、外侧带之间，分别形成了足底内、外侧沟，充填有少量脂肪组织，并有足底的内外侧动静脉及足底内外侧皮神经穿出，向前分布于足底。就像弓弦维系着弓的曲度一样，跖腱膜的功能是维持足纵弓的生理稳态平衡，这就意味着作用于足纵弓上的力绝大部分由跖腱膜承担，同样也意味着跖腱膜后侧灶点灶线（跖腱膜内侧突灶点）将承受更大的力，将更容易损伤，故临床上跖腱膜跟骨结节内侧突灶点多压痛明显。

三、病因

（一）解剖特点

站立、行走及跑跳等运动时，足跟为承担全身重力的主要支撑部位，而跟骨结节跖侧面的脂肪垫及维持足弓的跖腱膜等，由于解剖位置的原因，更是应力负荷的集中点，容易造成损伤而发生疼痛。

另外，跟下脂肪垫较薄的患者与较厚者相比，更容易损伤疼痛，或者更难痊愈。扁平足患者和正常足弓的患者相比，更易发生跖腱膜损伤疼痛。

（二）慢性劳损

负重时，跟下脂肪垫必然发生形变而变薄，跖腱膜也必然因为要维持足弓的形态而紧张。而久站、久行、长时间蹬踏时，处于硌压变薄的脂肪垫以及高张力状态的跖腱膜必然由于相对持续的血管受压或牵张而发生血供的减少，失代偿的结果，就易发生这些血管所支配的细胞和组织的炎症水肿，从而产生疼痛，甚至炎症还可以直接刺激足跟部的神经而发生足跟部疼痛加重，甚至向前扩散至足心或足底大部分疼痛；久之，就易产生慢性疼痛。

（三）外伤

各种外伤、磕碰、骨折等，皆易造成脂肪垫或跖腱膜的炎症水肿，而产生疼痛。

（四）医源性损伤

局部蛮力的按摩、由于误诊而采取的侵入性治疗（比如踝管综合征引起的跟下痛，而采取跟下的侵入性治疗）等。

（五）其他

本病与年龄有一定的关系，一般多见于中老年人；与职业有关，马拉松、竞走、长时间久站久行等职业者，易发生跟痛症；与鞋跟高低有关，经常高跟鞋者，不易发生跟痛症。

四、发病机制

久站久行时，位于人体最下部的跟下脂肪垫因受压而发生形变变薄，导致其内的血管管径也因受压而相对变狭窄。同样的，维持足弓形态的主要力量跖腱膜也必然要处于高张力状态，也导致其所受支配的血管管径狭窄，并且也必然同时导致其所形成的足底内、外侧沟中的足底内、外侧神经和血管的卡压和狭窄。

上述诸多因素，必然引起狭窄血管所支配区域的组织和细胞的供血不足甚至严重不足，导致局部缺血缺氧，产生炎症渗出造成局部疼痛，甚或刺激神经而造成疼痛加重，或向前至足心或大部分足底而产生沿神经支配区域的疼痛扩散。而疼痛必然又造成肌痉挛和血管痉挛，反过来又可进一步加重疼痛症状。病情进展，失代偿的结果，炎症组织将会发生纤维化、粘连、瘢痕，导致病变组织变硬（脂肪垫变得韧厚硬实、跖腱膜也相对变硬），引起硬化组织内的血管神经进一步被卡压而处于相对受压状态，导致慢性疼痛的发生。

另外，长期足底跖腱膜及肌肉等软组织的高张力状态，必然会使其产生疲劳而"变长"，影响足弓的稳定，久之就可能导致足纵弓的塌陷扁平，进一步又增加了足底跖腱膜及肌肉等软组织的高张力状态，导致其组织中所分布的血管管径狭窄，引起所支配区域的组织和细胞的供血不足甚至障碍，进一步又产生局部缺血缺氧、炎症渗出而造成疼痛加重，甚至刺激足底内、外侧神经，而产生其所支配区域的疼痛症状。

五、临床表现

1. 典型症状　晨起或久坐后，刚起步时跟下痛重，甚至跛行。但活动后疼痛减轻或消失，久行后再度加重。

2. 不典型症状　晨起不疼，刚起步时不疼，但久站、久行后跟下疼痛渐重，休息后减轻。

六、诊断

（一）病史

可单侧，也可双侧起病。多无明显外伤史，多有久站、久行、长期踩踏史，部分患者会有有创操作治疗史等。

（二）症状

同临床表现。

（三）体征

1. 跟下脂肪垫炎者，跟下正中质硬、压痛，且多以跟下正中稍偏内的跟骨结节跖侧面最低点疼痛为重。

2. 跖腱膜炎者，跟骨结节内侧突质硬、压痛明显。

3. 部分患者跟下正中和跟骨结节内侧突皆质硬压痛明显，则既考虑患者有跟下脂肪垫炎，又考虑有跖腱膜炎。

（四）试验

跖腱膜牵拉试验：背伸踝关节的同时，极度背伸5个跖骨及足趾，部分程度较重的跖腱膜炎患者，其足跟下跟骨结节内侧突处可轻微疼痛，呈弱阳性；程度稍轻者，可能为阴性。而此时，对于出现足心痛的患者，则考虑为足底肌群损伤，或足底内外侧神经卡压综合征，而不考虑跖腱膜炎。

（五）辅助检查

本病一般无须影像学检查，凭症状和体征，一般即可明确诊断。但临床部分患者可能需要辅助检查以鉴别诊断，此时可发现：

1. 磁共振　足底跖腱膜炎症状明显者，跖腱膜的信号可发生相应改变。

2. X线　部分患者，特别是跖腱膜炎患者，可有跟骨骨刺；跟骨骨刺一般多为牵拉性的向前突出，但作者发现1例并无外伤史的特殊患者，其跟骨骨刺像鱼钩一样向上、向后翻卷生长，那些观念认为骨刺是牵拉出来者，对此如何解释？如图10-30所示。

（六）鉴别诊断

发生在跟部的疼痛疾病很多（图10-31），需要加以鉴别：

1. 跟骨骨骺炎、跟腱炎、跟腱滑囊炎　疼痛皆发生于跟后部位。跟骨骨骺炎多发生于少年，X片

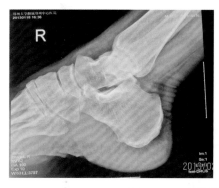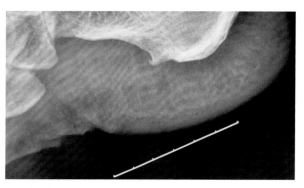

图10-30 跟骨骨刺像鱼钩一样向上、向后翻卷生长

有助于鉴别；后两者位于跟骨结节后方跟腱止点或其前、后的滑囊，超声和磁共振可有助于诊断。

2. 跟骨高压症 患者感觉疼痛深在，呈胀痛，难以指明具体疼痛位置；休息后疼痛程度减轻，久站久行后加重；多双侧发病；多伴有静脉曲张或腓肠静脉炎等下肢微循环障碍病变。

3. 踝管综合征 内踝后下方与跟腱前方之凹陷处压痛，并诱发胫神经跟下或足底支配区域麻木或疼痛加重；Tinel征阳性、踝关节背屈外翻试验阳性。

4. 足底慢性软组织损伤 疼痛部位多位于足心或前掌，压痛位于跟骨结节内侧突前方而不是跟骨结节内侧突或跟骨结节跖面；多为不典型疼痛症状，表现为久站久行疼痛；多见于平足症。

5. 跟骨骨折 多有坠落伤或高处蹦下外伤史，局部青紫瘀肿，环周压痛，不能行走，X片等可明确诊断。

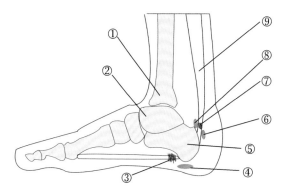

图10-31 常见跟部疼痛疾病示意图
①内踝；②距骨；③跖筋膜炎；④跟下脂肪垫炎；⑤跟骨；⑥跟腱后滑囊炎；⑦跟腱炎；⑧跟腱前滑囊炎；⑨跟腱

七、分类和分型

跟痛症的分类方法很多，但一般主要有2类：

（一）按照发病时间

根据发病时间是否超过2～4周，可分为急性跟痛症和慢性跟痛症。

（二）按照解剖部位和病变组织

根据解剖部位和病变组织的不同，又可分为跟下脂肪垫炎和跖腱膜炎。

对于部分跟下痛的患者，可能为踝管综合征或腰椎间盘突出症所致，则应分别相应诊断，或考虑其为假性跟痛症，需要鉴别诊断。

八、弧刃针治疗方案

对于慢性跟痛症，特别是顽固性跟痛症，通常采用弧刃针治疗，要点如下：

1. 体位　俯卧，膝关节屈曲90°。

2. 定部位　足跟下。

3. 定组织　跟下脂肪垫或（和）跖腱膜。

4. 定灶点

（1）跟下脂肪垫炎：跟下脂肪垫灶团（位于跟骨结节跖侧，在其最低点处多为关键灶点）。

（2）跖腱膜炎：跖腱膜跟骨结节内侧突灶点。

5. 常规消毒。

6. 定向　右手标准持针姿势，拇指指甲平齐弧刃针斜面方向，使刀口线平齐拇指指甲方向。

7. 操作　垂直皮肤，指切进针，用直径0.7mm的弧刃针经皮肤快速刺入皮下，缓慢深入探寻，寻找针感，有合适落空感停针，操作精准时，顶触感、阻力感、落空感等针感和"咔"声响明显。需要指出的是：①对于跖腱膜炎，跖侧进针，间断横向松解跖腱膜跟骨结节内侧突灶点，2～3刺以内即可。②对于跟下脂肪垫炎，跖侧进针或跟外侧进针，刀口线无所谓，只要对跟下脂肪垫间断松解即可；但为了减少损伤，可采用滑动进针法，1个针孔，2～3刺以内即可。

8. 注射　每个灶点注射20μg/mL的臭氧1～2mL；对于炎症明显者，必要时注射消炎镇痛液。

9. 出针。

10. 保护　针孔常规保护（棉签、创可贴、输液贴等），为了增加治疗效果，可膏药外用。

11. 按压　指压患处，减少肿胀。

12. 留诊观察　观察半小时，如无不适，结束本次诊疗。

九、注意事项

1. 关于诊断　由于病因、发病机制和治疗方法基本相同，疼痛位置相近，故临床多将跟下脂肪垫炎和跖腱膜炎放在一起，统称为跟痛症。但实际临床时，由于其病变组织不同，灶点不同，应该分别诊断，相应治疗。

2. 弧刃针治疗本病的关键　①精准定位灶点。②对疼痛敏感者，可以施予局部麻醉。③对病变灶点间断横切。④无菌操作。⑤指切进针，标准化操作，稳准，勿求快、勿暴力。⑥本病一般1～2次即愈，必要时1～2周后可再行下一次治疗。⑦对于慢性跟痛症，或顽固性跟痛症，采用弧刃针标准化治疗方案（配合休息、理疗、臭氧、膏药、口服药物、艾灸、锻炼等），比单纯弧刃针疗效更佳，但需要指出的是：弧刃针疗法为主要治疗方法，其他为辅助方法。

3. 弧刃针治疗本病的机理　通过弧刃针松解跖腱膜的高张力纤维或脂肪垫中硬化的弹性纤维及致密的脂肪组织，减张减压，改善了损伤组织的微循环，有利于炎症水肿的吸收消散，恢复组织的物理、生化平衡，从而达到缓解或解除疼痛的目的。

4. 基础治疗不可少　①休息：必要时卧床，减少对跟部的机械和物理刺激。②减少负重：避免久站、久行、踩踏活动等，减少再损伤。③减轻体重。④对于平足症引起足跟痛者，是由于足弓减少、足跟骨向前倾倒所致，多在久行时出现疼痛，故应在足心垫一软垫，软垫坡度要合适，一般要求2～3cm高，并使内侧高外侧低，中央高前后侧逐渐变平，呈斜坡以适合足弓需要。

5. 对于跖腱膜炎，其病理不仅仅只是简单的跖腱膜灶点的局部硬化改变，实际上还必然伴有其整体的变长。因此，为了减少复发，为了避免迁延为慢性，建议体操锻炼等科学方式，主要是等长收缩，以强化足底肌群。

第十一章

周围神经嵌压综合征

一、概述

周围神经嵌压综合征，是指周围神经受到其周围组织的压迫，而引起感觉异常或运动障碍等改变的一类疾病，又称周围神经卡压综合征、周围神经卡压症、神经卡压症等。本病临床常见多发，属临床疑难病，弧刃针（Arc-edge needle，AEN）治疗本病临床疗效满意。

二、解剖

周围神经，是指脑和脊髓以外的所有神经，包括神经节、神经干、神经丛、神经终末装置等。根据连于中枢的部位不同，周围神经可分为连于脑的脑神经和连于脊髓的脊神经。根据分布的对象不同，周围神经还可分为躯体神经和内脏神经；躯体神经分布于体表、骨关节、骨骼肌等，内脏神经分布于内脏、心血管、平滑肌和腺体。根据传递神经冲动的方向不同，周围神经还可分为传入神经和传出神经，传入神经，又称感觉神经，由周围向中枢传递神经冲动，产生感觉；传出神经，又称为运动神经，由中枢向周围传递神经冲动，产生运动。无论是脑神经和脊神经，还是躯体神经和内脏神经，一般都含有传入神经（感觉神经）和传出神经（运动神经），因此，内脏神经可再分为内脏感觉神经和内脏运动神经；其中，内脏运动神经又称为自主神经或植物神经，内脏运动神经又可根据功能和药理特点分为交感神经和副交感神经。

一条神经内可以单纯只含有感觉神经纤维或运动神经纤维，但大多数神经为混合神经，即同时含有感觉、运动和自主神经纤维。包裹在神经外面的致密结缔组织为神经外膜。神经内的神经纤维，又被结缔组织分隔成大小不等的神经纤维束，包裹每束神经纤维的结缔组织称神经束膜。神经纤维束内的每条神经纤维又有薄层疏松结缔组织包裹，称神经内膜。神经的外在血供系统来源于邻近的动脉干、肌肉等，呈节段性分布；神经内的血管较丰富，神经外膜内的纵向血管发出分支进入神经束膜，进而在神经内膜形成毛细血管网，神经内膜也含有淋巴管。

周围神经由中枢神经发出后，以神经纤维集聚的方式构成神经，分别穿行经过颅腔和颅骨、椎管和椎间孔，到达头面部和椎管外，再汇聚或发出很多的分支，穿经骨-纤维管、筋膜间室、脏器或肌间等，遍布到全身各器官和组织。

周围神经的走行分布有以下特点：①头面部及颈部的部分肌肉，主要有颅神经支配；躯干部肌肉（包括会阴部）主要由脊神经支配；四肢肌肉（包括肩、上肢、臀、髋、下肢）则主要由臂丛、腰丛、骶丛发出的神经支配。颈丛深支则主要支配颈部深肌、肩胛提肌、舌骨下肌群和膈。②由神经纤维聚集成束的神经干，多先通过肌间隔，进入肌肉的表面，再行不断分支后分别分布于肌束、肌纤维，从神经纤维传过的信号通过神经肌肉接头传给肌纤维，引起肌收缩。③较大的神经和血管多相互伴行。

当各种原因卡压刺激周围神经，就可能发生周围神经嵌压综合征。临床常见的周围神经嵌压综合征如下：颈丛嵌压综合征、枕大神经嵌压综合征、枕小神经嵌压综合征、枕下神经嵌压综合征、面神经嵌压综合征、椎间孔或颈神经根槽内的颈神经根被卡压刺激形成的神经根椎间孔卡压型颈椎病、颈横神经嵌压综合征、胸廓出口综合征、胸小肌综合征、肩胛背神经嵌压综合征、肩胛上神经嵌压综合征、肋间神经痛、脊神经后支嵌压综合征、四边孔综合征、肘管综合征、旋前圆肌综合征、旋后肌综合征、腕管综合征、腕尺管综合征、臀上皮神经嵌压综合征、股外侧皮神经嵌压综合征、股神经嵌压综合征、隐神经嵌压综合征、腓总神经嵌压综合征、腓浅神经嵌压综合征、踝管综合征等。

由于上述疾病多发生于一些特定解剖部位，如骨-纤维管，或无弹性的肌肉纤维带、腱弓、筋膜间室等神经通道处，其关键卡压点也有一些特殊规律，故只要掌握了这些特殊部位的解剖，掌握了灶肌（病变组织）和灶点，根据灶点理论，采用弧刀针精准减张松解病变组织，解除神经的卡压，则不难解除患者病痛。

三、病因

（一）创伤

直接暴力、间接暴力所致的骨折脱位、血肿或局部软组织的急慢性损伤，直接压迫刺激周围神经引起本病的发生；或者手术瘢痕组织、内固定等压迫刺激造成周围神经嵌压综合征。

（二）劳损

长期久坐、弯腰、特定工作姿势等劳作，易造成相关软组织的慢性损伤，引起骨-纤维管卡压、筋膜间室或椎管内高压，如果压迫刺激了周围神经，就可能引起本病。

（三）其他组织压迫

骨肿瘤、骨关节畸形、脊柱侧弯、软组织肥厚包块、异物等，可以对神经直接压迫，也可间接引起骨-纤维管卡压和筋膜间室高压，继而造成周围神经的嵌压。

（四）解剖因素

在颈、肩、肘、前臂、腕、腰、臀、髋、腘窝、小腿、踝等活动较多部位，有诸多的骨-纤维管、腱弓、筋膜间室等特殊解剖结构，其内穿行有诸多血管神经，这些解剖结构的特殊性决定了其内的神经容易被卡压而产生本病。

（五）其他

体态、年龄、肥胖、身高、部分风湿免疫性疾病等，也会增加本病发生可能。

四、发病机制

无论是中枢神经，还是周围神经，无论是神经根，还是神经丛、神经干、神经节、交感干，都可能因为血肿、骨折移位、包块肿瘤、骨关节畸形、骨纤维管（室）狭窄、急慢性软组织损伤等各种原因被直接或间接卡压或刺激，而产生相应神经嵌压刺激症状。

与慢性疼痛密切相关的常见被卡压刺激的部位，临床发现多位于神经根所在的椎间孔或椎管内，和神经干所穿行经过的骨纤维管、腱弓和筋膜间室处，以及位于皮下的浅筋膜。神经根在椎管内或椎间孔的卡压，临床多被明确诊断命名为神经根型颈椎病、腰椎间盘突出症、腰椎管狭窄症等；而出颅和出椎间孔的神经干被卡压刺激所形成的躯干和肢体的疼痛，则常被称为周围神经嵌压综合征。两者发病机制基本相同，和神经末梢被粘连硬化组织卡压的带状疱疹后神经痛一样，实质都是周围神经嵌压综合征。只是由于神经根型颈椎病、腰椎间盘突出症、腰椎管狭窄症和带状疱疹神经痛常见多发，传统习俗早已都将其单独命名，约定俗成而已。

根据弧刃针疗法的软组织损伤理论，软组织损伤是导致周围神经嵌压综合征的主要发病机制。

一般而言，轻度刺激神经外膜即可产生神经分布区远端感觉异常。当神经周围组织或神经内组织结构因为炎症而刺激，即可出现沿神经支配区的下行性疼痛；如果出现麻木，则多为神经受到卡压的结果；如果即痛又麻，则神经即受到了卡压，又受到有炎症刺激；当外周神经部分损伤时（如带状疱疹后神经痛），可出现灼痛，且可伴有交感神经性紊乱的变化（如发汗异常）；当神经损伤超过一定程度或完全损伤时，就会出现相应的功能丧失甚或完全丧失。

五、临床表现

因周围神经不同，被卡压部位不同，临床表现症状也各不相同，但大多起病缓慢，一般呈进行性加重，易反复发作，超过2～4周就会转化为慢性。

临床常见症状如下：

（一）感觉异常

沿所在神经分布区不同程度的疼痛不适、麻、木，可放射，常在特定姿势或活动劳累时诱发，改变姿势或休息可减。

（二）运动障碍

神经损伤程度严重患者，会出现肌力减退，甚至麻痹，表现为无力、肌萎缩等。

（三）腱反射减弱

如运动神经纤维受到伤害，则可伴有腱反射减弱或消失。

（四）血管受压表现

由于较大的神经和血管多相互伴行，如果神经被卡压，伴随的血管往往也会受到压迫，部分患者就可能出现肢体惧冷、喜暖、皮色苍白等缺血表现。

（五）"软组织损伤性内科病"症状

部分内脏神经或神经节等被嵌压刺激的患者，可表现有内脏功能异常的内科、男科、妇科等症状，如：血压异常、汗出异常、内分泌异常、顽固性头痛、顽固性胸痛、顽固性腹痛、痛经、阳痿、精子活动力低下、膀胱直肠功能障碍等，详见本章：注意事项。

需要指出的是，上述临床表现不一定同时存在；部分患者可能只有1～2个症状。

六、诊断依据

因周围神经不同，被嵌压部位不同，诊断依据也各不相同，但共同点如下：

（一）症状

同临床表现；部分患者可表现为"软组织损伤性内科病"症状（见本章：注意事项）。

（二）体征

局部压痛或质硬。

（三）试验

灶点按压试验、神经干牵拉或放松试验，可诱发、加重或减轻原有症状；Tinnel征阳性等。

（四）影像学检查

X片、CT、MR、超声、红外热成像等提示有骨纤维管的狭窄、神经卡压或水肿、神经支配区或卡压部位有温差改变等。

（五）电生理检查

部分患者可未发现异常，但一般多提示神经有脱髓鞘或轴索损害等，部分还可提示神经卡压所在的位置。

（六）鉴别诊断

排除中枢神经病变、周围神经炎、肿瘤、营养代谢障碍、药物中毒、变态反应、遗传、精神心理疾病等。

一般的，符合上述（一）、（二）、（三）、（六）或符合上述（一）、（二）、（三）、（五）即可诊断本病。

七、分度和分期

（一）根据卡压神经所表现的临床症状或病情严重程度的不同，可以将周围神经嵌压综合征分为四度或四级：

轻度（Ⅰ级）：间断疼痛或麻木，肌力正常。

中度（Ⅱ级）：持续疼痛或麻木，肌力正常。

重度（Ⅲ级）：肌力四级，且对生活工作无影响。

严重（Ⅳ级）：肌力减弱对生活有影响；或肌力三级以下。

电生理检查方面：一般的，轻度（Ⅰ级）电生理检查多正常，中度（Ⅱ级）脱髓鞘改变为主，重度（Ⅲ级）和严重（Ⅳ级）则轴索损害或混合性损害为主。

（二）根据发病时间的不同，可以将周围神经嵌压综合征分为急性期和慢性期：

急性期：发病14天内。

慢性期：发病时间超过14天。

八、治疗

（一）治疗原则

本病治疗应该遵循软组织损伤的五个治疗原则：急性期软组织和神经炎症水肿，表现以疼痛为主者，药物消炎、理疗或注射即可。

对于慢性周围神经嵌压综合征，或者骨折脱位等外伤引起的急性重度或严重患者，单纯的药物理疗等传统疗法往往效果欠佳，需要行周围神经嵌压松解术，以手术的方式切开松解卡压神经的病变软组织，以解除神经的卡压，恢复受压神经的血运，恢复其功能。

（二）周围神经嵌压松解术分类

主要有两类：一类为传统手术，即采用手术刀切开的开放式传统神经嵌压松解手术，但传统开放式手术刀口长、创伤大、痛苦大、恢复时间长、费用高，一般不为患者接受，基层医疗机构难以普及；另一类为微创手术，如内镜、射频、等离子等微创介入手术，目前已成为临床外科学发展的方向，而微型弧刃手术刀微创闭合周围神经嵌压松解术，即弧刃针微创闭合周围神经嵌压松解术，是近年来新兴的一种微创手术方式，属于弧刃针微创手术的一种。

采用微型弧刃手术刀微创闭合周围神经嵌压松解术，对卡压神经的病变组织"松解、减张"，无需传统的手术切开，无需显微镜和大型设备，创口仅仅只有针孔大小，具有无刀口、创伤小、痛苦小、花费少、效果好、恢复时间短、可即刻判定疗效、易于被患者接受等优点。

（三）关于周围神经嵌压松解术的适应证

轻中度的慢性周围神经嵌压综合征，采用微型弧刃手术刀微创闭合周围神经嵌压松解术，治疗效果满意；对于部分卡压明显、病程较长、神经损害稍重的重度患者，临床发现亦效果较好，——只是根据软组织损伤的综合治疗原则，需要配合药物、理疗等弧刃针标准化治疗方案，且需要较长的康复时间；但也有部分疼痛麻木的重度患者，因恐惧手术或各种原因不愿手术，其肌力虽未改善但也未再加重，因期望值不高且疼痛麻木有所缓解，也对疗效较为满意。

少部分急性的轻中度患者，也可以直接采用微型弧刃手术刀微创闭合周围神经嵌压松解术，从而降低椎体间内压、椎管内压、椎间孔内压、筋膜间室内压，减轻或消除对神经的卡压，改善微循环、消除致痛因素，解除病痛，恢复其功能。

中重度患者一般也首选微型弧刃手术刀微创闭合周围神经嵌压松解术；但对于部分病变组织卡压范围较为宽阔，或虽经多次治疗但效果仍然不佳，或医师临床经验不足者，或重度疼痛各种方式不缓解者，则需要微创介入或传统手术切开治疗。

严重者，则需要微创介入或传统手术切开治疗，必要时还需要配合显微镜做神经外膜或束膜的切开松解治疗。

（四）微型弧刃手术刀微创闭合周围神经嵌压松解术的要点

1. 对卡压神经的病变组织横切松解，而不是对神经组织松解。

如：颈丛嵌压综合征需要松解颈丛筋膜出口，神经根椎间孔卡压型颈椎病需要松解椎间孔和神经根槽，斜角肌挛缩所致的胸廓出口综合征需要横切松解中斜角肌，胸小肌综合征需要横切松解胸小肌腱，肩胛上神经嵌压综合征需要松解肩胛上横韧带，肩胛背神经嵌压综合征需要松解中斜角肌颈5横突灶点，四边孔嵌压综合征需要松解四边孔或肱三头肌长头原发灶点，腰脊神经后内侧支嵌压综合征需要松解乳副突韧带，臀上皮神经嵌压综合征需要松解胸腰筋膜和臀筋膜，股外侧皮神经嵌压综合征需要松解腹股沟韧带，腓总神经嵌压综合征多需要松解腓骨长肌上部灶线，腓浅神经嵌压综合征主要松解小腿下段外侧深筋膜或伸肌上支持带，腕管综合征需要横切松解腕横韧带，肘管综合征需要松解内上髁与鹰嘴之间所覆盖的卡压尺神经之腱膜，旋前圆肌综合征需要松解旋前圆肌两头之间的腱弓，旋后肌综合征需要松解旋后肌腱弓，腕尺管综合征需要松解豆钩韧带，踝管综合征需要横切松解分裂韧带等。

2. 对于病变组织，一般在灶线上连续松解即可。

3. 宜缓慢进刀、逐层深入。操作时，如果患者出现"放射样"窜麻或放射痛明显，则可判断微型弧刃手术刀的刀口触碰到神经干的神经外膜或脊神经根的硬膜鞘，此时稍稍退刀，改变方向，再度探寻即可；如果患肢不自主抬动或抖动，则应立即停止操作；而如果沿神经走行路线或神经支配区出现下行性的沉痛、胀痛、酸困等感觉，则考虑刀口接触到了卡压神经干周缘的组织，此时宜继续松解操作，操作结束后拔刀按压即可（视频36，视频37）。

4. 微型弧刃手术刀微创闭合周围神经嵌压松解术的步骤。微型弧刃手术刀微创闭合周围神经嵌压松解术，一般不需要麻醉，基本步骤如下：①定病变部位；②定卡压神经的病变组织（灶肌）；③定灶点，标记；④常规消毒；⑤指切进针；⑥横向连续松解（有的部分松解即可）卡压神经的病变组织；⑦试验；⑧观察。

视频36　　　视频37
股外侧皮神经　臀上皮神经炎
卡压综合征

5. 具体操作

部分周围神经嵌压综合征操作见本书中的相关章节：神经根型颈椎病、脊髓型颈椎病、神经根椎间孔卡压型颈椎病、中斜角肌综合征、肩胛背神经嵌压综合征、胸小肌综合征、腕管综合征、踝管综合征等。

其他神经卡压综合征，可参照上述章节内容操作。

一般每周1次，必要时1-2周后可再行下一次治疗。

6. 案例视频

九、周围神经嵌压综合征的常用治疗方法比较和选择

针对周围神经嵌压综合征，特别是慢性的周围神经嵌压综合征，单纯的药物、理疗、针灸等非手术治疗的方式效果有限。部分早期、轻度炎症疼痛为主的患者虽可以采用神经阻滞治疗，但采用弧刃针而不是传统注射针，神经阻滞治疗更精准更安全，更具优越性，本书第一章第二节已有叙述，在此不再赘述。

临床多见的慢性、中度以上的周围神经嵌压综合征，属疑难、复杂疾病，一般需要行周围神经嵌压松解术，以便解除病变组织对周围神经的卡压。过去多采用传统手术刀切开手术，近年来则多采用微创介入手术的方式（椎间孔镜、射频、等离子、小切口的颈椎前路骨科内固定手术等，在骨科、疼痛科已被广泛应用）；而微型弧刃手术刀周围神经嵌压松解术（弧刃针微创闭合周围神经嵌压松解术），是近年来新兴的一种微创手术，属于弧刃针软组织微创闭合松解术的一种。

对于传统手术刀切开手术，由于局部解剖复杂，手术创伤较大且神经损伤风险较高，往往需要住院治疗、二级以上医院有经验的高年资医师主刀，花费较高，并且术后的出血、粘连、瘢痕、挛缩，不仅痛苦，还有可能再度对神经造成新的卡压。

采用微创介入手术的方式，大多需要在手术室，X线、超声等引导或监控下进行，也需要住院治疗，由二级以上医院有经验的高年资医师主刀，耗时较长，花费也较高，且多有辐射。

微型弧刃手术刀周围神经嵌压松解术（即：弧刃针微创闭合周围神经嵌压松解术），采用的器械工具是弧刃针，由于其远端为刃，能够"以针代刀"，发挥的是刀的作用，故又名微型弧刃手术刀。由于和针灸、射频一样没有切口，是在切开性手术方法的基础上形成的，目前已被广泛应用于周围神经嵌压综合征、疼痛疾病（特别是颈肩腰腿痛等软组织损伤性疾病）、软组织损伤性内科病、手术后疼痛综合征等。

和传统切开手术，以及需要大型监控设备的微创介入手术相比，微型弧刃手术刀周围神经嵌压松解术（弧刃针微创闭合周围神经嵌压松解术）具有以下优点：

1. 操作简单、快捷　针对卡压神经的病变组织（灶肌）规范化、标准化地松解，操作极为简单快捷，一般数分钟即可完成治疗；灶点少的疾病，治疗时间甚至可能不到1分钟。

2. 创口小　常用弧刃针的直径为0.7mm，但由于其特殊的设计，刃口仅有0.2mm，以"点状的圆"形式刺入，创口极小，能够以针代刀，完成刀的松解功能。

3. 创伤小　在灶点理论等指导下，仅对病变组织采用弧刃针标准化闭合性松解，较少损伤健康组织，创伤极其轻微，采用滑动进针法，很多疾病一个"针孔"即可解决。

4. 出血少　出血极少，很多时候往往不出血。

5. 痛苦少　从疼痛程度来说，常用弧刃针的直径为0.7mm，但由于其特殊的设计，刃口仅有0.2mm，其所造成的疼痛相对仅有针灸针的微痛，一般不需要麻醉。

6. 风险少　无需麻醉，避免了麻药过敏、麻醉意外的风险；不开刀，依据弧刃针安全法则标准化松解，减少了血管、神经和内脏损伤的风险。

7. 感染少　由于采用闭合式松解，深部组织没有暴露，创口、创伤和出血又极小，因此感染可能性大幅降低。

8. 瘢痕小　由于弧刃针直径多在0.2mm-1mm之间，一般体表不留瘢痕。

9. 疗效确切，大多数疾病还可"立竿见影，即刻判定临床疗效"。

10. 恢复快　由于闭合性的微创松解，创口小，创伤小，减少了对健康组织的干扰，术后恢复极快，住院时间较短，甚至不需要住院。

11. 花费少，无须住院。

12. 无需监控设备，全程操作简便　就像注射、输液、针灸一样，在严格无菌操作的前提下，大部分疾病，甚至不需要大面积消毒铺巾，技术精湛的医师，甚至不需要超声或X线等引导，在门诊即可完成操作。

13. 神经的嵌压松解和局部注射（或神经阻滞）可一次完成　对于部分程度较重的患者，微创手术松解（治本）后，为了快速缓解疼痛（治标），还可同时给予神经刺激、周围软组织注射或神经阻滞等治疗，标本兼治，一次操作，即可完成所有治疗。而不必像部分其他带刃针具一样，为了降低先麻醉再松解所可能带来的神经损伤风险，往往需要松解完成且拔出针具后，再另行神经阻滞治疗，相对繁琐且增加医疗风险。

十、注意事项

（1）脊髓型颈椎病、胸椎管狭窄症、神经根型颈椎病、腰椎间盘突出症、腰椎管狭窄症等，实质也是神经（脊髓、马尾神经、神经根等）在椎管或椎间孔内的卡压刺激所形成的，实质也是神经嵌压综合征；只是脊髓型颈椎病、胸椎管狭窄症和部分高位腰椎间盘突出症的脊髓受压属于中枢神经嵌压综合征，而神经根或马尾神经受压属于周围神经嵌压综合征；故对应地，利用弧刃针的微创手术作用机理，采用微型弧刃手术刀行微创闭合中枢神经嵌压松解术或周围神经嵌压松解术，对椎管周围病变软组织闭合性地精准减张松解，达到"松解粘连瘢痕挛缩等硬化组织、消除异常应力、调整动静态平衡、降低椎间内压、降低椎管内压、降低椎间孔内压，从而降低或消除神经（脊髓、马尾神经或神经根等）受压、改善微循环、消除致痛因素、解除病痛"的目的。

（2）关于"软组织损伤性内科病"：周围神经不仅仅只是神经干，还有神经节、神经丛等；也不仅仅只是感觉或运动神经，还有交感神经、副交感神经；更不仅仅只是支配骨骼肌和皮肤的躯体神经，还有支配内脏、心血管、腺体等器官的内脏神经。因此，周围神经嵌压综合征，还可表现有血压异常、汗出异常、内分泌异常、顽固性头痛、顽固性胸痛、顽固性腹痛、痛经、阳痿、精子活动力低下、膀胱直肠功能障碍等内脏功能异常的内科、男科、妇科等症状。

很可惜，由于认识的局限性、电生理检查多无异常等诸多原因，此类症状传统多被当作是内脏疾病所致，或者认为属功能性疾病，患者也往往到了内科、男科或妇科等就诊。但可喜的是，近年来，越来越多的医家对此有了一定的认识，并提出了"脊柱相关病""脊柱病"和"软组织损伤性内脏病"的概念。

而作者对此的认识则是：如果排除了器质性的病变，如果没有发现明确病因，或虽有一定程度的器质性病变，但与临床症状不符合或不能完全解释者，则大多是脊柱周围椎管外的软组织损伤（参见本书"弧刃针疗法的软组织损伤理论"）直接或间接卡压刺激内脏神经造成的，其实质为周围神经嵌压综合征，属于软组织损伤疾病范畴，因其仪器设备多不能发现有内脏器质性病变，缺乏诊断"内脏病"的循证医学证据，患者一般又首选到内科诊治，故作者习惯将之诊断为"软组织损伤性内科病"；针对不同的症状，也可将其细化诊断为头痛型颈椎病、胸痛型颈椎病、软组织损伤性胸痛、软组织损伤性腹痛、软组织损伤性高血压、软组织损伤性痛经、软组织损伤性性功能障碍、软组织损伤性不孕、软组织损伤性弱精子症等。

针对"软组织损伤性内科病"，可采用微型弧刃手术刀微创闭合周围神经嵌压松解术，机理同上。

（3）对于肿瘤压迫所造成的颈腰骶丛性痛或臂丛丛性痛，可能需要外科手术、放疗、化疗或对症镇痛姑息治疗等；对于胎儿压迫腰丛或骶丛造成的丛性痛，可试用葱白轻力抽打孕妇腹部等方式改变胎儿体位以消除症状，必要时引产手术。

（4）微型弧刃手术刀（弧刃针）治疗本病的机理。通过对病变软组织灶点的微创精准闭合减张松解，一方面降低了硬化组织内压，改善了其微循环，促进了炎症致痛因子的吸收和消散，减少或消除了对嵌压神经的刺激，从而消除了其疼痛症状。另一方面，还可以调整周围组织动静态平衡、消除异常应力，直接解除病变硬化组织对嵌压神经的卡压，改善微循环，促进神经局部炎症水肿的吸收消散，消除致痛因素，从而缓解疼痛，改善功能。

（5）关于松解操作的度。松解操作时，一般要求症状缓解50%以上，方可结束松解治疗。但对于一些久病患者，特别是一些合并焦虑症或抑郁的患者，疾病的疗效评分（WDES）或疼痛改善程度评分（WPIS）仅能改善10%～30%许，此时也可先结束治疗，后期可能会有改善；如果一味地追求必须要达到症状缓解50%以上，则可能会增加局部炎症水肿刺激神经导致症状加重的风险。

（6）疗效的关键：①选择好适应证。②精准定位灶点。③不要麻醉。④病变灶点间断横切。⑤标准化操作，稳准，勿求快、勿暴力。⑥本病每周治疗1次，必要时可再行下一次治疗。⑦采用弧刃针标准化治疗方案更佳，但需要指出的是：弧刃针疗法为主要治疗方法，其他为辅助方法。

（7）对于部分已经损伤明显，明显脱髓鞘、轴索损伤，甚至神经坏死的患者，微型弧刃手术刀周围神经嵌压松解术（弧刃针微创闭合神经嵌压松解术），通过对卡压神经的病变组织的松解，疗效短时间内可能欠佳，因为即使解除了神经的嵌压，已经部分损害了的神经也需要较长时间的修复，症状当然也需要较长时间恢复，而对于部分神经损害严重者则可能无法恢复。

第十二章

滑 膜 炎 病

一、概述

滑膜炎病，是指关节滑膜受到各种原因形成的刺激产生炎症，造成分泌的滑液增多，甚至形成积液的一种骨关节病变，临床上常简称滑膜炎。

本病临床常见，是骨关节疾病中的顽疾之一，主要发生在膝关节、髋关节、踝关节、近指间关节、腕关节、肘关节、肩关节等骨关节，退行性病变、外伤、感染、风湿免疫、风寒湿邪侵袭等原因皆可导致关节滑膜发生充血或水肿，分泌滑液增多，致使关节表现为疼痛、肿胀、关节腔积液、活动受限等，如不及时正规诊治，严重者可造成关节的僵直、残疾。

根据上面的限定，本章所述滑膜炎病为传统所述的广义的滑膜炎，包括了以各种各样的滑膜炎症所引起的以关节疼痛为主要临床表现的关节疾病。

二、解剖

（一）关节囊的结构

关节囊是由结缔组织构成的膜囊，厚而坚韧，附着于关节的周围，密封关节腔。关节囊的壁共有2层：外层为纤维层，内层为滑膜层。纤维层厚而坚韧，由致密结缔组织构成，附着于骨，含有丰富的血管和神经末梢。在部分关节，纤维层局部增厚形成韧带，可加强关节的稳定性。滑膜层一般厚约2~3μm，薄而柔润、光滑粉红，是由疏松结缔组织构成，含有丰富的血管、淋巴管和神经末梢，衬在纤维层内面，周缘附着在关节软骨的边缘，它朝向关节腔的内面光而发亮。滑膜表面可形成绒毛或皱襞突入关节腔内。

（二）滑膜的结构

滑膜由基质和细胞及纤维构成。可分为2层，即较薄而靠近关节腔的内膜（滑膜内层、表层）和内膜下层（滑膜下层、滑膜衬里下层），但2者间无明显界限。

内膜是由相互重叠成2~3层的滑膜衬里组成，组成细胞通常呈椭圆形，有许多的胞浆突起，但是细胞间的形态可以有明显差异，主要有以下3种：A型滑膜细胞是巨噬细胞样滑膜细胞，占20%~30%，其功能是吞噬进入关节腔的内源性或外来的异物，如关节内出血、关节磨损脱落的软骨碎屑和注射的药物等。70%~80%的滑膜细胞为B型细胞，属成纤维样滑膜细胞，具有分泌功能，是关节内的主要功能细胞，具有分泌和合成透明质酸的能力，而透明质酸是关节液和关节软骨的主要组成成分；透明质酸和蛋白质结合成透明质酸的蛋白复合物游离在关节液中。C型数量较少，滑膜细胞在形态上界于 A 型和 B 型之间，具有树突状细胞的特点。内膜下层含有丰富的血管和淋巴管，主要由成纤维细胞、脂肪细胞、巨噬细胞、肥大细胞、胶原纤维和蛋白聚糖组成。

（三）滑膜的功能

滑膜作为完整关节结构的一部分，对软骨的保护、营养、代谢起着极为重要的作用：①清除作用，如吸收、吞噬并降解关节腔内的异物及细胞碎片等。②合成作用，如合成透明质酸，纤维结合素Ⅰ、Ⅱ型胶原，潜在的胶原酶蛋白酶促进因子，中性蛋白酶的抑制剂，润滑素以及其他小的、未确定的基质成分，参与滑膜免疫应答。③保持关节结构稳定。④分泌滑液，营养和润滑关节软骨。⑤重吸收滑液，保持关节腔内环境稳定。

（四）关节腔

里面充满起润滑和营养等作用的关节液。若滑液减少，或滑液变得黏稠，就会使代谢产物潴留于体内，关节就会因磨损而出现退行性关节炎、骨刺、骨质疏松等，关节软骨长期缺乏关节滑液还会造成骨关节坏死。若各种原因刺激滑膜，滑液增加，就会出现滑膜炎，导致关节疼痛、功能障碍。

（五）滑液

滑液，又称关节液、滑膜液，其主要成分是水和营养物质，位于关节腔内，是由滑膜下毛细血管内的血浆滤过，经过滑膜进入关节腔，同时滑膜细胞也分泌透明质酸，共同形成滑液。

滑液的作用如下：①可以营养软骨、濡养关节；②可以把代谢废物不断排出体外，维护关节内环境的稳定；③可以像润滑油一样润滑、减少关节中相连骨的摩擦，保护关节软骨，维持关节的功能；④机体运动时膝关节所产生的热，全赖于滑液及其循环而得以散发。

正常情况下，关节滑液量少，无色、清稀、透明，呈弱碱性，无细菌生长。

滑液的产生和吸收有一个动态平衡，当某种原因出现滑液的重吸收障碍时，由于滑液的产生和吸收的动态平衡被打破，滑液的分泌多于吸收，超过正常的量，便会导致关节积液、积水的产生。

此时，关节内酸性产物蓄积，滑液变为酸性，促使纤维素等沉淀，如不及时清除积液，则关节滑膜的长期炎症反应，可使滑膜纤维化、机化、粘连、增生、增厚，影响关节正常活动。

三、病因

导致滑膜炎病产生的原因很多，简单归纳如下：

（一）外伤

1. 直接暴力 暴力直接作用于关节，不仅可以导致软组织损伤、骨折，也可以导致滑膜炎病或合并有滑膜炎的发生。如，摔倒时膝关节着地，导致膝关节滑膜炎病产生肿胀疼痛，或髌骨骨折合并滑膜炎病。

2. 间接暴力 杠杆力、纵向传导、扭转力等，也可以导致滑膜炎病或合并有滑膜炎病的发生。如崴脚可导致踝关节滑膜炎病，摔到手掌撑地可导致肘关节滑膜炎病，或腕关节骨折合并滑膜炎病，或肩关节滑膜炎病等。

（二）劳损

长期、反复、轻微的直接或间接损伤，可以导致关节滑膜产生慢性炎症。如，习惯一指禅的按摩师常发生第1腕掌关节的滑膜炎，中老年患者久行、不合适的日常锻炼可导致膝关节滑膜炎病、髋关节滑膜炎病、踝关节滑膜炎病等。

（三）风湿免疫疾病

类风湿、强直性脊柱炎、银屑病、红斑狼疮等风湿免疫疾病，易侵犯指间关节、骶髂关节、膝关节、腕关节、髋关节、肩关节、肘关节等关节的滑膜，引起本病。特别是类风湿关节炎，其病理特点为累及周身关节的增生性和侵蚀性滑膜炎，呈进行性病变，最终导致关节侵蚀畸形、功能丧失。

（四）痛风

痛风是一种单钠尿酸盐沉积所致的晶体相关性关节病，与嘌呤代谢紊乱及（或）尿酸排泄减少所致的高尿酸血症直接相关，现已归属于代谢性风湿病范畴。痛风会并发肾脏病变，严重者可出现关节破坏、肾功能损害，常伴发高脂血症、高血压病、糖尿病、动脉硬化及冠心病等。急性关节炎特别是急性滑膜炎病发作为痛风典型特点，好发于足第1跖趾关节，膝关节、踝关节、肘关节、指间关节等也可发生。

（五）感染

结核菌、金黄色葡萄球菌、麻风杆菌等细菌导致关节发生感染性滑膜炎病，小儿上呼吸道感染或肠病毒感染（柯萨奇 B 组病毒）等通过血行播散导致髋关节滑膜炎病。

（六）退行性变

退行性变所致的骨关节炎通常伴随有关节囊的改变和不同程度的滑膜炎症。如膝骨关节炎、第1腕掌关节骨关节炎、创伤性关节炎等患者多继发滑膜炎病，主要是因骨关节退变产生的机械性、生物、化学性刺激，长期慢性作用于关节滑膜，易使其产生水肿、纤维环、机化、变性、肥厚，在一定诱因作用下，易发生关节滑膜水肿、渗出和积液等。

（七）滑膜自身病变

色素绒毛结节性滑膜炎是一种局限性、破坏性的纤维组织细胞增生性病变。以许多绒毛样、结节样滑膜隆起为特点。多发生于儿童，一般单发，较少多发关节病变；多发生于大关节，尤其是髋、膝、肩、肘、踝关节，颞下颌关节、指间关节等小关节也有报导。

滑膜软骨瘤病：是一种相对罕见的关节滑膜异常增殖的疾病，发病机制不明确，主要发生于膝关节，其次较多影响髋关节、肘关节、踝关节、颞下颌关节、肩关节，但也可影响指关节等。本病在关节中形成软骨性或纤维软骨性小体，可演变为游离体。

（八）系统性硬化复发性多软骨炎

系统性硬化原因不明，临床以局限性或弥漫性皮肤增厚和纤维化为特征。多关节疼痛和肌肉疼痛常为其早期症状，也可出现明显的关节炎。由于皮肤增厚且与关节紧贴，致使关节挛缩和功能受限，约29%可有侵蚀性关节病，主动或被动活动关节时，可触到皮革样摩擦感明显，病情严重患者X片可显示关节间隙狭窄和关节面骨硬化，周围多有骨质疏松。

（九）血友病

关节腔内出血为血友病患者最常见的并发症之一，可累及一个或多个关节（膝、踝、肘等关节）。少量的关节腔内出血可被滑膜吸收，但出血量较大或反复出血时，红细胞破裂释放的含铁血黄素刺激滑膜，滑膜易发生病理性代偿增生。增生后的关节滑膜肥厚，血供非常丰富，轻微的损伤可引起关节的再次出血，又引起滑膜增生和滑膜炎病。如此反复，可累及关节软骨和骨，最终发展为血友病性关节病。

（十）其他

如髋关节暂时性滑膜炎（髋关节一过性滑膜炎），是儿童常见的髋关节疾病，以短暂的患肢疼痛、活动受限、跛行、经休息数日后症状消失痊愈，不再复发也不留任何后遗症为主要特征。其病因至今不清楚，不仅感染、外伤、病毒抗原、抗体反应、变态反应等也都可能与本病有关。由于儿童股骨头尚未发育成熟，关节囊比较松弛，感染、外伤、病毒或变态反应等均可刺激关节滑膜，含有丰富血管神经的滑膜血管扩张充血，血浆或红细胞、白细胞向关节内渗出，积液吸收后，渗出液中的纤维蛋白沉积粘附在关节滑膜表面，引发炎症反应，炎症介质的刺激可引起关节内肌肉痉挛，从而导致关节疼痛、局部肿胀、活动受限等症状。

反应性关节炎是由肠道或泌尿系感染引起的关节急性炎症，有一过性的临床表现。

四、发病机制

关节腔内滑液自滑膜的毛细血管静脉端和毛细淋巴管再吸收，滤过与吸收处于动态平衡，若由于全身或局部病变破坏了此种动态平衡，使关节腔内的液体形成过快或吸收过缓，就会产生关节积液。而这些破坏动态平衡的病变常见于风湿免疫疾病、劳损、创伤等，当上述因素刺激关节滑膜，达到一定的程度时，就会发生一系列复杂的反应，主要如下：

1. 滑膜的血管扩张、充血、水肿，导致滑膜细胞和毛细血管通透性增加，白细胞、红细胞、和血浆中的蛋白质等外渗，造成渗透压异常，不仅可导致滑膜组织炎症、水肿加重，渗出液还可直接到关节腔内，或损伤，直接造成出血进入关节腔，导致关节积液或积血，形成临床所说的有关节积液的滑膜炎病。

2. 引起滑膜炎症，使滑膜细胞活跃、增生，血管内皮生长因子在滑膜中的表达显著增高，从而促进滑膜内血管生成和增加血管通透性，分泌产生大量含有炎症介质（多来自滑膜组织，也可来自软骨、软骨下骨，如缓激肽、组胺、前列腺素、乳酸、P物质，CGRP等，能够降低外周伤害性感受器的阈值，使其对痛性刺激更敏感，而这些介质的释放可以触发正反馈，使更多的炎症介质释放，通过有髓细纤维Aδ纤维或无髓c纤维将伤害性信息传到脊髓背角，这个过程将影响邻近的神经元活动并将痛信息扩散，从而使关节整个外周区域敏化，产生痛敏），细胞毒性因子（如肿瘤坏死因子等）等滑膜相关致炎因子（这些细胞因子又能够进一步刺激软骨细胞和滑膜细胞分泌其他的细胞因子等，进一步促进软骨的降解，加重骨关节炎的发病）的滑液，甚至形成积液，进入关节腔，进而浸润刺激滑膜，一方面导致滑膜炎症，再次过度分泌滑液，形成恶性循环，另一方面也可导致滑膜增生肥厚、软骨和软骨下骨破坏损伤（如软骨剥脱、软骨萎缩、软骨下骨囊性变、软骨下骨炎性变等），影响关节功能。2者在骨关节炎病程中相辅相成，导致滑膜炎症的形成及骨关节炎的发生（图12-1）。

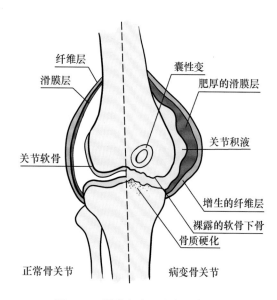

纤维层
滑膜层
囊性变
肥厚的滑膜层
关节积液
关节软骨
增生的纤维层
裸露的软骨下骨
骨质硬化
正常骨关节　病变骨关节

图12-1　滑膜炎病理改变示意图

简单地说，创伤、炎症等刺激，引起滑膜产生充血、水肿、炎症、渗出、机化、增生、肥厚等病理改变，导致分泌滑液及滑液重吸收的平衡障碍，形成滑膜炎病，产生积液和疼痛。久之，病情进展，就必然会造成滑膜增生肥厚、软骨和软骨下骨破坏损伤（如软骨剥脱、软骨萎缩、软骨下骨囊性变、软骨下骨炎性变等），形成骨关节炎（多合并有滑膜炎），影响关节功能。

严格地讲，只要关节内有积液，就足以证明滑膜炎病存在，可导致出现关节疼痛、肿胀、功能障碍、不同程度的关节积液。

五、诊断要点

（一）病史

大多有外伤、劳损、慢性骨关节炎疼痛病史，或类风湿关节炎、银屑病性关节炎、强直性脊柱炎、痛风性关节炎等风湿免疫代谢性疾病史，或细菌、病毒、结核等感染病史（如上呼吸道感染、肺炎、肠炎、咽炎、扁桃体炎、腮腺炎等），或无明显原因儿童突然发病史，或有色素绒毛结节性滑膜炎、滑膜软骨瘤病等滑膜自身疾病病史，或有系统性硬化、血友病、关节游离体、关节手术等病史。大多急性发病，少数慢性起病。病程往往较长，短则月许，长则年余，甚至迁延不愈、反复发作。

（二）症状

1. 疼痛　①多位于病患关节，少数可反射传导至邻近部位，如髋关节滑膜炎可表现为大腿内侧甚至膝部的疼痛。②多发生在关节活动或负重时。③活动、劳累加重，休息减轻或不疼；肿胀或疼痛严重者，可有静息痛。④病程多较长，症状多较顽固、反复。⑤多以胀痛、困痛为主。⑥不同程度的疼痛不适。

2. 肿胀　①关节积液量较少者，肿胀多不明显。②关节积液的量较大者，则可有不同程度肿胀。③临床上，一般小关节（手、足等）、位置深在的关节（肩、髋关节）积液者肿胀多不明显，膝关节、肘关节多较明显。

3. 活动受限　①由于滑膜炎症，活动时可牵拉挤压刺激滑膜，加重炎症，加重疼痛，因此多伴有因疼痛所致的不同程度活动受限，如为下肢，还可表现为下蹲困难、跛行。②病程较长者，多伴有关节功能位下的肌肉不同程度短缩（生理长度减小），造成关节活动幅度下降，不同程度活动受限。

4. 关节积液　多有不同程度关节积液，明显者触诊，甚至视诊即可判断，量少不明显者，磁共振、超声可以明确判定。

5. 其他症状　部分症状严重者，如痛风、感染性滑膜炎，可有局部皮肤色红、皮肤温度高；病程久者，如慢性膝骨关节炎病，可有肌肉萎缩、骨性膨大等临床表现；当然，还有一些因为疼痛而活动减少所带来的间接的症状，如肥胖、食欲减退、消化不良、静脉血栓等。

（三）体征

①关节环周压痛；②各方向活动一般均有不同程度疼痛；③被动体位：髋关节滑膜炎患者患髋多屈曲外展外旋，膝关节滑膜炎病患者多膝关节微屈，类风湿患者多近指间关节微屈。

（四）试验

①关节各向活动试验阳性；②对于膝关节积液明显者，积液波动试验、浮髌试验大多阳性；③髋

关节滑膜炎病，则可表现为"4"字试验阳性、反"4"字试验阳性等。

（五）辅助检查

磁共振、红外热成像、关节积液检查等。

1. 关节液检查　不同的关节腔积液可能是不同疾病所致，关节积液的检查，可帮助临床正确判断不同滑膜炎的具体病因、明确诊断，选择正确治疗方法、观察疗效及预后判断，应作为临床滑膜炎患者的常规检查，以减少盲目治疗，避免误诊、误治、延误病情。检测项目一般有如下几个方面：

①物理学检查（量、颜色、透明度、黏稠度、凝块）。②化学检查：黏蛋白凝块形成实验、蛋白质、葡萄糖、乳酸、补体等。③显微镜检查：细胞计数、细胞分类计数、结晶、血清葡萄糖与积液葡萄糖比值。④免疫学检查：抗核抗体、类风湿因子、特殊细胞（Reiterate细胞、狼疮细胞等）检查。⑤微生物学检查（革兰染色、细菌培养与药敏试验等）、PCR检测细菌DNA等。

2. 红外热成像　由于积液多为炎症，温度相对较高，故红外热图在病变关节多显示环周高温差改变。

3. 超声　无创无痛、操作安全便捷，对关节积液的检测较为敏感，其操作简单，可实时动态成像，无放射性，不仅可用于关节积液的诊断，关节腔穿刺时，还可在超声引导下可视化操作、检查、评估。对于发现病变关节周围软组织病理变化、不同滑膜形态、判断关节炎的种类等也有着重要意义。

4. 磁共振　能显示关节周围软组织、滑膜、软骨、骨骼等情况，对于本病敏感性高，可清晰显示关节腔内有不同程度的积液、滑膜增厚。部分患者，还可见到滑膜囊、软骨下骨水肿、软骨缺损、骨赘形成、周围软组织水肿、半月板异常、交叉韧带损伤等改变。

5. 血液检查　血常规、CRP、ESR、类风湿因子、抗"O"、HLA-B27、抗核抗体、抗链激酶、抗透明质酸酶、血尿酸等。可排除或确诊感染性关节炎、类风湿关节炎、风湿性关节炎、痛风性关节炎、结核抗体等。

6. 其他　如怀疑结核性滑膜炎病者，需要胸片、结核菌素试验、痰培养等；需要排除骨折、脱位所致创伤性滑膜炎者，需要X片、CT等检查。

（六）鉴别诊断

1. 软组织损伤　软组织损伤所致的关节疼痛多为局限性压痛，红外热成像局部高温差；而滑膜炎病则为环周压痛，环周或关节多处广泛高温差改变。

2. 骨折　骨折多有环周压痛、活动受限，和滑膜炎病不易区别。但骨折有叩击痛，部分还有畸形、骨擦音、异常活动，X片、CT清晰可见，而滑膜炎病则不然；对于合并有滑膜炎病的关节内骨折，叩击痛、畸形、骨擦音、异常活动、关节腔穿刺有积血、X片、CT等可明确诊断鉴别。

3. 关节内组织损伤　如半月板损伤、交叉韧带损伤引起的膝关节滑膜炎病，病史、关节腔穿刺有积血、半月板试验、抽屉试验、磁共振等，可明确予以鉴别。

六、诊断依据

无论是何种原因、何种疾病引起，符合下述之一者即可诊断本病：

1. 关节间隙环周深在压痛者。
2. 关节腔穿刺，抽吸出关节积液者。

3. 磁共振、超声等可见有关节积液者。

七、分类

（一）病因

外伤、劳损、免疫、代谢等很多方面的原因或疾病等，都可以引起滑膜炎病，据此，根据病因可相应分类如下：

1. 创伤性滑膜炎病。
2. 退变性滑膜炎病。
3. 非特异性滑膜炎病。
4. 类风湿性滑膜炎病。
5. 风湿性滑膜炎病，又可再分为强直性脊柱炎性滑膜炎、红斑狼疮性滑膜炎、银屑病性滑膜炎等。
6. 痛风性滑膜炎病。
7. 髋关节暂时性滑膜炎病。
8. 感染性滑膜炎病。
9. 结核性滑膜炎病。
10. 结晶性滑膜炎病。
11. 色素绒毛结节性滑膜炎病。
12. 滑膜软骨瘤病性滑膜炎病。
13. 血友病性滑膜炎病。
14. 系统性硬化复发性多软骨炎性滑膜炎病。
15. 其他。

（二）病程

根据发病的病程持续时间是否超过2～4周，分为急性滑膜炎病和慢性滑膜炎病。

（三）感染

根据是否存在感染，分为感染性滑膜炎病和非感染性滑膜炎病。

八、治疗原则

1. 去除病因，积极治疗原发病　对于骨折、脱位患者，手法复位外固定或必要时外科手术；对于痛风患者，低嘌呤饮食降尿酸药物等治疗；对于类风湿性滑膜炎、银屑病性滑膜炎、红斑狼疮性滑膜炎等则需对症抗风湿治疗；对于滑膜自身病变，如色素绒毛结节性滑膜炎、滑膜软骨瘤病等，必要时放疗或手术等治疗；对于血友病性滑膜炎者则需补充凝血因子。

2. 及时、正规、系统、综合、正确、足程诊治　滑膜炎病只要发生，不管什么原因，什么类型，都可能要持续较长时间，甚至是经年累月，难以诊治。因此，在早期的炎症水肿阶段，在弧刃针疗法的软组织损伤理论和灶点理论等的指导下，在明确诊断的基础上，及时、正规、系统、综合、正确、足程治疗，大多可取得良好的治疗效果，但如果一旦病情迁延，超过2～4周，滑膜增生肥厚，软骨和软骨下骨遭到破坏，形成慢性滑膜炎病，甚至是合并有关节周围软组织损伤的骨关节炎，就难以治疗，或者即使临床治愈，也容易复发。

3. 四大基础治疗，一个都不能少　①制动、休息：必要时卧床、牵引、石膏或夹板等固定，减少运动对滑膜等的刺激。②减少关节活动、减少负重：根据患者具体病情，可选择禁止、减少关节活动或减少负重活动，如膝关节、髋关节等下肢滑膜炎病，可采用扶手杖或双拐等限制关节负重、减少关节运动等方法，来减少滑膜、骨关节受到的刺激。③减轻体重：肥胖会增加关节的负荷、加速软骨和滑膜的磨损，使关节软骨面上的压力不均匀，造成滑膜炎症甚至骨关节炎的发生；因此对于肥胖患者，适当减轻体重可以预防关节滑膜炎、减少骨关节炎的发生。④科学锻炼：种类很多，如体操锻炼、股四头肌等长收缩等，但归纳起来，主要包括等张收缩和等长收缩两类锻炼方法，分别以滑利关节、预防肌肉萎缩和预防关节僵直为目的。

4. 抽取积液　关节积液较多者，自行吸收较慢且困难，应第一时间予以抽吸，以减少滑膜刺激、避免再次过度分泌滑液加重疼痛的恶性循环；同时也可避免滑膜增生肥厚，减少病程、减少疼痛、降低复发率。

5. 关节腔注射　可使药物直达病所，快速消除滑膜炎症。但需要注意的是，关节腔注射药物的选择很重要：激素容易滥用，容易形成结晶性滑膜炎病，容易导致感染；玻璃酸钠在较多关节积液时疗效较差，容易增加感染风险，且不适用于感染、结核等疾病；中药制剂要严格遵守说明书的使用方法；臭氧要排除蚕豆病、甲亢等禁忌证；结晶性滑膜炎还需要同时灌洗。

6. 内外兼治　很多慢性滑膜炎患者，多同时伴有不同程度的关节周围软组织病变，这类患者实际上是骨关节炎，治疗时需要在关节腔内注射的同时，关节外病灶也需处理，此时弧刃针标准疗法相对较佳；而对于部分关节内组织结构的损伤（如膝关节半月板损伤、交叉韧带损伤、游离体等），必要时还需处理关节腔内病变组织（如关节镜手术）。

九、弧刃针标准化治疗方案

（一）火灸

术前常规火灸，术后每日1～2次。

（二）弧刃针关节腔穿刺抽取积液（图12-2）

如有积液，常规采集送检，根据需要作出相关检测，如白细胞总数与分类计数、革兰染色与细菌培养（需氧与厌氧培养）、结晶检查、细菌培养等。

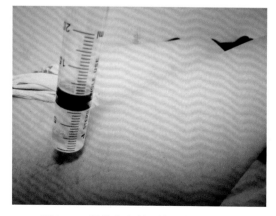

图12-2　髋关节穿刺，抽吸出黄色积液

（三）注射

①关节腔20μg/mL臭氧注射。②对于积液黏稠、脓性，图文报告提示大量结晶的患者，生理盐水灌洗后20μg/mL臭氧注射。③对于部分特殊患者，也可以给予玻璃酸钠、糖皮质激素、甲氨蝶呤注射液、利福平、亚甲蓝、^{32}P胶体、^{188}RE等关节腔注射。

对于积液较多的患者，在抽吸操作结束后常规予以药物或臭氧等关节腔注射，必要时还可辅以弹力绷带对患关节适当地加压包扎，以减少积液的再次产生。

（四）弧刃针松解

适合于慢性，特别是伴有关节周围软组织损伤、关节囊挛缩的骨关节炎患者。

以第2近指间关节慢性滑膜炎病并屈曲挛缩患者为例，弧刃针治疗步骤如下：

1. 体位　患者仰卧，患手置于侧台或身体一侧，掌心向上，指间关节最大限度伸直位。

2. 定部位　近指间关节。

3. 定病变组织　掌板、掌侧关节囊。

4. 定灶点　①第2指中节指骨基底部掌侧横向灶线（掌板的远侧附着部）；②必要时掌侧关节囊、皮下浅筋膜；③第2指近指间关节腔（近侧指间关节横纹1/4点为进针点）。

5. 消毒　常规消毒，准备无菌操作。

6. 麻醉　一般不需要麻醉，少数敏感患者可以采用利多卡因局麻。

7. 定向　将弧刃针与吸有臭氧的注射器套装，刀口线与针翼方向平行。右手持针，拇指指甲平齐直径0.7mm弧刃针斜面方向，使刀口线平齐拇指指甲方向。

8. 操作1　左手拇指指切定位灶点，支撑进针法，针体与皮肤及手指纵轴垂直，快速刺入，直达皮下。与额状面接近垂直，对掌板连续横切，必要时皮下浅筋膜也可横向松解。

9. 试验　直至患指伸直明显改善（但不必追求一次完全恢复正常），然后，掌板灶点给予注射20μg/mL的臭氧0.5～1mL。

10. 操作2　将针退至皮下，调整弧刃针进针角度，使之与额状面呈45°角，刺入近指间关节腔，回抽看是否有积液，如有积液则抽除，如无积液则20μg/mL臭氧注射0.5～1mL。

11. 出针。

12. 按压　指压患处，减少肿胀。

13. 保护　针孔常规保护（棉签、创可贴、输液贴等），为了增加治疗效果，最好是膏药（如痛王膏贴）外用。

14. 留诊观察　观察半小时，如无特殊不适，结束本次诊疗。

（五）口服药物

应用布洛芬等非甾体药物镇痛，三七片、云南红药等活血化瘀药物改善微循环。

（六）艾灸

2～5天后艾灸，以温经散寒、扶正固本。

（七）体操锻炼

科学锻炼，滑利关节，静力性最大限度屈伸患指，减少再度粘连。

十、注意事项

1. 弧刃针疗法治疗本病的优势　弧刃针疗法是手术刀、针刀、注射针和针灸针的创造性结合，和传统注射针相比，不仅可以关节腔穿刺抽取积液、注射臭氧或药物，还具有手术刀的松解作用；和传统"一"字针刀及其他可注射针刀（也是"一"字形刀刃）等相比，不仅具有注射针的关节腔抽吸注射药物或臭氧的作用，对于硬化挛缩的软组织病变，其松解力度大且疼痛轻微，一般不需要麻醉，治疗时仅单纯使用弧刃针即可完成治疗，且其操作简单、损伤极小、效果显著；不仅适合于单纯的滑膜炎病（单纯弧刃针关节腔抽液、注射即可），对于疑难复杂的合并有关节周围软组织损伤的慢性骨关节炎患者更为适合（还可同时松解损伤的周围软组织，治本），疗效皆颇佳，值得临床上进一步推广应用。

2. 弧刃针疗法治疗本病的机理　在弧刃针医学理论指导下，特别是弧刃针疗法的软组织损伤理论、灶点理论等指导下，针对急性滑膜炎病，皆可采用弧刃针关节腔穿刺臭氧等注射的方法，疗效颇佳。针对诊断明确的各种慢性滑膜炎合并骨关节周围软组织损伤的患者，皆可采用弧刃针对病变关节周围软组织的灶点做闭合性的精准松解、关节腔的减压并臭氧注射，通过松解粘连瘢痕挛缩等硬化组织、消除异常应力、调整动静态平衡，达到重建软组织平衡、消除异常应力、降低软组织内压、降低关节腔内压、降低关节头和关节窝内压、促进炎症因子的吸收和消散、改善骨关节微循环、改善供氧的作用，从而达到促进积液吸收、缓解疼痛、调整关节周围软组织动静态平衡、改善功能的目的。

3. 弧刃针治疗本病的关键　①严格遵守治疗滑膜炎病的6大原则。②滑膜炎病的治疗方法很多，但实际临床中，其适应证存在较多差别，或有各种各样的不足，特别是在慢性滑膜炎的各种有创操作及关节腔注射药物选择方面，更是让人困惑。③作者临床更倾向于低浓度臭氧注射，不仅对于各种急性滑膜炎和慢性滑膜炎病效果满意，对于人工关节术后早期感染、骨关节结核等特殊患者，临床疗效也皆有效；所需要注意的是关节腔内注射臭氧，存在很多技巧，对设备和浓度也有特殊的要求。④严格无菌操作。⑤必要时精准定位灶点，操作精细、稳准，勿求快、勿暴力。⑥本病一般需要较长时间治疗，1~2月为一疗程。⑦对于部分病情严重合并有骨关节炎确实需要手术的患者，或已经人工关节等手术后疼痛的患者，也需要弧刃针的参与，以标本兼治。⑧采用弧刃针标准化治疗方案，比单纯弧刃针疗效更佳。⑨注意保暖避寒。

4. 基础治疗不能少　见滑膜炎的治疗原则：四大基础治疗，一个都不能少。

5. 抽吸关节腔积液　可以直接快速清除含有炎症介质的积液，减少对滑膜和软骨等的刺激，降低关节腔内的压力，改善滑膜组织和软骨等的微循环，改善患者关节胀痛和屈伸活动受限等症状，适用于关节腔积液量较大的患者。

对于积液较多的患者，在弧刃针抽吸操作结束后，常规予以药物或臭氧等关节腔注射，必要时还可辅以弹力绷带对患关节适当地加压包扎，以减少积液的再次产生。

第十三章

带状疱疹后神经痛

2016《带状疱疹后神经痛诊疗中国专家共识》给出带状疱疹后神经痛（post herpetic neuralgia, PHN）定义：带状疱疹皮疹愈合后持续1个月及以上的疼痛。但在实际临床上，只要带状疱疹皮疹愈合后仍然疼痛持续，即可诊断为带状疱疹后神经痛（PHN）。本病是带状疱疹最常见的并发症，也是最常见的一种神经病理性疼痛。

PHN可表现为持续性疼痛，也可缓解一段时间后再次出现，因疼痛剧烈、迁延难愈，极大地影响患者的身心健康和生活质量，且其治疗方法虽多，但有效率却难以让人满意，故又被称为"不死的癌症"。2016《带状疱疹后神经痛诊疗中国专家共识》中也明确指出，经治疗后疼痛评分较基线降低≥30%即认为临床有效；而降低≥50%即为明显改善。

一、流行病学

1. 带状疱疹的发病率和疼痛持续时程与年龄成正比　数据显示：普通人群带状疱疹年发病率为3~5/1000人，50岁后随年龄增长。30~49岁为3%~4%；70~79岁为29%；80岁以上老人达34%。

2. PHN的发病率，随年龄增加而逐渐升高　PHN人群每年发病率为3.9~42.0/10万。约9%~34%的带状疱疹患者会发生PHN。60岁及以上的带状疱疹患者约65%会发生PHN；70岁及以上者可达75%。

二、PHN的危险因素

1. 年龄　发病率与年龄呈正相关，年龄增加，发病率升高。

2. 性别　女性较男性更易发生。

3. 前驱期疼痛　皮疹出现前疼痛明显者，发展为PHN的可能性增加。

4. 疱疹期疼痛和皮损程度　疱疹期疼痛程度越重，发展为PHN的可能性越大；水泡持续时间越长或皮疹消退时间越长、水疱越多、皮损范围越广、皮损区温度越高和感觉异常越明显，越容易发生PHN。

5. 特殊部位的疱疹　三叉神经分布区（尤其是眼部）、会阴部及臂丛区带状疱疹者，更易发生PHN。

6. 其他　手术、创伤、应用免疫抑制剂、恶性肿瘤、感染、结核、慢性呼吸系统疾病、糖尿病及免疫功能障碍等人群，也都是发生PHN的危险因素。

三、病因

带状疱疹的病原体是水痘-带状疱疹病毒（VZV），通过空气传播，从呼吸道或睑结膜侵入机体引起全身感染，初次感染时幼儿可发生为水痘，成人则为隐性感染。病毒沿感觉神经侵入脊神经节或脑神经感觉神经节内并潜伏，伴随宿主终生。

当机体免疫功能低下时，潜伏的病毒再度活化，促细胞溶解的基因表达、病毒在感觉神经节内的扩散、和在邻近细胞的大量复制并沿感觉神经纤维向所支配的皮节扩散，表现以沿单侧周围神经分布的簇集性小水泡样的带状疱疹（Herpes Zoster，HZ）为特征，并且必定导致局部组织损伤、炎症、水肿、渗出、粘连，受累神经元发生炎症、水肿、脱髓鞘，甚至轴突变性、感觉神经纤维和支持细胞的坏死等，临床表现为神经功能紊乱、异位放电、外周及中枢敏化，导致异常疼痛。疼痛的刺激，感觉神经和交感神经的损伤，又可以加重皮损区的炎症、缺血、缺氧、酸性产物聚集，使局部氢离子浓度升高，刺激本已受损的神经末梢，加重局部的疼痛。

病情迁延，超过一定的时间（一般是1个月，但实际上只要皮疹消失后，如果仍然疼痛就可诊断为PHN），虽然皮疹愈合，但部分患者甚至会因外周敏化、中枢敏化、去传入等而遗留慢性疼痛，即PHN。

四、发病机制

带状疱疹皮疹消失后，必然不同程度地遗留皮肤的表皮层、真皮层、皮下组织及浅筋膜不规则广泛的粘连、瘢痕挛缩、皮肤感受器及其附属结构排列紊乱、棘皮细胞坏死、玻璃样变、局部营养性微细血管管腔狭窄或闭锁，局部微循环不同程度障碍，甚至血液供应不足或已没有任何血液供应，无氧代谢增多，末梢神经感受器因炎症刺激和硬化组织压迫而不同程度受损，导致产生临床多样的慢性疼痛。

但PHN长期慢性疼痛的具体发病机制还不完全清楚，目前仅能公认的，可能主要有以下几点：

（一）炎性反应

水痘-带状疱疹病毒沿感觉神经侵入脊神经节或脑神经感觉神经节内，通过继发的炎性反应导致其周围神经兴奋性及敏感性增加，是PHN发病的基础。

（二）中枢敏化

一般认为：PHN持续疼痛的机制主要是中枢敏化。中枢敏化是指脊髓及脊髓以上痛觉相关神经元的兴奋性异常升高或突触传递增强，从而放大了疼痛信号的传递，包括神经元的自发性放电活动增多、感受域扩大、对外界刺激阈值降低、对阈上刺激的反应增强等病理生理过程。脊髓及脊髓以上水平神经结构和功能的改变，包括电压门控钙离子通道α_2-δ亚基及钠离子通道表达上调、抑制性神经元的功能下降、支持细胞的坏死等，这些病理生理改变引起中枢敏化。相应的临床表现有自发性疼痛、痛觉过敏、痛觉超敏等。

（三）外周敏化

外周敏化是指：感觉神经的损伤诱导初级感觉神经元发生神经化学、生理学和解剖学的变化，引起外周伤害性感受器敏化，放大其传入的神经信号，甚至可影响未损伤的邻近神经元。

（四）去传入

带状疱疹发生后，初级传入纤维广泛变性坏死，中枢神经元发生去传入现象，引起继发性中枢神经元兴奋性升高，交感神经功能的异常等。

五、诊断

（一）病史

①有明确的带状疱疹病史。②带状疱疹皮疹愈合后，局部仍然疼痛持续者，即可诊断为带状疱疹后神经痛（PHN）。

（二）症状

①疼痛部位：常见于单侧胸部、三叉神经（主要是眼支）或颈部，其中胸部占50%，头面部、颈部及腰部分别各占10%～20%，骶尾部占2%～8%，其他部位<1%。极少数PHN患者会发生双侧疱疹。②疼痛特点：疼痛复杂多样，可以为瘙痒性、灼烧性、针刺样、刀割样，也可以为电击样或搏动样；间歇性和慢性疼痛可间断发作，也可是持续性；可以是自发痛、痛觉过敏、感觉过敏，也可以是感觉异常，如痒等；性质多样，可为烧灼样、电击样、刀割样、针刺样或撕裂样；可以1种疼痛为主，也可以多种疼痛并存。③一般多沿某神经分布相关区域内疼痛；疼痛部位多较疱疹区域小，但三叉神经（主要是眼支）或颈部的疼痛，通常比疱疹区域有所扩大；极少数患者疱疹可过身体中线，甚至可发生双侧疱疹。④病程：30%～50%患者疼痛持续超过1年，部分病程可超过20年。⑤常伴有其他临床表现：全身症状，如慢性疲乏、厌食、体重下降、缺乏活动等；常伴情感和睡眠障碍、焦虑、抑郁、注意力不集中、甚至有自杀想法。⑥患者疼痛程度越重，活力、睡眠和总体生命质量所受的影响，一般也越严重。⑦本病一般不复发，但也有极少数例外。

（三）体征

①局部有带状疱疹所遗留的色素沉着或瘢痕。②局部痛觉可有减退、过敏、超敏。③局部可有多汗等自主神经功能紊乱的表现。

（四）辅助检查

本病一般无须特殊设备或实验室检查。但红外热成像可以显示本病感觉神经损伤的部位和性质，在诊断、评估、疗效的判定方面，价值明显。

（五）鉴别诊断

本病易于诊断，但对于同时发生的合并症需要鉴别，如肿瘤转移性疼痛、肋间神经痛、脊柱骨折性疼痛、三叉神经痛等。

再次强调，本病诊断简单，只要带状疱疹皮疹愈合后仍然疼痛持续，即可诊断为带状疱疹后神经痛（PHN）。

六、治疗原则

目前，关于PHN的治疗策略，2016年"带状疱疹后神经痛诊疗中国专家共识"编写专家组指出，

PHN治疗目的是：尽早有效地控制疼痛，缓解伴随的睡眠和情感障碍，提高生活质量。PHN的治疗应规范化，其原则要求做到尽早、足量、足疗程及联合治疗。

注意事项如下：

1. 许多患者的治疗可能是一个长期持续的过程。
2. 药物治疗是基础，应使用有效剂量的推荐药物。
3. 药物有效缓解疼痛后应避免立即停药，仍要维持治疗至少2周。
4. 药物联合微创介入可有效缓解疼痛并减少药物用量及不良反应。
5. 治疗过程中，要监测疼痛强度的改善情况。
6. 通常，治疗后疼痛评分较基线降低≥30%即认为临床有效，降低≥50%即为明显改善。

七、弧刃针治疗

1. **体位** 原则为充分暴露，舒适体位，便于操作。
2. **定部位** 原带状疱疹区域。
3. **定灶点** 带状疱疹后神经痛灶面，用标记笔将疼痛区域标记画圈，所划定的皮下刺扫范围。
4. **常规消毒** 根据情况决定是否铺巾、戴无菌手套。
5. **进针** 根据疼痛区域的范围大小，自外缘进针，进针时针体与皮肤垂直，力度适中，透皮速度要快，不要刺入太深，略过真皮层，在浅筋膜的浅层即可。直径100mm以内，采用0.7×50mm弧刃针，在1个进针点环周扫散即可，100mm以上需要多个进针点，以保证皮损区皆可治疗。对于部分疼痛敏感患者，可以同时皮下注射低浓度麻药，以减轻疼痛。
6. **刺扫** 调整针体使之与皮肤呈15°～35°角左右，斜面向上，使针体尽量平行皮肤，沿皮下向前缓缓推进，直至针体尾端。然后再退针至起始处，更改方向，同法刺入，直至将针体长度为直径的扇形或圆形范围内的皮下组织全部刺扫完毕。如果区域较大，则可以多支弧刃针先后皮下无盲区刺扫。

行针期间可见皮肤呈线状隆起为佳，否则可能为进针较深。在行针过程中，可能时有阻力感，此时稍加用力，会先后有突破感、落空感、"咔"声响、虚无感。在最后拔针前常规抽吸，对可能产生的皮下淤血予以引流。

视频38 带状
疱疹后神经病

视频39
患者疗效自述

7. **扫散** 对于严重的或顽固性的疼痛，还可以在刺扫的同时，或刺扫后行皮下扫散治疗，即以进针点为支点，手握针栓/针柄，左右摇摆，使针体作扇形运动（视频38）。

8. **注射臭氧** 刺扫或扫散完毕后，在拔针前，根据皮损面积大小，也可辅助皮下注射20μg/mL臭氧3～20mL，以抗炎、增加氧气在病变组织中的释放、增加局部血氧饱和度、快速改变组织的缺氧状态等（视频39）。

9. **出针**。

10. **保护** 在进针点处，可用1个干棉球盖住针孔，再用输液贴或膏药等常规保护，以防感染。
11. **常规局部按压，减少渗出**。
12. **留诊观察** 观察半小时，如无特殊不适，结束本次诊疗。本法每周治疗1～2次，症状消失则无须再次治疗；如仍有症状，则需行再次治疗；4周为一小疗程，部分病情顽固患者3个月为一大疗程。

八、弧刃针治疗PHN的机理

Petersena 等研究报道，PHN患者受损皮肤活检表明，支配皮肤的神经纤维发生明显变化，有髓鞘神经纤维持续减少，而无髓鞘神经纤维数量增加，也就是说病毒导致快传导的粗神经纤维大量丧失，而伤害性传入细纤维残存甚至数量增加，使粗、细神经纤维不成比例，它们传入信号的不平衡可能是PHN的异常自发活动的根源。

除神经外，带状疱疹患者的病理学变化还包括非神经细胞和血管也受到破坏，在皮肤上形成几乎无细胞存在的胶原瘢痕。实际上，PHN受累皮肤的表皮层、真皮层、皮下组织及浅筋膜在急性病变愈合后遗留皮下组织不规则广泛的粘连、瘢痕、挛缩、皮肤感受器及其附属结构排列紊乱，棘皮细胞坏死，玻璃样变，导致局部营养性微细血管管腔狭窄或闭锁，引起局部微循环不同程度障碍，血液供应不足或已没有任何血液供应，无氧代谢增多，末梢神经痛觉感受器因炎症刺激和组织压迫而不同程度受损，受累皮区缺血、缺氧、酸性代谢产物聚集，局部氢离子浓度升高，刺激本已受损的神经末梢，引起局部剧烈疼痛，这一点也被丁亚山的报道所认同。

弧刃针皮下组织刺扫治疗能快速解除皮下、浅筋膜的纤维结缔组织粘连、挛缩、瘢痕，降低局部压力，使局部血液循环改善，血流通畅，可消除无菌性炎症，建立起良好的内外环境平衡。一方面可解除受损神经卡压状态，减少受损神经的不良刺激，另一方面，局部受损的神经末梢处于相对松软、张力较小的环境中，可迅速获得修复，同时异常增生的伤害性传入细纤维也可得到抑制。另外，我们也发现PHN疼痛程度越重、病程越长，弧刃针刺扫时，阻力就越大，"咔"声响就越明显，说明疱疹区域皮下质硬的结缔组织、浅筋膜的粘连程度也就越重，同时也说明皮下组织的粘连硬化和卡压受损神经末梢是导致PHN疼痛的重要病理学基础，说明带状疱疹后神经痛也属于周围神经嵌压综合征。

张建军等的研究发现针刀联合普瑞巴林治疗带状疱疹后神经痛亦可取得较好的临床疗效，其与本研究的主要区别在于针具不同。与之相比，弧刃针在结构、功能、操作、声音、针感、安全性、有效性等10个方面，有30个优点（本书第一章）。

传统臭氧注射、皮内感受器阻滞疗法，一方面因为针具因素，无法对皮下质硬粘连组织松解；另一方面，因使用臭氧和局麻药作用时间有限等原因，其维持时间较短，临床效果有限。

弧刃针疗法创伤小、疼痛轻微、操作简便、安全、快捷、经济，已经广泛应用在疼痛治疗上，且易于被广大患者接受。对于本病，其操作施术范围仅限于疼痛区域的皮下及浅筋膜，而不进入深筋膜，也不进入体腔或大血管鞘内，所以无损伤大血管神经及体腔脏器之虑。最常见的并发症是短暂的皮下瘀血，表现为皮下瘀青，5～10天即可消散。

九、注意事项

1. 弧刃针疗法也不是万能的，对于极个别足程治疗效果欠佳的顽固性疼痛患者，可能仍需要配合背根神经节射频、脊髓电刺激等治疗。

2. 根据五定原则，本病的病理基础主要是硬化和炎症，因此弧刃针疗法松解需要药物的联合作为基础，但这并不意味着弧刃针疗效不能说清楚（治愈是药物的作用，还是弧刃针的作用？）。

千余例单纯药物或联合射频等微创介入手术后仍然顽固性慢性PHN疼痛或麻木患者，采用弧刃针疗法为主辅助药物治疗的临床经验表明，弧刃针皮下刺扫术联合口服药物治疗带状疱疹后神经痛疗效显著，绝大多数皆可将疼痛控制在VAS评分2～3分以内，甚至完全无痛。

3. 带状疱疹后神经痛属于周围神经嵌压综合征，只不过嵌压的不是神经根和神经干，而是神经末梢。

4. 本病术前常规配合火灸，术后每日1～2次火灸，疗效更佳。

5. 更多注意事项，详见本书中的操作标准。

参考文献

［1］ 彭增福，徐能贵，卞兆祥，等. 论干针是针灸的一部分［J］. 中国针灸，2017，37（6）：663-667.

［2］ 朱汉章. 针刀医学体系概论［J］. 中国工程科学，2006，8（7）：1-15.

［3］ Use of acupuncture in modern health care［J］. WHO Chron，1980，34（7/8）：294-301.

［4］ World Health Organization. Acupuneture：review and analysis of reports on controlled clinical trials. Geneva［J］，World Health Organization，2002：23-26.

［5］ 潘卫星. 针灸的神经生物学机理［J］. 中华中医药杂志，2018，33（10）：4281-4297.

［6］ 宣蛰人. 软组织外科学［M］. 上海：文汇出版社，2009.

［7］ 温莎，高谦，王刚，等. 0.5mm针径内热针密集针刺对家兔骨骼肌慢性损伤后肌张力的影响［J］. 中国康复医学杂志，2015，30（1）：31-34.

［8］ 程少丹，王学昌，张洋，等. 弧刃针刀治疗轻中度腕管综合征的随机对照研究［J］. 中国中医骨伤科杂志，2017，25（4）：5-9.

［9］ 王学昌，马迎存，曹楠，等. 弧刃针治疗胸小肌综合征41例临床报告［J］. 中国疼痛医学杂志，2019，（4）：318-320.

［10］ 王学昌，张中义，程少丹，等. 弧刃针治疗踝管综合征的临床疗效观察［J］. 中国疼痛医学杂志，2017，23（10）：798-800.

［11］ 王学昌，刘延青，张董喆，等. 弧刃针刀治疗股外侧皮神经卡压综合征37例临床观察［J］. 中国疼痛医学杂志，2016，（7）：556-557.

［12］ 刘博. B超检查在膝关节积液诊断中的应用［J］. 中医正骨，2008，20（12）：52.

［13］ 王会丽. 弧刃针治疗失眠肝郁气滞型31例. 中医研究，2020，33（4）：47-50.

［14］ 王会丽，刘瑞芳，马爱琴. 针刺联合弧刃针疗法治疗肩周炎疗效及对患者肩关节功能、活动度、肌力的影响［J］. 陕西中医，2019，40（10）：1457-1459.

［15］ 熊伟，朱青元，周峰. 弧刃针刀联合蜡疗治疗腰骶慢性骨筋膜间隔综合征研究［J］. 现代医院，2019，19（4）：593-595.

［16］ 茅骏霞. 国外针灸临床研究现状文献分析［J］. 江苏中医药，2019，51（7）：54-58.

［17］ 张永树. 正确认识针灸适应证［J］. 中国针灸杂志，2001，（21）12：747-749.

［18］ 王学昌，赵明宇. 治疗筋伤四原则［J］. 河南中医，2010，30（12）：1195.

［19］ 赵定麟，李国栋. 区别根性痛、干性痛与丛性痛对腰骶部疾患诊断的意义［J］. 中华骨科杂志，1989，9（4）：278-280.

［20］ 赵定麟. 颈椎病之我见［J］. 中国骨与关节杂志，2015，4（8）：594-601.

［21］ 柳登顺. 实用颈腰肢痛诊疗手册［M］，第3版. 郑州：河南科学技术出版社，2014.

［22］ 樊碧发，刘延青. 疼痛科医师手册［M］. 北京：人民卫生出版社，2017.

［23］ 田伟. 积水潭骨科教程［M］，第2版. 北京：北京大学医学出版社，2018.

［24］ 黄桂成. 中医筋伤学［M］. 北京：中国中医药出版社，2016.

［25］ 黄宇光，徐建国. 神经病理性疼痛临床诊疗学［M］. 北京：人民卫生出版社，2010.

［26］ 姜成瑛，刘丰春，乔光曦，等. 中斜角肌卡压综合征［J］. 中华骨科杂志1996，（8）：53-55.

［27］ 李健伟，杜波. 颈脊髓损伤合并前中斜角肌综合征的治疗3例体会［J］. 中国伤残医学，2011，19（8）：51-52.

［28］ 楼志勇，沈清河，边晓东. 温针灸配合推拿手法治疗前斜角肌综合征疗效观察［J］. 浙江中医杂志，2013，48（7）：523.

［29］ 卢胜海，蔡华海，杨晓龙. 臭氧局部注射治疗前斜角肌综合征［J］. 中医正骨，2013，25（6）：61-62.

［30］ 高兴平，王天兵，陈德松. 前、中斜角肌与颈3、4神经根卡压关系的解剖学研究［J］. 中国临床解剖学杂志，2002，（2）：106-108.

［31］ Terzis JK，Kokkalis ZT. Supraclavicular approach for thoracic outlet syndrome［J］. Hand（NY），2013，5（3）：326-337.

［32］ 胡志俊. 实用针刀临床实践［M］. 上海：上海科学技术出版社，2018.

［33］ 程少丹，葛程，张洋，等. 弧刃针刀结合手法治疗中度肩周炎临床研究［J］. 现代中西医结合杂志，2018，27（13）：1369-1371，1414.

［34］ 王学昌，都帅刚，刘延青，等. "弧刃针"联合神经阻滞治疗"假性"三叉神经痛1例［J］. 中国疼痛医学杂志，2016，22（12）：956-957.

［35］ 王学昌，都帅刚，程少丹，等. 弧刃针刀治疗重症肩周炎所致神经痛73例临床研究［J］. 中国实用神经疾病杂志，2016，19（23）：1-2.

［36］ 陈疾忤，陈世益. 肩周炎研究进展［J］. 国际骨科学杂志，2005，26（2）：94-96.

［37］ 刘延青，崔健军. 实用疼痛学［M］. 北京：人民卫生出版社，2013.

［38］ 王学昌. 刃针痛点松解配合手法治疗肩关节周围炎87例疗效观察［J］. 中医正骨，2011，23（8）：69-70.

［39］ Zlatkin MB，Iannotti JP，Roberts MC，et al. Rotator cuff tears：diagnostic performance of MR imaging［J］. Radiology，1989，172.

［40］　王昆，蔡道章，金文涛. 肱骨内上髁炎治疗的临床分析［J］. 岭南现代临床外科，2001，（1）4：221-222.

［41］　潘垚，孙鲁源，柴益民. 肱骨内上髁炎手术治疗的疗效分析［J］. 中国骨与关节损伤杂志，2015，4（2）：151-154.

［42］　陈萍. 小针刀治疗腕管综合征疗效观察［J］. 影像研究与医学应用，2018，2（9）：249-250.

［43］　张喆，蒋阅，陈江华，等. 慢性劳损引起腕管综合征15例手术治疗体会［J］. 中国伤残医学，2008，16（1）：49.

［44］　Liu C W, Chen T W, Wang M C, et al. Relationship between carpal tunnel syndrome and wrist angle in computer workers［J］. Kaohsiung J Med Sci, 2003, 19（12）：617-623.

［45］　雷玮，钱晓路，孙晓春，等. 腕管综合征危险因素及防护措施的研究进展［J］. 护理学杂志，2013，28（18）：87-89.

［46］　谢振军. 腕管综合征诊断和治疗新进展［J］. 中国实用诊断与治疗杂志，2017，31（11）：1041-1045.

［47］　冯仕明，高顺红. 腕管综合征治疗研究进展［J］. 中国修复重建外科杂志，2011，25（5）：628-630.

［48］　肖永杰，焦文仓. 钩刀微创治疗腕管综合征的临床观察［J］. 中国现代手术学杂志，2017，21（4）：319-320.

［49］　李建峰，吴金英，李海雷，等. 拇指腕掌关节韧带的解剖学特点及其临床意义［J］. 中国临床解剖学杂志，2016，34（6）：605-608.

［50］　张煜，徐南伟，孙荣彬. 拇指腕掌关节周围韧带的解剖学分析［J］. 中国临床解剖学杂志，2016，34（6）：609-614.

［51］　刘会仁，张文惠，汪琦，等. 第一腕掌关节损伤的治疗［J］. 中国骨伤，1999，12（3）：67-68.

［52］　鲜思平，李开南，兰海，等. 第一腕掌关节骨关节炎手术治疗的临床分析［J］. 四川医学，2007，28（11）：1272-1273.

［53］　许玉本，夏雷，李鹏，等. 关节融合术治疗第一腕掌关节炎［J］. 美中国际创伤杂志，2015，14（4）：8-9，56.

［54］　朱炜楷，隋鸿锦，付元山，等. 胸腰筋膜解剖结构的研究进展［J］. 中国临床解剖学杂志，2016，34（3）：356-358.

［55］　欧阳林，何平，肖玉辉. 磁共振成像对腰肌劳损腰痛的诊断价值［J］. 中华临床医师杂志（电子版），2011，5（4）：1053-1058.

［56］　王学昌，肖红恩，王西彬. 三步复合手法治疗骶髂关节错缝132例临床研究［J］. 中国中医骨伤科杂志，2011，19（6）：40-41.

［57］　吴巍巍，胡志军，范顺武，等. 慢性腰痛对脊旁多裂肌萎缩影响的临床研究［J］. 中国骨伤，2014，27（3）：207-212.

［58］　卢永庆. 综合疗法治疗棘上韧带损伤52例［J］. 福建中医药，2001，32（4）：53.

［59］　董忻，潘志轩. 棘间韧带腰段的形态特点及年龄变化［J］. 中国临床解剖学杂志，1994，12（1）：3-6.

［60］　沈刚，何涛，吴仁燕. 慢性棘上韧带炎声像图特征［J］. 临床超声医学杂志，2013，15（11）：793-794.

［61］　中华医学会疼痛学分会脊柱源性疼痛学组. 腰椎间盘突出症诊疗中国疼痛专家共识［J］. 中国疼痛医学杂志，2020，26（1）：2-5.

［62］　宋滇文，贾连顺，陈德玉，等. 腰椎间盘突出部位与受压腰骶神经根的异常关系及其原因分析［J］. 第二军医大学学报，2000，21（7）：667-669.

［63］　丁宇，乔晋琳，崔洪鹏，等. 腰椎椎间孔镜微创手术中的区域定位原则及临床疗效观察［J］. 颈腰痛杂志，2015，36（50）：347-352.

［64］　Mysliwiec LW, Cholewickji J, Winkelpleck MD, et al. MSU Classification for herniated lumbar discs on MRI: toward developing objeetive criteria forsurgical selection［J］. European Spine Journal：2010, 19（7）：1087-1093.

［65］　岳寿伟，周希东，黄雨雯，等. 屈曲旋转快速牵引治疗腰椎间盘突出症的疗效观察［J］. 中华理疗杂志，1996，19（4）：227-230.

［66］　马明辉，杨延全，丁宇. 腰椎管狭窄症的诊断及治疗研究进展［J］. 海军总医院学报，2010，23（3）：160-163.

［67］　Hansraj K, cammisa F, O'leary P, et al. Decompression surgery for typical lumbar spinal stenosis［J］. Clinical Orthopaedics and Related Research, 2001, 384：10-17.

［68］　Mont MA, Hungerford DS. Non-traumatic avascular necrosis of the femoral head［J］. J Bone Joint Surg Am, 1995,（77）：459-474.

［69］　中华医学会骨科学分会关节外科学组. 股骨头坏死临床诊疗规范［J］. 中华关节外科杂志（电子版），2015，（9）：1：133-138.

［70］　李子荣. 2015年股骨头坏死中国分期与分型解读［J］. 临床外科杂志，2017，25（8）：565-568.

［71］　中华医学会骨科分会显微修复学组，中国修复重建外科专业委员会骨缺损及骨坏死学组. 成人股骨头坏死诊疗标准专家共识［J］，中华骨科杂志，2012，32（6）：606-610.

［72］　李颖毅，杨维珍. 股骨头坏死早期CT表现分析［J］. 中国临床新医学，2014，7（11）：1053-1055.

［73］　李子荣，刘朝晖，孙伟，等. 基于三柱结构的股骨头坏死分型——中日友好医院分型［J］. 中华骨科杂志，2012，32（6）：515-520.

［74］　王学昌，程少丹，马迎存，等. 弧刃针联合口服镇痛药物治疗胸背部带状疱疹后神经痛的效果［J］. 实用疼痛学杂志，2019，15（2）：102-108.

［75］　张燕，魏焕萍，单云官，等. 膝内侧副韧带解剖与临床研究现状［J］. 解剖与临床，2005，10（2）：167-168.

［76］　王小娟，潘征，吕国士. 髌下脂肪垫损伤的MRI表现及临床分析［J］. 中国中西医结合影像学杂志，2016，14（5）：593-595.

［77］　李世昌. 运动解剖学［M］. 北京：高等教育出版社，2010：367.

［78］　姚晓滨. 磁共振成像诊断膝关节半月板损伤的价值［J］. 武汉大学学报（医学版），2015，36（3）：444-446，470.

［79］　赵英林，钱洁，胡斌成. 髌骨关节面的应用解剖学研究［J］. 局解手术学杂志，1997，6（24）：2-5.

［80］　李威，徐云梁. 髌骨软化症病因及治疗的相关研究进展［J］. 中国骨与关节损伤杂志，2016，31（6）：114-115.

［81］　唐传其，雪，张诗琪，等. 髌骨软化症治疗研究进展［J］. 广西中医药大学学报，2018，21（3）：65-68.

［82］　武玉锦，方建国. 髌骨软化症的研究进展［J］. 中国矫形外科杂志，2006：14（7），541-542.

［83］　叶任高，陆再英. 内科学［M］. 北京：人民卫生出版社，2004.

［84］　中国中西医结合学会骨伤科专业委员会. 膝骨关节炎中西医结合诊疗指南［J］. 中华医学杂志，2018，98（45）：3653-3658.

［85］　中华医学会骨科学分会关节外科学组. 骨关节炎诊疗指南［J］. 中华骨科杂志，2018，38（12）：705-715.

［86］　张建军，丁宇，杨改平. 针刀治疗带状疱疹后神经痛疗效观察与分析［J］. 中国疼痛医学杂志，2017，23（5）：389-391.

［87］　史宏，徐鸣，李丹，等. 利福平化学性滑膜切除术治疗血友病慢性滑膜炎［J］. 血栓与止血学，2014，20（5）：252-254.

［88］　孙利，姜文学. 32P胶体放射性滑膜切除术在血友病性关节炎治疗中的应用进展［J］. 实用骨科杂志，2016，22（7）：616-618.

［89］　谷志华，王力，李伟，等. 甲氨蝶呤联合5%甘露醇亚甲蓝注射液关节腔冲洗术治疗类风湿性膝关节炎的临床研究［J］. 河北医科大学

学报，2015，36（10）：1196-1198.

［90］　钱慧玲，吴锐. 关节腔注射治疗关节滑膜炎的药物研究进展［J］. 现代临床医学，2009，35（5）：325-327.

［91］　韩济生，樊碧发. 疼痛学［M］. 北京：北京大学医学出版社，2012.

［92］　宋文阁，王春亭，傅志俭，等. Pain实用临床疼痛学［M］. 河南：河南科学技术出版社，2008.

［93］　Amanda C. de C. Williams，Kenneth D. Craig，张钰，刘风雨. 疼痛新定义［J］. 中国疼痛医学杂志，2016，22（11）：808-809.

［94］　陈军，王江林. 国际疼痛学会对世界卫生组织ICD-11慢性疼痛分类的修订与系统化分类［J］. 中国疼痛医学杂志，2019，25（5）：323-330.

［95］　王学昌，肖红恩. 刃针治疗髌骨外侧高压综合征127例［J］. 中国骨伤，2010，23（10）：763-764.

［96］　张有磊. 髌骨倾斜与外侧高压综合征的研究进展［J］. 中国骨与关节杂志，2014，3（6）：455-459.

［97］　隋金颇，葛邦荣，谢士成，等. 髌骨外侧支持带松解修复前后：膝关节参数变化的意义［J］. 中国组织工程研究，2015，19（11）：1722-1726.

［98］　余正红，李义凯，赵卫东，等. 伸膝装置应用解剖及其在膝关节置换术中的临床意义［J］. 中国临床解剖学杂志，2007，25（5）：489-492，496.

［99］　吴林生，金嫣莉. 膝痛［M］. 北京：人民卫生出版社，1997.

［100］　王力. 斜束弹响征手法治疗的体会［J］. 北京中医药大学学报，2006，13（3）：24.

［101］　带状疱疹后神经痛诊疗共识编写专家组. 带状疱疹后神经痛诊疗中国专家共识［J］. 中国疼痛医学杂志，2016，22（3）：161-167.

［102］　Petersen KL，Rice FL，Farhadi M，et al. Natural history of cutaneous innervation following herpes zoster［J］. Pain，2010，150（1）：75-82.

［103］　丁亚山. 局部针刀微创治疗带状疱疹后遗神经痛30例临床观察［J］. 罕少疾病杂志，2010，17（2）：21-24.

［104］　许本柯，舒先涛，罗刚，等. 胸锁乳突肌锁骨头的血供及应用解剖［J］. 解剖学杂志，2006（3）：357-359.

［105］　刘亚国，汪品力，马大军. 肩胛提肌瓣的应用解剖［J］. 中国临床解剖学杂志，1988（1）：30-31.

［106］　杜建平，徐达传，于涯涛，等. 前锯肌下部肌皮瓣移植的应用解剖［J］. 中国临床解剖学杂志，1998（4）：3-5.

［107］　秦小勇，沙轲，赵劲民，等. 背阔肌复合组织瓣转位重建上肢运动功能的解剖学研究［J］. 中国临床解剖学杂志，2014，32（2）：129-132.

［108］　李平，薛黔，谢鹏. 胸小肌构筑特点和肌内外神经分布及临床意义. 解剖学研究［J］，2003（3）：206-208.

［109］　贾建平，陈生弟. 神经病学［M］. 北京：人民卫生出版社，2018.

［110］　李平，薛黔，谢鹏. 胸大肌的肌内神经分支分布和肌构筑特征及其临床应用［J］. 重庆医科大学学报，2003，28（6）：766-768.

［111］　毕胜. 疼痛康复指南［M］. 北京：人民卫生出版社，2020.

［112］　丁文龙、刘学政. 系统解剖学［M］. 北京：人民卫生出版社，2018.

［113］　Brazill Jennifer M，Beeve Alec T，Craft Clarissa S，et al. Nerves in Bone：Evolving Concepts in Pain and Anabolism［J］. Journal of Bone and Mineral Research. 2019. 34（8）：1393-1406.

［114］　医学名词审定委员会. 运动医学名词［M］. 北京：科学出版社，2019.

［115］　医学名词审定委员会. 手外科学名词［M］. 北京：科学出版社，2020.

［116］　中华医学会骨科学分会关节外科学组，中国医师协会骨科医师分会骨关节炎学组，国家老年疾病临床医学研究中心（湘雅医院），等. 中国骨关节炎诊疗指南（2021年版）［J］. 中华骨科杂志，2021，41（18）：1291-1314.

［117］　王雪苔. 针刀医学与中医现代化［J］. 世界科学技术，2006，8（4）：82-84.

［118］　王晶，王令习. 对针刀医学安全问题的思考［J］，世界中医药，2013（7）：793-795.

［119］　王世辉，程杨，朱赟洁，等. 弧刃针刀治疗冻结肩模型兔炎症因子及组织形态的反应［J］. 中国组织工程研究，2022，26（5）：706-711.

［120］　吴绪平. 针刀治疗学［M］. 中国中医药出版社，2012.

［121］　吴绪平，张天民. 针刀医学临床诊疗与操作规范［M］. 中国中医药出版社，2012.

［122］　Andreula C，Kambas I，Andreual C，et al.Lumbosacral pain from herniated lumbosacral discs and correlated degenerative disease:a report of 500 cases[J]. Rivista Italiana di Ossigeno-Oznoterapia，2003,10(2): 21-30.

附录1　弧刃针的研发历程

河南省中医药学会　陈辉

从2008年的偶然发明，到2012年申报专利，2017年被授予国家发明专利并被授予河南省中医药科技成果二等奖，再到"弧刃针刀在筋伤疾病临床应用"荣膺2019年河南省中医药科技成果一等奖，"新型器械弧刃针刀的研发及在筋伤疼痛疾病的应用"2021年荣膺河南省教育厅科技成果一等奖，弧刃注射针（简称弧刃针）的研发已经历了14个年头，现将产品研发具体过程及部分结果简述如下：

1）偶然发明

弧刃针的发明人为王学昌医师，现任河南省中医院疼痛科主任中医师。他在长期临床实践中，在钻研颈肩腰腿痛诊疗技术的临床实践中，逐渐认识到，对于治疗各种肌肉骨骼慢性疼痛，传统的针灸、推拿、理疗、针刀、手术等方法，临床上不可或缺，但却总存在一些适用范围虽广但最佳适应证争议较多，以至于作用有限，或疼痛明显，或创伤大、风险高，或效果难以持久，疗效欠佳等遗憾难以解决。在遍寻医籍、同道交流探讨、苦苦钻研、思考之后，虽收获不少，但却一直没有大的进展。

"无巧不成书"，直到2008年，偶然的一次机会，遇到了一位一米八多的"大个子"腰痛患者，才有了重大突破。

因为患者身高体胖，被家人搀扶着趴在诊断床上后便怎么也起不来了，而且表情非常痛苦，当时情况十分紧急，无法手法正骨，而之前在外院的针灸推拿输液等治疗效果又不好。简单触诊之后，王学昌医师发现患者很适合刃口为"一"字的一种传统针具治疗，但刚好医院门诊的这种针具却恰巧都用完了，然而患者此时却趴在床上疼痛难忍，还不停地叫唤，不仅家属急坏了，又由于占着诊断床，后面候诊的其他患者也开始了着急埋怨。

正当大家都一筹莫展的时候，在没有现成传统的刃口为"一"字的针具可用的情况下，王学昌医师当时忽然有了灵感，采用无菌剪刀将注射器针头稍作加工制作出了第一批"弧刃针"，当即便投入了治疗，但效果会怎么样？当时他心里也不是很有底。

但即使再没有底，也必须立即治疗啊！

在治疗过程中，当手下感触到明显的顶触感、落空感、层次感等针感和"咔"声响时，治疗虽还没有结束，但在他心里已经有了底！

果然不出所料，也令大家惊奇的是，经过这第1个"弧刃针"治疗后，"大个子"患者的疼痛马上消失了，并且还立即翻身下床，在走廊来回走动，高兴地翘起了大拇指直说"好"，在场的患者和家属也纷纷鼓掌称赞，纷纷排队要求也采用"弧刃针"治疗。

大约半个月后，当传统的刃口为"一"字的针具再次重归医院之时，"弧刃针"已经治愈了大量疼痛患者，并且拥有了自己的第1批"粉丝"！

2）对比分析

由于手工的弧刃针制作起来很不方便，使用起来也存在不少问题。但当刃口为"一"字的传统针具再次进入医院后，当再次给患者治疗时，王学昌医师却隐隐感觉总有些别扭、有些不一样，但却又说不上究竟是哪里不对，哪里不一样。

于是，便又和自己手工制作的"弧刃针"做了一系列的对比实验，希望以此来找出问题所在。在经过反复严谨的临床对比实验后，王学昌医师惊奇地发现：同一个患者，同样0.7mm直径，和传统的相比，弧刃针优势明显：弧刃针治疗过程中，"咔咔"声特别响亮，酸困沉涨的"针感"特别强烈但疼痛不明显，患者一般都能够接受。

又经过多年仔细的研究与分析后，他还发现：因为其独特的"弧刃"结构设计，在同样直径的针具同样的创伤下，"弧刃针"治疗时可以将患者的疼痛感降到最低，松解力度却可以增加到最大；并且，因为其空心的设计，还具备注射、抽液、针灸针效应、神经刺激明显等多重优点，极具推广价值；更重要的是，由于工具的创新改变、独特的"弧刃"和针体"中空"的设计发明，使其理论基础、操作理念和操作方法，也与现有传统的各种针具有了较大的差异。

结合现代外科手术疗法、注射疗法、针刀疗法、针灸疗法等技术，在继承灵枢九针和临床的基础上，随着不断的创新与完善，弧刃针理论体系也逐步形成。

3）申请专利

基于偶然的发明和一系列临床对比研究，王学昌医师申报了一系列专利，其中有一项于2017年获得国家发明专利（专利保护期20年）。

4）不断研究

2013年以来，弧刃针相关课题被列入河南省科技攻关计划支持项目、江西省卫生计生委中医药科研课题、河南省中医药科学研究专项课题和国家中医临床研究基地科研专项课题等。

弧刃针的相关研究论文也开始在一些高水平的学术期刊上发表，在一些权威的专业书籍中，弧刃针疗法内容也开始先后出现。

5）入选继续教育项目

弧刃针疗法还多次入选郑州市、河南省及国家中医药继续教育项目。

6）初获奖项

在一系列研究的基础上，弧刃针相关科研项目2017年以来分别荣膺河南省中医药科技成果二等奖、一等奖，河南省教育厅科技成果一等奖。

7）技术推广

秉承"让人类不再疼痛"的理想，为了让更多的患者不再疼痛，需要更多的同道熟悉掌握弧刃针技术，在诸多领导和医师们的帮助和支持下，在2012年9月，迎来了第一届全国颈肩腰腿痛培训精华班（当时名字为全国"线针刀、小针刀、特色埋线、反应点治疗、实用整脊"五合一培训班），至今精华班已举办了70届，培训精英1000余人，加上各种初级班、中级班、公益班等，学习过弧刃针的学员已达到3万余人。

河南省中医药科技交流中心曾于2017年9月26日发布豫中交〔2017〕10号文件《关于开展弧刃针颈肩腰腿痛新技术应用推广培训班的通知》，就弧刃针技术进行全国推广。

随着弧刃针被更多的医师了解和临床应用，也逐渐在更大范围被广为认可，有专家认为：弧刃针不仅是针具的创新和理论的创新，也是针法的创新和标准的创新。

附录2　"硬化"一词的由来

河南省中医药学会　陈辉

2010年的一天，40多岁的老颈椎病患者陈女士，因颈部极度僵硬并剧烈疼痛1天，在家属的搀扶下来到了王学昌医师的诊室，采用弧刃针治疗后，陈女士当即疼痛近乎消失，颈部也活动自如。

可是，1周后，陈女士又来就诊，"我的左侧颈部上次治疗后当即就不疼了，非常舒适。但是没有做过治疗的右侧脖子，现在虽然也没有疼痛，但和左边相比，却感觉有点僵硬、有点紧感"。陈女士强烈要求对其右侧颈部也进行弧刃针治疗。在治疗之前，触诊发现患者的颈部肌肉广泛质硬，于是就用弧刃针对其右侧颈部肌肉也进行了治疗，陈女士颈部的僵硬感、紧绷感随之消失。

又过了1周，陈女士再次来到医院，非常高兴地说："前两次您治疗过的部位不疼了，也不紧了，但能否帮助再扎一次（弧刃针）"？王学昌医师听到之后也很高兴，但还是告诉陈女士，"没有症状就不需要再扎（弧刃针）了"。但患者却"纠缠"了半天，一再坚持要求再做。

经过沟通，患者无意中说到："您前两次扎过的地方都变软了，但没扎的地方却仍很硬，能不能请您把没扎的地方再扎一下，也让它们变软？"

"变软"，陈女士无意中说出的这两个字，让王学昌医师意识到，陈女士很可能说出了治疗慢性肌肉骨骼疼痛的关键。

那就再扎（弧刃针）吧！又经过多次治疗，两个月后，陈女士以前僵硬的颈部变得十分柔软，她高兴地说："现在感觉脖子可轻松！！而且眼睛发亮，头脑也清醒了，以前头脑昏沉沉的情况再也没有了！"，并且还经常做"模特"，让其他患者和学生摸自己的脖子。

通过此病例，以及一系列更多的临床实践验证，王学昌医师更加坚信自己发现了治疗慢性肌肉骨骼疼痛（软组织病和骨关节疼痛，特别是颈肩腰腿痛）的一个核心机制：大部分肌肉骨骼疼痛慢性疼痛多由软组织的纤维化、粘连、瘢痕等"硬化"所引起，药物、理疗、按摩、针灸、注射等常规方法虽各有优势，但却难以让"硬"的软组织"变软"，所以效果通常有限或短暂；而采取弧刃针疗法施治，往往能使之"变软"，达到相对"治本"的理想效果，相对能够从根本上治疗肌肉骨骼慢性疼痛。

所以，治疗慢性肌肉骨骼疼痛的一个关键，在于让"硬化"组织"变软"，而弧刃针疗法则是关键。

附录3　火灸疗法

一、概念

火灸疗法，又称痛王火灸，简称"火灸"，是指用纱布蘸满适量的药酒，点燃后，医师以手迅速将其捂扣在患处，并结合一定手法治疗局部伤痛的一种特色疗法。该疗法的特点为药借酒力、火借手力，能够充分发挥"药力、酒力、火力、手法"四维一体的作用，达到抑菌杀毒、活血化瘀、祛风除湿、温经散寒、舒筋通络、透皮开窍、促进药物吸收等作用。

二、适应证

火灸疗法，源自我国具有悠久历史和鲜明民族特色的"火酒疗法"，《黄帝内经·灵枢》中就有

"针所不为，灸之所宜"的记载。临床上，火灸操作简单、疗效显著，常被用于治疗头面痛、胸腹痛、颈肩腰腿痛等各种肌肉骨骼疼痛，以及跌打损伤、痤疮、带状疱疹、带状疱疹后神经痛、压疮等疾病。

需要指出的是，在预防保健方面，火灸疗法近年来也越来越多的被应用。《扁鹊心法》亦指出："人于无病时，常灸关元、气海、命门、中脘，虽未得长生，亦可保百余年寿矣"。祖国医学也认为：火灸疗法可以培补人体的元阳正气：阳气足，病气除；正气足，邪气除。

三、作用机理

酒具有活血化瘀、温经通络、祛风湿散寒邪的功效，自古以来被人们所熟悉；由于酒中的成分主要为酒精，故酒还具有抑菌、杀菌、祛邪毒的作用。而药酒（传承自宋代伤科"王氏万应药酒"）中所含的"红花、土元、杜仲、象皮、马前子、川乌、草乌、血竭等"中药，因有酒的配伍，协同作用而使药力得以强化，并能够充分发挥其中药经方的功效，临床效果显著。

药酒燃烧后，被捂扣在患病部位时，利用火所产生的温热效应，可以使药酒气化和雾化，在给皮肤直接加热的同时，还能够使人体皮肤毛孔舒张放开，达到透皮开窍、促进药物吸收的功效。

火灸疗法的研究表明：结合火灸疗法特殊的光效应、药酒本身含有的酒和中药成分以及手法的作用，还能够在局部形成高压气流和热能辐射，直接作用于患病部位，达到抑菌、杀菌、祛邪毒作用；同时还能够使局部毛细血管扩张，扩大血供，使其所支配的细胞或组织内的血供得以改善，扩大灌注甚至再灌注，一方面能够减少缺血缺氧和乏氧代谢产生的炎症介质和组织崩解产物等所造成的局部无菌性炎症反应和疼痛，减少因疼痛而继发的肌痉挛及两者互为因果所造成的恶性循环，避免组织损伤和疼痛进一步加重；另一方面，在增加血运甚至改变局部缺血状态的同时，促进局部炎症介质等的吸收和消散，缓解疼痛并解除其继发的肌痉挛，全面改善微循环，促进损伤组织的修复，从而达到防病治病的目的。

火灸疗法时，其轻柔手法的研、揉、拍、打，也能使局部肌肉放松，达到行气活血、消肿止痛、舒筋活络的功效，并强化火灸疗法中药和酒的作用。

四、火灸疗法，是弧刃针疗法的黄金搭档

临床上，在弧刃针治疗前，为了增强疗效，通常习惯先采用火灸疗法局部应用；而在弧刃针治疗后，为了快速消除针后疼痛反应，也为了增强疗效，通常每天应用火灸1～2次。

五、准备

1. 药酒准备。
2. 患者准备：充分暴露患者病变部位，可坐可卧，以患者舒适为宜。
3. 医师准备：需要经过专业火灸培训，合格后方能上岗。

六、操作

1. 制作药酒纱布（根据病情，选取合适纱布块大小，将药酒适量倒入纱布块，使之湿而不干、湿

而不滴）。

2. 点燃药酒纱布。

3. 将点燃的纱布快速揭扣病患处，待火熄灭、热感消退后，再行反复操作，直至充分燃烧作用完即可，必要时更换新的药酒纱布（视频40）。

七、注意事项

1. 患者保护：头面颈部和会阴部等操作时，宜用薄湿纱布保护。

2. 防止烧伤。

3. 注意防火。

4. 疗程：一般每天1～2次，7～10天1疗程。

5. 火灸疗法，对于带状疱疹、带状疱疹后神经痛、褥疮、痤疮，以及跌打损伤等急性炎症水肿疾病，疗效更佳。

视频40　火灸疗法

附录4　线针刀疗法

一、背景

埋线技术临床常用，但目前主流的埋线技术，多采用腰穿针或改进的腰穿针技术，操作时它们都依靠针芯将羊肠线顶埋入体内，由于这类针具结构复杂，操作繁琐，且有"羊肠线聚成团导致局部产生硬结"或"埋入皮内而不是皮下导致产生慢性溃疡"的风险；另一方面，从针具的结构上看，针头为"尖"，而不是"刃"，因此无法兼有"手术刀"的松解作用。而现有的各种针刀、针灸、注射针等虽然能松解或具有针灸、注射功能，但却都没有与埋线技术直接联系。

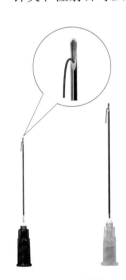

附录图4-1　线针刀

针对以上不足，王学昌医师发明了以弧刃针为基本工具的特色埋线技术，这种技术根本就不需要针芯，甚至不需铺巾，就能够像针灸一样更简单、更快速的把羊肠线埋入体内，并且还同时具有手术刀微创松解的功能。而这种技术经2年临床应用后，在2010年申报"不需要针芯的埋线针刀""多功能埋线针"并获得了国家专利，专利号为：201020257533.5；作者则将把弧刃针和羊肠线搭配制作好了的一套埋线针具称之为"线针刀"，或简称"线针"，如附录图4-1所示。

线针刀疗法同时具有针灸、外科手术、针刀、注射、埋线等疗法的多种功能，且弥补了其部分不足，如针灸只能得气而没有切割、松解、减张和长效留针作用，针刀或手术刀虽能切割、松解、减张但却不具有药物消炎作用和长效留针作用，埋线只起长效留针作用而不能切割、减张、松解，注射针只能抽液或药物消炎而不能切割、松解、减张。

实际上线针刀疗法就是一种综合疗法，适合于各种千变万化的疼痛（特别是颈肩腰腿痛）和软组织损伤性内科病。适合于各级医院和个体门诊应用，内科、外科、疼痛科、康复科、针灸科等大夫均可操作。由于该疗法将多种疗法融为一体，疗效确切，整个过程一次性完成，故有较高的临床价值。

二、线针刀的制作

（一）基本材料

弧刃针、羊肠线、无菌剪刀、镊子、无菌巾、手套。

（二）制作方法

① 备线：剪子与羊肠线的角度呈30°～45°，将较长的羊肠线分别剪为1～3cm许诸多的小段。
②制作：用镊子（也可直接用手）捏持羊肠线，将其一部分经弧刃针刀头远端的孔内倒插入空心的针体内，另一部分裸露于外并反折，其中针体内的羊肠线需要保留4mm以上，如附录图4-2所示。
③保护：将无菌保护套套于制作好了的线针刀上，3小时内使用，如附录图4-3所示。

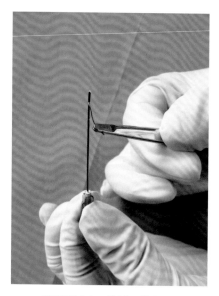

附录图4-2　线针刀的制作

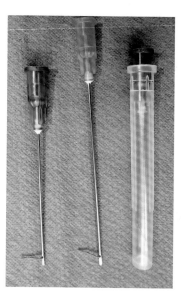

附录图4-3　保护套保护

（三）技巧

反折的时候，要稍有一个向"针栓"方向的力，以便羊肠线能够较为紧密地卡在"V"形的顶端，操作的时候不至于掉落。

（四）注意事项

1. 制作线针刀时，羊肠线的粗细要和弧刃针相匹配，一般的，0.7mm或0.8mm的弧刃针需要和"3-0"的医用羊肠线相匹配。

2. 镊子捏持羊肠线倒插进入空心的针管内时，力度勿过大，勿随意更换所捏持羊肠线上的点，防止羊肠线所捏持的部位形成膨大而卡得较紧，导致拔针时出现羊肠线和弧刃针一起出来的情况。

三、线针刀的概念

"线针刀"，又名"线针"，是一种同时具有埋线和针刀松解作用等功能的复合针具，和弧刃针一样，皆为王学昌医师发明并首次命名。

线针刀有多种形状、多种结构、多种规格，其针具为一次性，目前常用的"线针刀"为弧刃针和羊肠线的创造性组合，其形如注射针、针体中空、端部为"V"形弧刃结构，其内有可植入人体内的药线，它操作简便、安全，是新型弧刃针与羊肠线创造性的结合，同时具有"针灸、针刀、注射、引流、皮下刺扫或扫散、埋线、神经刺激"等多种功能，是手术刀、针刀、注射针、针灸针、羊肠线创造性的结合，是中国古老的针灸疗法在当代的重要继承和创新。

四、线针刀疗法的概念

"线针刀疗法"，又称"线针疗法"，由王学昌医师发明。它源于《黄帝内经》九针之说，是在继承传统的外科手术、针灸医学、软组织外科学、针刀医学、注射疗法、埋线疗法等的基础上，以现代医学理论为框架，以现代诊疗理念为指导，创新性地运用王学昌医师发明的，同时具有"针灸、针刀、注射、引流、皮下刺扫或扫散、埋线、神经刺激"等多种功能的"线针刀"为工具，针对"病变组织"的"灶点"、穴位、压痛点等人体组织，以"针灸针效应""微创手术""抽液或注射""皮下刺扫或扫散""神经刺激"和具有"羊肠线植入、长效留针刺激等效应"等为内在治疗机理，传统医学与现代医学相结合的一种新型特色疗法，也是一种融多种疗法、多种效应于一体的复合性治疗方法，是针灸医学治疗模式的一次重大改进，是中国古老的针灸疗法在当代的重要继承和创新。

五、线针刀作用机理

如前所述，线针刀是弧刃针和羊肠线的复合体，是弧刃针疗法和埋线疗法的结合，故必然具有弧刃针疗法和埋线疗法的双重机理。

（一）弧刃针疗法的作用机理

针灸针效应、微创手术、注射和抽液、皮下刺扫和皮下扫散、神经刺激、其他，本书第二章已述，此处不再赘述。

（二）埋线疗法的作用和机理

1. 什么是埋线疗法　埋线疗法起源于 20 世纪 60 年代，是以中医理论为基础，以针灸医学为指导，与现代医学相结合，通过埋线针具及特定手法，将羊肠线植入人体体内，从而发挥针具的针灸作用及羊肠线的长效针感刺激作用，产生理化效应，达到疏通经络，调理气血，平衡阴阳，扶正祛邪等良性双向调整效应，改善脏腑功能紊乱，最终达到防病治病、保健美容的目的。

2. 埋线疗法的三大作用　埋线疗法属于针灸疗法的一种，故埋线疗法的三大作用即为针灸的三大治疗作用：疏通经络、调和阴阳、扶正祛邪，详细内容见本书第二章。

3. 埋线疗法的机理

（1）羊肠线的作用：羊肠线的材质属于一种异体蛋白，被埋植到体内后，由于羊肠线要经过软化、液化、吸收的过程，会对深部组织产生持久而柔和的物理和化学的刺激，一方面对于机体的神经系统、免疫系统、循环系统、代谢系统等发挥巨大促进作用，另一方面，还可延长对经络穴位等人体组织的刺激时间，起到了穴位刺激的续效作用，因而弥补了一般毫针治疗刺激时间短、疗效不持久、疾病愈后不易巩固疗效的缺点。

（2）针具和针刺手法的作用：弧刃针等埋线针具的粗细长短，针刺操作的切割、摇、摆、提、插和刺入人体后留置羊肠线的技巧手法等，以及对穴位刺激的质和量等所产生了一系列的"针法"，皆可达到补泻等刺激作用。

六、线针刀的优越性

1. 多种功能（针灸、微创手术、注射或抽液、皮下刺扫或皮下扫散、神经刺激等），可一次操作完成。
2. 埋线不需要针芯，操作更简便。
3. 操作简单：不提插、不捻转、不摇摆、不留针、不铲磨削平、不剥离、不达骨膜、不沿骨膜下步步推进、不达骨面、不行"十"字或"米"字切割、不寻找"跳"的感觉、不做起止点。
4. 标准化操作：标准化、规范化，易掌握、易普及。
5. 能够以相对最轻微的疼痛，最小的组织损伤，在留置羊肠线的同时，达到最大的微创松解效果。
6. 不易损伤血管神经，更安全。
7. 无切口，不流血，患者痛苦小。
8. 皮肤常规消毒即可，无需大面积铺巾。
9. 物理疗法，纯绿色，无明显毒副作用。
10. 疗效快，一般1～2次即可见效。

七、线针刀的操作

由于线针刀的机理较多，这里仅介绍依据灶点理论的线针刀操作方法，而依据经络腧穴或压痛点等理论的操作方法，基本与之相同。

线针刀操作

1. 签知情同意书　疼痛、感染、肌腱断裂、疗效可能不佳等，具体可参考本书附录中的《有创诊疗操作知情同意书》。

2. 体位　根据需要，选择合适体位。

3. 定部位　选定病变部位。

4. 定组织　选定病变组织。

5. 定灶点　选定"灶点"，并标记。灶点的选择是保证疗效的关键。

6. 消毒　常规消毒，准备无菌操作。

7. 麻醉　一般不需要麻醉，仅少数敏感患者或敏感部位，可以利多卡因等局麻。

8. 线针刀标准持针姿势　指切定位，支撑进针，见附录图4-4。

①左手拇指指切定位灶点。②右手线针刀标准持针姿势（线的方向背离押手方向，余同弧刃针标准持针姿势）。③支撑进针法，针体与皮肤及骨面垂直。

9. 操作

① 快速进针，直达皮下，缓慢探寻，细细体会手下感觉，判断组织层次，对灶点间断横切操作。② 注射：根据需要，每个灶点可注射20微克/毫升的臭氧1～2mL，或消炎镇痛液。③出针。

如附录图4-5、附录图4-6、附录图4-7、附录图4-8所示。

10. 按压　指压患处，减少渗出。

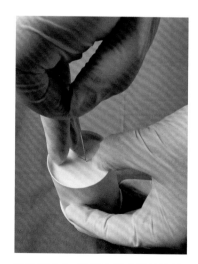

附录图4-4　线针刀标准持针姿势，
指切定位，支撑进针

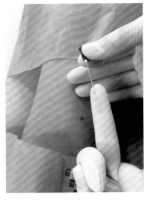
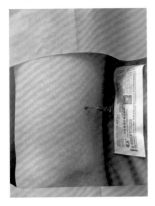
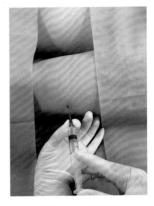
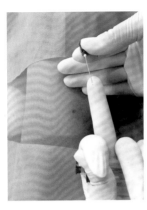

附录图4-5　进针前　　　　　　附录图4-6　操作后　　　　　　附录图4-7　注射臭氧　　　　　附录图4-8　出针后

11. 试验　再次各向活动患部，无疼痛或疼痛感减轻，则操作结束；如果必要，可再次定灶点，重复以上操作。

12. 保护　针孔常规保护（棉签、创可贴、输液贴等），为了增加治疗效果，还可膏药外用。

13. 留诊观察　观察半小时，如无特殊不适，结束本次诊疗。

八、线针刀操作标准

由于线针刀是在弧刃针基础上又增加了羊肠线，而采用线针刀埋线时又不需要针芯，故微创松解时，其操作标准应和弧刃针相同，详见本书第三章《弧刃针疗法操作标准》。

九、适应证、禁忌证和注意事项

同本书《弧刃针疗法的适应证、禁忌证、注意事项》。

十、注意事项

1. **指切定位的作用**　主要是加压固定，具有：①固定皮肤及其深部组织，避免操作时因其滑动而损伤正常组织；②使组织由厚变薄，减少疼痛，操作也更简单、更安全、更无菌；③可以分离血管神经，操作更安全。

2. **操作前**　线针刀也可以直接先和注射器相连接。和弧刃针一样，连接的时候，要求弧刃针或线针刀的斜面和针翼方向平行，也就是刀口线的方向与针翼方向平行，然后再操作（附录图4-9）。

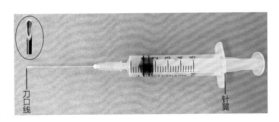

附录图4-9　弧刃针或线针刀刀口线的方向，要求与针翼方向平行

3. **操作精准时**　可有顶触感、阻力感、落空感等针感和"咔"声响明显。

4. **留线技巧**　①对于患者较为丰满的部位，刺入后拔弧刃针即可将线留置在合适深度的灶点部位，无论松解与否。②对于组织较为薄弱的部位，譬如外上髁部，埋线的位置应在其灶点部位而不是肌肉止点部位；必要时还可斜刺，切记操作中一定要将针体的刀头部位完全进入体内，防止羊肠线留存皮内而造成后遗溃疡疼痛。

5. **间隔时间**　羊肠线的吸收一般需要2～4周，细的羊肠线或肌肉丰厚血运充足的位置羊肠线被吸收的时间短，反之则需要的时间长。故同一个灶点，一般2~4周做一次。但如果不是同一个灶点，则根据需要即可。

6. 部位禁忌　表皮、真皮、腱鞘、肌腱、韧带、关节腔、椎管内、神经、血管、内脏、骨骼、耳朵等部位，禁忌埋线。

7. 3~7天内针孔处皮肤勿沾水、无感冒，预防感染。

8. 如有局部轻度红肿热痛，可能为针后反应，不一定是感染，但要警惕。

9. 面部埋线要慎重。

附录5　有创诊疗操作知情同意书

姓名：_____　性别：__　年龄：____岁　电话：_____　　科别：_____　床号：_____
第____次治疗　门诊号/住院号：_____　　单位/住址：_____
诊　断：_____
治疗名称：_____
尊敬的患者同志：

您好！

首先感谢您对我们工作的信任、支持和配合！

有创诊疗操作是指在临床诊疗活动中进行的具有一定创伤和风险的各种诊断、治疗性操作，如：各种针刺、弧刃针、线针刀、微型弧刃手术刀、小针刀、神经阻滞、注射疗法、局部麻醉、微创、手术等。治疗中及治疗前、后有可能发生的一些风险、意外情况及注意事项如下，请您认真阅读：

世界上没有任何风险和意外的治疗是不存在的，由于患者不同、年龄不同、病情不同、体质不同、对疼痛敏感程度不同、解剖变异、科学技术水平限制以及自身不同疾病的影响，即使在医务人员尽职尽责的情况下，有创诊疗操作仍有可能发生医疗风险，现将操作前、中、后的医疗风险和注意事项告知如下。

一、操作前注意事项

1. 操作前，请勿空腹、饱餐及饮酒；并请保持血糖、血压、情绪的稳定正常。

2. 如同时伴有其他合并症或不适感（如感冒、发热，既往有糖尿病、心脑血管疾病、高血压病、血液病、传染病、精神疾病等），请主动如实告知。

3. 操作期间，如果同时偶发其他疾病（如感冒发热、传染病或其他各种病症），纯属巧合，与治疗无关。

4. 如因不听从医师的建议，造成的漏诊、误诊、误治、疗效不佳或其他无法预料的情况，后果将由您自负。

5. 60岁以上及特殊患者，须身体条件许可且要有一定的语言沟通能力，必要时要有其他亲人陪同。

6. 特殊患者（如恶性肿瘤，或其他疑难、复杂、重症、存疑者）的疼痛疾病，如家属或患者要求治疗的，效果不佳或治疗所产生的各种不良情况，由患者和家属自负。

7. 有可能漏诊、误诊。

8. 医务人员并没有向我（患者）承诺能够百分百治愈疾病，相反，由于疾病的复杂性，我（患者）充分理解治疗后病情有可能疗效不佳，甚至会加重。

9. 操作中医师可以根据病情对预定的治疗方式做出调整。

10. 我授权医师对治疗所获得的病变器官、组织或标本进行处置，包括病理学检查、细胞学检查和医疗废物处理等。

11. 其他。

二、操作中及操作后，可能发生的反应、风险

1. 疼痛。

2. 局部肿胀、青紫、血肿、皮损等。

3. 晕针：轻者头晕、心慌、恶心，严重者休克。

4. 血管神经、肌肉肌腱、内脏、脊髓、骨骼等损伤，重者需手术修复，甚至危及生命。

5. 气胸、血胸、瘫痪。

6. 特发性中风、特发性气胸、大出血、心脏呼吸骤停等。

7. 部分涉及肌肉肌腱者，可能会由于各种原因断裂、迟发断裂。

8. 感染。

9. 效果不佳，或病情加重。

10. 其他。

三、操作后注意事项

1. 请留诊观察30分钟以上，防止晕针等意外发生。

2. 操作部位3天内禁水湿，勿感冒，预防感染。

3. 操作部位可能出现较小瘀青、皮损、疼痛，甚至会有红肿、局部热感，一般皆属术后反应，无须担心，如果较重，请随时来诊处理。

4. 操作涉及肌肉肌腱者，可能会由于各种原因迟发断裂，不一定与操作有关。

5. 操作部位3～7天内可能有不同程度疼痛不适。

6. 操作后1个月内，宜充分休息、避免劳作。

7. 操作一般每周1～2次，5次一个疗程，特殊者时间更长。

8. 请同时配合痛王药酒、火灸、药物、休息、科学锻炼等综合治疗。

9. 鉴于疾病的复杂性，众多的影响因素，有可能因再次损伤而不适。

10. 必要时进一步相关检查，调整治疗方案。

11. 其他。

医师已经告知我将要进行的治疗方式、此次操作中及操作后可能发生的反应和风险、操作前后的注意事项、可能存在的其他治疗方法及其优缺点、费用等，并且已详尽解答了我关于此次治疗的相关问题。本人充分理解和支持上述条款内容，并同意本治疗方案。

本同意书经医患双方慎重考虑并签字后生效。医方已履行了告知义务，患方已享有知情、选择及同意权。其内容为双方真实意思的表达，将受我国有关法律保护。

医　师（签字）＿＿＿＿患　者（签字或按指印）＿＿＿＿

签名日期：＿＿＿＿年＿＿月＿＿日

如果患者无法签署知情同意书，请其授权的亲属或领导在此签名：与患者关系：＿＿＿＿＿

签名日期：＿＿＿＿年＿＿月＿＿日

附录6 医师诊前疼痛问卷

（Dr Wang Xuechang Pre-diagnosis Pain Questionnaire，WXC-PDPQ）

姓名：_____ 性别：__ 年龄：___ 住址：_____ 籍贯：_____

单位：_____ 手机：_____ 门诊号/住院号：_____ 床号：___第（__）次来诊

过敏史_____现是否怀孕_____手术史_____

是否正常：大小便_____ 饮食情况_____ 睡眠情况_____ 近期有无：消瘦____发热____

主要的疼痛部位或不适部位	现在的疼痛、麻木或不适的部位，请在下面的人体轮廓图中用笔标示出来： （正面）（右脚）（背面）（左脚）（右侧面）（左侧面）
症 状	1. 主要症状（最明显、最痛苦或本次就诊最想解决的问题） □疼 □麻 □木 □凉 □热 □头晕 □头昏 □头沉 □不清醒 □活动障碍 □畸形 □弹响 □出血 □关节绞索 □其他_____ 2. 伴随症状 □失眠 □健忘 □焦虑 □抑郁 □疲乏倦怠 □弹响 □畸形 □关节绞锁 □摩擦感 □发热 □咳嗽 □水肿 □旋转性头晕 □头懵头昏 □口干 □恶心 □呕吐 □耳鸣 □心慌 □胸闷 □胸痛 □腹痛 □便秘 □腹泻 □皮肤瘀肿 □其他_____ 3. 次要症状_____
患病时长	_____；加重时长_____；严重时长_____
疼痛原因诱因	□坠伤 □车祸 □高速摔倒 □低速摔倒 □撞击 □暴力 □刀枪 □爆炸 □饮食 □高温 □低温 □中毒 □化学物质 □精神心理 □劳累 □扭闪 □运动 □久坐 □久行 □手术 □感染 □感冒 □姿势不当 □电击 □遗传 □不清楚 □其他_____
起病环境	□正常 □疫区 □寒冷 □炎热 □湿潮 □化学 □毒害 □放射
疼痛深浅	□皮肤 □浅在（肌肉） □深在（骨关节、内脏） □模糊不清
位置特点	□固定 □游走性 □传导 □其他
疼痛性质	□牵拉感 □酸痛 □胀痛 □放射痛 □针刺痛 □撕裂痛 □跳痛 □压榨痛 □绞痛 □钝痛 □烧灼痛 □刀割痛 □电击痛 □不适感 □重击样痛 □自述不清 □其他_____
间隔周期	□无周期 □数秒 □数分钟 □数小时 □数天 □数月 □数年
时间特点	①疼痛特点：□不定时、无规律 □时轻时重 □负荷痛（用力或活动时痛）□静息痛 □持续性 □间歇性 □阵发性 □周期性_____ ②一天之中的疼痛规律：□晨醒起床前 □起床后 □上午 □下午 □睡前 □夜间或凌晨 ③相关季节：□春 □夏 □秋 □冬 ④每次时长：□持续性 □___天 □___小时 □___分钟 □___秒 □不动不痛，活动即痛 ⑤频率___次/___（分钟/小时/天/周/月/年）

感觉异常	①麻：□轻度　□中度　□重度　②木：□轻度　□中度　□重度　③凉□　④热□　⑤烧灼□ ⑥感觉过敏□　⑦感觉减退□　⑧其他□＿＿＿＿＿＿＿＿＿＿＿＿＿＿
疼痛程度	0～10中，0表示无痛，10表示极限疼痛，其他数字分别表示介于其间的疼痛 ①请选择下面的1个数字，表示过去7天内，您通常情况下的疼痛程度： 无痛□0　□1　□2　□3　□4　□5　□6　□7　□8　□9　□10极限疼痛 ②请选择1个号码，表示过去7天内，您疼痛最严重时的程度： 无痛□0　□1　□2　□3　□4　□5　□6　□7　□8　□9　□10极限疼痛
引发疼痛的姿势动作	□扭头　□仰头　□侧头　□转头　□起床瞬间　□卧床瞬间　□翻身瞬间　□反手挠背　□肩上举 □肩外展　□拎重物　□拧毛巾　□手指屈伸　□腕部活动　□咳嗽或深吸气　□坐位　□弯腰　□仰腰 □侧屈　□腰旋转　□盘腿　□上楼　□下楼　□下蹲　□起坐　□走路　□站立　□其他＿＿＿＿＿
不同因素对疼痛影响	①加重因素：□紧张　□久卧　□久坐　□久站　□久行　□劳作　□运动　□受凉　□劳累　□负重　□药物＿＿＿＿＿＿□其他＿＿＿＿＿＿＿＿＿＿＿＿＿＿＿＿＿＿＿ ②减轻因素：□休息　□保暖　□理疗　□揉按　□某些姿势或动作＿＿＿＿＿＿＿＿ □药物＿＿＿＿＿＿＿＿＿＿＿□其他＿＿＿＿＿＿＿＿＿
关节功能	□活动度正常　□活动受限（关节活动度减小）　□关节僵硬强直　□肢体瘫痪　□无力　□功能障碍 （外力帮助下，甚至麻醉下，活动度仍然减少甚至无活动度）
发展演变	□逐渐减轻　□逐渐加重　□时轻时重　□较为稳定　□间歇性
治疗经过	曾治疗过的医院、科室及诊所：＿＿＿＿＿＿＿＿＿＿＿＿＿＿＿＿＿＿＿＿＿＿＿＿＿＿＿ 检查、诊断＿＿＿＿＿＿＿＿＿＿＿＿＿＿＿＿＿＿＿＿＿＿＿＿＿＿＿＿＿＿＿＿＿＿ 主要治疗方法＿＿＿＿＿＿＿＿＿＿＿＿＿＿＿＿　有无并发症＿＿＿＿＿＿＿＿＿＿＿＿ 其他治疗方式＿＿＿＿＿＿＿＿＿＿＿＿＿＿＿＿＿＿＿＿＿＿＿＿＿＿＿＿＿＿＿＿＿
治疗效果 疗效评价	某些疗法（＿＿＿＿＿＿＿＿＿＿）或某段治疗期间（　　　　）的疗效 0　10%　20%　30%　40%　50%　60%　70%　80%　90% 100% 说明：治疗后和治疗前相比，患者自述疼痛减轻或病情改善了多少，从上面11个百分比中选择一个： 10%、20%、...50%、......80%、...100%。
损害影响	□日常生活　□正常工作　□生活乐趣　□行走能力　□社交　□精神状态　□情绪　□体力　□食欲　□睡眠　□月经异常　□大便　□小便　□性生活
伴随疾病或既往史	□精神心理　□风湿免疫　□呼吸系统疾病　□消化道疾病　□肝肾功异常　□心血管病　□脑血管病 □泌尿生殖疾病　□血液病　□肿瘤　□结核　□凝血障碍　□骨折脱位伤筋　□血压异常　□高血脂　□血糖异常　□高尿酸　□传染病　□手术史　□其他＿＿＿＿＿＿＿＿＿＿＿
性格精神心理	□外向　□内向　□追求完美　□爱较真　□心眼小　□多疑　□大大咧咧　□易激动　□温和　□爱生闷气　□急性子　□慢性子　□自信　□不自信　□积极向上、乐观　□情绪低沉、悲观　□对身体过度关注　□压力较大　□生活舒坦　□妄想　□幻觉　□生活没意义　□想自杀
患者补充	时间：＿＿＿年＿＿月＿＿日
医师查体结论	时间：＿＿＿年＿＿月＿＿日

附录7　颈椎

六型	软组织型				神经型	
14亚型	舞蹈型	颈型	震颤型	头晕型	交感神经型	颈前及锁骨上型
年龄	少年儿童即开始逐渐发病		中老年多见	成人多见	成人多见	中老年多见
主要病因病理	多为慢性劳损所致；少年儿童，则可能有病毒感染的原因	慢性劳损，落枕、外伤后遗、风寒湿邪侵袭等引起的颈部软组织的损伤，其病理主要为局部的炎症水肿和硬化，后期有肌肉、骨骼、结构的改变	具体病理不清，但主要是因颈部软组织损伤，产生了颈部软组织的动静态平衡失调	上颈部软组织损伤，其无菌性炎症的化学、压力变化，通过脊神经后支的传入，可引起有关眩晕中枢的兴奋，导致眩晕产生	慢性劳损、外伤后遗等各种原因所致的颈部软组织损伤，压迫或刺激了颈部交感神经	慢性劳损、病毒感染等各种原因所致的颈部软组织损伤、或颈部肿瘤等，压迫或刺激了颈横神经或锁骨上神经
病变组织	头夹肌、颈夹肌等颈部软组织	斜方肌、肩胛提肌、头夹肌等颈部软组织	头夹肌、颈夹肌、胸锁乳突肌等颈部软组织	椎枕肌	交感神经；斜方肌、肩胛提肌、斜角肌等颈部软组织	颈横神经、锁骨上神经、颈部固有筋膜等软组织
主要症状	不自主一侧或两侧间断扭头或仰头，局部酸困疼痛，按揉可减，有时可伴做鬼脸	颈后部、中斜方肌部、肩胛间区等酸困沉重、疼痛不适、别筋感、活动受限、咯吱响等	头部不自主的静止型震颤，静止时出现或明显，随意运动时减轻或停止，精神紧张时，或久坐、低头、颈部劳累时加剧，卧床后症状消失；多发生于老年人	起床晕、卧床晕、侧身晕、扭头晕、抬头晕、低头晕；头部体位改变可缓解；头蒙、头沉、不清醒、戴帽子感；可伴有耳鸣、重听、恶心、呕吐、视物昏暗模糊、头痛、心慌、乏力等	耳鸣；面红耳赤、眼胀痛、干涩、视物模糊、咽喉不适、汗出异常、怕冷、怕热；血压异常；心率/心律异常；心慌、胸闷、胸痛、腹痛；括约肌症状等	一侧颈前，或锁骨上方、肩前内侧，或锁骨偏下的胸上部，出现疼痛不适，或发紧感，或麻木，或痒痛，症状可间断，也可持续
鉴别诊断	痉挛性斜颈、帕金森病、抽动秽语综合征、小儿多动症	心脏病、颈部肿瘤、结核、肩周炎、关节突关节错缝型颈椎病等	帕金森病、特发性震颤	颅脑疾病、肺部疾病、心脏疾病、脊髓病变、颈部肿瘤、抑郁、高血压、低血压、低血糖、电解质紊乱等	抑郁症、焦虑症、纤维肌痛症、青光眼、更年期、颅脑病变等	肿瘤、结核、骨折脱位、癔症、心脏病、咽炎、甲状腺、肺部疾病、带状疱疹等

4种分型表

神经型			食管型	骨关节型		心因型	混合型
头面痛型	神经根型	脊髓型	食管型	关节突关节错缝型	骨关节炎型	心因型	混合型
成人多见	中老年多见	中老年	中老年	3岁以上皆有	强脊炎、老年	中老年居多	成人
...性劳损、外...后遗等各种...因所致的局...软组织损伤...迫或刺激了...部神经	颈部软组织损伤是基础，再加上先天、退行性变等原因，引起椎间盘突出、黄韧带肥厚、后纵韧带骨化、椎体滑脱、骨赘、椎间孔狭窄等，导致颈神经根或脊髓受到压迫或刺激		颈椎前方骨赘压迫刺激食管，导致食管后壁黏膜炎症、渗出、溃疡、憩室形成等	落枕、不良姿势、病毒感染、扭伤等，导致关节、突关节解剖关系的微小改变，且伴有相应的疼痛和活动受限	退行性变等造成关节突关节的骨关节炎；或强脊炎、手术等造成的骨性强直	精神或心理障碍为主	综合；但主要病理基础为慢性软组织损伤
...部神经、颈...后腱弓、...斜方肌、颈...固有筋膜等	颈脊神经根；斜角肌、肩胛提肌、颈髂肋肌等	颈脊髓；斜角肌、颈半棘肌等	食管、增生骨刺、颈部软组织	颈椎关节突关节等，头夹肌、斜方肌、斜肩肌、颈半棘肌、肩胛提肌等		精神心理	综合
...部、顶部、...部疼痛多...；有时也可...于眼部、额...疼痛，偶可...于下颌角或...面部疼痛	典型的颈脊神经根支配区域疼痛、麻木等；严重可肌肉萎缩、无力、失用等	上肢麻木无力、胸部束带紧箍感、下肢走路不稳、踩棉花感、无力等颈部脊髓损害的表现	咽喉干涩、咽喉部疼痛、明显异物、吞咽困难、音哑、胸骨后的灼热与刺痛等咽喉、食管症状	局限疼痛、活动受限，一般患侧屈、患侧旋、后伸时加重，反之则减；急性期头部常常自我保护性地处在非中立位	颈部僵硬、活动度减小，活动时一般可出现不对称性症状变化，严重者颈椎强直、几无活动度	颈部疼痛，经长时间的各种治疗无效，且伴有失眠、焦虑、健忘、全身不适等症状，或过度关注	综合
...脑颌面肿瘤、...叉神经痛、...腮、青光眼、...郁、PHN等	反射痛、牵涉痛、丛性痛、干性痛、原位痛，以及PHN、周围神经病等	颅脑脊髓病、帕金森病、多发性硬化症、周围神经病、侧索硬化症等	食道癌、喉癌、咽炎、原发性食道炎、胃溃疡等	颈型颈椎病、颈部肿瘤、结核、骨折、脱位、癔症等	颈型颈椎病、阻滞椎、肿瘤、结核、骨折、脱位、融合后、内固定等	肿瘤、PHN、颈型颈椎病、交感神经型颈椎病等	综合

附录8　弧刃针的过去、现在、未来

随着时代的前进，生产力水平的提高，金属加工技术和医学的进步，科技的创新，针具也在不断的创新、发展，同时，建立在针具基础上的理论体系也必然会不断地涌现、发展和完善。

一、弧刃针的过去

（一）概述

1. 原始社会早期，古人就发现石头触碰叩击人体一定部位可减轻疼痛的现象，随着人们掌握打制、磨制等技术，从而逐渐创造出了砭石、石针为工具的医疗方法，不仅用于按摩，还可用来破开疮痈脓肿等治疗疾病，之后则逐渐发展，又出现了骨针、竹针、陶针等针具。

2. 距今约300万年～距今约1万年，旧石器时代晚期，九针被发明，伏羲氏"尝百药而制九针"——东汉皇甫谧记载于《帝王世纪》。

3. 随着冶炼技术的出现，不晚于开始进入青铜时代的公元前21-16世纪的夏朝，金属的"针"开始出现。

4. 距今约3000年前许，各种针灸针具出现于文字记载，中医理论体系也正式形成。《黄帝内经》中记载九针为镵针、员针、鍉针、锋针、铍针、员利针、毫针、长针和大针。《灵枢·官针》云："九针之宜，各有所为；长短大小，各有所施也，不得其用，病弗能移。"指出九针的形状、用途各异，据情选用，方可去病。

5. 1973年在河北藁城台西村商代遗址的第4号墓葬中出土的"砭镰"，经专家考证是世界上最早的手术刀，距今有3400多年。而随着高频电刀、超声刀、激光刀、射频刀等的出现，外科手术刀也从单一的切开手术工具逐渐发展为集切开、止血等多种功能于一身的高科技产品。

6. 一般认为苏格兰医师亚历山大·伍德和法国的查尔斯·普拉乏斯是注射器的发明者，他们于1853年监制的注射器首次将针筒和针头组合在一起。英国人弗格森则发明了玻璃注射器。1956年，新西兰医师科林·默多克发明了一次性塑料注射器，而随着医疗技术的发展，无针注射器也应运而生。

7. 1976年朱汉章医师发明了融手术刀和针灸针于一体的小针刀。

8. 1980年，联合国世界卫生组织提出了43种推荐针灸治疗的适应病症。1987年成立了世界针灸学会联合会。1997年美国获得对针灸的认可。2010年11月16日中医针灸被列入"人类非物质文化遗产代表作名录"。逐渐的，一次性针灸针及各种规格型号现代新型针具也开始不断涌现。

9. 2008年王学昌医师发明了"弧刃针（Arc-Edge Needle, AEN）"和线针刀，以此为基础，逐渐形成了一套以弧刃针疗法的软组织损伤理论和灶点理论为基础的弧刃针标准疗法，并逐步建立了弧刃针的操作标准。2012年9月开始，开展了相应的全国颈肩腰腿痛培训班。

不难看出，从远古时代的砭石、石针、骨针的出现，到封建社会各种金属针具，到近代的空心的注射针、新型不锈钢针灸针、小针刀，再到弧刃针的创新出现，都预示着随着针具的不断发展，医学理论体系也在不断地进步、完善、发展。

（二）相关国家继续教育项目

自2011年开始，有统计的涉及弧刃针的继续教育项目有21项，分别如下：

1. 膝关节疼痛诊治新进展（Z2011015）——郑州市卫生局项目。

2. 颈肩腰腿痛诊治新进展（2012059）——河南省中医药继续教育项目。

3. 线针刀治疗膝关节骨性关节炎（Z2012022）——郑州市卫生局项目。

4. 线针刀及弧刃针刀治疗颈肩腰腿痛培训班（2013070）——河南省中医药继续教育项目。

5. 弧刃针刀治疗颈肩腰腿痛培训班（Z2013013）——郑州市卫生局项目。

6. 线针刀治疗颈肩腰腿痛培训班（Z2013015）——郑州市卫生局项目。

7. 全国颈肩腰腿痛八合一临床培训班（项目编号：2014260208002）——国家级中医药继续教育项目。

8. 弧刃针刀在疼痛科的临床应用（2014075）——河南省中医药管理局项目。

9. 臭氧在颈肩腰腿疼中的临床应用（20158611）——河南省中医药管理局项目。

10. 臭氧在颈肩腰腿疼中的临床应用学习班（2016-090）——河南省中医药继续教育项目。

11. 全国弧刃针治疗颈肩腰腿痛临床培训班（2016-091）——河南省中医药继续教育项目。

12. 线针刀在疼痛科的临床应用学习班（T20171607016）——国家中医药继续教育项目。

13. 弧刃针治疗颈肩腰腿痛临床培训班（T20171607017）——国家中医药继续教育项目。

14. 微创介入技术在疼痛科中的临床应用（2017-096）——河南省中医药继续教育项目。

15. 弧刃针治疗颈肩腰腿痛临床培训班（2017-097）——河南省中医药继续教育项目。

16. 弧刃针在颈肩腰腿痛中的临床应用培训班（2018-083）——河南省中医药继续教育项目。

17. 定点介入疗法结合弧刃针刀治疗风湿疼痛疾病新进展（2018-03-10-01）—河南省继续医学教育项目。

18. 弧刃针治疗颈肩腰腿痛——2018年江苏淮安市继续医学教育项目。

19. 臭氧在颈肩腰腿痛中的应用研修班（T20191620016）——国家中医药继续教育项目。

20. 微创在慢性疼痛中临床应用培训班（2019-076）——河南省中医药继续教育项目。

21. 弧刃针治疗颈肩腰腿痛临床培训班（T20211620027）——国家中医药继续教育项目。

22. 弧刃针治疗颈肩腰腿痛临床培训班（T20221620013）——国家中医药继续教育项目。

23. 弧刃针在慢性疼痛中的临床应用新进展培训班（2022—107）——河南省中医药继续教育项目。

（三）知识产权

围绕弧刃针，获批国家专利4项，其中1项为国家发明专利，于2017年获批，保护期20年；同时，在国家知识产权局商标局注册有"痛王"等多个多类商标。

（四）科学技术成果及科技成果奖

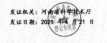

科学技术成果

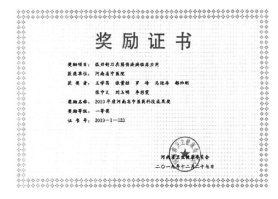

2019年河南省中医药科技成果奖一等奖

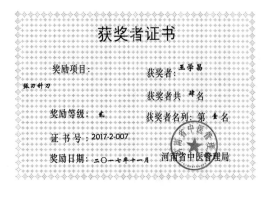
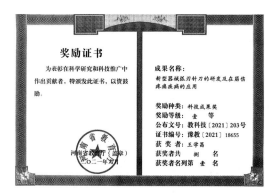

2017年河南省中医药科技成果奖二等奖　　　　　　　2021年河南省教育厅科技成果奖一等奖

附录图8-1　科学技术成果及科技成果奖

（五）政府推广文件

2017年9月26日，河南省中医药科技交流中心发布文件豫中交〔2017〕10号文件：《关于开展弧刃针颈肩腰腿痛新技术应用推广培训班的通知》。推广弧刃针技术。

（六）书籍

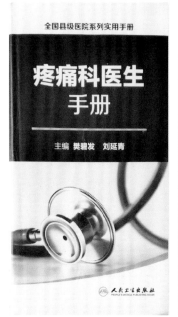
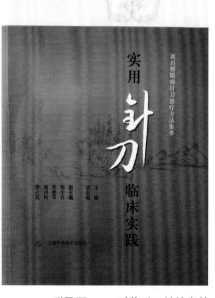
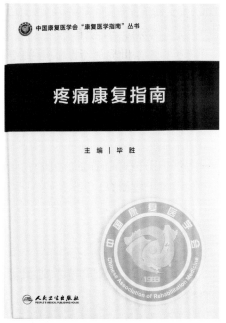

附录图8-2　刊载弧刃针的书籍

（七）部分学术文章

1. 王学昌，张中义，程少丹，等. 弧刃针治疗踝管综合征的临床疗效观察［J］. 中国疼痛医学杂志，2017，23（10）：798-800.

2. 王学昌，都帅刚，刘延青，等. "弧刃针"联合神经阻滞治疗"假性"三叉神经痛1例［J］.

中国疼痛医学杂志，2016，（12）：956-957.

3. 王学昌，都帅刚，程少丹，等. 弧刃针刀治疗重症肩周炎所致神经痛73例临床研究［J］. 中国实用神经疾病杂志，2016，（23）：1-2.

4. 王学昌，刘延青，张董喆，等. 弧刃针刀治疗股外侧皮神经卡压综合征37例临床观察［J］. 中国疼痛医学杂志，2016，（07）：556-557.

5. 王学昌，程少丹，马迎存，等. 弧刃针联合口服镇痛药物治疗胸背部带状疱疹后神经痛的效果［J］. 实用疼痛学杂志，2019，（2）：102-108.

6. 王学昌，马迎存，曹楠，等. 弧刃针治疗胸小肌综合征41例临床报告［J］. 中国疼痛医学杂志，2019，（04）：318-320.

7. 熊伟，朱青元，周峰. 弧刃针刀联合蜡疗治疗腰骶慢性骨筋膜间隔综合征研究［J］. 现代医院，2019，19（4）：593-595.

8. 王会丽. 弧刃针治疗失眠肝郁气滞型31例［J］. 中医研究，2020，33（04）：47-50.

9. 王会丽，刘瑞芳，马爱琴. 针刺联合弧刃针疗法治疗肩周炎疗效及对患者肩关节功能、活动度、肌力的影响［J］. 陕西中医，2019，40（10）：1457-1459.

10. 程少丹，葛程，张洋，等. 弧刃针刀结合手法治疗中度肩关节周围炎临床研究［J］. 现代中西医结合杂志，2018，（13）：1369-1371，1414.

11. 程少丹，王学昌，张洋，等. 弧刃针刀治疗轻中度腕管综合征的随机对照研究［J］. 中国中医骨伤科杂志2017，（4）：5-9.

12. 张冰雪. 弧刃针联合中频治疗仪治疗肩周炎的护理体会［J］. 世界最新医学信息文摘，2018，（27）：129.

13. 李科，李金锋，朱国瑞. 弧刃针刀松解联合封闭、功能锻炼对神经根型颈椎病治疗的临床疗效观察［J］. 世界最新医学信息文摘，2018，（41）：51-52.

14. 刘晓博. 弧刃针刀配合推拿手法治疗肩周炎的护理体会［J］. 世界最新医学信息文摘，2016，（42）：150-151.

15. 李洁. 冲击波联合弧刃针治疗网球肘的护理体会［J］. 世界最新医学信息文摘，2016，（56）：237.

16. 王世辉，程杨，朱赟洁，等. 弧刃针刀治疗冻结肩模型兔炎症因子及组织形态的反应［J］. 中国组织工程研究，2022，26（5）：706-711.

（八）学术交流

1. 2012年至今举办了70期痛王全国颈肩腰腿痛培训精华班，培训弧刃针精英学员一千余人。

2. 2013年至今，举办了8届全国疼痛学术研讨会暨全国颈肩腰腿痛及针刀医学大会，4届中国颈肩腰腿痛论坛。

3. 2015年至今举办了数百场痛王弧刃针初级班、中级班、公益班、痛王中国行、颈肩腰腿痛公益论坛等，培训学员近3万人，学员遍布全国除西藏、澳门外的各个省份及香港、台湾地区。

4. 2016年弧刃针走出国门，在东南亚、非洲、欧洲等地扎根发芽。

5. 2015年至今6届中国弧刃针年会，更是把弧刃针学术思想发扬光大。

6. 2010年至今，在中华医学会疼痛学分会、中国中西医结合学会疼痛学专业委员会、中华中医药学会脊柱微创专业委员会、中国颈肩腰腿痛论坛、全国颈肩腰腿痛及针刀医学大会、中国非公立医疗机构协会疼痛分会、中国医生集团大会、宣蛰人软组织外科医学会年会、北京汉章针刀医学研究院针刀年会、中华针刀医师学会年会、全国骨病年会等数十场全国学术大会，以及河南省针灸学会、郑州市软组织病研究会等诸多地方学术大会，分别多次学术报告。

7．2017年10月至2018年6月，河南省内43家县级中医院学术巡讲、现场表演、会诊、义诊，培训医师6000余人，并建立由73家二级以上医院加入的河南省中医院疼痛专科联盟。

8．2016—2018年，举办椎间孔镜新鲜尸体解剖模拟手术强化培训班15期。

9．北京，中国医生集团论坛、世界医创会上，作为多届大会（2016—2019）的主办方之一，专注疼痛并以弧刃针为核心技术的痛王医生集团每次都受到多方关注。

10．2017年6—11月，弧刃针在中国台湾举办多次学术交流。

11．弧刃针在非洲塞内加尔首都达喀尔基地CLINIC LI，长期开展弧刃针疗法。

二、弧刃针的现在

1．响应国家卫生部门关于诊疗规范化、标准化的号召，完善弧刃针理论体系，建立弧刃针操作标准、弧刃针标准化治疗方案（即弧刃针标准疗法），进一步使弧刃针操作标准化、规范化，治疗疾病系统化、流程化。

2．撰写弧刃针解剖学图谱、灶点手法解剖图谱等。

3．继续举办全国颈肩腰腿痛培训精华班、公益班等，大力培养弧刃针专业技术人才。

4．加快弧刃针区域临床基地建设。

5．加大教学和科研力度，加快新型弧刃针器械研发。

三、弧刃针的未来

鉴于弧刃针结构设计的特点，弧刃针同时具有手术刀的切割作用、注射针的注射和抽液作用、针灸针效应等，且其操作手法又较为独特并自成体系，因此，我国疼痛临床奠基人之一的宋文阁教授和中华医学会疼痛学分会前主任委员刘延青教授指出，弧刃针是手术刀、针刀、注射针、针灸针创造性的结合，是针灸医学、外科学、针刀医学、注射疗法、微创技术的创新成果，是中国古老的针灸疗法在当代的重要继承和创新。

中国医师协会疼痛分会会长、中国中西医结合学会疼痛委员会主任委员、中华医学会疼痛分会荣誉主任委员樊碧发教授则指出：很多年前就关注王学昌教授和他发明的弧刃针疗法，他将西医的注射针、手术刀，中医的针灸针、小针刀，创造性地结合发明成为弧刃针，这是一个创举。

南方医科大学博士生导师、岐黄学者李义凯教授则指出：弧刃针是针具创新改良的珍品，也是对我国宝贵的医学遗产的继承和发展，是中西医结合领域的一个难得的创新成果。

根据弧刃针疗法的软组织损伤理论，慢性的软组织疾病（肌肉骨骼）治疗，药物、理疗、功能锻炼、休息等往往多是基础的辅助疗法；而诸多"细针"等有创操作中，临床最常用的诸多微创针具又各有其特点及适应证，但也各有其不足；但弧刃针却能够相对完全满足损伤程度、疼痛程度、松解力度、针灸针效应4个指标，是四个评价指标创造性的结合，完美地优化。

而能够融合手术刀、针刀、注射针、针灸针4种器械，同时具有手术刀、针刀、注射针、针灸针4种器械的相应功能，且相对松解力度较大、损伤较小和轻微疼痛的弧刃针，以及建立在是针灸医学、软组织外科学、针刀医学、注射疗法和微创技术等基础上的，经过诸多临床验证的灶点理论和弧刃针疗法的软组织损伤理论，在软组织疾病和疼痛疾病的主战场上，理所当然应该发挥其核心作用。

未来，就像针灸针、注射针一样，不仅仅只是在三甲医院，即使在中小医院、门诊部、诊所等，弧刃针也都必将获得广泛的临床应用。

未来，就像针灸疗法、注射疗法、药物疗法、外科手术等一样，弧刃针疗法将会被永久地传承，而历史将会见证。

未来，必将作为众多学科的最基本常用疗法，不仅仅只是主要用于疼痛科、颈肩腰腿痛科，在骨科、康复科、针灸科、中医科、内科、外科、妇科、男科、皮肤科等更多学科，弧刃针疗法也必然会被更广泛地临床应用。

未来，不仅仅只是在临床治疗方面发挥巨大作用，作者所从事的临床研究表明，在预防保健方面，弧刃针疗法也必将会被广泛应用，作者自己的颈椎病就是一个最好的例子，与大家分享：

自高中时代，作者就因长期久坐低头学习而有头昏、头沉、颈肩酸痛僵硬之颈椎病的系列临床表现，参加工作后，长期住院病历和写作等伏案工作更是导致症状加重。而2012年至今，差不多平均每月1～2次的弧刃针保健治疗后，症状早已不再；近期为我弧刃针治疗时，学生对我颈部软组织"像小孩的屁股一样软"的评价，也使我非常开心，让我对弧刃针疗法的预防保健作用很是满意。2020年11月28日，作者还特意做了颈椎的四位X线片体检，可见：棘突在一条直线上，椎体的前后缘连线平滑，椎间孔大而圆，可容纳圆珠笔杆，椎间隙可，椎体前后缘无明显增生；根据作者的年龄，按作者个人的颈椎片健康评价标准，至少95分。X片如附录图8-3所示：

未来，不仅仅只是在中国，在更多国家和地区，弧刃针疗法也将会被广泛地应用，弧刃针必将走向世界。

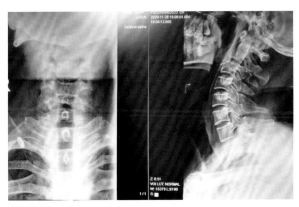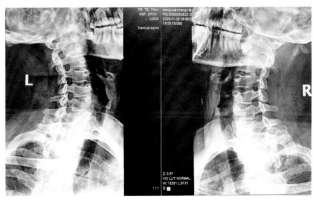

附录图8-3

附录9　王学昌教授的成就、贡献和学术思想之浅探

整理者：程少丹教授、主任医师，博士，上海光华中西医结合医院

张董喆副教授、副主任医师，博士，河南中医药大学骨伤学院

国家提出"要把人才资源开发放在科技创新最优先的位置，改革人才培养、引进、使用等机制，努力造就一批世界水平的科学家、科技领军人才、工程师和高水平创新团队，注重培养一线创新人才和青年科技人才"的要求。本文尝试对活跃在我国疼痛医学界的中青年专家王学昌教授的临床科研、人才培养及学术交流等方面取得的成绩和学术经验进行初步总结。

1. 王学昌教授简介

王学昌，主任中医师，河南中医药大学硕士研究生导师，河南省中医药大学颈肩腰腿痛与针刀医学研究所所长，河南省中医院疼痛科创科主任，在三甲医院骨科、中医骨伤科、疼痛科临床一线工作二十余年，主办全国颈肩腰腿痛培训精华班10年，历任：中国中西医结合学会疼痛专业委员会中医微创专家委员会副主任委员，中华中医药学会脊柱微创专家委员会常务委员、微创针法学组副主任委员，中华医学会疼痛学分会微创学组委员、康复与传统疗法学组委员，中华中医药学会针刀医学分会委员，世界中医药学会联合会康复专业委员会常务委员，郑州市软组织病研究会副理事长，《中医学报》等同行评议专家等。曾被授予郑州市中心医院首届"张褒佳式好医生"（2011）、第三批郑州市重点中医专科建设单位学科带头人（2012）、郑州市青年科技专家（2013）、2019年度"河南省中医药科技成果奖一等奖"、2021年度"河南省教育厅科技成果一等奖"等。

2. 王学昌教授的主要成就

2.1　弧刃针及其疗法发明人

- 将西医的注射针、手术刀，中医的针灸针、小针刀，创造性结合，发明弧刃针，为世界疼痛医学、针灸医学贡献原创性医疗器械。

- 安全无痛，立竿见影，疗效持久。

- 2017年被授予国家发明专利。

- 基于临床发明的弧刃针疗法，被媒体誉为继毫针、小针刀之后中医针灸的第3次历史性飞跃。

- 自2016年以来，《中国疼痛医学杂志》等核心期刊刊载系列弧刃针学术论文。

- 弧刃针疗法入选全国县级医院系列实用手册、中华医学会疼痛学分会《疼痛科医师手册》（樊碧发、刘延青，2017）。

- 弧刃针疗法入选《实用针刀临床实践》（胡志俊，2018）。

- 弧刃针疗法入选中国康复医学会《疼痛康复指南》（主编：毕胜，2020）。

- 弧刃针疗法20余次入选国家中医药管理局、河南省中医管理局等继续教育培训项目。

- 河南省中医药科技交流中心就弧刃针技术应用推广专门下发文件（豫中交［2017］10号）。

- 弧刃针疗法获得河南省中医药科技成果奖一等奖（2019）。

- 弧刃针疗法获得2021年度"河南省教育厅科技成果一等奖"。

2.2　疼痛医学推动者

- 2013年以来，举办全国疼痛学术研讨会暨针刀医学大会8期、中国颈肩腰腿痛论坛4期、中国弧刃针年会6期。

- 承担国家中医药继续教育项目、河南省中医药继续教育项目等，2011年以来20余次举办全国弧刃针等临床推广培训。

- 先后举办70期全国颈肩腰腿痛培训精华班，培训疼痛医师1000余人。

- 先后举办15期全国脊柱内镜尸体解剖模拟手术强化培训班，培训脊柱内镜医师100余人。

- 2015年以来，组织举办"颈肩腰腿痛中国行"数百期，培训基层医师30000余人次；在河南省县级中医院举办弧刃针颈肩腰腿痛中国行43期，义诊患者1200余人，培训基层医师6000余人。

2.3　疼痛科第3种诊疗模式——"核心技术＋特色治疗"中西医结合疼痛科诊疗模式创新者

- 开创了"核心技术＋特色治疗"中西医结合的第3种疼痛科诊疗创新模式，瞄准颈肩腰腿痛治疗，以原创的特色中医适宜技术（弧刃针）为主导，以传统疼痛科基本治疗技术为基础，结合前沿的微创介入技术的"中西医结合疼痛科模式"。

- 作为创建河南省中医院疼痛科的首任主任，从零起步，不到2年时间，河南省中医院疼痛科从边缘科室发展壮大进入国内疼痛科第一梯队并形成影响力，2015年10月搬进医院新建的综合大楼，拥有60张病床，人均工作绩效多次蝉联全院第一，创造了科室发展的奇迹。

● 响应党和政府关于推进医联体实现分级诊疗的号召，2018年6月22日，成功组织73家二级以上医院，共同成立了河南省中医院疼痛专科联盟。

3. 王学昌教授的主要学术成果和创新价值

3.1 发明弧刃针及弧刃针疗法

弧刃针，又名弧刃针刀、微型弧刃手术刀（简称"微刀"）、弧刃针灸针、弧刃注射针，形如注射针，针体中空，远端为V形弧刃的复合结构，由王学昌医师发明并命名，是手术刀、针刀、注射针、针灸针创造性的结合，是疼痛医学、针灸医学、软组织外科学、针刀医学、注射疗法的创新成果，是中国古老的针灸疗法在当代的重要继承和创新，于2017年被授予国家发明专利。

弧刃针疗法，以其安全无痛，立竿见影，疗效持久，先后20余次入选国家中医药管理局、河南省中医管理局等继续教育培训项目。并被授予2019年度"河南省中医药科技成果奖一等奖"和2021年度"河南省教育厅科技成果一等奖"等。

3.2 创建灶点理论及弧刃针疗法的软组织损伤理论

在一线临床和弧刃针疗法的基础上，对源于《黄帝内经》、孙思邈《千金要方》的"以痛为腧"阿是穴理论，进行创新并提出了灶点理论（灶点、灶线、灶环等理论）（新阿是穴 - 灶点理论），以及弧刃针疗法的软组织损伤理论等。

在灶点理论及弧刃针疗法的软组织损伤理论指导下，进一步制定了一整套的弧刃针操作标准，以及针对不同疼痛疾病不同的病理性质，选取合适的适应证，采用"标准操作""一点一针""一病一治"的"弧刃针标准化治疗方案"，既体现了中医的辨证施治原则，又采用了现代的诊治思路，实现了对软组织疼痛疾病的中西医结合高效治疗。

3.3 创新价值

3.3.1 对疼痛医学的创新价值

对疼痛医学来说，弧刃针实现了将西医的注射针、手术刀，中医的针灸针、小针刀，创新性地结合，为疼痛医学贡献了原创的、专业性、微创的、高效的疼痛治疗工具，而以其为基础疗法的中西医结合模式也必将普及。

3.3.2 对针灸医学的创新价值

由中医的"针灸针、小针刀"和西医的"手术刀、注射针"创造性结合产生的弧刃针及其疗法新理论，被媒体认为是中医针灸医学的第3次历史性飞跃，对实现中国针灸医学在世界的更好传播，具有重大的历史和现实意义。

3.3.3 对针刀医学的创新价值

在传统针刀诊疗技术的基础上，弧刃针以其中空、V型弧刃等结构特点，拥有在能够达到较大松解力度的同时却仅有较小的组织创伤和轻微疼痛的特点，丰富了针刀器械、基础理论和操作方法。改良解决了传统针刀在疼痛度、安全性方面的不足，在操作方法、理论依据等方面也实现了创新，有力地促进了针刀医学再上新的台阶。

3.3.4 对中医学的创新价值

对中医学来说，新阿是穴 - 灶点理论，实现了自《黄帝内经》、孙思邈《千金要方》"以痛为腧"传统阿是穴理论在千年之后的继承、创新和突破。

3.3.5 对中西医结合医学的创新价值

对中西医结合医学来说，弧刃针，从器械、技术、操作方法以及基础理论，都是中西医结合思想路线、临床治疗、科技创新的产物，其安全无痛、立竿见影、疗效持久的临床效果，有助于促进中西医结合在各个医学领域的进一步创新发展。

4. 学术思想初探

王学昌教授以"让人类不再疼痛"为追求目标，强调"大医精诚、患者如亲"。其学术思想集中体现了"厚古厚今，临床为本，衷中参西，勇于创新"。尽管学术界在历史上针对"厚古薄今"和"厚今薄古"价值观早就有过激烈的争论，但"厚古薄今"的思想倾向，或者"厚今薄古"的思想倾向，至今依然在医学界各有重要影响。王学昌教授认为，厚古薄今、厚今薄古，各有其意义和价值，本质是继承和创新的关系，需要辩证对待，该厚古的就要厚古，该厚今的就要厚今，其具体选择的标准，关键是要看临床，看临床效果。要坚定不移以"临床为本"，以便真正做到传承精华，守正创新。

王学昌教授认为，"临床为本"还要体现在辩证处理好科研、临床的关系上——科研与临床相辅相成，但最根本的还是临床，临床不仅是科研的基础，也是科研的目标，不应脱离实际、脱离临床去谈科研。对临床类专业学生来说，王学昌教授认为，一定要不断加强他们的临床教学，提升他们的临床技能，要让他们有能力给患者看病。

在中医、西医的关系上，王学昌教授认为中医、西医各有其传统和优势，但本质上是一家，在中国，它们都是中国医学的一部分，在世界，它们都是世界医学的一部分。既要"西学中"，又要"中学西"，努力做到衷中参西，中西汇通。

在创新方面，王学昌教授认为既不能盲目自大，也不能妄自菲薄，必须要勇敢，要有学术勇气，勇于面向科技前沿、国家战略和临床需求，争创世界一流。要敢于不唯上、不唯师、不唯书（包括经典的书）、不唯风（不盲目追逐所谓热点）、不唯众（包括看似被普遍接受的观点）、不唯名家，只唯实。通过勇于创新，严谨论证，更好地发现问题，解决问题，创造新知，为患者服务。

在科教兴国战略、人才强国战略、创新驱动发展战略、健康中国战略和加快建设创新型国家和世界科技强国的大背景下，我们认为，王学昌教授"厚古厚今，临床为本，衷中参西，勇于创新"的学术思想，对于正确处理继承与创新、中医与西医、临床与科研等关系，对于推动我国医学进步特别是疼痛医学、中医学的进步，对于争创世界一流科技成果，对于临床人才的培养，都具有重要的现实意义。

后　记

　　20多年来一线的临床工作，让我深感作为一名医师的不易。"为医者，无一病不穷究其因，无一方不洞悉其理，无一药不精通其性。"古代先贤的这句话，讲的是医术必须要努力追求精湛的道理。 但医术精湛，只是一名好医师的必要条件。医学从来不仅是科学，还是人学，一直闪耀着人文的光辉。要成为一名好医师，也必定还要求医德高尚，满怀人文精神，把救死扶伤、呵护健康、为患者负责，作为职责所在和神圣使命，努力悉心照顾好每一位患者，问诊好每一个病情，做好每一个体格检查，写好每一份病历，开好每一张处方……。正因为如此，多年来，在为患者服务的过程中，在弧刃针疗法创新发展和推广应用的实践中，自己一直秉持和强调"大医精诚，患者如亲"的医德医训。这个医德医训，自然是弧刃针疗法不言而喻的一部分，也必是弧刃针疗法不可分割的有机组成部分。

　　20多年来的一线临床工作，也让我深深体验到作为一名医师，实在有诸多独特的幸运、幸福和美，特别是当众多被疼痛折磨十几年甚至几十年的患者，在作者、团队成员及诸多弧刃针精英们精心治疗下的那些欢喜时刻。患者给予医师的，不仅有解除病痛时快乐的分享，还有鼓励、期待和要求。难忘10岁小朋友诉说"像换了一个新的脖子似的"喜悦，难忘97岁民兵老连长专门送来锦旗紧握双手时高兴的泪花，难忘大学老校长发来的手写的饱含深情的长信，难忘政协老领导的热忱鼓励和殷殷嘱托……。有时候我想，包括弧刃针疗法在内的医学的不断发展，表面上看起来是医师的贡献，但说到底是否还有源于患者的鼓舞？

　　"厚古厚今，临床为本，衷中参西，勇于创新"，在自己总结和坚持的这一学术思想和"精准诊断、精准治疗"的临床理念指导下，这么多年一路走来，如今蓦然回首，从弧刃针的无意发明，到弧刃针疗法的软组织损伤理论和"灶点理论"的初步形成和不断发展，到弧刃针标准化治疗方案和弧刃针疗法操作标准的制定，再到《弧刃针疗法》的完稿，已经历时14年有余。在这14多年里，和众多医师及医学探索者、创新者一样，笔者也经历过风雨坎坷、日夜不休，多少次饱尝酸辛，数不尽长夜漫漫，无数次键盘敲击……。但还是很欣慰和幸运，作为新生事物的弧刃针和弧刃针疗法能够不断开花结果，本著作也终于实现完稿。

　　付梓之际，特别感谢母校河南中医药大学和各位恩师，母校和恩师给予我的不仅是培养，还有舞台、支持、鼓励和鞭策；特别感谢郑州市中心医院、河南省中医院原任和现任领导及同事们的支持，我的成长之路无不凝聚着他们的关爱；衷心感谢中国医师协会疼痛科医师分会会长、中国中西医结合学会疼痛学专业委员会主任委员、中华医学会疼痛学分会名誉主任委员樊碧发教授，中华医学会疼痛学分会前任主任委员刘延青教授，我国临床疼痛学奠基人之一宋文阁教授，岐黄学者李义凯教授在百忙之中为本书作序推荐，他们的序言为本书增辉添彩；衷心感谢中华医学会疼痛学分会、中国中西医结合学会疼痛学委员会、中华中医药学会脊柱微创专业委员会、中华中医药学会针刀分会、中国康复医学会疼痛康复专业委员会、新针灸运动中国委员会、中华颈肩腰腿痛医师学会、世界中医药学会联合会康复专业委员会、郑州市软组织病研究会等学会的领导和专家同仁；衷心感谢河南中医药大学骨伤学院的领导和同事；衷心感谢家人和朋友们多年以来的关心、支持和帮助；衷心感谢程少丹教授和张董喆副教授，为本书撰写了附文《王学昌教授的成就、贡献和学术思想之浅探》；衷心感谢河南中医药学会陈辉主任，为本书提供了附文《弧刃针的研发历程》和《"硬化"一词的由来》；衷心感谢无法在此一一列举的所有关心、支持弧刃针疗法的成长和发展、为其做出贡献的病友、学生、家人、同道、同事、领导和前辈们！

　　作为中国医学、世界医学的一部分，弧刃针疗法、弧刃针医学的创新发展之路、为患者解除病痛之路，永无止境，期待着和更多朋友们一起继续共同努力，让人类不再疼痛。